Second Edition

프리미어 내과

The Essence of Internal Medicine

PREMIER INTERNAL MEDICINE

프리미어 의학연구회

Volume 3

KOREA 고려의학

Second Edition

프리미어 내과

The Essence of Internal Medicine

PREMIER INTERNAL MEDICINE

Volume 1
순환기학

Cardiovascular Diseases

Volume 1
호흡기학

Respiratory Diseases

Volume 2
소화기학

Gastroenterology

Volume 2
소화기학

Gastroenterology

Volume 2
내분비학
Endocrinology

Volume 3
신장학

Nephrology

Volume 3
혈액종양학
Oncology and Hematology

Volume 3
혈액종양학

Oncology and Hematology

Volume 4
감염학
Infectious Diseases

Volume 4
류마티스학

Rheumatology

Volume 4
알레르기학

Allergy

프리미어 내과

The Essence of Internal Medicine

PREMIER INTERNAL MEDICINE

신장

Nephrology

신장학

Nephrology

1

Azotemia and Urinary Abnormalities

고질소혈증과 요 이상

신장학

신장 질환의 증후군 (renal syndromes)

(1) 신장 기능의 이상으로 나타나는 증상, 증후, 이상 검사결과의 조합

(2) 전신질환 또는 신장의 1차적 질환의 결과로서 나타난다.

(3) 다음 중 하나 이상의 소견으로 나타난다.

① 소변량의 이상 : oliguria, anuria, polyuria

② 요 침사의 이상 : RBC, WBC, crystals

③ 요 단백 배설의 이상 : proteinuria

④ 사구체여과율의 감소 : azotemia

⑤ 고혈압 또는 체액의 증가 : edema

⑥ 전해질 이상

⑦ 발열/동통

(4) 이상의 소견의 조합으로부터 신장 질환의 10개 증후군이 나타난다(Table 1-1).

Table 1-1 신장 질환의 10 증후군.

증후군	진단의 중요 단서	흔한 소견
급성 신염 (acute nephritis)	Hematuria, RBC casts Azotemia, oliguria Edema, hypertension	Proteinuria Pyuria Circulatory congestion
급성 신손상 (acute kidney injury or rapidly progressive renal failure)	Anuria Oliguria Recent decline in GFR	Hypertension, hematuria Proteinuria, pyuria Casts, edema
만성 신질환 (chronic kidney disease)	Azotemia 〉 3 months Uremic symptoms Renal osteodystrophy Bilateral small kidney Broad casts	Proteinuria Casts Polyuria, nocturia Edema, hypertension Electrolyte disorders
신증후군 (nephrotic syndrome)	Proteinuria 〉 3.5 g/24h Hypoalbuminemia Edema Hyperlipidemia	Casts Lipiduria
무증상 요 이상 (asymptomatic urinary abnormalities)	Hematuria Proteinuria Sterile pyuria, casts	
요로감염 (urinary tract infection)	Bacteriuria Pyuria, RBC casts Frequency, urgency Bladder tenderness Flank tenderness	Hematuria Mild azotemia Mild proteinuria Fever
신세관 결손 (renal tubular defects)	Electrolyte disorders Polyuria, nocturia Renal calcification Large kidneys Renal transport defects	Hematuria "tubular" proteinuria Enuresis
고혈압 (hypertension)	High blood pressure	Proteinuria Casts Azotemia
신장결석 (nephrolithiasis)	Previous history of stone passage or removal Previous history of stone seen by x-ray Renal colic	Hematuria Pyuria Frequency, urgency
요로폐쇄 (urinary tract obstruction)	Azotemia, oliguria, anuria Polyuria, nocturia Urinary retention Slowing of urinary stream Large prostate, large kidneys Flank tenderness Full bladder after voiding	Hematuria Pyuria Enuresis, dysuria

Azotemia

A. 사구체 여과율의 평가

1. Serum creatinine

(1) Creatine과 phosphocreatine의 대사 물질로 생성되며, 이 두 물질은 거의 근육에서만 발견된다. 따라서, creatinine의 생성량은 muscle mass에 비례하고, 날마다 거의 일정하다.

(2) Creatinine 생성에 영향을 미치는 요인들

① 근육량

② 나이

③ 성별 : 남성은 근육량이 많아 여성보다 creatinine 생성량이 많다.

- 1일 Cr 생성량 - 남성 : 20~25 mg/kg/day, 여성 : 15~20 mg/kg/day

④ 식이 : 육류섭취가 많을수록 serum creatinine이 증가한다. 조리할 경우 고기 내의 creatine이 creatinine으로 바뀌어 creatinine의 섭취는 더욱 증가한다.

(3) Creatinine의 여과 및 분비

① 단백질 결합이 없고 사구체에서 완전히 여과된다.

② **근위세관에서 분비된다.**

- 따라서 creatinine clearance는 GFR보다 약 10% 가량 높게 측정된다.
- 신장 기능이 감소되어 있을 경우 근위세관에서의 creatinine 분비는 더욱 증가한다. 따라서 GFR의 감소에 비하여 creatinine clearance와 serum creatinine은 덜 감소할 수 있다.
- Cimetidine과 trimethoprim은 근위세관의 creatinine 분비를 억제한다.

(4) 대부분의 임상 상황에서 GFR을 직접 측정하는 것은 어렵기 때문에 serum creatinine으로 대신 신장 기능을 평가한다.

① GFR은 요 Cr 배설량/혈청 Cr 농도(Ucr/Pcr)에 비례한다.

② GFR은 대체로 plasma Cr의 상승에 반비례하여 감소한다.

③ GFR의 변화 추이를 **time-1/Cr curve**로 알아볼 수 있다.

2. GFR의 추정 (estimation of GFR)

(1) **Cockcroft-Gault equation**

$$C_{Cr} = \frac{(140 - \text{Age}) \times \text{body weight}}{72 \times S_{Cr}} \ (\times 0.85 \text{ if female})$$

(2) **MDRD (modification of diet in renal disease) equation**

$$\text{GFR} = 186 \times [\text{plasma Cr}]^{-1.154} \times \text{Age}^{-0.203} \ (\times 0.742 \text{ if female})$$

GFR : $mL/min/1.73\ m^2$

Plasma Cr : mg/dL

① MDRD 공식이 Cockcroft-Gault equation보다 좀 더 정확하다.

② Website에서 계산식을 제공하고 있다(www.kidney.org/professionals/kdoqi/gfr_calculator.cfm).

(3) 위의 공식들은 steady state에서만 적용할 수 있다. 급성 신부전과 같은 dynamic state에서는 적용할 수 없다.

3. Marker를 이용한 GFR 측정

(1) GFR markers

① 신장에서 재흡수되거나 분비되지 않는다.

② 고령에 의한 근육량 감소, 영양실조, 동반질환 등으로 인하여 creatinine으로 GFR을 추정하기 어려운 환자에서는 GFR marker를 사용하여 추적 관찰한다.

(2) **Inulin**

① 5200-dalton의 fructose polymer

② GFR 측정에 사용할 수 있는 marker 중 gold standard이다.

③ 인체에 무해하며, 사구체에서 완전히 여과되고 신세관에서 재흡수되거나 분비되지 않는다.

④ 지속적인 정맥내 주사가 필요하며, urinary catheter를 통해 소변을 수집해야 하므로 임상에서 사용하기 곤란하다.

(3) Radionuclide and radiocontrast markers

① ^{51}Cr-EDTA

② ^{99m}Tc-DTPA

③ ^{125}I-thalamate

④ Iohexol : 점차 사용이 증가하는 추세

4. Serum cystatin C

(1) Cysteine protease inhibitor인 cystatin superfamily의 일원으로, 모든 유핵 세포에서 일정한 속도로 생성된다. 음식 또는 영양 상태에 영향을 받지 않는다.

(2) Creatinine보다 더 우수한 GFR 표지자일 수 있으나, 아직 다양한 임상 상황에서의 검증이 덜 된 상태임.

B. Azotemia

1. 정의

· GFR의 감소에 의한 질소 노폐물의 축적

2. 원인

(1) **Reduced renal perfusion (prerenal azotemia)**

(2) **Intrinsic renal disease**

(3) **Postrenal process (postrenal azotemia)**

3. Approach to the patient

(1) **Acute kidney injury(AKI)와 chronic kidney disease(CKD)를 먼저 구별한다.**

(2) 병력과 임상상, 검사 결과로 AKI와 CKD의 구분이 가능하지만, CKD의 검사 소견이 AKI 환자에서도 나타날 수 있다.

(3) **Urinalysis**와 **renal ultrasound**가 중요한 첫 단계가 된다.

(4) Prerenal azotemia

① 원인

- ↓Circulating blood volume : GI bleeding, burns, diarrhea, diuretics
- Volume sequestration : pancreatitis, peritonitis, rhabdomyolysis
- ↓Effective arterial volume : cardiogenic shock, sepsis
- Peripheral vasodilatation : sepsis, drugs
- Profound renal vasoconstriction : heart failure, hepatorenal syndrome
- Alteration in renal hemodynamics : NSAIDs, ACE inhibitor

② Hypoperfusion이 지속되면 ATN으로 진행한다.

③ Urinary indices

- BUN/Cr ratio 〉 20:1
- Urine sodium 〈 20 mEq/L
- Urine osmolality 〉 500 mOsm/kg
- FENa 〈 1%
- Urine:plasma Cr 〉 40

(5) Postrenal azotemia

① Acute kidney injury의 5%를 차지하지만 **가역성이므로 반드시 진단 과정에서 확인해야 한다.**

② Level of obstruction

- Urethra/bladder outlet
- Bilateral ureteral obstruction
- Unilateral obstruction in a single functioning kidney

(6) Intrinsic renal disease

① Prerenal/postrenal cause가 배제되면 intrinsic AKI로 볼 수 있다.

② 다음과 같은 신장의 해부학적 구조물을 침범하여 발생한다.

- Large renal vessels
- Intrarenal microvasculature
- Glomeruli
- Tubulointerstitium

③ **Ischemic or toxic ATN**이 intrinsic renal disease에 의한 AKI의 90%를 차지

- 저혈압의 원인과 신독성 물질을 찾아보면 대부분의 원인을 발견할 수 있다.
- 신독성 물질을 끊고 혈압을 안정시키면 신세관의 손상이 회복되기 전까지 투석

없이 신기능을 유지할 수 있다.

④ Prerenal azotemia와의 감별 : urinalysis와 다른 요 지표(urinary indices)를 이용하여 어느 정도 감별이 가능하다.

⑤ Intrinsic AKI의 원인 질환들은 신장학의 각론들을 참조할 것.

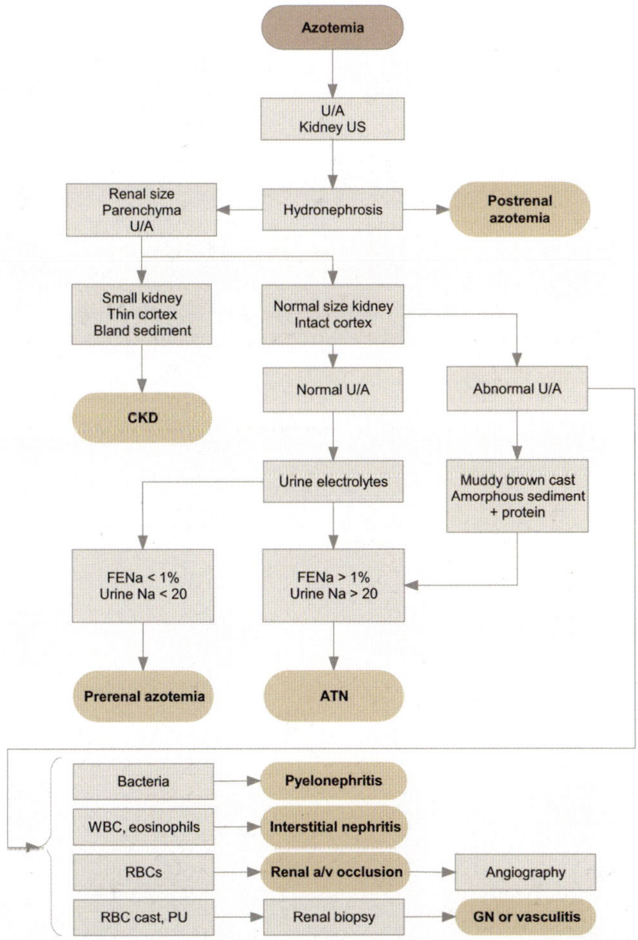

Figure 1-1
Azotemia의 진단적 접근.

(7) Oliguria and anuria

① 정의

- Oliguria : 24-h urine output ＜ 500 mL
- Anuria : 24-h urine output ＜ 50~100 mL

② Non-oliguric AKI가 oliguric AKI보다 예후가 좋고 신장 기능의 회복이 빠르다.

③ Anuria의 원인

- Total urinary tract obstruction, total renal artery/vein occlusion, shock
- Cortical necrosis, ATN, RPGN에서도 볼 수 있다.

Abnormalities of the urine

A. Proteinuria

1. Qualitative measurement

(1) Urine dipstick

① 단백뇨의 screening 검사

② 300~500 mg/day의 단백질 배설을 감지할 수 있다.

③ Urine dipstick으로 측정한 요 단백질 농도

- 1+ : 30 mg/dL
- 2+ : 100 mg/dL
- 3+ : 300 mg/dL

(2) False positive 인 경우

① Alkaline urine (pH 〉 7.0)

② Very concentrated urine : SG 〉 1.030

③ Contaminated with blood

④ 요검사 전 조영제를 사용한 경우

(3) False negative 인 경우

① Albumin이 아닌 단백뇨 (eg, Bence Jones protein in multiple myeloma)

② Dilute urine

(4) Sulfosalicylic acid (SSA)

① Dipstick에서 음성이면서 SSA test에 강양성 : immunoglobulin light chains (paraproteinemia, amyloidosis)

2. Quantitative measurement

(1) 24시간 요 단백

① 가장 확실한 검사법이다.

② 항상 creatinine을 같이 측정하여 소변을 정확히 수집하였는지 평가한다.

(2) **Spot urine protein-to-creatinine ratio**

① 간편하기 때문에 24시간 요 단백을 대신하여 사용되는 경우가 많다.

② 요 농축에 영향을 받지 않는다.

③ 정상 : 〈 0.2

④ Protein-to-creatinine ratio가 2.5 g/g Cr라면, 이는 24시간 요 단백 배설량이 약 2.5 g임을 의미

(3) **Microalbumin-to-creatinine ratio**

① 당뇨병성 신증에서 유용하게 사용된다.

② Microalbuminuria : **30~300 mg/g Cr**

③ **Urinalysis에서 protein(-)이면 microalbumin/Cr을 측정하고, protein(+)이면 protein/Cr을 측정한다.**

3. Normal physiology

(1) **정상 : 요단백 〈 150 mg/d, albumin 〈 30 mg/d**

(2) 사구체의 여과장벽(glomerular filtration barrier)

① Size-selective barrier

- Endothelial cell: pore의 크기는 약 100 nm로, 혈구 세포는 차단하지만 대부분의 단백질은 차단하지 못한다.
- Glomerular basement membrane(GBM)과 visceral epithelial cell (podocyte)은 slit diaphragm이라는 좁은 통로를 구성한다. 이 통로는 작은 용질과 수분은 통과시키지만 대부분의 단백질은 통과시키지 않는다.

② Charge-selective barrier: GBM과 endothelial cell, podocyte의 표면에 있는 proteoglycan은 음전하를 띠고 있어 albumin과 같은 음전하 단백질이 통과하지 못한다.

(3) 20 kD 미만의 작은 단백질은 사구체에서 여과되고, 일부는 신세관에서 흡수되어 대사된다.

① $Beta_2$-microglobulin

② 기타: apoproteins, enzymes, peptide hormones

(4) 신세관에서 일부 단백질이 분비 : Tamm-Horsfall mucoprotein, IgA, urokinase

4. 기전에 따른 단백뇨의 종류

· 신장 손상의 기전에 따라 단백뇨의 양과 구성이 달라진다.

· 아래의 3가지 분류는 신장 손상 또는 전신 질환에 의한 지속적 단백뇨에 해당한다.

(1) Glomerular proteinuria

① 사구체 여과장벽의 기능 이상 또는 손상에 의해 발생한다.

② Minimal change disease의 경우에는 주로 albumin만 배설된다("selective proteinuria"). 그 외의 사구체질환에서는 albumin과 다른 혈장 단백질이 모두 배설된다("nonselective proteinuria").

③ 신증후군(nephrotic syndrome)

· Proteinuria 〉 3.5 g/d : hypoalbuminemia, edema, hyperlipidemia 없이 단백뇨만 3.5 g/d 이상 나타날 수도 있다.

· Hypoalbuminemia

· Edema

· Hyperlipidemia

· 기타 : hypercoagulable state, metabolic disturbances

(2) Tubular proteinuria

① IgA, Tamm-Horsfall mucoprotein, urokinase 등이 주로 배설됨.

② 대부분 2 g/24 hrs/1.73 m^2을 넘지 않는다.

(3) Overflow proteinuria

① 비정상적인 단백질이 대량으로 생성되어 신세관의 재흡수 능력을 초과하여 배설되는 상태

② Multiple myeloma, amyloidosis, 일부 lymphoma 등의 plasma cell dyscrasia에서 관찰된다. 이 때 배설되는 요중 단백질은 immunoglobulin light chain이다.

5. 기타 단백뇨

· 아래의 분류는 일시적으로 나타나는 단백뇨들을 기술한 것이다.

(1) Transient proteinuria

① Transient idiopathic proteinuria

· 소아, 청소년, 젊은 성인에 흔하다. 반복 검사하면 음성으로 나타난다.

· 특별한 검사 및 치료는 불필요하다.

② Intermittent idiopathic proteinuria

- 다른 원인이 없는 상태에서 요검사의 절반 이상에서 단백뇨가 나타나는 경우
- 대부분 젊은 성인이며, 예후는 비교적 좋다.
- 일부에서 고혈압 및 신부전이 발생하므로 정기적인 검사가 필요하다.

③ Functional proteinuria

- 신질환의 증거가 없는 상태에서 stressful condition에 의해 일시적으로 단백뇨가 발생함.
- 원인 : fever, exercise, congestive heart failure, pregnancy, seizure, obstructive sleep apnea
- 원인 소실 후 수 시간 이내에 단백뇨도 사라짐.

(2) Orthostatic proteinuria

① 기립 상태에서만 단백뇨가 나타난다.

② 청소년 및 젊은 성인의 3~5%에서 나타나고, 30세 이상에서는 드물다.

③ 진단 : Upright와 supine 상태의 단백뇨 측정

④ 예후 : 장기 예후는 비교적 좋다.

6. 진단적 접근

(1) Protein quantification : 24시간 요단백 또는 spot morning protein/Cr ratio

(2) Proteinuria의 양과 hematuria 동반 여부에 따라 접근이 다르다.

① 30~300 mg/day : microalbuminuria의 가능성 → early DM, HT, 또는 GN

② 300~3500 mg/day

- **Hematuria or RBC cast** : **GN**의 가능성이 높다.
- Isolated proteinuria : functional proteinuria, orthostatic proteinuria 등의 감별 필요

③ **〉 3,500 mg/day : nephrotic syndrome**

- DM, amyloidosis, minimal change disease, FSGS, membranous GN, MPGN 등
- **Urine protein electrophoresis (UPEP)**를 시행
  - Selective proteinuria : minimal change disease
  - Nonselective proteinuria : DM, FSGS 등
  - Immunoglobulin light chains : plasma cell dyscrasia
  - Tubular proteinuria : tubular injury, hypertension, 기타 CKD

B. Hematuria, pyuria, and casts

1. 정의

(1) Normal RBC excretion : 2,000,000 RBCs/day

(2) Hematuria : 2~5 RBCs/high-power field

2. 원인

(1) 흔한 원인 : stone, neoplasm, tuberculosis, trauma, prostatitis

(2) 기타 원인은 Table 1-2 참조.

Table 1-2 Common Sources of Hematuria.

Vascular	Interstitial
Coagulation abnormalities Over-anticoagulation Arterial emboli or thrombosis Arteriovenous malformations Arteriovenous fistula Nutcracker syndrome Renal vein thrombosis Loin-pain hematuria syndrome	Allergic interstitial nephritis Analgesic nephropathy Renal cystic diseases Acute pyelonephritis Tuberculosis Renal allograft rejection
Glomerular	**Uroepithelium**
IgA nephropathy Thin basement membrane disease Alport's syndrome Other causes of primary/secondary GN	Malignancy Vigorous exercise Trauma Papillary necrosis Cystitis/urethritis/prostatitis Parasitic diseases Nephrolithiasis or bladder calculi
	Cause unknown
	Hypercalciuria Hyperuricosuria Sickle cell disease

3. Non-glomerular hematuria

(1) Blood clot + gross hematuria : 거의 대부분 사구체질환에 의한 것이 아니다.

(2) Nonvisible (microscopic) hematuria의 진단 과정 : **Figure 1-2** 참조.

(3) 1회성의 nonvisible hematuria : menstruation, viral illness, allergy, exercise, mild trauma에 의해 나타날 수 있다.

(4) Significant hematuria : 이 경우, 유의한 병변을 찾는 경우는 9.1%

① 〉 3 RBCs/HPF on 3 urinalyses

② A single urinalysis with 〉 100 RBCs/HPF

③ Gross hematuria

(5) Chronic anticoagulation을 받는 환자의 hematuria도 동일하게 검사해야 한다.

(6) 연령에 따라 의심 질환이 달라진다.

① 고령의 환자에서 나타나는 isolated painless hematuria : urogenital neoplasm 의심

② 소아에서 나타나는 hematuria: 대부분 원인 불명, 일부에서 선천성 기형이 보임.

(7) Pyuria, bacteriuria를 동반하는 hematuria : 요로감염을 시사하며, 적절한 배양검사 후 항균제 치료를 시행한다.

(8) Hypercalciuria, hyperuricosuria

① 소아와 성인 모두에서 혈뇨의 원인이 될 수 있다.

② 식이 조절과 약물 치료로 calcium과 uric acid의 배설을 줄이면 50-60%에서 혈뇨가 없어진다.

4. Glomerular hematuria

(1) Dysmorphic RBC, RBC cast가 특징적

(2) 500 mg/d 이상의 단백뇨 + dysmorphic RBC or RBC cast = glomerulonephritis

(3) Isolated glomerular hematuria의 가장 흔한 원인

① IgA nephropathy

② Hereditary nephritis (Alport syndrome)

③ Thin basement membrane disease

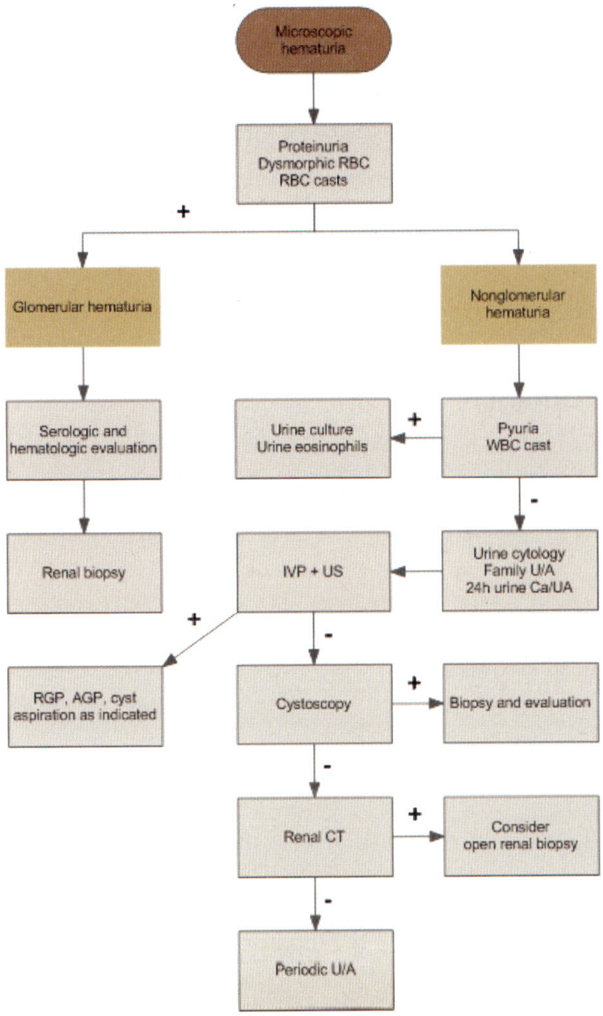

Figure 1-2
Microscopic hematuria의 진단적 접근.

5. Pyuria/WBC casts

(1) Isolated pyuria : 드물다. (∵요로계의 염증은 대부분 혈뇨를 동반)

(2) 요로감염 : bacteriuria(+)이면 요로감염을 시사한다

· WBC cast가 같이 보이면 pyelonephritis를 시사한다.

(3) Pyuria/WBC cast가 나타나는 다른 질환들 : tubulointerstitial process 시사

· Interstitial nephritis, SLE, Transplant rejection

요검사 (urinalysis)

A. 서론

(1) 요검사 : 신장 및 요로 질환을 확인하기 위해 시행하는 기본 검사

(2) Dipstick : 가장 흔히 사용하는 방법이지만 해석의 한계점에 대해 숙지해야 한다.

B. 검체 수집 (collection of specimens)

(1) 기본 사항

① 운동 후 72시간 이내에 검사하는 것은 피한다. 운동에 의한 단백뇨/혈뇨가 나타날 수 있기 때문이다.

② 여성의 경우 menstruation 기간은 피한다. 혈액에 오염되기 때문이다.

③ 오전 첫번째 또는 두번째 소변을 수집한다.

(2) 수집 방법

① External genitalia에 의한 오염 방지

② Midstream urine을 수집한다.

③ Bladder catheter를 통해 수집할 경우 오염을 피할 수 없다.

· Indwelling catheter를 갖고 있을 경우 거의 항상 hematuria, bacteriuria, leukocyturia, candiduria가 나타난다.

(3) 검체 보관

C. 물리적 특성 (physical parameters)

(1) 색 (color)

① 정상 : pale~dark yellow 또는 amber(호박색)

② 병적 상황(pathologic conditions)에서의 변화

· Hematuria, hemoglobinuria, myoglobinuria : pink, red, brown, or black

· Jaundice : dark yellow~brown

- Chyluria : white milky urine
- Massive uric acid crystalluria : pink
- Porphyrinuria, alkaptonuria : red urine → 세워두면 black으로 바뀜

③ 약물 (drugs)

- Rifampin : yellow-orange~red
- Phenytoin : red
- Nitrofurantoin, chloroquine : brown
- Triamterene : green
- Methylene blue : blue
- Metronidazole, methyldopa, imipenem : 세워두면 어두운 색으로 바뀜

④ 음식물 (food)

- Beetroot : red
- Senna, rhubarb : yellow-brown to red
- Carotene : brown

(2) 혼탁도 (turbidity) : 소변 내 입자 농도가 증가하면 혼탁해진다.

① 흔한 원인 : urinary tract infection, heavy hematuria, contamination from genital secretions

② 혼탁하지 않다고 해서 반드시 정상 소변은 아니다!

(3) 냄새 (odor)

① Maple syrup odor : maple syrup urine disease

② Musty or mousy odor : phenylketonuria

③ Sweet or fruity odor : ketones

(4) Relative density

① 요 비중 (specific gravity, SG)

- 측정 : urinometer → 간편하지만 최소 25 mL의 소변이 필요하다.
- 1.000~1.003 : marked urinary dilution
- 〉1.030 : high osmolality
- 〉1.032이면 glycosuria 여부를 확인하여야 하고, 〉1.040이면 mannitol이나 radiocontrast media 등의 외인성 물질이 있는 것이 거의 확실하다.

② Osmolality : 용매 1 kg 내에 들어있는 입자의 수 (mOsm/kg H_2O)

D. 화학적 지표 (chemical parameters)

1. pH

(1) 측정

① Dipstick : 5.0~9.0까지 측정 가능하지만 〈5.5 또는 〉7.5에서는 변이가 크다.

② pH meter with glass electrode : 정확하게 측정해야 할 경우 사용

(2) Low pH

① Metabolic acidosis (acid 생성 및 배설 증가)

② High protein meals (acid, ammonia 생성 증가)

③ Volume depletion (aldosterone 상승에 의한 산 배설 증가)

(3) High pH

① Renal tubular acidosis (esp. type 1)

② Vegetarian diet

③ Infection with urease-producing organisms

2. Heme

(1) Dipstick : heme의 pseudoperoxidase activity를 이용하여 heme 색소 검출

(2) **Intact RBC, hemoglobin, myoglobin 모두 양성으로 나타난다.**

(3) Pseudoperoxidase activity가 있는 세균 감염이 있을 경우 위양성으로 나타나기도 한다. eg, Enterobacteriaceae, staphylococci, streptococci

(4) False-negative : ascorbic acid (strong reducing agent)

3. Glucose

(1) 검출 원리 : Glucose oxidase의 작용으로 glucose → gluconic acid → H_2O_2로 바뀐다. H_2O_2는 환원된 상태의 무색의 chromogen과 반응하여 유색의 생성물을 만든다.

(2) 검출 농도 : 0.5~20 g/L

(3) False-negative : ascorbic acid, bacteria

(4) False-positive : oxidizing detergents, hydrochloric acid

4. Protein

(1) Physiologic proteinuria : 성인 〈 150 mg/24 h, 소아 〈 140 mg/m^2

(2) Dipstick

① pH에 따라 변색 (낮은 pH → 높은 pH : pale green → green → blue)

② **Albumin 검출에는 민감하지만 immunoglobulin light chain 검출에는 민감하지 않다.**

· Albumin에는 검출 시약과의 결합 부위가 16곳, immunoglobulin light chain에는 결합 부위가 1~2곳

③ 소변 내 단백질의 대략적인 농도

· 1+ : 30 mg/dL

· 2+ : 100 mg/dL

· 3+ : 300 mg/dL

· 4+ : 1,000 mg/dL

(3) 단백질 정량 (protein quantification)

① **24시간 요 단백질 정량** : 많이 사용되고 있지만 환자가 소변을 모으기 어렵다.

② **Random urine protein:creatinine ratio**

· 아침 첫 소변으로 검사하는 것이 24시간 요 단백과 상관 관계가 가장 좋다.

· 하루 중 변화가 크기 때문에 하루 중 일정한 시각에 검사하여야 추적 관찰 시 비교할 수 있다.

(4) 단백질의 질적 분석 (qualitative analysis)

① **Urine protein electrophoresis (UPEP)** : sodium dodecyl sulfate-polyacrylamide gel electrophoresis (SDS-PAGE)를 이용하여 소변 내 단백질을 분리하여 어떤 종류의 단백뇨가 나오는지 확인할 수 있다.

② Immunofixation : Bence Jones proteinuria를 확인하고 immunoglobulin light chain의 종류를 확인하는데 사용 (kappa vs. lambda)

③ Urinary biomarkers : 신장 기능의 예후를 예측하는데 활용할 수 있다.

· Beta2-microglobulin, IgG, alpha1-microglobulin 등이 사용됨

④ Selectivity of proteinuria : selectivity index

· 정의 : IgG clearance/transferrin clearance (ratio)

· High selectivity : ratio 〈 0.1 → minimal change disease의 가능성 높다.

5. Leukocyte esterase

(1) Dipstick의 측정 원리

① Lysed granulocyte 또는 macrophage에서 유리된 indoxyl esterase의 활성을 측정하여 leukocyte의 존재 여부를 검출

② Alkaline pH, low SG를 보이는 소변에서는 dipstick에서 양성이고 microscopy에서는 leukocyte가 관찰되지 않는다.

(2) False-positive : 매우 드물다. eg, formaldehyde, sodium azide, beet

(3) False-negative

① High glucose, high protein concentrations

② High SG : leukocyte lysis가 일어나지 않는다.

③ 일부 항생제 (cephalothin, tetracycline, nitrofurantoin) : 반응을 방해한다.

6. Nitrite

(1) Nitrate → nitrite로 전환 가능한 세균이 존재하는지 검출 가능

① 대부분의 Gram(-) uropathogenic bacteria에서는 양성이다.

② *Pseudomonas*, *Enterococcus* 등에서는 음성이다.

(2) 주의점

① Nitrate 섭취가 충분해야 반응이 일어난다(eg, vegetables).

② 방광 내에서 incubation time이 충분히 길어야 한다.

∴ Sensitivity는 낮지만 specificity는 높다(> 90%).

7. Bile pigments

(1) Urobilinogen, bilirubin 검출

(2) 혈청 간기능 검사가 가능하므로 진단적 가치는 높지 않다.

8. Ketones

(1) Acetoacetate, acetone을 검출할 수 있지만 beta-hydroxybutyrate는 검출되지 않는다(diabetic ketoacidosis의 치료 과정에서 해석에 주의).

(2) Diabetic ketoacidosis, fasting, vomiting, strenuous exercise 등에서 양성

Table 1-3 Urine dipstick testing.

Parameter	False-negative	False-positive
Specific gravity (SG)	Glucose 있거나 pH 〉 6.5에서는 낮게 측정됨	Protein (〉 7 g/L) 있거나 ketoacid가 있을 때 높게 측정됨
pH	Formaldehyde가 있으면 낮게 측정됨	
Hemoglobin	Ascorbic acid, 검사 지연, formaldehyde, 농축된 소변	Myoglobin, hydrochloric acid, oxidizing agents, microbial peroxidases
Glucose	Ascorbic acid, bacteria	Oxidizing agents, hydrochloric acid
Albumin	Immunoglobulin light chains, tubular proteins, globulins, hydrochloric acid, 비정상 색을 보이는 소변	Urine pH 〉 9, quaternary ammonium detergents, chlorhexidine, polyvinylpyrrolidine
Leukocyte esterase	High vitamin C intake, protein 〉 5 g/dL, glucose 〉 20 g/L, cephalosporins, nitrofurantoin	Oxidizing detergents, formaldehyde, sodium azide, beet
Nitrites	No vegetables in diet, short bladder incubation time, vitamin C, bacteria that do not reduce nitrates into nitrites	Abnormally colored urine
Ketones	Improper storage	Free sulfhydril groups (eg, captopril) L-dopa Abnormally colored urine

E. 현미경 검사 (urine microscopy)

1. 방법

(1) 아침 첫 소변 또는 두번째 소변으로 검사

(2) 원심분리한 다음 농축하여 슬라이드 글라스에 올려놓고 커버 글라스로 덮어서 현미경으로 관찰한다.

(3) 현미경

① 위상차 현미경 (phase contrast microscope)으로 관찰하는 것이 추천된다.

② 편광 필터가 있어야 crystal, lipid 등을 정확하게 관찰할 수 있다.

③ 적어도 10개의 시야를 저배율(×160)과 고배율(×400)로 관찰한다. 혈뇨의 경우 RBC cast 등을 확인하기 위해 저배율로 50개의 시야를 관찰하기도 한다.

(4) pH와 specific gravity를 알면 정확한 검사에 도움이 된다.

① Alkaline pH, low SG : RBC, WBC의 lysis가 잘 일어난다.

② Alkaline pH에서는 cast 형성이 잘 안되고 phosphate crystal 형성이 잘 일어난다.

2. 세포 (cells)

(1) **RBC (erythrocytes)** : 직경 4~7 ㎛

① Isomorphic vs. dysmorphic

- Isomorphic RBC : 모양과 윤곽이 균일한 적혈구로, 요로계에서 유래한 것.
- **Dysmorphic RBC** : 모양과 윤곽이 불규칙한 적혈구로, 사구체에서 유래한 것.

② Glomerular vs. nonglomerular hematuria

- **Dysmorphic RBC 〉 80%일 때 glomerular hematuria**, isomorphic RBC 〉 80%일 때 nonglomerular hematuria로 정의
- 일부 연구자들은 dysmorphic + isomorphic RBC가 혼합되어 나타나거나 acanthocyte가 5% 이상일 때 glomerular hematuria로 간주하기도 한다.

③ Dysmorphism의 발생 기전 : 적혈구가 GBM의 gap을 통과하면서, 또 신세관을 통과하면서 기계적, 삼투압적 손상을 받아 생기는 것으로 알려져 있다.

(2) WBC (leukocytes)

① Neutrophils

- 직경 7~13 ㎛로 소변에서 가장 흔히 발견되는 백혈구

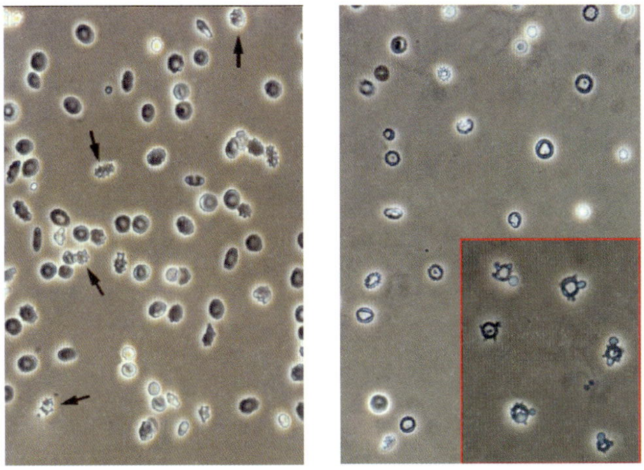

Figure 1-3
Isomorphic RBCs (left) vs. Dysmorphic RBCs (right).
(Left) Isomorphic RBC는 모양과 크기가 균일하다. Crenated RBC는 dysmorphism이 아니므로 주의하여야 한다(화살표). (Right) Dysmorphic RBC는 모양과 크기가 불규칙하다. Acanthocyte는 dysmorphic RBC의 일종으로 반지 모양의 적혈구에서 하나 이상의 bleb이 튀어나와 있는 모양이다(하단 box).

· Lower/upper urinary tract infection에서 발견된다.

· 기타

- Contamination from genital secretions
- Glomerulonephritis, especially in proliferative forms
- Interstitial nephritis, acute or chronic

② Eosinophils : acute allergic interstitial nephritis의 marker로 생각되었지만, 현재는 nonspecific element로 간주되고 있다.

· Acute allergic interstitial nephritis

· Various types of GN

· Prostatitis, chronic pyelonephritis

· Cholesterol embolism

(3) Macrophages

① 직경 15~100 ㎛으로 다양하고, 모양도 다양하다.

② **Oval fat bodies** : 신증후군 환자에서 macrophage 안에 lipid droplet들이 들어 있는 모양

③ 임상적 의미

· Active GN, nonselective proteinuria, IgA nephropathy 환자의 소변에서 발견되고 있다.

· Polyomavirus BK infection에서도 발견되고 있으나 추가 연구가 필요하다.

(4) Renal tubular cells

① 신세관 상피가 떨어져 나온 세포들로, 모양과 크기(직경 7~11 ㎛)가 다양하다.

② **신세관 손상의 표지자**

- Acute tubular necrosis, acute interstitial nephritis, acute cellular rejection 등에서 관찰된다.
- 정상 소변에서는 관찰되지 않는다.

(5) Uroepithelial cells

① Calyx~bladder까지 요로계를 덮고 있는 상피 세포가 떨어져 나온 것

② Superficial layer의 세포는 크고(직경 20~40 ㎛), deep layer의 세포는 작다(직경 13~20 ㎛).

- Superficial layer cells : urinary tract infection에서 흔히 보인다.
- Deep layer cells : urologic diseases (neoplasm, stone)에서 보인다.

(6) Squamous cells

① Urethra, external genitalia에서 나오는 세포

② 많이 보이면 genital secretion에 의한 contamination 의심

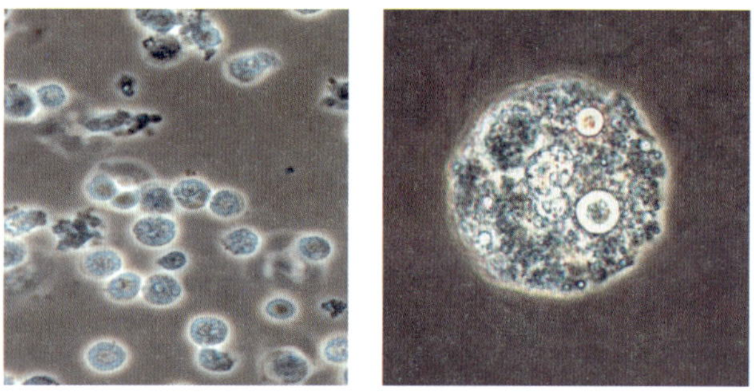

Figure 1-4
Neutrophils and a macrophage.
(Left) 전형적인 lobulated nucleus와 granular cytoplasm으로부터 neutrophil임을 알 수 있다. (Right) 과립상의 macrophage.

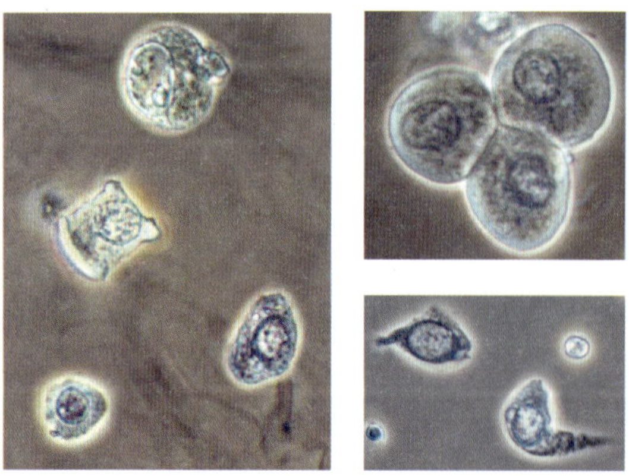

Figure 1-5
Renal tubular cells and uroepithelial cells.
(Left) Renal tubular cells.
(Right upper) superficial uroepithelial cells.
(Right lower) deep uroepithelial cells.

3. 원주 (casts)

(1) 정의

① Distal renal tubule과 collecting duct의 내강에서 형성되는 원통 모양 물체

② Matrix : 헨레 고리의 비후 상행각에서 분비하는 Tamm-Horsfall glycoprotein (=uromodulin) 당단백이 형성

③ 이 matrix 내에 특정 세포 또는 입자가 들어가면 특정 cast가 만들어진다.

(2) Hyaline casts : 무색의 원주. 정상 소변에서도 볼 수 있다.

(3) Hyaline-granular casts : hyaline cast 내에 granule이 들어 있는 경우. 사구체질환에서 흔하고, 드물게는 정상 소변에서도 볼 수 있다.

(4) Granular casts : 과립은 가늘거나(fine) 굵을 수 있다(coarse). 어떤 종류든 신장 질환이 있을 때 나타날 수 있다.

(5) Waxy casts : 녹은 밀랍처럼 보인다. 정체는 불명확하지만 신부전이나 RPGN에서 볼 수 있다.

(6) RBC casts : glomerular hematuria의 가장 확실한 지표이다.

(7) WBC casts : acute pyelonephritis, acute interstitial nephritis에서 볼 수 있다.

(8) Epithelial cell casts : 신세관 상피세포가 여러 개 들어 있는 원주이다. ATN, acute interstitial nephritis에서 볼 수 있다.

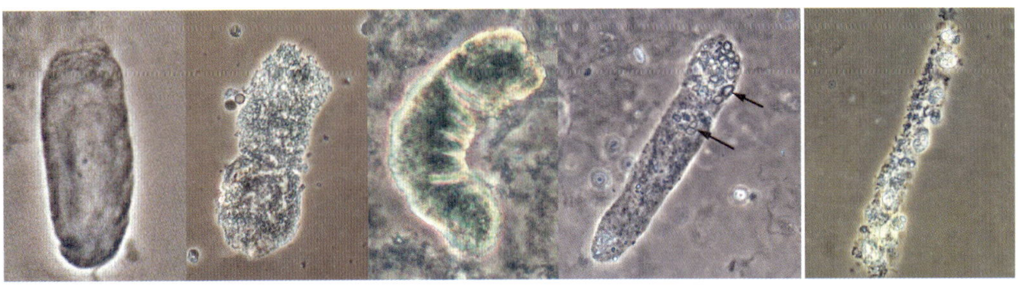

Hyaline cast　Granular cast　Waxy cast　RBC cast　WBC cast

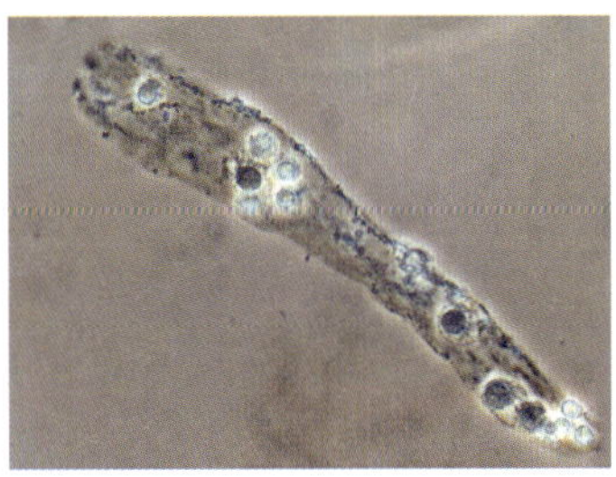

Epithelial cell cast

Figure 1-6 Urinary casts.

4. 결정 (crystals)

(1) 결정의 모양, urine pH, 편광 현미경 하에서의 모양 등을 잘 알고 있어야 정확하게 진단할 수 있다.

(2) 다음 상황에서 유용하다.

- Stone diseases
- Some inherited metabolic disorders
- Drug nephrotoxicity

(3) Uric acid/amorphous uric acids

① Uric acid crystal : rhomboid~barrel 등 다양한 모양을 보이고, acid urine (pH 5.8)에서만 발견된다.

② Amorphous uric acid : 불규칙한 모양의 작은 과립 모양이며, acid urine에서 침전된다.

(4) Calcium oxalate crystals

① 두 가지 모양의 결정을 만든다.

- Bihydrated crystals : 피라미드 2개를 밑면끼리 맞붙여놓은 모양(bipyramidal appearance) 또는 편지봉투 모양(letter envelope appearance)
- Monohydrated crystals : 구형, 아령 모양, 또는 양면이 오목한 원반 모양

② pH 5.4~6.7에서 침전된다.

(5) Calcium phosphate/amorphous phosphates

① 모양이 다양 : 프리즘 모양, 별 모양, 바늘 모양

② Alkaline urine에서 침전된다(pH 7.0).

③ Amorphous phosphates : alkaline urine(pH 7.0)에서 침전된다.

(6) Triple phosphate crystals

① Magnesium ammonium phosphate이며, 관 뚜껑 모양(coffin lid)이다.

② Alkaline urine(pH 7.0)에서만 발견된다.

(7) Cholesterol crystals : 가장자리가 날카로운 얇은 판 모양

(8) Cystine crystals

① 육각형 모양이고 여러 개가 쌓여 있는 모양

② Cystine stone의 재발을 예측하는데 이용할 수 있다.

(9) Drugs : amoxicillin, acyclovir, indinavir, vitamin C

(10) Crystal의 임상적 중요성

① 소량의 uric acid, calcium oxalate, 또는 calcium phosphate crystal이 보이는 상황은 매우 흔하다. 이들은 대부분 임상적 중요성이 없고, 소변의 일시적 과포화 상태 또는 경도의 탈수 상태를 의미한다. 그러나 동일 환자에서 반복적으로 calcium oxalate 또는 uric acid crystal이 보이는 것은 hypercalciuria, hyperoxaliuria, 또는 hyperuricosuria를 의미한다.

② Acute urate nephropathy에 의한 ARF : 대량의 uric acid crystal(+)

③ Ethylene glycol intoxication : calcium oxalate crystal (spindle type)

④ 항상 병적인(pathologic) 결정

· Cholesterol : 다량의 단백뇨

· Cystine : cystinuria

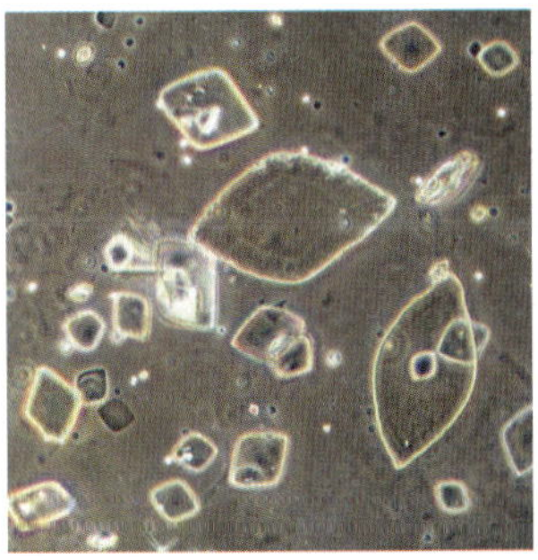

Uric acid crystals

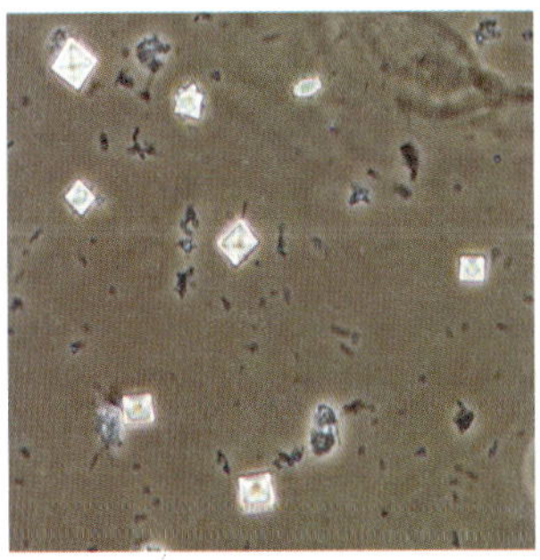

Bihydrated
calcium oxalate crystals

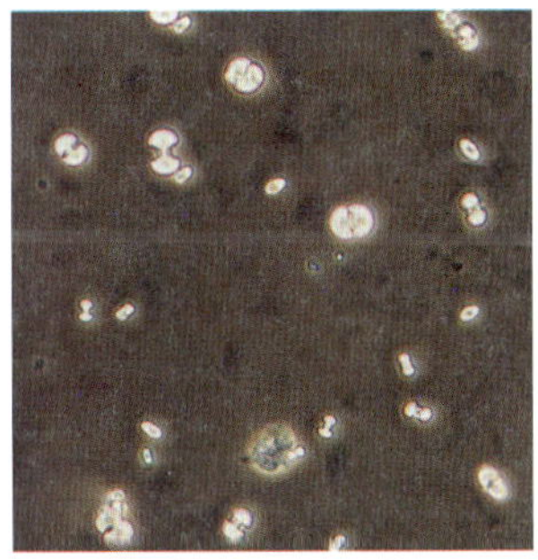

Monohydrated
calcium oxalate crystals

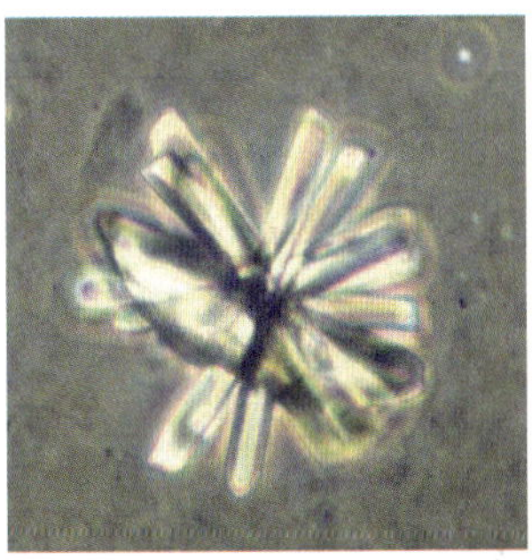

A starlike
calcium phosphate crystal

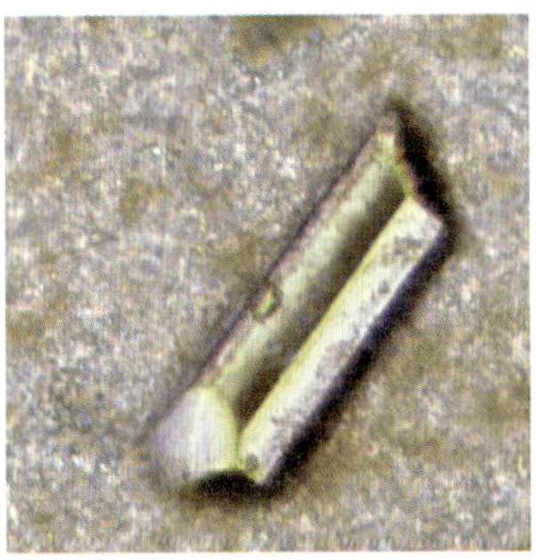

Triple phosphate crystal

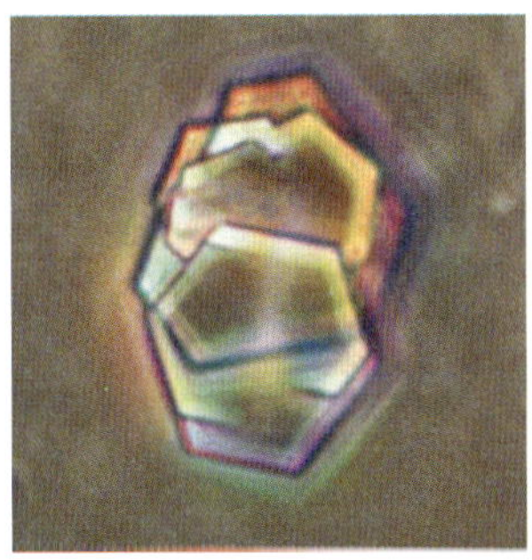

Cystine crystals

Figure 1-7 Crystals in urine.

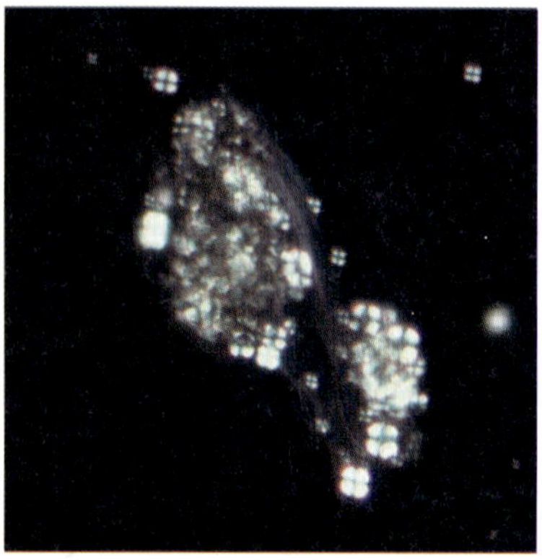

Figure 1-8
Large aggregates of lipid droplets.
편광현미경으로 보면 몰타의 십자가가 보인다.

5. 지질 (lipids)

(1) 소변 내에 떠다니거나 세포질을 채우거나 원주 내에서 발견된다.

(2) 편광 현미경으로 관찰하면 '몰타의 십자가(Maltese cross)' 모양을 보인다.

(3) 전형적으로 다량의 단백뇨를 보이는 사구체질환에서 관찰된다.

F. 여러 신장 질환에서의 요 침사의 해석

Table 1-4 Urinary sediment findings in major clinical syndromes.

Renal diseases	Hallmark findings	Associated findings
Nephrotic syndrome	Lipiduria Marked cylinduria	Tubular cells, epithelial cell casts Microscopic hematuria: absent/mild
Nephritic syndrome	Moderate to severe hematuria RBC/hemoglobin casts	Mild leukocyturia, tubular cells epithelial casts, waxy casts
Acute tubular necrosis	Necrotic/damaged renal tubular cells Epithelial cell casts Muddy brown granular casts	Variable
Urinary tract infection	WBCs Bacteria	Superficial uroepithelial cells Triple phosphate crystals (for infections due to urease-producing bacteria) WBC casts (in renal infection)
Polyomavirus BK infection	Decoy cells	Macrophages

Abnormalities of urine volume

A. Polyuria

(1) 정의 : urine volume 〉 3 L/day 또는 〉 50 mL/kg/day

(2) 기전 : 다음 두 가지 중 하나이다.

① 흡수되지 않는 용질의 배설(solute diuresis) : glucose 등

② 수분의 배설(water diuresis) : vasopressin 생성 감소 또는 신장의 반응 저하

(3) 감별진단

① Urine osmolality를 측정한다.

- 정상인은 하루에 평균 600~800 mOsm (10~15 mOsm/kg)의 용질을 배설한다.
- **Urine osmolality 〈 250 mOsm/kg** + urine volume 〉 3 L : 용질 배설량은 정상이므로 이 경우의 polyuria는 water diuresis에 의한 것이다.
- **Urine osmolality 〉 300 mOsm/kg** + urine volume 〉 3 L : 용질 배설량이 증가되어 있으므로 이 경우의 polyuria는 solute diuresis에 의한 것이다.

(4) Water diuresis

① Primary polydipsia

- Psychogenic
- Hypothalamic disease
- Drugs : chlorpromazine, anticholinergics

② **Central diabetes insipidus** : vasopressin-sensitive

③ **Nephrogenic diabetes insipidus** : vasopressin-insensitive

- Acquired tubular diseases : pyelonephritis, analgesic nephropathy, multiple myeloma, hypokalemia, hypercalcemia, Sjogren's disease
- Drugs or toxins : lithium, demeclocycline, ethanol, methoxyflurane, amphotericin
- Congenital : hereditary, polycystic or medullary cystic disease

(5) Solute diuresis : glucose, mannitol, radiocontrast, urea, diuretics, medullary cystic diseases, resolving ATN or obstruction

2

Cellular and Molecular Biology of the Kidney

신장의 세포/분자 생물학

Introduction

(1) 신장은 가장 고도로 분화된 장기 중 하나이다.

(2) 사구체, 혈관, 간질 등은 모두 합쳐 약 30종류의 서로 다른 세포로 이루어져 있다.

(3) 이 세포들은 섬세한 구조로 통합되어 다음과 같은 생리 기능을 수행한다.

① 용질과 수분의 운반

② 내분비 기능 : renin, erythropoietin의 생성, vitamin D의 대사

③ 혈압의 조절과 사구체 내압의 조절

④ 약물 또는 대사 물질의 제거

Embryological development

(1) 신장은 다양한 유전자의 조절에 의해 intermediate mesoderm으로부터 발생한다 (**Figure 2-1**).

(2) Nephron numbers

① 정상 체중으로 태어난 성인은 한쪽 신장에 약 900,000개의 nephron을 갖고 있다.

② 저체중으로 태어난 성인은 약 225,000개의 nephron을 갖고 있으며, 이는 발생 과정에서 마지막 1~2단계의 분지(branching)가 일어나지 않기 때문이다.

③ 적은 nephron 수는 고혈압과 심혈관계 질환의 위험 인자가 된다.

(3) Cortical vs. juxtamedullary nephrons

① 대부분의 nephron은 cortex의 중간-표층부에 위치하고, 일부 nephron은 cortex와 outer medulla의 경계에 사구체가 위치한다.

② Cortical nephron은 주위 nephron들과 peritubular capillary를 공유하지만, juxtamedullary nephron은 vasa recta라는 각각의 capillary를 사용한다.

③ Cortical nephron은 blood flow가 많고 afferent arteriole의 내경이 더 크며 수가 더 많아 대부분의 filtration을 담당하고 있다.

④ Juxtamedullary nephron은 inner medulla까지 도달하는 긴 loop를 갖고 있다. 이러한 구조는 medullary hyperosmolality를 형성하는 데 중요한 역할을 한다.

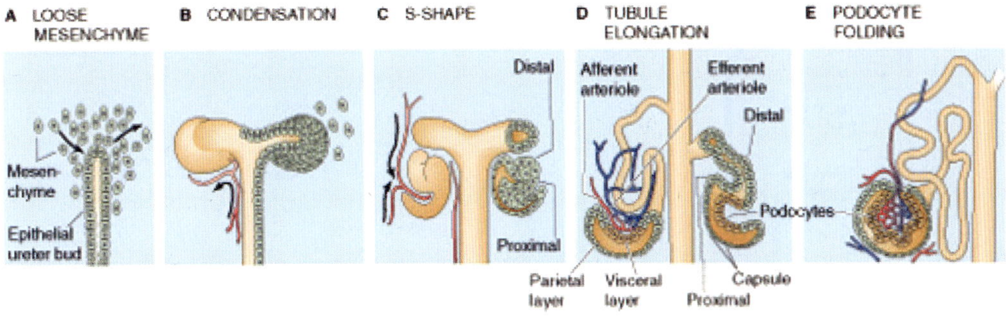

Figure 2-1 Development of the kidney.
Ureteric bud가 metanephric blastema에 침투하면 이곳에서 primary mesenchymal cell이 early nephron을 만들도록 유도된다. S-shaped early nephron은 angioblast로부터 만들어진 endothelial cell과 결합하고, endothelial cell은 capillary로 분화된다. Ureteric bud는 계속 분지하여 새로운 nephron들을 만들어낸다.

Regulation of glomerular filtration

· Renal blood flow : cardiac output의 약 20%(1000 mL/min)를 받는다.

A. Renal microcirculation

1. Anatomy

(1) Cortical nephron

① Afferent arteriole → glomerulus → efferent arteriole → peritubular capillary

② 따라서 cortical nephron은 2개의 capillary bed를 갖는다.

③ Efferent arteriole은 사구체의 여과 압력을 조절하면서 동시에 peritubular capillary의 hydrostatic pressure도 조절한다.

(2) Juxtamedullary nephron

① Afferent arteriole → glomerulus → efferent arteriole → vasa recta → renal vein

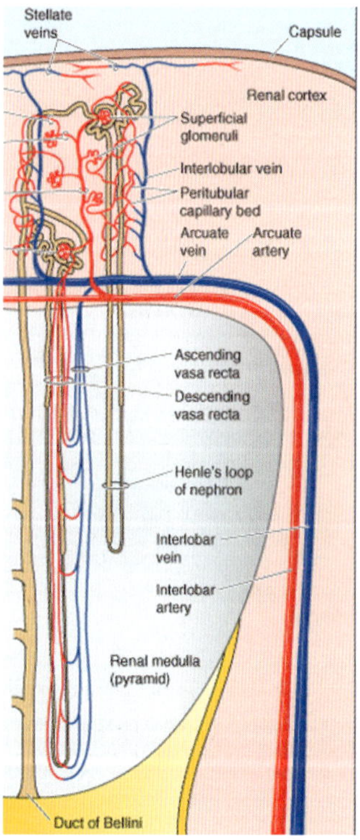

Figure 2-2
Organization of nephron and its vasculature.
Cortical nephron은 peritubular capillary network를 공유한다.
Juxtaglomerular nephron은 vasa recta라는 각각의 capillary를 갖는다.

2. Glomerular filtration

(1) 사구체의 여과 압력은 정수압 경사(hydrostatic pressure gradient)와 교질압 경사(oncotic pressure gradient)의 차이에 의해 결정된다.

(2) Renal plasma flow의 약 20%가 사구체에서 Bowman's space로 여과된다.

· Filtration fraction = GFR/RPF = 20%

3. Autoregulation of glomerular filtration

(1) 80~200 mmHg의 혈압에서 GFR은 비교적 일정하게 유지된다(**Figure 2-3**).

(2) 여기에는 다음의 3가지 요소가 관여한다.

① **Myogenic reflex** : autonomous vasoreactive reflex in the afferent arteriole

② **Tubuloglomerular feedback**

③ **Angiotensin II-mediated vasoconstriction of the efferent arteriole**

(3) **Myogenic reflex**

① 혈압의 변화에 따라 수축과 이완을 일으키는 afferent arteriole의 고유한 능력

② 혈압의 상승 → afferent a. 수축 : 높은 혈압이 사구체에 전달되는 것을 차단

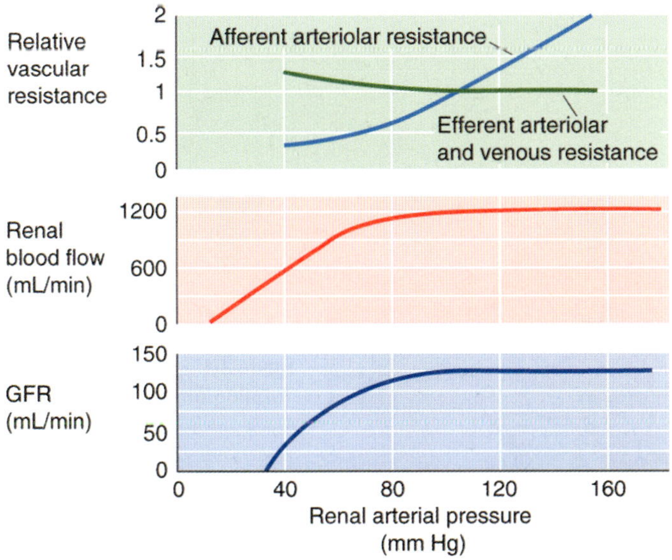

Figure 2-3
Autoregulation of GFR.
80~200 mmHg의 BP 범위 내에서 GFR은 비교적 일정하게 유지된다.

(4) Tubuloglomerular feedback

① Macula densa (**Figure 2-4**)

- Loop of Henle의 TAL 말단에 위치하며, 특수한 세포들로 이루어져 있다.
- Distal tubule 내의 flow와 Na^+ 농도를 감지하여 afferent arteriole의 수축/이완을 일으켜 GFR을 조절한다.
    - Flow rate 상승 또는 tubular [Na^+] 상승 → afferent a. vasoconstriction
    - Flow rate 감소 또는 tubular [Na^+] 감소 → afferent a. vasodilatation
- 이 과정을 매개하는 물질 중 하나가 ATP이다. ATP는 adenosine으로 분해되고, adenosine은 afferent a.의 vasoconstrictor로 작용한다.

② TGF의 조절

- TGF 강화 : volume contraction, angiotensin II, reactive oxygen species(ROS), adenosine, PGE_2, thromboxane
- TGF 약화 : nitric oxide(NO), loop diuretics, ANP, cAMP, PGI_2

(5) Angiotensin-II-mediated vasoconstriction of the efferent arteriole

- Renal blood flow 감소 → juxtaglomerular apparatus에서 renin 분비 → angiotensin II → efferent arteriolar vasoconstriction → GFR 유지

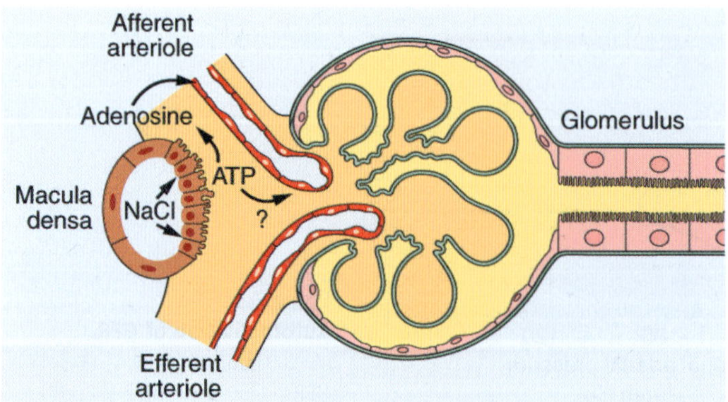

Figure 2-4
Tubuloglomerular feedback.
Thick ascending limb 말단의 macula densa는 tubule 내의 Na+ 농도를 감지하여 afferent arteriole을 수축 또는 이완시켜 GFR을 조절한다.

Mechanisms of renal tubular transport

A. Renal tubular epithelia

(1) Nephron의 부위에 따라 모양과 기능이 각각 다른 고도로 분화된 세포들이다.

(2) 각 세포들은 tight junction을 통해 옆 세포들과 연결되어 있다.

(3) **Polarity of the cell membrane**

① 신세관 상피 세포의 세포막은 tight junction에 의해 신세관 내강에 면해 있는 **apical membrane**과 간질에 면해 있는 **basolateral membrane**으로 나뉜다.

② 두 세포막에 분포하는 단백질과 지질은 서로 다르다. 즉, 특정 단백질은 apical membrane에만 분포하고, 다른 단백질은 basolateral membrane에만 분포한다.

③ 신세관 상피 세포는 이러한 극성(polarity)을 갖고 있기 때문에 일정 방향으로의 용질의 재흡수 또는 분비, 수분의 재흡수가 일어날 수 있다.

B. Epithelial solute transport

(1) **Cellular (transcellular) transport** : 수분 또는 용질이 세포막을 통과하여 세포질 내로 들어온 다음 반대편 세포막으로 운반되어 나가는 것을 말한다.

(2) **Paracellular transport**

① 세포와 세포 사이의 좁은 통로를 통하여 수분과 용질이 이동하는 것을 말한다.

② 이 과정은 tight junction을 통해 일어나는데, 어떤 부위의 tight junction은 수분과 용질이 비교적 자유롭게 이동할 수 있고("leaky epithelia"), 다른 부위의 tight junction은 그렇지 못하다.

C. Membrane transport

(1) 용질과 수분은 특정 membrane protein을 통해서 세포막을 가로질러 이동한다.

(2) 운반체 단백질은 **Table 2-1**과 같이 구분한다.

Table 2-1 Classification of membrane transport proteins.

Mechanism	Proteins	Description	Examples
Passive	Pore	· H_2O로 채워진 단순한 통로. · 농도 경사에 따라 확산하는 통로 역할.	Aquaporins
	Channel	· 여닫이 문에 해당하는 gate가 있다. · 자극을 감지하는 sensor가 있다. · 특정 이온만 들여보내는 selectivity filter가 있다. · Channel pore : 이온이 이동하는 실제 통로	Ion channels : ENaC, ROMK, CLC-Ka/Kb
	Carrier	· Facilitated diffusion : 농도경사에 따라 이동하되 특정 운반체의 도움을 받음. · ATP를 분해하거나 전자 운반계의 도움을 받지 않음.	SLC superfamily에 속하는 일부 운반체
Active	Pump	· ATP를 가수분해하여 얻은 에너지로 농도경사를 거슬러 용질을 운반함.	Na^+/K^+-ATPase H^+-ATPase H^+/K^+-ATPase
	Cotrans-porter	· Na^+/K^+-ATPase가 생성한 Na^+ gradient의 에너지를 이용하여 Na^+와 다른 용질을 운반함. · 직접 에너지를 사용하지는 않지만 Na^+/K^+-ATPase가 만들어낸 에너지를 간접적으로 이용함.	NHE3 Na-glucose cotransporter Na-amino acid cotransporters NKCC2 NCC

Segmental nephron functions

A. Anatomy and nomenclature

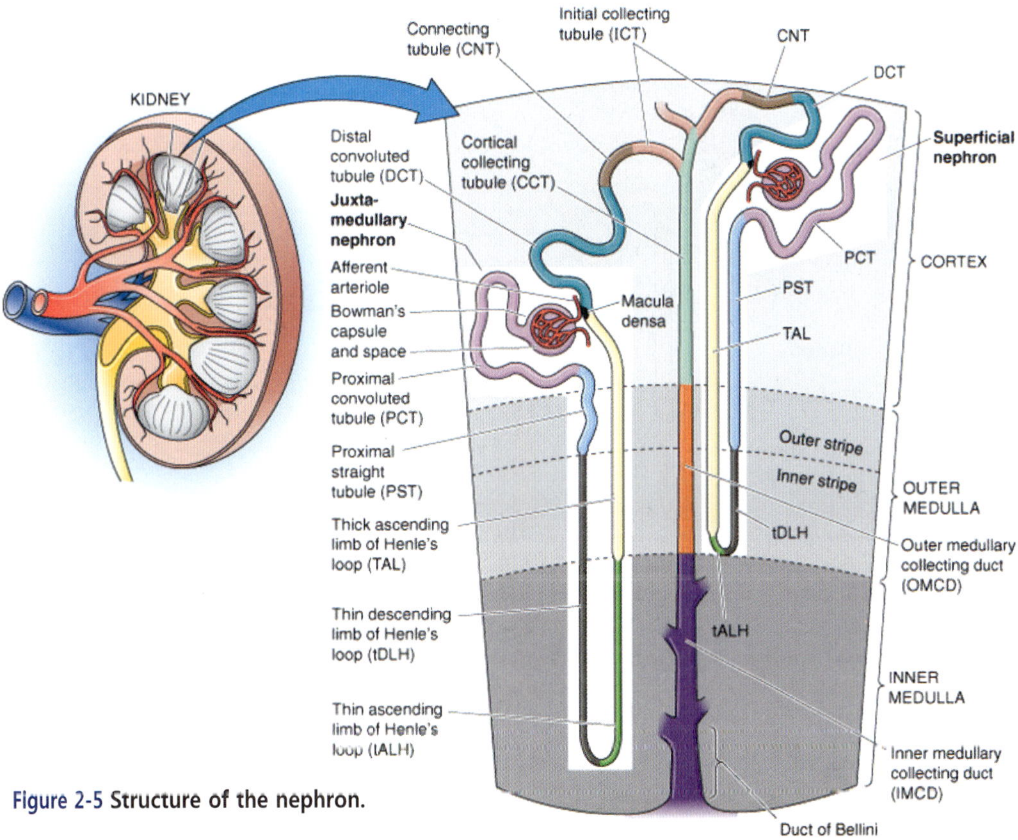

Figure 2-5 Structure of the nephron.

B. Proximal tubule

1. 구조

(1) Apical membrane : microvilli로 구성된 brush border를 이루고 있어 세포막 면적이 넓다.

(2) Basolateral membrane : mitochondria의 수가 많다.

(3) Leaky tight junction : 많은 양의 수분과 용질을 추가로 재흡수할 수 있다.

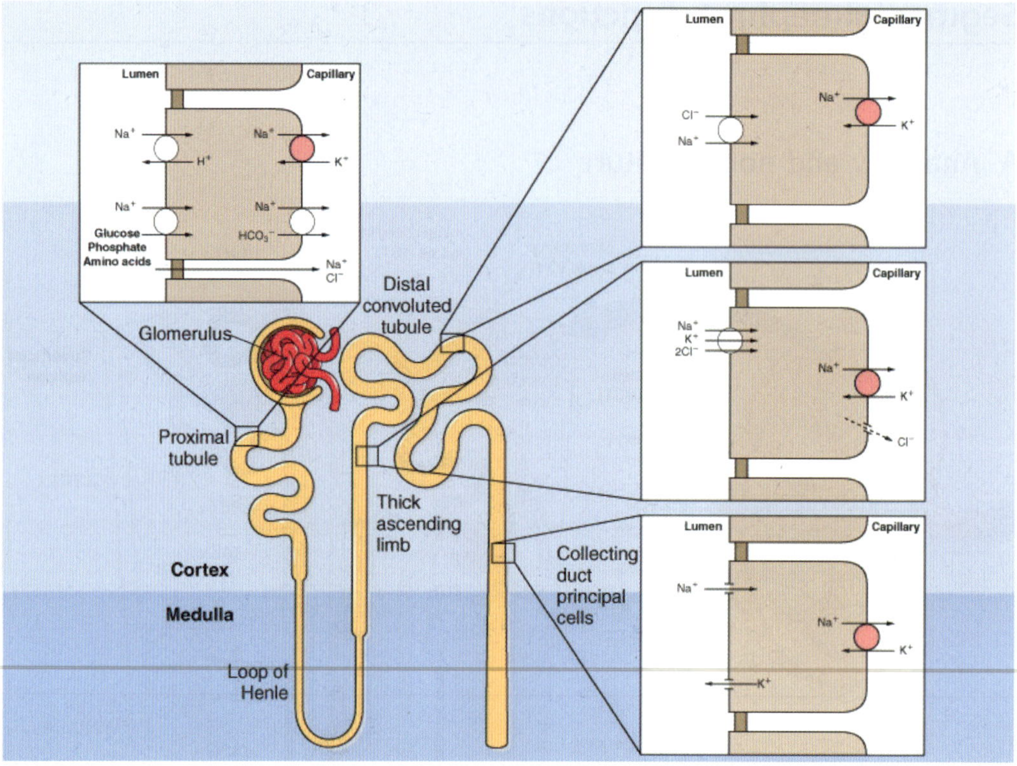

Figure 2-6 Major sodium transporters and their mode of action.

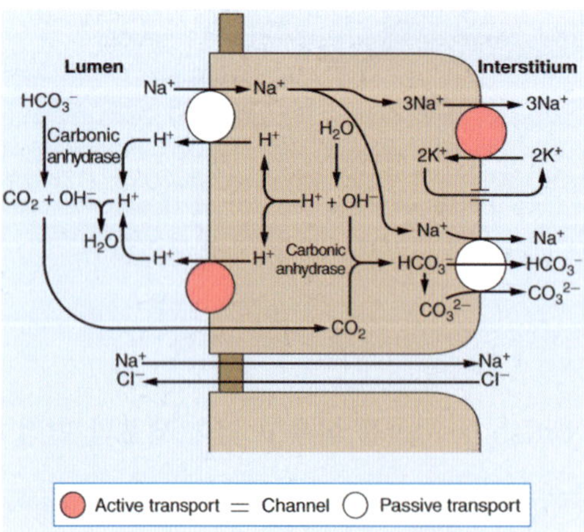

Figure 2-7 Proximal tubule의 HCO_3^- 재흡수.

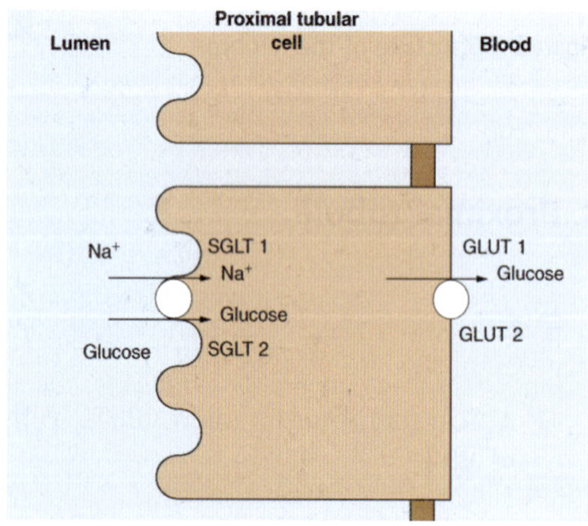

Figure 2-8 Proximal tubule의 glucose 재흡수.

2. 기능

(1) **NaCl reabsorption** : 여과된 NaCl의 60%를 재흡수한다. 60% 중 2/3는 transcellular pathway로, 1/3은 paracellular pathway로 재흡수한다.

① Na^+/K^+-ATPase

· Basolateral membrane에 위치하며, ATP를 소모하는 active transporter

· 세포 내 Na^+ 농도를 낮게 유지하여 Na^+의 농도경사를 만든다.

· 이 농도경사를 따라 신세관 내강의 Na^+가 세포 내로 이동한다.

② Na^+

· NHE3, Na^+/glucose cotransporter, Na^+/amino acid cotransporter 등을 통해 재흡수된다.

· 일부는 paracellular pathway로 재흡수된다.

③ Cl^-

· Proximal tubule 후반부에서 주로 재흡수된다.

· 이 과정에는 Cl^--formate exchanger (CFEX)가 관여한다.

(2) **Bicarbonate (HCO_3^-) reabsorption**

① 여과된 bicarbonate의 90%를 재흡수

② **Na^+/H^+-exchanger type 3(NHE3)**

· H^+를 내강으로 분비하고 Na^+를 재흡수한다.

· H^+는 내강의 HCO_3^-와 결합하여 $H_2O + CO_2$가 되고 CO_2는 상피세포 내로 확산되어 들어온다.

· 세포 내로 들어온 CO_2는 다시 bicarbonate가 되어 Na/bicarbonate cotransporter 1(NBC1)을 통해 간질로 빠져나간다.

③ 이 과정은 **carbonic anhydrase** 효소의 도움으로 빠르게 일어난다.

(3) **Glucose reabsorption**

① Apical : glucose는 Na^+-glucose cotransporter(SGLT-2, SGLT-1)를 통해 Na^+와 함께 세포 내로 이동한다.

② Basolateral : glucose transporter(GLUT2, GLUT1)을 통해 빠져나간다.

(4) 약물 및 유기산/염기의 분비

① Organic anions : uric acid, ketoacid, 기타 단백질 결합 약물(penicillin, cephalosporin, salicylate)

② Organic cations : neurotransmitters (dopamine, acetylcholine, epinephrine, norepinephrine), creatinine, cimetidine, trimethoprim

(5) Amino acids/proteins

① Amino acids : Na^+-dependent/independent mechanism을 통해 재흡수

② Peptide hormones : endocytosis를 통해 세관 상피세포로 들어가 분해된다.

(6) Ammoniagenesis

① Glutamine으로부터 NH_4^+가 만들어진다. NH_4^+는 신장의 산 배설에 중요한 buffer로 작용한다.

② 세포 내 K^+ level이 높으면 ammoniagenesis가 억제된다. 이는 hypoaldosteronism에서의 type 4 RTA의 발생 기전을 설명해준다.

B. Loop of Henle

1. 구조

(1) Descending thin limb (DTL)

(2) Ascending thin limb (aTL)

(3) Thick ascending limb (TAL, **Figure 2-9**)

(4) Tight junction의 구조

① DTL : 수분 투과성이 높다.

② TAL : 수분 투과성이 없다.

③ Claudin-16 (paracellin-1) : Ca^{2+}, Mg^{2+}가 재흡수되는 통로

2. 기능

(1) **NaCl reabsorption** : 여과된 NaCl의 25%를 재흡수

① **Na-K-2Cl cotransporter type 2 (NKCC2)**

- Na^+, K^+, Cl^-을 1:1:2로 재흡수한다(electroneutral).
- NKCC2는 **loop diuretics의 작용 표적**이다.

② **Renal outer medullary K^+ channel (ROMK)**

- K^+는 ROMK을 통해 다시 내강으로 분비된다(K^+ recycling). 이 과정이 없으면 NKCC2가 계속 작동할 수 없다.

③ **Cl^- channel (CLC/Ka, CLC/Kb)**

- Cl^-는 basolateral Cl^- channel (CLC/Ka, CLC/Kb)을 통해 간질로 빠져나간다.

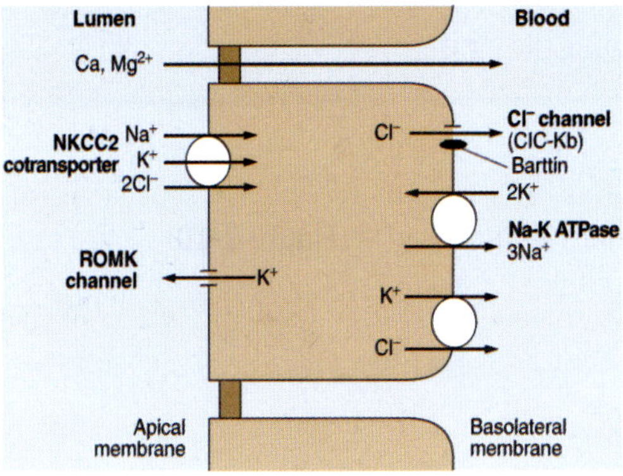

Figure 2-9
Thick ascending limb(TAL) of the Loop of Henle.

④ **NKCC2, ROMK, CLC/Ka or Kb의 돌연변이 : Bartter's syndrome**

(2) **Ca^{2+}, Mg^{2+} reabsorption**

① ROMK에 의한 K^+ recycling에 의해 내강의 전하는 상대적으로 양성을 띈다. 이로 인해 양전하를 띠는 Ca^{++}, Mg^{++}가 내강에서 간질로 이동할 수 있다.

② Calcium-sensing receptor (CaSR)

- Plasma Ca^{2+} 상승 → CaSR 자극 → NKCC2 억제 → K^+ recycling 감소 → Ca^{2+} 재흡수 감소
- CaSR mutation
  - Loss-of-function mutation : familial hypocalciuric hypercalcemia
  - Gain-of-function mutation : Bartter's syndrome type 5

③ Claudin-16 (paracellin-1)

- Claudin-16 mutation : familial hypomagnesemia with hypercalciuria and nephrocalcinosis

④ TRPM6 and TRPM7 : Mg^{2+} channel

- Mutation in TRPM6 : familial hypomagnesemia with hypocalcemia

(3) **Countercurrent multiplication**

① Hypertonic medullary interstitium을 만들어 collecting duct에서의 수분 재흡수를 가능하게 한다.

② 가장 중요한 과정은 **NKCC2를 통한 NaCl reabsorption**이다. 이 과정에 의해 NaCl이 medulla에 축적된다.

C. Distal convoluted tubule

1. 구조

· Tight epithelium으로 구성되어 있으며, 수분 투과성이 없다(**Figure 2-10**).

2. 기능

(1) **NaCl reabsorption** : 여과된 NaCl의 약 5%를 재흡수

① Apical : Na/Cl cotransporter (NCC) -thiazide diuretics의 target

② Basolateral : Na^+/K^+-ATPase, Cl^- channel

③ **돌연변이**

· NCC의 loss-of-function mutation : **Gitelman syndrome**

· WNK1 또는 WNK4 유전자의 돌연변이에 의한 NCC의 기능 항진 : **pseudohypoaldosteronism type 2** (Gordon's syndrome, familial hyperkalemic hypertension)

(2) **Calcium 재흡수**

① Apical : TRPV5

② Basolateral : Na/Ca exchanger

③ Ca^{++} 재흡수와 Na^+ 재흡수는 역의 관계를 보인다.

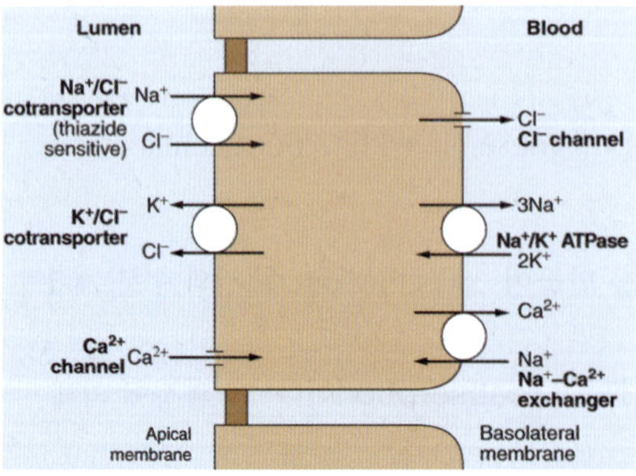

Figure 2-10 Distal convoluted tubule.

D. Collecting duct

1. 구조

· Connecting tubule

· Initial collecting tubule

· Cortical collecting duct

· Outer medullary collecting duct

· Inner medullary collecting duct

2. 기능

※ 소변의 성분을 조절하는 마지막 단계이다.

※ Cortical collecting duct에는 principal cell과 intercalated cell이라는 두 종류의 세포가 있다. Intercalated cell은 다시 type A와 type B로 나뉜다.

3. Principal cell

(1) Na^+ reabsorption : 여과된 Na의 4~5%를 재흡수

① **Epithelial sodium channel (ENaC)**

· Aldosterone에 의해 조절뒨다.

· Loss-of-function mutation : pseudohypoaldosteronism type 1

· Activating mutations in ENaC : Liddle syndrome

(2) K^+ excretion

① Renal outer medullary potassium channel (ROMK)

② K^+ excretion의 조건

· **Chemical gradient** : Na^+/K^+-ATPase에 의해 세포 내 K^+ 증가 → K^+ diffusion을 위한 chemical gradient 형성

· **Electrical gradient**

- ENaC의 Na^+ reabsorption → lumen-negative potential 형성 → K^+ 분비↑

- Tubule 내에 흡수되지 않는 음이온(nonreabsorbable anion)이 있을 경우 lumen-negative potential 형성 → K^+ 분비↑

· **Tubular flow rate가 증가** → K^+ 분비도 같이 증가

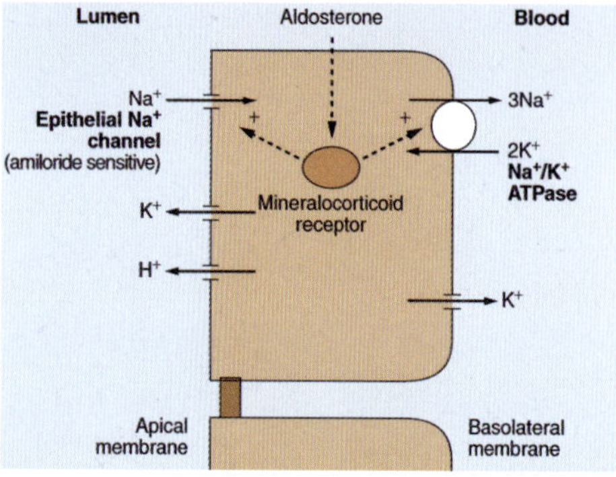

Figure 2-11 Principal cell.

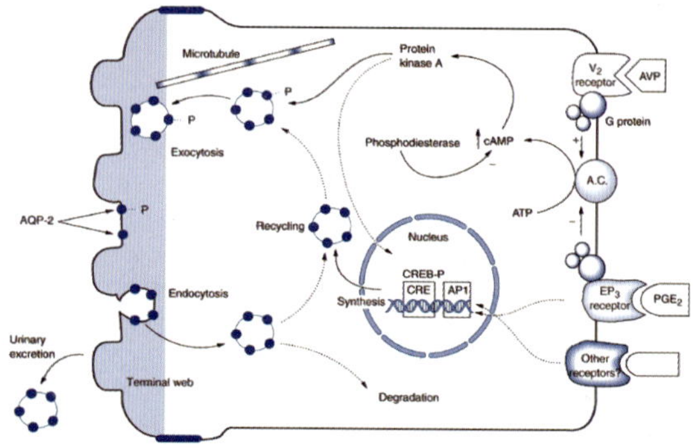

Figure 2-12 Principal cell (aquaporins).

(3) H_2O reabsorption

① Aquaporin-2 (AQP2)

- Collecting duct는 vasopressin이 존재하지 않으면 수분 투과성이 낮다.
- Vasopressin이 basolateral membrane의 V2 receptor에 작용하면 AQP2가 apical membrane으로 이동하여 수분이 재흡수된다.

4. Intercalated cell

(1) Acid-base secretion에 관여한다.

(2) Type A cell

① Apical : H^+-ATPase, H^+/K^+-ATPase

② Basolateral : Cl^--HCO_3^- exchanger

(3) Type B cell

① Apical : pendrin → alkalemia 때 HCO_3^- 분비

(4) Acidemia가 있을 경우에는 type A cell의 분포가 증가하고, alkalemia가 있을 경우에는 type B cell의 분포가 증가한다. 이 분포의 변화는 **hensin**이라는 단백질에 의해 조절된다.

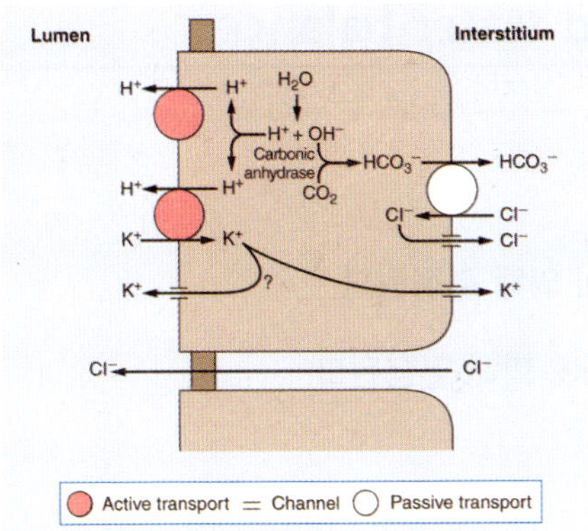

Figure 2-13 Intercalated cell type A.

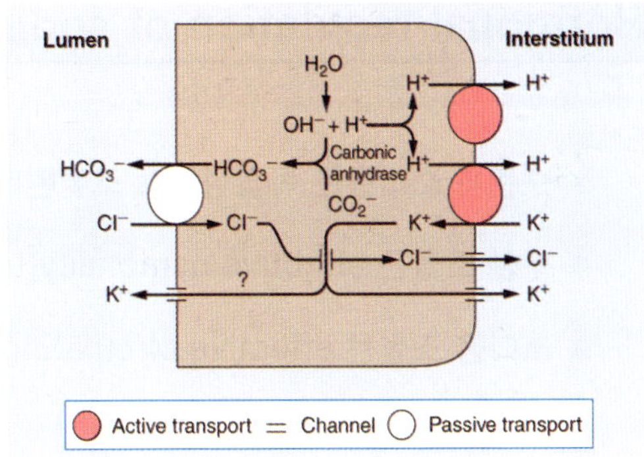

Figure 2-14 Intercalated cell type B.

5. Inner medullary collecting duct cell

(1) ENaC, ROMK, AQP2 : principal cell과 유사하게 분포

(2) Urea transporter

① 수질 내로 urea가 확산되어 medullary hypertonicity에 기여

② 수질 내의 urea는 DTL, ATL에서 세관 내로 다시 확산된다(urea recycling).

(3) Natriuretic peptide의 작용

① Atrial natriuretic peptide(ANP)와 renal natriuretic peptide(urodilatin)

② cGMP에 의해 매개되는 과정을 통해 소디움 재흡수를 억제한다.

Nephrology

Hormonal regulation of sodium and water balance

※ 수분과 소디움은 독립적으로 조절된다.

※ 수분 조절은 effective osmolality(tonicity)에 의해 결정된다.

※ 소디움 조절은 effective circulating volume에 의해 결정된다.

A. Water balance

1. Osmolality and tonicity

(1) **Osmolality**

① 용매 1 kg에 존재하는 용질 입자의 농도. 입자의 개수와 관련 있음. 전하와 무관.

② Na, glucose, urea(BUN)의 농도로부터 plasma osmolality를 추정할 수 있다.

$$P_{osm} = 2 \times [Na^+] + \frac{[Glucose]}{18} + \frac{BUN}{2.8}$$

$[Na^+]$: mmol/L

[Glucose] : mg/dL

BUN : mg/dL

(2) **Effective osmoles** : 한 구획에만 분포하여 실질적인 수분 이동에 관여하는 삼투질

① **ECF에 가장 많은 effective osmole은 Na^+이다.**

② **ICF에 가장 많은 effective osmole은 K^+이다.**

(3) **Effective osmolality = tonicity**

① Tonicity = (Total body Na^+ + total body K^+)/TBW ≒ $2[Na^+]$

② Tonicity와 $[Na^+]$를 결정하는 것은 주로 total body water이다.

③ $[Na^+]$는 ICF content를 결정한다.

④ $[Na^+]$는 ECF volume과는 직접적인 관련이 없다. ECF volume은 Na^+ content가 결정한다.

2. Osmoregulation : water balance의 조절

※ Water balance의 조절은 ECF volume의 조절과 별개로 이루어진다.

※ 신장학 Chapter 3도 참조할 것.

(1) Sensor : osmoreceptor

① Hypothalamus에 존재

② Osmolality를 감지하는 과정에는 TRPV4 channel이 관여한다.

(2) Effector mechanisms

① Vasopressin (arginine vasopressin, AVP)

· Posterior pituitary(neurohypophysis): osmoreceptor의 신호에 따라 vasopressin을 분비한다.

· Nonosmotic stimuli(blood volume contraction, pain, stress, drugs)에 의해 분비되기도 한다.

· Actions

i. Collecting duct의 principal cell의 apical membrane에 aquaporin-2의 발현을 증가시켜 수분의 재흡수를 증가시킨다.

ii. Inner medullary collecting duct에서 urea transporter의 발현을 증가시켜 medulla 내에 urea 축적을 증가시킨다.

iii. Thick ascending limb의 NKCC2의 발현을 증가시켜 medullary hypertonicity를 유지/증가시킨다.

② Thirst

· Plasma osmolality가 상승함에 따라 갈증을 느끼게 되어 물을 마시게 된다.

· 갈증을 느끼는 역치(threshold)는 vasopressin 분비 역치보다 높다.

· 수분 섭취는 관습이나 개인의 습관에 따라 좌우되기도 한다.

(3) Role of kidneys

① Aquaporins in the kidney

· Aquaporin-1 : 수분 투과성이 있는 proximal tubule, distal tubule에 분포

· Aquaporin-2, 3, 4 : vasopressin에 의해 조절되며, collecting duct의 principal cell에 분포

· H_2O는 distal tubule의 dilute fluid로부터 hypertonic medullary interstitium으로 이동한다.

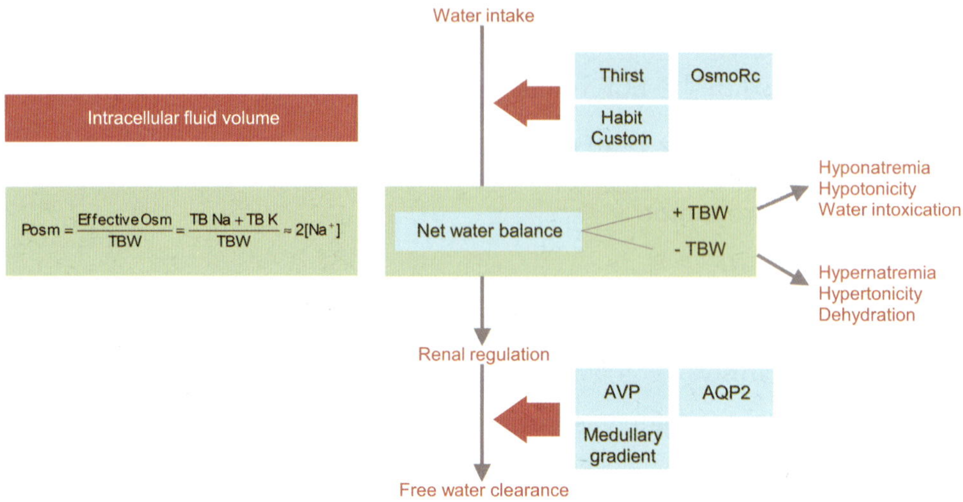

Figure 2-15 Determinants of water balance.
수분 균형 조절의 목적은 체액의 tonicity를 일정하게 유지하는 것이다. Tonicity(effective osmolality)는 hypothalamus에 있는 osmoreceptor(OsmoRc)가 감시하며, tonicity가 상승하면 갈증 중추와 AVP 분비 중추를 자극하여 수분 섭취를 증가시키고 요농축을 일으켜 신장의 수분 배설을 감소시킨다. 체내 수분이 증가하면 소디움 농도가 감소하여 hyponatremia가 발생하고, 체내 수분이 감소하면 소디움 농도가 증가하여 hypernatremia가 발생한다. Osm, osmolality; TBW, total body water; AVP, arginine-vasopressin; AQP2, aquaporin-2.

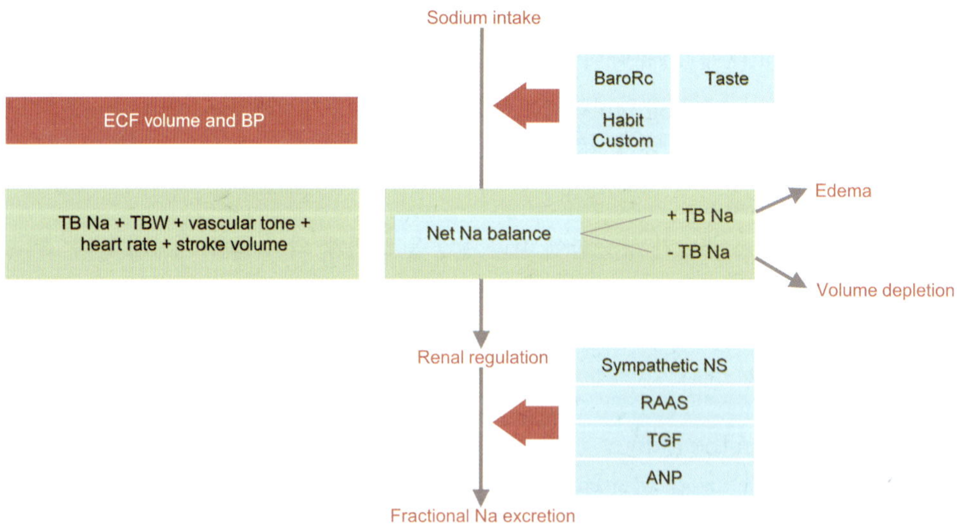

Figure 2-16 Determinants of sodium balance.
소디움 균형 조절의 목적은 유효 순환 용적(effective circulating volume)과 혈압을 일정하게 유지하는 것이다. 체내 소디움의 총량은 세포외 용적과 유효 순환 용적을 결정하므로, 소디움의 섭취와 배설을 조절하여 세포외 용적과 유효 순환 용적을 일정하게 유지한다. 체내 소디움의 총량이 증가하면 부종이 발생하고, 감소하면 저용량증이 발생한다. ECF, extracellular fluid; BP, blood pressure; TB, total body; TBW, total body water; sympathetic NS, sympathetic nervous system; RAAS, renin-angiotensin-aldosterone system; TGF, tubulo-glomerular feedback; ANP, atrial natriuretic peptide.

B. Sodium balance

1. ECF volume, pressure

(1) Sodium content, water content, vascular tone, heart rate, stroke volume에 의해 결정된다(**Figure 2-16**).

(2) ECF에 주로 존재하는 이온은 Na^+와 그에 딸려있는 음이온들이다.

2. Na^+ intake and excretion

(1) 혈관에 분포하는 baroreceptor와 hormone receptor에 의해 조절된다.

(2) Na^+ 섭취와 배설 조절에 관여하는 인자들

- Atrial natriuretic peptide
- Renin-angiotensin-aldosterone system
- Sympathetic nervous system
- Others : adenosine, Ca^{2+} signaling, vasopressin

(3) 중요한 것은 실제로 조직에 관류되는 **유효순환용적(effective circulating volume)**이다.

- **Effective circulating volume 증가 → Renal Na^+ excretion ↑**
- **Effective circulating volume 감소 → Renal Na^+ reabsorption ↑**

3. Renin-angiotensin-aldosterone system

(1) Renin

① Juxtaglomerular apparatus의 granular cell에서 합성, 분비됨

② 분비 조절 인자

- $Beta_1$-adrenergic stimulation
- Input from macula densa : adenosine
- Prostaglandins

(2) Angiotensin II : 소디움 및 수분 재흡수 촉진

① NHE3 발현 증가 → proximal tubule에서의 Na^+ reabsorption 증가

② Efferent arteriole의 vasoconstriction → peritubular capillary의 oncotic pressure 상승 → Na^+ reabsorption을 간접적으로 촉진

③ Aldosterone 분비 자극

④ Brain에서 thirst와 AVP 분비 자극

(3) Aldosterone

① ENaC을 통한 소디움 재흡수 촉진

- Aldosterone → serum/glucocorticoid induced kinase 1(**SGK1**)에 의해 매개되는 **Nedd4-2 phosphorylation** 촉진 → ENaC의 recycling 감소 → apical membrane의 ENaC 증가 (**Figure 2-17**)

② Aldosterone escape

- Aldosterone에 의한 Na^+ 재흡수 증가 → ECF volume 증가 → 여과되는 Na^+ 증가 → proximal tubule의 Na^+ 재흡수 감소 → distal segment에서의 Na^+ 재흡수 능력을 초과하여 Na^+ 배설됨
- 이 과정에 ANP가 관여할 수도 있다.
- Heart failure, nephrotic syndrome, cirrhosis에서는 ANP 작용에 대한 저항성이 관찰되며, 이로 인해 심한 소디움 저류 및 부종이 일어난다.

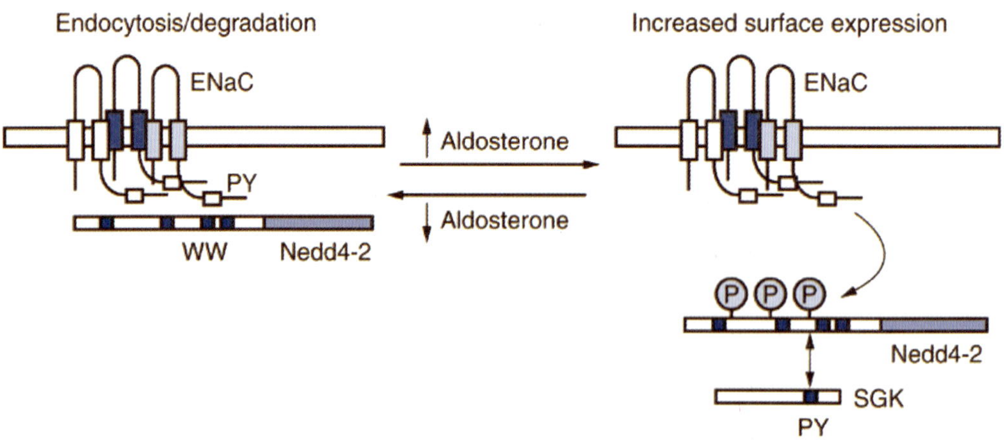

Figure 2-17 Aldosterone에 의한 epithelial sodium channel (ENaC)의 발현 조절.
Nedd4-2는 단백질의 분해 과정에 작용하는 ubiquitin ligase의 일종이다. Nedd4-2의 WW domain은 ENaC subunit의 PY domain과 작용하여 ENaC의 endocytosis/degradation을 일으킨다. Aldosterone이 작용하면 SGK의 발현이 증가하고, SGK는 Nedd4-2의 phosphorylation을 일으켜 Nedd4-2와 ENaC의 상호 작용을 억제한다. 따라서, aldosterone이 증가하면 결과적으로 ENaC의 발현이 증가한다.

3

Sodium and Water

소디움과 수분 대사 이상

체액의 구성 (composition of body fluids)

A. 체액의 구성 성분 및 분포

(1) Total body water(TBW) : 체중의 60%(남성), 체중의 50%(여성)

예) 70 kg 남성의 경우 TBW는 42 L이다.

(2) 수분의 체내 분포 (**Figure 3-1**)

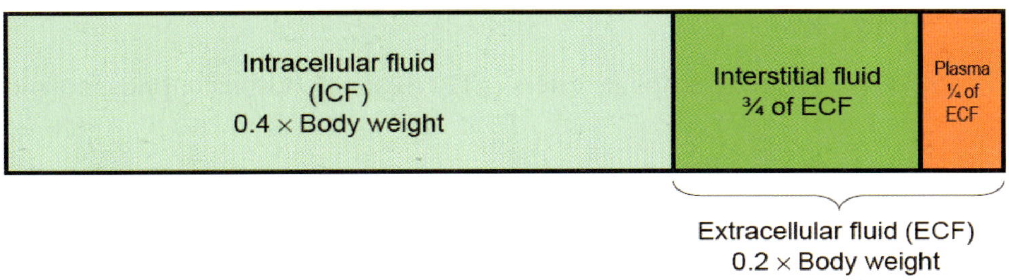

Figure 3-1 Distribution of total body water into different compartments. 총 수분의 2/3는 세포내액(intracellular fluid, ICF)에 존재하고, 1/3은 세포외액(extracellular fluid, ECF)에 존재한다. ECF의 3/4는 간질에 존재하고(interstitial fluid), 1/4은 혈관 내의 혈장(plasma)에 존재한다.

B. Osmolality

1. Osmolality

(1) **용매 1 kg에 포함된 용질 입자의 농도**. mOsm/kg로 표시된다.

(2) 물은 osmolality가 낮은 곳에서 높은 곳으로 이동하여 osmolality의 평형을 이루게 된다. Osmolality는 용질의 전하(valence)와는 관계가 없다.

(3) Plasma osmolality : 주로 **[Na^+]**에 의해 결정된다.

$$P_{osm} = 2 \times [Na^+] + \frac{[Glucose]}{18} + \frac{BUN}{2.8}$$

[Na^+] : mmol/L

[Glucose] : mg/dL

BUN : mg/dL

2. Effective osmolality (=tonicity)

(1) **어느 한곳에만 국한되어 이동하지 않는 삼투질만이 삼투압을 형성할 수 있다.**

(2) 이 삼투질을 **effective osmole**이라고 하며, 이에 의해 형성되는 삼투압을 **effective osmolality** 또는 **tonicity**라고 한다.

(3) Ineffective osmoles : **urea는 ICF와 ECF 사이에서 자유롭게 확산할 수 있으므로 삼투압을 형성하지 못한다. 따라서 urea는 ineffective osmole이다.**

3. ICF와 ECF의 구성

(1) ICF

① 양이온 : **K^+**

② 음이온 : organic phosphate esters (ATP, creatine phosphate, phospholipids)

(2) ECF

① 양이온 : **Na^+**

② 음이온 : Cl^-, HCO_3^- 등

(3) Plasma [Na^+]는 어떻게 결정되는가?

① Plasma [Na^+]를 결정하는 가장 중요한 인자는 **total body water**이다.

② **Plasma [Na^+]와 ECF volume 사이에는 직접적인 관계가 없다.**

C. 수분과 용질의 분포와 이동

1. 기본 원칙

(1) 수분은 ICF와 ECF 사이를 자유롭게 이동할 수 있다.

(2) 수분은 osmolality가 높은 곳에서 낮은 곳으로 이동하며, 수분의 이동에 의해 ICF와 ECF의 osmolality는 같아진다.

(3) Na^+는 ECF 내에 분포하며, Na^+/K^+-ATPase의 작용에 의해 ICF 내의 Na^+ 농도는 매우 낮게 유지된다.

2. 투여하는 수액 성분에 따른 수분의 분포

(1) Dextrose water

① Dextrose는 바로 대사되어 없어지므로 free water를 주입하는 것과 같다.

② 수분은 ICF와 ECF에 고르게 분포하므로, 1 L의 dextrose water를 정맥주사하면 intravascular volume은 1/12 L 증가한다.

(2) 0.9% NaCl (isotonic saline)

① Na^+는 ECF에만 분포한다.

② Isotonic saline은 body osmolality와 동일하므로 수분의 이동을 유발하지 않는다. 따라서, 0.9% NaCl 1 L를 정맥주사하면 ECF는 1 L 증가하고 ICF volume은 변하지 않는다.

③ 0.45% NaCl 1 L : 0.9% NaCl 500 mL + free water 500 mL로 생각한다.

(3) RBC, plasma(FFP) : 혈관내에만 분포 → intravascular volume만 증가시킨다.

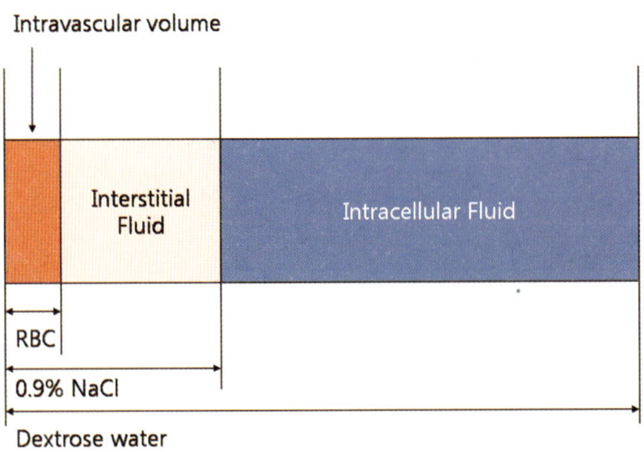

Figure 3-2
수액 성분에 따른 분포의 차이.
Intravascular volume을 1 L 늘리기 위해서 dextrose water는 12 L, 0.9% NaCl은 4 L가 필요하다.

Nephrology

D. Extracellular fluid (ECF)

1. Solute composition

(1) ECF volume은 ECF 내에 존재하는 용질의 총량에 의해 결정된다.

(2) ECF 내에 가장 많은 용질은 sodium salt이다.

(3) 따라서, **Na^+는 ECF volume을 결정하는 가장 중요한 용질**이다.

2. Sodium balance

(1) **Oral Na^+ intake = Renal Na^+ loss + Extrarenal Na^+ loss**

(2) **Sodium intake**

① Typical western diet : 150 mmol의 NaCl을 매일 섭취하게 된다. 이 양은 정상적인 상태의 Na^+ 요구량을 초과하는 것이다.

② Na^+ 섭취가 많으면 ECF volume expansion을 유발하고, 신장에서의 Na^+ excretion이 증가하게 된다.

(3) **Sodium excretion**

① **Na^+ balance를 결정하는 가장 중요한 요인**이다.

② Na^+의 부족 또는 과잉은 effective circulating volume의 감소 또는 증가를 유발하여 renal Na^+ excretion의 변화를 가져온다.

③ GFR의 변화에 의해 여과되는 Na^+의 양이 변하지만, Na^+ excretion은 주로 신세관에서의 Na^+ 재흡수에 의해 결정된다.

④ 신세관에서의 Na^+ reabsorption : 신장학 Chapter 2 참조. **Figure 3-3** 참조.

· **Proximal tubule : 60%**

← Na^+/H^+ exchanger type 3 (NHE3)

← Na^+/glucose cotransporter, Na^+-amino acid cotransporters

← 일부는 paracellular route를 통해 passive reabsorption

· **Thick ascending limb of the loop of Henle (TALH) : 25~30%**

← Na^+-K^+-$2Cl^-$ cotransporter (NKCC2)

· **Distal convoluted tubule : 5%** ← Na^+-Cl^- cotransporter (NCC)

· **Collecting duct : 2~3%** ← epithelial sodium channel (ENaC)

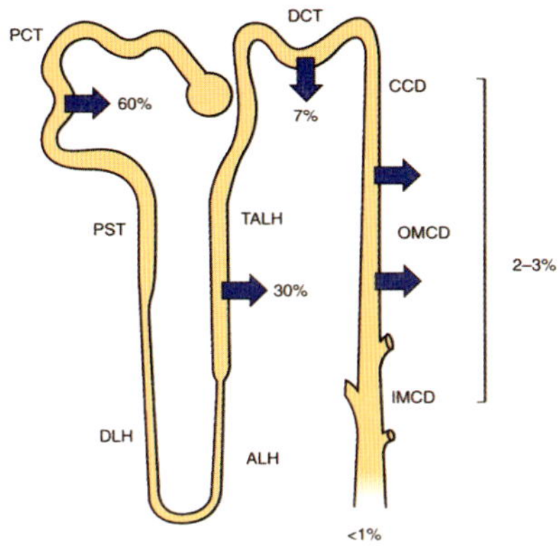

Figure 3-3
Percentage reabsorption of filtered NaCl.

3. 유효 순환 용적 (effective circulating volume, ECV)

(1) 정의

① 혈관 내에 존재하면서 실제적으로 조직을 관류하는 ECF volume을 말한다.

② 이는 **volume sensor에 의해 감지되는 혈액량**을 의미한다.

③ **Effective arterial blood volume (EABV)**와 동의어로 사용된다.

(2) Volume sensors : Table 3-1 참조.

(3) **ECF와 EABV의 변화가 반드시 동일하게 움직이는 것은 아니다.**

① ECF volume↓, EABV↓ : hypovolemic shock

② ECF volume↑, EABV↓ : liver cirrhosis, heart failure, nephrotic syndrome

Regulation of effective circulating volume

1. General principles

(1) 체액의 osmolality는 매우 좁은 범위 내에서 일정하게 유지되고, osmolality의 대부분은 [Na^+]에 의해 결정되므로, [Na^+]도 매우 좁은 범위 내에서 유지된다

(2) [Na^+]가 좁은 범위 내에서 일정하게 유지된다면, ECF volume의 양을 결정하는 것은 결국 ECF 내에 가장 많은 이온, 즉 Na^+의 양이다.

(2) Na^+ content가 ECF volume을 결정하지만, 실제로 변화를 감지하는 대상은 **effective circulating volume**이며, $[Na^+]$ 또는 ECF volume 전체가 아니다.

(3) 신장은 effective circulating volume이 증가하면 Na^+ excretion을 증가시키고, 감소하면 Na^+ excretion을 감소시킨다(**Figure 3-4**).

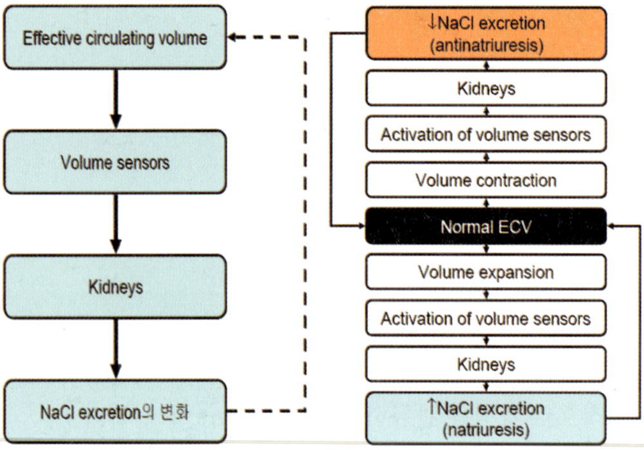

Figure 3-4 Effective circulating volume 조절의 모식도. ECV의 변화는 volume sensor에 의해 감지되고 이는 신장의 소디움 배설에 영향을 주게 된다. ECV가 팽창할 경우 신장에서 NaCl 배설이 증가하며, ECV가 감소할 경우 신장에서 NaCl 배설이 억제된다.

2. EABV 변화의 감수체 (volume sensors)

(1) Venous circulation : atrial, ventricular and pulmonary sensors

(2) Arterial circulation : carotid sinus, aortic arch, intrarenal (juxtaglomerular apparatus)

(3) Others : CNS, hepatic

3. EABV 조절의 작용 기전 (effectors of volume regulation)

(1) **EABV 조절 기전의 최종 작용 대상은 신장의 sodium 배설 조절이다.**

(2) **신장의 EABV 조절 인자들**

① Glomerular filtration (GFR)

② Tubular sodium reabsorption

③ Humoral factors : **renin-angiotensin-aldosterone system, vasopressin, ANP, others**(catecholamine, prostaglandin, NO, kinin-kallikrein)

④ Renal sympathetic nerves

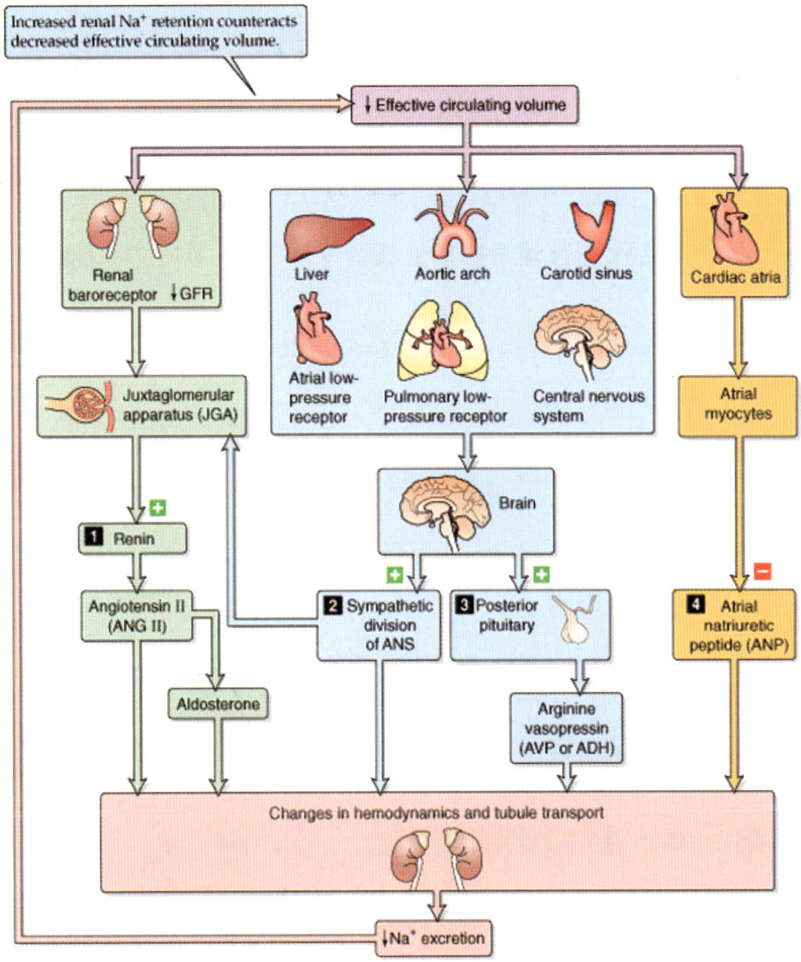

Figure 3-5
Feedback control of effective circulating volume.

Table 3-1 ECF volume과 plasma osmolality 조절 기전의 비교.

	ECF volume 조절	P_{Osm} 조절	
감지되는 것	Effective circulating volume	P_{osm}	
Sensors	Carotid sinus, aortic arch, Renal afferent arteriole, atria	Hypothalamic osmoreceptors	
Efferent pathways	Renin-angiotensin-aldosterone system Sympathetic nervous system AVP ANP	AVP	Thirst
Effector	단기간: heart, blood vessels 장기간: kidney	Kidney	Brain : drinking behavior
영향받는 것	단기간: blood pressure 장기간: renal Na^+ excretion	Renal water excretion	Water intake

Water balance

Nephrology

A. Overview of water physiology

· 수분 조절에는 **sensor, 호르몬, 신장의 수분 배설 조절** 등 3부분이 관여한다(**Figure 3-6**).

(1) Sensor : 시상하부의 tonicity-receptor cell (**osmoreceptor**)

① 시상하부에 위치하여 체액의 osmolality를 감시한다.

② **Effective osmole만이 osmoreceptor를 자극할 수 있다.**

③ Osmolality가 일정한 값(280~290 mOsm/kg H_2O)을 넘으면 vasopressin 분비는 급격히 증가한다.

(2) 호르몬 : **vasopressin (AVP, ADH)**

(3) 신장의 수분 배설 조절 : **vasopressin → 집합관에 작용하여 수분 재흡수**

B. Control of water intake : thirst

(1) **갈증 : 수분 섭취를 유발하는 강력한 자극이다.**

(2) 갈증을 조절하는 가장 강력한 두 가지 인자는 **유효 혈장 삼투압(effective plasma osmolality)의 증가**와 **유효 순환 용적(effective circulating volume)의 감소**이다.

(3) 갈증이 유발되는 osmolality의 역치는 약 295 mOsm/kg H_2O이다.

C. Control of water excretion : vasopressin

1. Vasopressin의 분비

(1) **Osmoreceptor**

① Hypothalamus의 $TRPV4^+$ cell이 osmolality를 감지하는 osmoreceptor의 역할

② **Effective osmole만이 osmoreceptor를 자극할 수 있다.**

③ Supraoptic/paraventricular nuclei와 연결된 posterior pituitary로부터 vasopressin이 분비된다.

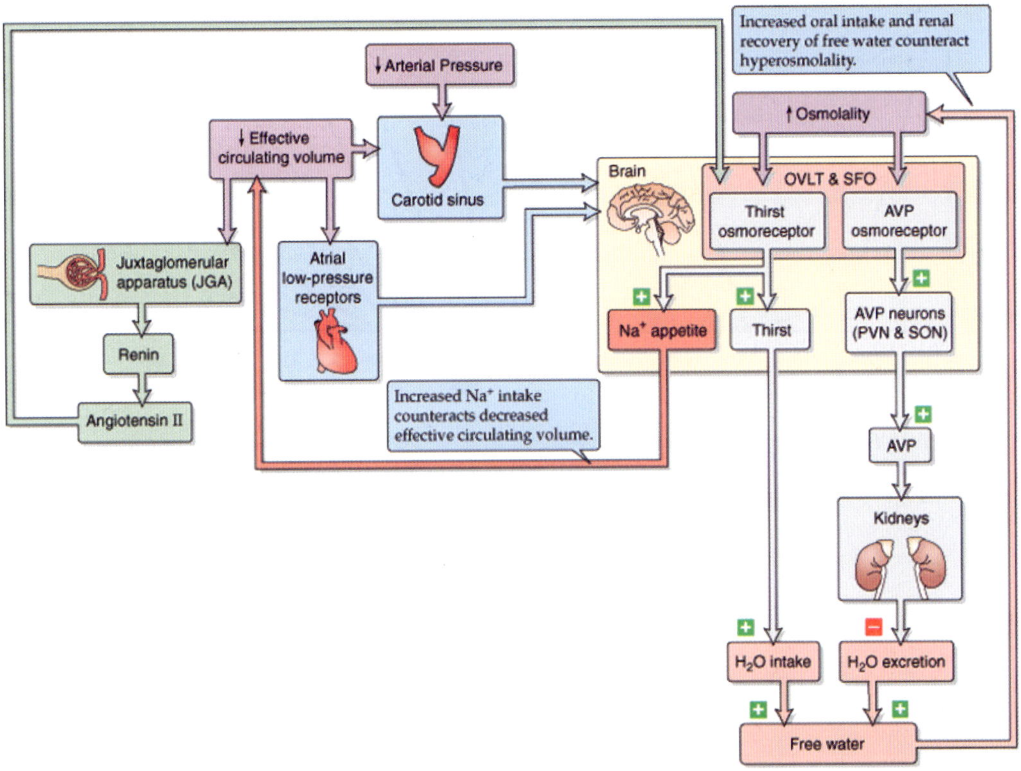

Figure 3-6 Feedback control of osmolality.

(2) Vasopressin은 280 mOsm/kg H_2O 이상에서 serum osmolality와 선형으로 비례하여 분비가 증가한다(**Figure 3-7**).

(3) Vasopressin의 분비를 조절하는 인자들

① **Osmotic : osmolality of the body fluids**

· 단, effective osmole만이 vasopressin 분비를 자극할 수 있다.

② **Hemodynamic : volume and pressure of the vascular system**

③ **기타 : nausea, pain, stress**, hypoglycemia, pregnancy, drugs

(4) Vasopressin의 작용 (**Figure 3-8**)

① Collecting duct는 vasopressin이 없는 상태에서는 수분에 대한 투과성이 없다.

② Vasopressin이 집합관 상피세포에 작용하면, vasopressin은 **aquaporin-2**가 luminal membrane으로 이동하도록 하여 수분 투과성을 증가시킨다.

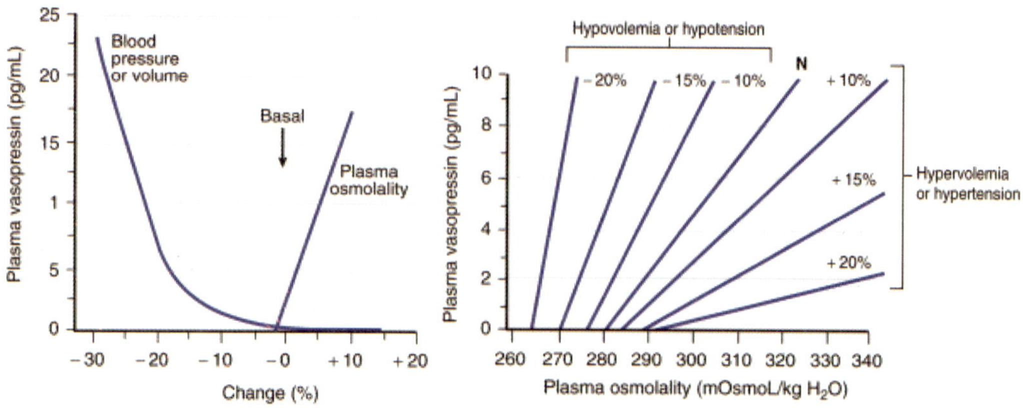

Figure 3-7 AVP 분비와 osmolality의 관계.
Vasopressin은 plasma osmolality에 대하여 매우 민감하게 반응한다. Blood volume은 약 10% 이상의 감소가 있어야 분비가 증가하기 시작한다. Hypovolemia가 있을 때에는 osmolality에 대하여 더욱 민감하게 반응하고 분비 역치도 낮아진다.

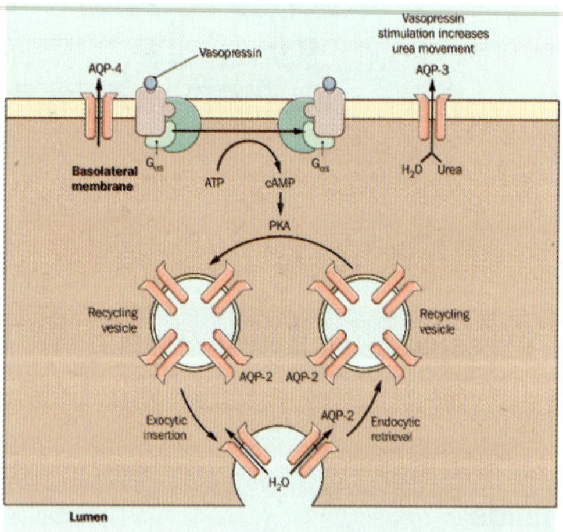

Figure 3-8 Vasopressin의 작용 기전의 모식도.
Vasopressin은 신장 집합관의 주세포(principal cell)의 basolateral membrane에 위치한 V_2 receptor에 결합하여 G protein을 활성화시키고, 이는 adenylyl cyclase 활성화와 protein kinase A의 활성화로 이어진다. 결과적으로 내강막 (luminal membrane)에 aquaporin-2가 삽입되어 수분 투과성이 증가한다. vasopressin이 사라지면 aquaporin-2는 다시 세포내로 endocytosis를 통해 들어온다.

2. 농축된 소변의 배설 (excretion of concentrated urine)

(1) 체내에 수분이 모자랄 경우 수분을 보존하기 위해 신장은 농축된 소변을 배설한다.

(2) 농축된 소변의 배설을 위해서는 vasopressin이 작용해야 한다.

3. 희석뇨의 배설 (excretion of dilute urine)

(1) 체내의 잉여 수분을 배설하기 위해 신장은 희석된 소변을 만들어야 한다.

(2) 소변을 희석하기 위해서는 다음의 3가지 과정이 필요하다.

① Loop of Henle의 상행각에 충분한 양의 여과액이 도달

② Loop of Henle의 비후상행각(thick ascending limb)에서 Na^+만 흡수

- TAL은 수분에 대한 투과성이 없고 Na^+-K^+-$2Cl^-$ cotransporter (NKCC2)에 의해 Na^+만 흡수된다.
- 따라서 TAL 내의 여과액은 계속 희석되어 distal convoluted tubule에 도달하면 100 mOsm/kg H_2O까지 희석된다.

③ 희석뇨의 배설

- 체내의 수분 과잉에 의해 vasopressin이 억제되면 collecting duct는 수분 투과성이 없어 수분이 재흡수되지 않고 희석된 소변이 그대로 배설된다.

(3) 위의 3가지 과정 중 한 가지라도 이상이 있으면 요 희석이 정상적으로 일어나지 않아 hyponatremia를 일으킨다(**Figure 3-9**).

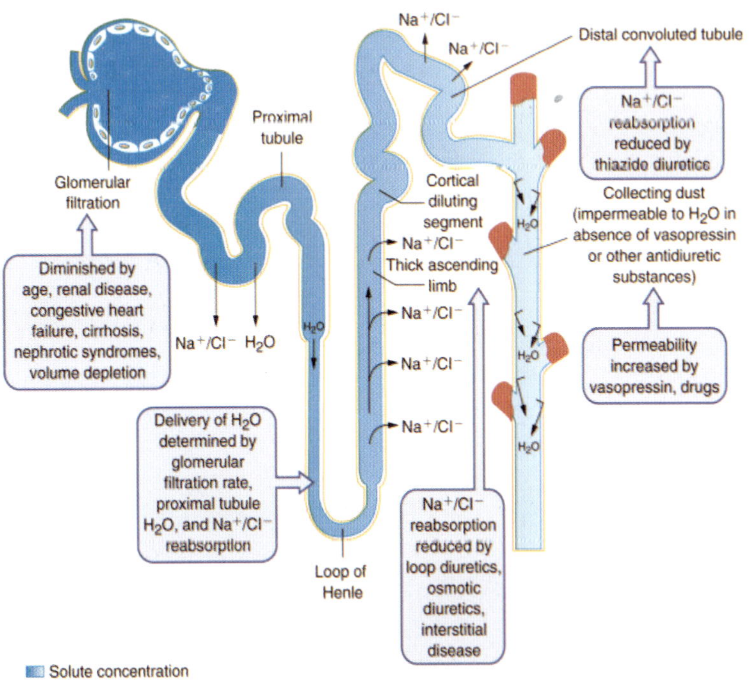

Figure 3-9
Mechanisms of urine dilution.

D. 신장의 수분 청소율 (water clearance)

(1) Free water clearance (C_{H2O})

① 전체 소변의 용적은 혈장과 같은 삼투압을 갖는 요(C_{osm})와 순수 수분(free water)으로 이루어진 요(C_{H2O})의 합으로 생각할 수 있다.

② C_{osm}은 혈장 내에 존재하는 삼투질에 대한 청소율이고, C_{H2O}는 삼투질이 없는 순수한 수분 청소율이다.

$$C_{osm} = U_{osm} \times V / P_{osm}$$
$$V = C_{osm} + C_{H2O}$$
$$C_{H2O} = V - C_{osm} = V \times [1-(U_{osm}/P_{osm})]$$

③ C_{H2O}는 음의 값으로 나올 수 있다. 이는 수분이 재흡수되었음을 뜻한다. 이 경우를 free water reabsorption이라고 하고 T^{c}_{H2O}로 표시하기도 한다.

(2) Electrolyte-free water clearance (C_{H2O}(e))

① U_{osm} 대신 $U_{Na} + U_{K}$를 사용하고, P_{osm} 대신 P_{Na}를 사용하면 **전해질 없는 수분 청소율**이 된다.

$$C_{H2O}(e) = V \times [\ 1 - (U_{Na} + U_{K})/P_{Na}\ ]$$

② 이 값은 C_{H2O}보다 실제 수분의 재흡수 또는 배설을 좀 더 정확하게 반영한다.

③ Electrolyte-free water clearance는 중요 effective osmole인 Na^{+}와 K^{+}만을 포함하므로 수분이동을 좀더 정확히 반영한다.

세포외액 용적 감소 (hypovolemia)

A. 원인 (etiology)

1. 신장에서의 손실 (renal losses of salt and water)

(1) Salt + water loss

① **Diuresis** : diuretic abuse, osmotic diuresis, postobstructive diuresis

② **Salt-losing tubular nephropathies** : medullary cystic disease, Bartter syndrome, Gitelman syndrome, chronic interstitial renal diseases

③ **Aldosterone deficiency** : Addison's disease, hyporeninemic hypoaldosteronism

(2) Severe water loss

① **Diabetes insipidus** : 심한 수분 손실이 일어날 경우 ECF volume이 감소한다.

2. 신장외 손실 (extrarenal losses of salt and water)

(1) **Skin** : sweat, burns, insensible water loss

(2) **Hemorrhage**

(3) **GI loss**

① Upper GI : vomiting, nasogastric suction

② Lower GI : diarrhea, fistula

(4) **Sequestration** ("3rd space loss")

① Intestinal obstruction : intestinal lumen 내로의 loss

② Pancreatitis : retroperitoneal cavity로의 loss

③ Liver cirrhosis : peritoneal cavity로의 loss

④ Muscle injury/rhabdomyolysis : muscle compartment 내로의 loss

B. 임상양상 (clinical manifestations)

(1) 원인 질환의 특성, ECF 손실의 양, ECF 손실의 속도, ECF 손실에 대한 반응성에 따라 달라진다.

(2) 병력 : **급격한 체중 감소(가장 특징적)**

(3) 증상

① 경증 : postural dizziness, thirst, weakness

② 중증 : recumbent hypotension, tachycardia, ↓urine output, cold clammy extremities, confusion

(4) 신체 진찰 : 늘 신뢰할만한 것은 아니다.

① **Jugular venous pressure 감소**

② **Skin turgor 감소** : 소아에서는 감소하나 성인에서는 체액 용적 상태를 정확하게 반영하지는 못한다. 특히 노인에서는 피부 탄력도가 떨어져 있어 정확하게 평가하기 어렵다.

③ **Dry oral mucosa** : 입을 벌리고 숨을 쉬는 경우에는 점막이 건조해져 있어 평가하기 어렵다.

C. 진단 (diagnosis)

(1) 혈압, 맥박, 체중 감소 여부, 신체 진찰이 중요하다. 필요한 경우 다른 검사 결과를 참조한다.

(2) Hemodynamic monitoring : CVP, PCWP 등의 측정이 도움이 될 수 있다. 그러나 경도의 ECF volume depletion에서는 정상으로 나타날 수 있다.

(3) Serum

① BUN, creatinine의 증가 : GFR의 감소를 반영하며, prerenal azotemia에서는 BUN이 상대적으로 더 많이 증가한다 (**BUN/Cr ratio 〉 20 : 1**)

(4) Urine : 소디움 재흡수가 증가하므로 prerenal azotemia와 비슷하게 나타난다.

① **Urine Na^+ 〈 20 mmol/L**

② **FENa 〈 1%**

③ **Urine osmolality 〉 450 mOsm/kg**

④ **Urine specific gravity 〉 1.015**

⑤ **Urine/plasma Cr ratio 〉 40 : 1**

D. 치료 (treatment)

(1) ECF 손실을 보충하는 것이 치료이다.

① ECF에 분포하는 **isotonic saline**을 투여하는 것이 choice.

② 원칙적으로는 손실된 ECF의 구성 성분에 맞추어 보충해 주어야 한다.

③ **진행성 손실(ongoing loss)의 양까지 고려**하여 보충량을 정해야 한다.

(2) **Fluid challenge : 진단 목적으로도 시행할 수 있다.**

① **심혈관계 질환이 없는 환자 : 90분 이내에 500 mL의 생리식염수를 안전하게 투여할 수 있다.**

② **노인에서는 3시간에 걸쳐 300 mL를 투여하는 것이 안전하다.**

(3) 수액의 선택

① **Isotonic (normal) saline** : normonatremic or mildly hyponatremic patient에서 choice.

② Hypertonic (3%) saline : severe hyponatremia에서 투여.

③ Half-normal saline or dextrose (5%) : hypernatremic patient에서 투여

세포외액 용적 팽창 (ECF volume expansion, hypervolemia)

A. 원인 (etiology)

1. 유효 순환 용적(ECV, EABV)의 감소 : Starling force의 이상

(1) 전신적인 정맥압 상승 : **right heart failure**, constrictive pericarditis

(2) 국소적인 정맥압 상승 : **left heart failure**, portal vein obstruction, vena cava obstruction

(3) Oncotic pressure의 감소 : **nephrotic syndrome**

(4) 복합적 원인 : **liver cirrhosis**

2. 유효 순환 용적의 증가

(1) 호르몬 과잉 : primary aldosteronism, Cushing's syndrome

(2) 신장의 1차적 소디움 저류 : 급성 사구체신염

B. 임상양상 (clinical manifestations)

(1) Congestive heart failure : **경정맥 종창, 폐의 잡음, S3, 말초 부종**

(2) Nephrotic syndrome : 주로 **전신 부종**으로 나타나며, **눈 주위나 하지** 등 조직이 성긴 곳에 주로 분포한다. 일부 환자에서는 흉막 삼출이나 복수가 나타난다.

(3) Liver cirrhosis : **문맥압 항진에 의해 주로 복수 및 하지 부종**으로 나타난다.

C. 치료 (treatment)

1. 소디움 섭취 제한

(1) Mild volume expansion : Na 3 g/day

(2) Moderate-severe expansion : Na 2 g/day (NaCl로 5 g/day)

2. 이뇨제의 사용

(1) Proximal tubule : acetazolamide

(2) Loop of Henle : loop diuretics (furosemide, bumetanide, torsemide)

(3) Distal convoluted tubule : thiazides (thiazide, metolazone)

(4) Collecting duct : triamterene, amiloride, spironolactone

Hyponatremia

A. 원인 (etiology)

1. Isotonic or hypertonic hyponatremia (pseudohyponatremia)

· 다른 용질에 의해 혈장 소디움 농도가 낮게 측정되는 경우를 말한다.

(1) Normal plasma osmolality

① Hyperlipidemia

② Hyperproteinemia

③ Post-transurethral resection(bladder/prostate tumor) : bladder irrigation에 사용되는 용액에 포함된 glycine이 체내 흡수되어 pseudohyponatremia 유발

(2) Increased plasma osmolality

① Hyperglycemia : 100 mg/dL 상승 때마다 plasma sodium은 1.6 mmol/L 감소

② Mannitol

2. Hypoosmolal hyponatremia (true hyponatremia)

(1) **Primary sodium loss (secondary water gain)**

① Skin : sweating, burns

② GI loss : vomiting, tube drainage, fistula, obstruction, diarrhea

③ Renal loss : diuretics, osmotic diuresis, hypoaldosteronism, salt-wasting nephropathy, postobstructive diuresis, nonoliguric ATN

(2) **Primary water gain (secondary sodium loss)**

① **Syndrome of inappropriate antidiuretic hormone secretion (SIADH)**

→ 내분비학 Chapter 3 참조.

· ECF volume contraction이나 effective circulating volume의 감소가 없으며, renal insufficiency도 없다.

· Nonphysiologic vasopressin release에 의해 발생한다.

· 원인 : neuropsychiatric disorders, pulmonary diseases, malignancy 등

② Hormone deficiency : adrenal insufficiency, hypothyroidism

③ Decreased cardiac output

④ Decreased GFR

(3) **Excessive water gain**

① Primary polydipsia

② Psychiatric illnesses

③ Psychotropic medications : phenothiazines

④ Decreased solute intake (beer potomania)

(4) **Primary sodium gain (exceeded by secondary water gain)**

① ECF volume expansion(+)이지만 effective circulating volume은 감소되어 있는 상태로, 갈증 및 vasopressin의 증가가 일어난다. 이외에도 GFR의 감소, TAL까지 여과액의 도달 감소, 이뇨제 치료 등에 의해 hyponatremia가 생긴다.

② Hyponatremia는 이 경우 기저 질환의 중증도와 관련이 있으며 중요한 예후 인자가 된다.

③ 원인 질환

- **Oliguric AKI/CKD**
- **Congestive heart failure**
- **Hepatic cirrhosis**
- **Nephrotic syndrome**

B. 임상양상 (clinical manifestations)

(1) 주로 brain cell의 volume이 증가하여 cerebral edema를 유발할 수 있다.

(2) Headache, lethargy, confusion, stupor, seizure, coma 등이 나타날 수 있으며, 주로 plasma [Na^+] < 120 mEq/L에서 나타난다.

(3) **증상의 심한 정도는 hyponatremia의 발생 속도와 plasma [Na^+]의 감소 정도에 좌우된다.**

(4) Chronic hyponatremia에서는 brain cell의 적응 기전이 작용한다.

① 초기에는 cell의 Na^+, K^+의 소실이 일어난다.

② 후기에는 inositol, betaine 등의 organic solute의 소실이 일어나 brain cell swelling을 최소화한다.

C. 진단 (diagnosis)

※ Figure 3-10 참조.

Step 1 : Plasma osmolality 확인

(1) Plasma osmolality가 정상이거나 증가되어 있으면 pseudohyponatremia

(2) Plasma osmolality가 감소되어 있으면 step 2로 진행

Step 2 : 요 희석 기전 평가 (urine osmolality and specific gravity)

(1) Hypoosmolal hyponatremia에 대한 정상적인 반응 : **최대의 요 희석**

① 요 희석이 최대한으로 일어날 경우 신장의 수분 배설이 증가하여 urine osmolality 〈 100 mOsm/kg, specific gravity 〈 1.003 이어야 한다.

② 이 기준에 맞는 경우 : primary polydipsia, reset osmostat

③ **이 기준에 맞지 않을 경우 요 희석 기전에 이상이 있음을 의미**한다.

Step 3 : ECF volume 평가

(1) ECF volume 증가

① **유효순환용적 감소** : heart failure, cirrhosis, nephrotic syndrome
→ urine Na^+ 〈 10 mmol/L

② **유효순환용적 감소 없음** : renal failure → urine Na^+ 〉 20 mmol/L

(2) ECF volume 정상 : SIADH, hypothyroidism, adrenal insufficiency

(3) ECF volume 감소 : Step 4로 진행

Step 4 : Urine Na^+ concentration

(1) Urine Na^+ 〈 10 mmol/L : extrarenal loss

(2) Urine Na^+ 〉 20 mmol/L : renal sodium loss

① Diuretics

② Vomiting : bicarbonaturia에 의해 sodium 배설이 동반 상승

③ Hypoaldosteronism

④ Salt-wasting nephropathies

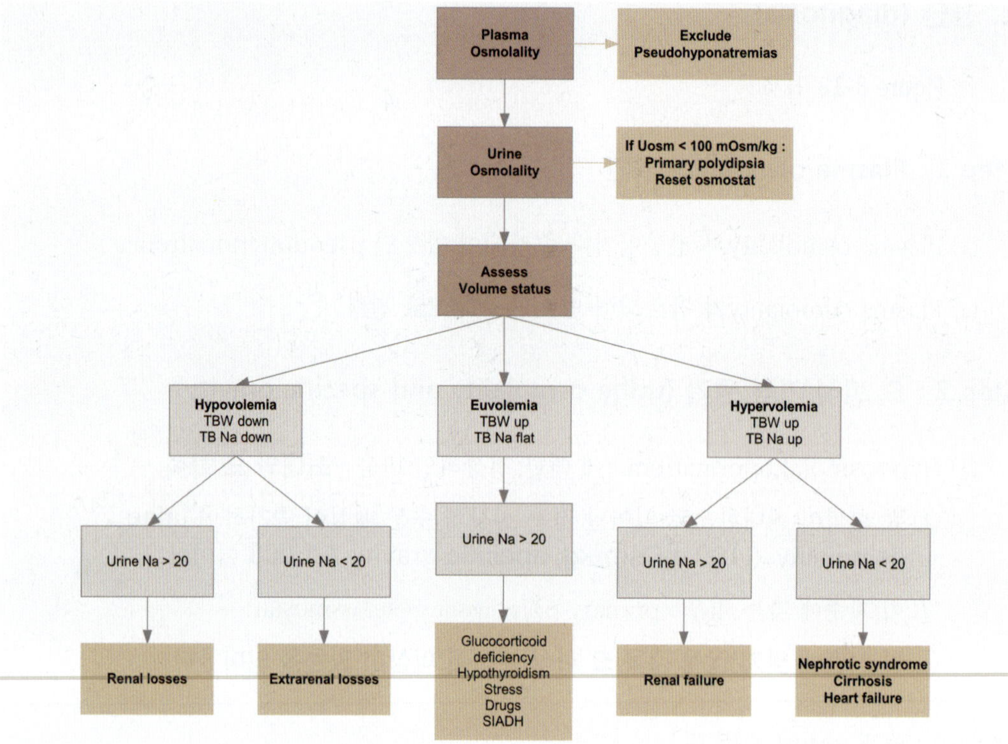

Figure 3-10 Hyponatremia의 진단적 접근.

- Pseudohyponatremia를 배제하는 것이 첫 단계이다. 이를 위해 plasma osmolality를 확인한다. Hypoosmolality가 있을 경우 true hyponatremia이다.
- 다음 단계로 신장 반응의 적절성을 확인한다. Hyponatremia는 water excess 상태이므로, 신장의 반응이 정상일 경우 hypoosmolar, hypotonic urine을 배설하게 된다. Hyponatremia가 있음에도 urine osmolality가 100 mOsm/kg 이상일 경우에는 신장의 요 희석이 부적절하다는 뜻이다. urine osmolality가 100 mOsm/kg 미만일 경우는 primary polydipsia 또는 reset osmostat이다.
- 세번째 단계는 volume status를 평가하는 것이다. Urinary sodium excretion이 감별진단에 중요하다. 상세한 내용은 위의 흐름도와 본문을 참조할 것.

D. 치료 (treatment)

※ **Figure 3-11** 참조.

1. 치료의 목표

(1) 수분 섭취의 제한 및 수분 배설의 촉진으로 plasma $[Na^+]$ 상승

(2) 원인 질환의 교정

2. Hyponatremia with ECF volume contraction

(1) **Sodium repletion : isotonic saline**

(2) Sodium 자체가 plasma [Na^+]을 올리는 효과는 매우 적다. 오히려 volume depletion을 없애주어 AVP secretion을 감소시키는 효과가 더 크다.

3. Hyponatremia with ECF volume expansion (edematous state)

(1) **Restriction of sodium and water intake**

(2) Hypokalemia 교정

(3) Promotion of water loss in excess of sodium : loop diuretics + sodium

(4) Primary polydipsia, renal failure, SIADH : water restriction이 중요.

4. Hyponatremia의 교정 속도

(1) Asymptomatic : **1시간에 0.5~1 mmol/L 이하, 24시간에 10~12 mmol/L 이하**

(2) Acute symptomatic hyponatremia

① Plasma [Na^+] 〈 110~115 mmol/L이면서 seizure, altered mental status 등이 있을 경우에는 조금 더 빠른 교정이 필요하다. 즉 첫 3~4시간 동안 1~2 mmol/L/hr의 속도로 교정해준다.

② 이 경우에도 24시간 동안 plasma [Na^+]을 12 mmol/L 이상 올리면 안된다.

(3) 교정에 필요한 sodium의 양 계산하기

Sodium amount = Total body water × (desired Na^+ - current Na^+)

eg, 70 kg 남성의 plasma Na^+ = 105 mEq/L일 때 115 mEq/L까지 올리기 위해 주어야 할 sodium의 양은 (115 - 105) × 70 × 0.6 = 420 mmol이 된다.

(4) 특정 수액을 투여할 때 $[Na^+]$의 변화 예측

특정 수액 1 L를 정맥주사할 경우 증가하는 $[Na^+]$

Increase in Na^+ = [(수액의 Na^+) - (plasma Na^+)] / (TBW + 1)

eg, 60 kg인 남성에서 plasma Na^+ = 113 mEq/L일 때, 3% NaCl 1 L를 정맥 주사할 경우 Na^+는 얼마만큼 증가하는가? (513 - 113) / (36 + 1) = 10.9 mEq/L

수액에 K^+가 들어있는 경우:

Increase in Na^+ = [(수액의 Na^+ + 수액의 K^+) - (plasma Na^+)] / (TBW + 1)

eg, 60 kg인 남성에서 plasma Na^+ = 113 mEq/L일 때, 0.9% NaCl + KCl 20 mEq 1 L를 정맥 주사할 경우 Na^+는 얼마만큼 증가하는가? (154+20 - 113) / (36 + 1) = 1.6 mEq/L

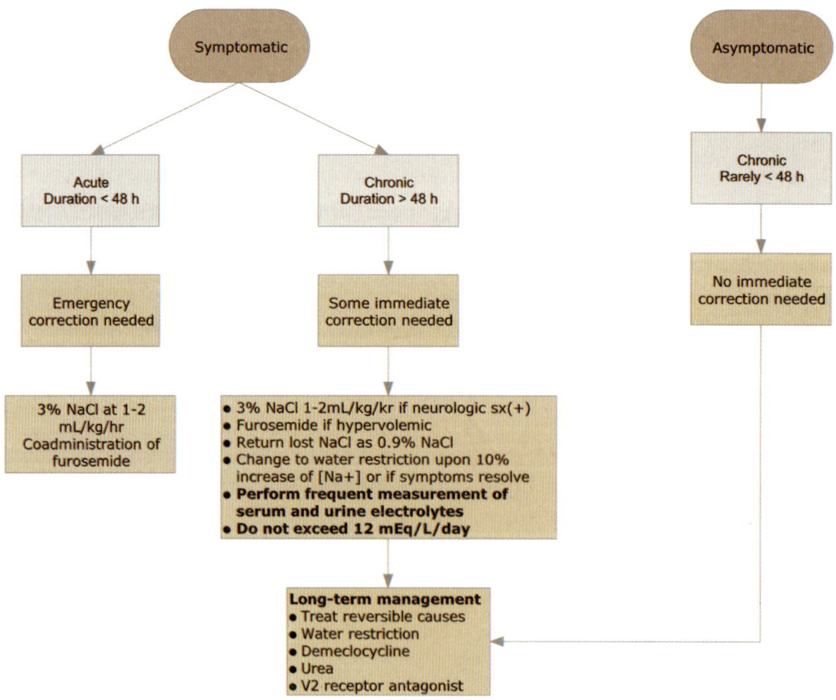

Figure 3-11 Hyponatremia의 치료의 개요.

5. Osmotic demyelination syndrome (ODS)

※ Figure 3-12 참조.

(1) **Central pontine myelinolysis**라고 불리기도 한다.

(2) 지나치게 빠르게 sodium level을 교정하였을 경우 발생한다. Flaccid paralysis, dysarthria, dysphagia 등의 증상이 나타난다.

(3) 치료는 특별히 없으며, 발생하지 않도록 예방하는 것이 최선이다.

(4) **ODS 발생의 위험인자**

① Overly rapid correction of hyponatremia

② Prior cerebral anoxic injury

③ Hypokalemia

④ Malnutrition especially secondary to alcoholism

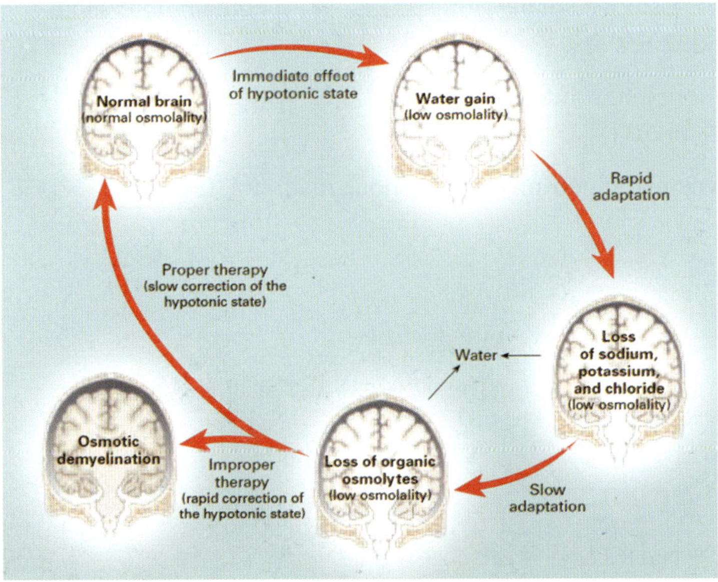

Figure 3-12
Adaptation of brain to hypoosmolality.
Low osmolality에 의하여 뇌세포 안으로 수분이 이동하면 초기에는 뇌세포의 전해질이 감소하고, 후기에는 유기 삼투질이 감소하여 low osmolality에 적응한다. Hyponatremia가 천천히 교정되면 정상 삼투질 농도에 적응할 수 있지만 지나치게 빨리 교정되면 뇌세포 내에 삼투질을 축적하지 못하여 osmotic demyelination이 일어난다.

Hypernatremia

A. 정의 (definition)

(1) Plasma [Na^+] 〉 145 mmol/L

(2) **대부분의 경우 water loss에 의해 일어난다.**

(3) 수분은 ICF : ECF = 2 : 1로 분포하므로, solute-free water loss가 일어날 경우 ICF에서의 수분 손실이 ECF의 2배가 된다.

B. 원인 (etiology)

1. Extrarenal water loss

(1) Evaporation from the skin and respiratory tract

(2) Loss from GI tract

2. Renal water loss

(1) Drug-induced osmotic diuresis

① Loop diuretics : iso-osmotic solute diuresis를 일으켜 medullary interstitial tonicity를 떨어뜨리고 요농축능을 감소시킨다.

② Nonreabsorbable organic solutes : 수분을 많이 끌고 나가므로 water loss가 Na^+ or K^+ loss보다 더 크다.

③ Others : hyperglycemia, glucosuria, intravenous mannitol, urea 생산 증가(고단백식) 등

(2) Diabetes insipidus

① Central diabetes insipidus (CDI) : AVP 분비 이상

② Nephrogenic diabetes insipidus (NDI) : 신장에서 AVP가 작용하지 못함.

3. Primary sodium gain

(1) Hypertonic NaCl 또는 $NaHCO_3$ 투여

C. 임상양상 (clinical manifestations)

(1) Contracted ICF volume : brain cell의 용적이 감소하여 **subarachnoid hemorrhage, intracerebral hemorrhage**의 위험성이 증가한다.

(2) **Neurologic manifestations** : altered mental status, weakness, neuromuscular irritability, focal neurologic deficits, coma, seizures

(3) **Polyuria, thirst**

(4) 증상 정도는 발생 속도 및 [Na^+]의 상승 정도에 비례한다.

(5) Chronic hypernatremia : brain cell의 적응에 의해 증상이 덜 심하게 나타난다. 초기에는 Na^+, K^+ 등의 용질이 세포내로 유입되고, 후기에는 inositol 등의 유기용질이 축적되어 ICF volume은 정상으로 유지된다.

D. 진단 (diagnosis)

Step 1 : Urine volume과 osmolality 측정

(1) 신장이 hypernatremia에 적절하게 반응한다면 최대로 농축된 최소량의 소변을 배설할 것이다(urine volume 〈 500 mL/d, urine osmolality 〉 800 mOsm/kg).

(2) 신장이 적절하게 반응하고 있다면 hypernatremia의 원인은 다음 중 하나이다.

① Extrarenal water loss

② Remote renal water loss

③ Administration of hypertonic Na^+ solutions

Step 2 : Urine osmole excretion rate 계산

(1) **Osmotic diuresis**를 진단하기 위한 과정이다.

① 평형상태에서는 신장은 하루에 섭취한 osmole의 양만큼 배설하게 되므로, 약 600 mOsm/d의 용질을 배설하게 된다.

② 따라서, hypernatremia가 있는 상태에서 750 mOsm/d 이상의 용질이 배설되고 있다면 이는 osmotic diuresis를 의미한다. Osmotic diuresis를 확진하려면 urine에서 glucose와 urea를 측정한다.

(2) Diabetes insipidus : hypotonic urine이 나온다 (urine Osm 〈 250 mOsm/kg).

Nephrology

Step 3 : Water deprivation test + DDAVP

(1) CDI와 NDI를 감별하기 위한 방법이다. CDI에서는 DDAVP (desmopressin)를 투여하였을 때 urine osmolality가 50% 이상 증가하고, NDI에서는 반응이 없다.

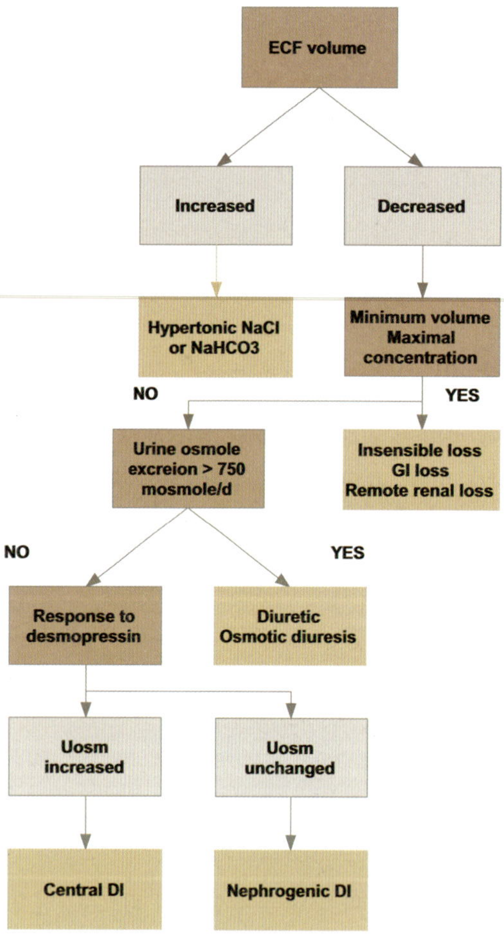

Figure 3-13
Hypernatremia의 진단적 접근.

E. 치료 (treatment)

1. 치료의 목표

(1) Ongoing water loss의 중단

(2) Water deficit의 교정

> **Water deficit = [(Plasma Na^+ - 140) / 140] × Total body water**

(3) Hypernatremia는 **수분 결손이 있는 상태이므로 total body water를 남자의 경우 건체중의 50%, 여자의 경우 건체중의 40%로 계산하여야 한다.** 예를 들어, 50 kg의 여성에서 plasma [Na^+] = 160 mmol/L라면, free water deficit는 2.9 L가 된다.

2. Rate of correction

(1) **Water deficit는 48~72시간에 걸쳐 천천히 교정해야 한다.**

(2) Ongoing water loss를 계산에 넣어서 교정 속도를 계산해야 한다.

(3) **Plasma [Na^+] 는 0.5 mmol/L/hour 이하의 속도로 교정해야 하며, 첫 24시간 동안 12 mmol/L 이상 교정해서는 안된다.**

(4) 특성 수액을 투여했을 때 [Na^+] 감소량의 예측

> **특정 수액 1 L를 정맥주사할 경우 감소하는 [Na^+]**
> **Decrease in Na^+ = [(plasma Na^+) - (수액의 Na^+)] / (TBW + 1)**
>
> eg, 60 kg인 남성에서 plasma Na^+ = 160 mEq/L일 때, 5% dextrose 1L를 정맥 주사할 경우 Na^+는 얼마만큼 감소하는가? (160 - 0) / (30 + 1) = 5.2 mEq/L
>
> **수액에 K^+가 들어있는 경우:**
> **Decrease in Na^+ = [(plasma Na^+) - (수액의 Na^+ + 수액의 K^+)] / (TBW + 1)**

3. Route of administration

(1) 가능하면 경구로 투여. Nasogastric tube 또는 다른 feeding tube 사용 가능

(2) 5% dextrose 또는 half-isotonic saline을 정주할 수 있다.

4. CDI의 치료

(1) Intranasal desmopressin **(DDAVP)**

(2) Low-salt diet with low-dose thiazide diuretic

(3) Chlorpropamide, clofibrate, carbamazepine, NSAIDs : in partial CDI

5. NDI의 치료

(1) **Low-salt diet with thiazide diuretics** : mild ECF volume depletion을 유도하여 urine output을 줄여준다.

(2) NSAIDs : prostaglandin 합성을 감소시켜 AVP의 작용을 강화시킨다.

(3) Amiloride : lithium에 의한 NDI에서 효과적이다.

수액 치료의 원리와 실제

A. 수분과 소디움 균형

1. 수분 균형

(1) 정상 성인은 1일 약 1,600 mL의 수분을 섭취하거나 얻게 된다.

① 수분 섭취 : 500 mL

② 음식물 내 수분 : 800 mL

③ 체내 유기물의 산화(oxidation)에 의해 생성되는 수분 : 300 mL

(2) 마찬가지로 1일 약 1,600 mL의 수분을 잃게 된다.

① 소변 : 500 mL (obligatory output)

② 피부를 통한 손실 : 500 mL

③ 호흡기를 통한 손실 : 400 mL

④ 대변 : 200 mL

(3) 경구 섭취를 할 수 없는 상태에서는 음료 또는 음식물로부터 얻는 수분을 얻을 수 없기 때문에 수분 손실을 보충하기 위해서 다른 형태로의 수분 공급이 필요하게 된다.

2. 소디움 균형

(1) 소디움의 섭취량과 요중 배설량은 평형을 이룬다.

(2) 정상적인 Western diet에서는 1일 100~250 mmol의 소디움을 섭취하게 된다.

B. 수액 치료 (fluid therapy)

1. 목적

(1) 유지 요법(maintenance therapy) : 매일 필요한 생리적 요구량의 수분과 전해질을 공급하기 위한 수액 치료이다. 즉 소변, 땀, 호흡, 대변을 통해 손실되는 수분과 전해질을 보충하는 것을 뜻한다.

(2) 보충 요법(replacement therapy) : 손실된 수분과 전해질을 보충하기 위한 목적의 수액 치료이다. 소화기, 소변, 피부를 통한 손실, 출혈, 제3공간으로의 격리에 의한 손실(3rd-space sequestration)을 보충하는 것이다.

2. 유지 요법 (maintenance therapy)

(1) 수분

① 성인의 경우 하루 약 2 L의 수분이 필요하다.

② 체중이 20~80 kg에 해당할 경우 다음 식으로 수분 요구량을 평가할 수 있다.

- 1500 mL + (20 kg을 초과하는 체중) × 20 mL/kg
- 60 mL/hr + (20 kg을 초과하는 체중) × 1 mL/kg/hr

(2) 전해질

① Na^+ : 1일 100~150 mmol 필요. 발열과 발한이 심할 경우에는 추가 공급 필요.

② K^+ : 1일 60~80 mmol 필요. 발한이 심할 때에는 1 L 손실 당 4 mmol 추가 공급.

(3) 당

① 금식 시 일어나는 체단백 손실을 줄이기 위하여 공급

② 1일 100~150 g을 공급하면 체단백 손실을 절반 이하로 줄일 수 있다.

(4) 유지 요법을 위한 수액의 구성

① 이상을 종합하면, 발열이나 배액이 없는 안정된 금식 환자의 기본적인 유지 수액 요법은 다음과 같이 처방할 수 있다.

- 수분 : 2,000 mL → 5% dextrose 1 L × 2
- Na^+ : 100~150 mmol → 77 mmol/L × 2
- K^+ : 40~80 mmol → 20~40 mmol/L × 2

⇒ D5Na77K30 (NAK1) 또는 D5Na77K20 (NAK2) 2 L/day

3. 수액 치료의 원칙과 단계

(1) **유효 순환 용적의 유지**

① 모든 환자에서 shock 또는 shock 전단계의 effective circulating volume의 부족이 있으면 이를 보충하는 것이 우선이다.

② 500 mL 이상의 acute bleeding이 있을 경우 packed RBC 또는 whole blood를 사용하며, 그 외에는 isotonic saline으로 공급한다.

(2) **수분 부족 vs. 소디움 부족**

① 수분 부족 → dextrose water 사용

② 소디움 부족 → NaCl 사용

· 수분 + 소디움 부족 : 0.45% NaCl 사용

· 심한 hyponatremia 또는 수분 과잉 : hypertonic NaCl (3%, 5%) 사용

(3) 1일 요구량의 보충 : 지속하여 금식이 필요한 경우 maintenance therapy 필요

(4) 수액 치료의 적정성과 합병증 감시

① 매일 체중의 변화를 확인

② 매일 수분과 전해질의 투여량과 배설 및 배액된 양을 기록

③ 정맥 주사 부위를 매일 확인

④ 안정되기 전까지는 1~4시간마다 1일 간, 그 후는 매일 2~3일 동안 혈청 전해질, osmolality 측정. 매일 BUN/Cr, glucose 측정

이뇨제 (diuretics)

A. Individual classes of diuretics

1. Classification

(1) 이뇨제는 신세관의 Na^+ 재흡수를 방해하여 Na^+와 수분의 배설을 증가시킨다.

(2) Osmotic diuretics를 제외한 각각의 이뇨제는 신세관의 소디움 운반체에 작용한다.

(3) Table 3-2 참조.

2. Delivery to sites of action

(1) 소디움 운반체들은 apical membrane에 위치하므로, 대부분의 이뇨제는 신세관 내강으로 여과 또는 분비되어야 목표 운반체에 도달할 수 있다.

① 이뇨제는 혈장에서 단백질과 결합된 상태로 순환하므로 사구체에서 여과되는 양은 매우 적다.

Table 3-2 Action of diuretics.

Site	Molecular target	Drugs
Proximal convoluted tubule	Carbonic anhydrase	Acetazolamide
Thick ascending limb	Na/K/Cl cotransporter	Loop diuretics : Furosemide Bumetanide Ethacrynic acid
Distal convoluted tubule	Na/Cl cotransporter	Thiazides Metolazone
Cortical collecting duct	Epithelial Na^+ channel Mineralocorticoid receptor	Amiloride Triamterene Spironolactone
Water-permeable segments		Osmotic diuretics (mannitol)

② 대부분의 이뇨제는 근위세관의 organic anion transporter(OAT)와 organic cation transporter(OCT)를 통해 신세관 내강으로 분비된다.

- OAT : furosemide, thiazide, acetazolamide
- OCT : amiloride

(2) 콩팥 질환이 있어 신장 기능이 떨어질 경우 이뇨제의 분비도 감소한다.

B. Adverse effect of diuretics

1. Fluid and electrolyte

(1) ECF volume depletion/azotemia

① 이뇨제는 정상적으로는 GFR을 감소시키지 않지만 신기능이 저하되어 있는 환자, 심한 부종이 있는 환자, 복수를 동반한 간경변 환자에서는 이뇨 작용이 크게 일어날 경우 ECF volume depletion이 일어나면서 신기능이 감소할 수 있다.

② BUN/Cr ratio가 증가한다.

- Volume depletion → 원위세관에서 urea 재흡수 증가
- Liver에서의 urea 생성 증가

(2) Hyponatremia

① NaCl loss가 지속되면 free water retention이 일어나 hyponatremia 발생

② Thiazide에서 훨씬 흔히 발생한다.

· Thiazide는 urine dilution을 방해한다. 따라서 free water excretion이 저하된다. Furosemide는 urine concentration과 dilution을 모두 방해하므로 thiazide에 비해 free water excretion을 덜 방해한다.

· 고령의 여성에서 흔히 일어난다.

③ 치료

· Thiazide 투여 중단

· Water restriction : 1~1.5 L/day

· K^+, Mg^{2+} 손실 보충

· Volume depletion이 뚜렷할 경우 NaCl 투여

(3) **Hypokalemia**

① 원인

· Distal tubule 내의 flow 증가 → CCD에서의 K^+ secretion 증가

· Volume contraction renin-angiotensin-aldosterone system 활성화

· Metabolic alkalosis → HCO_3^- filtration 증가 → K^+ secretion 증가

· AVP 증가 → K^+ secretion 증가

② 치료

· Renin-angiotensin system의 억제 : ACE inhibitor, ARB 병용

· K^+-sparing diuretics : spironolactone, amiloride

· KCl supplement

(4) **Hyperkalemia** : K^+-sparing diuretics에서 일어남

(5) **Hypomagnesemia**

① Loop diuretics, thiazide

② Mg level이 정상화되지 않으면 이뇨제에 의한 hyponatremia, hypokalemia는 완전히 교정되지 않는다.

(6) Acid-base changes

① Metabolic alkalosis

· Thiazide, loop diuretics에 의해 유발됨

· 간경변 환자에서는 hypokalemia와 더불어 hepatic encephalopathy를 유발할 수 있으므로 주의해야 한다.

· 치료

- KCl 투여

- K^+-sparing diuretics, carbonic anhydrase inhibitor

② Metabolic acidosis

· Carbonic anhydrase inhibitor

· Spironolactone, amiloride : hyperkalemic metabolic acidosis

2. Metabolic abnormalities

(1) Hyperglycemia

① Thiazide : carbohydrate intolerance ↑, DM ↑

② Thiazide 용량을 줄이거나 ACE inhibitor, ARB를 병용 투여하면 감소한다.

(2) Hyperlipidemia

① Loop diuretics, thiazide 사용시 cholesterol 상승

② 이뇨제 사용을 중단하면 호전된다.

(3) Hyperuricemia

① 장기간 thiazide를 사용할 경우 35%에서 serum uric acid 상승

② 종종 gout가 발생할 수 있다.

③ Hyperuricemia와 심혈관계 질환에 의한 사망률 사이의 관계는 불확실

3. Others

(1) Impotence : thiazide 사용군에서 흔함

(2) Ototoxicity : loop diuretics에서 나타날 수 있다.

① 다른 ototoxic drug과 같이 사용했을 때 더 증가 (eg, aminoglycoside)

② Renal failure 또는 hypoalbuminemia 환자에서 IV로 사용했을 때 더 증가

C. Diuretic resistance

(1) 정의 : 최대 용량의 이뇨제에도 부종이 없어지지 않는 경우

(2) 해결을 위한 단계적 접근

① 진단이 정확한지 확인

· Lymphatic/venous obstruction에 의한 부종은 이뇨제에 반응이 불량

· Dihydropyridine 계열의 calcium channel blocker에 의한 부종은 이뇨제로 예방하거나 치료할 수 없다.

② 다른 흔한 원인을 배제

- Noncompliance
- Severe blood volume depletion
- Concurrent NSAID use

③ Dietary NaCl intake 확인 : 24-hr urine Na^+ 측정

- Mild edema, hypertension : 100~120 mmol/day로 제한
- Diuretic resistance(+)인 경우 : 80~100 mmol/day로 제한

④ 이뇨제의 용량을 2배로 늘리거나 다른 종류의 이뇨제를 병합 사용

⑤ IV 또는 continuous infusion으로 투여

D. Aquaretics: V_2 receptor antagonists

(1) 전통적인 이뇨제들은 신세관의 소디움 재흡수를 방해하여 소변량을 증가시키지만 (natriuresis), V_2 receptor antagonist는 수분의 재흡수를 방해하여 소변량을 증가시킨다(aquaresis).

(2) 적응증

- Hypervolemic or euvolemic hyponatremia
- Hypovolemic hyponatremia에서는 금기이다.

(3) 약제

- Conivaptan : V_{1a}/V_2 receptor antagonist로, 정맥 투여만 가능
- Tolvaptan : pure V_2 receptor antagonist로 경구 투여 가능

Nephrology

4

Potassium

포타시움 대사 이상

Potassium balance

A. 포타시움(K^+)의 분포 및 대사

※ **Figure 4-1** 참조.

1. K^+ distribution

(1) ECF K^+ concentration : 3.5~5.5 mmol/L amount : 30~70 mmol

(2) ICF K^+ concentration : 150 mmol/L amount : 2500~4500 mmol

(3) 세포 내로 K^+ 이동 촉진 : **insulin, $beta_2$-adrenergic agonist, alkalosis**

2. K^+ intake

(1) Western diet : 약 **1 mmol/kg의 potassium 섭취**

(2) 섭취한 potassium은 GI tract에서 90% 흡수된다.

(3) 섭취된 potassium은 거의 대부분 신장으로 배설된다.

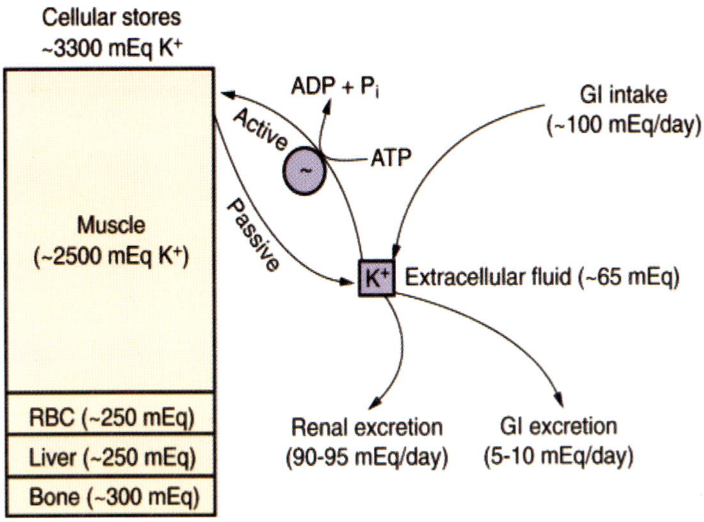

Figure 4-1
체내의 K^+의 분포와 세포의 K^+ 이동. 대부분의 K^+는 세포 내에 분포하며 이 중 가장 많은 양의 K^+을 함유하는 세포는 근육세포이다. 세포 내외의 K^+ 이동은 Na^+/K^+-ATPase를 통해 일어난다.

3. K^+ excretion

(1) Daily K^+ filtration : 180 L/d × 4 mmol/L = 720 mmol/d

(2) 여과된 K^+의 90% 이상은 proximal tubule과 loop of Henle에서 재흡수되고, 결국 distal nephron에 도달하는 양은 하루의 potassium 섭취량과 거의 같다.

(3) 따라서, **신장의 K^+ excretion과 신체의 total K^+ balance의 조절은 distal nephron에서 일어난다.**

(4) 용질의 배설량은 용질의 농도와 용액의 부피의 곱이므로, distal nephron에서의 K^+ excretion rate는 다음 두 가지 인자에 의해 결정된다.

① **CCD 내의 K^+ concentration ($[K^+]_{CCD}$)**

② **Distal tubular flow** (sodium and tubular fluid delivered to the CCD)

(5) GI tract을 통한 K^+의 배설

① 만성 신부전에서는 GI tract을 통한 K^+ 배설이 50~60%까지 증가한다.

② Diarrhea : 대장에서 K^+의 분비가 증가하여 K^+ depletion이 심해진다.

B. K^+ 대사 이상의 주요 포인트

(1) K^+ 대사 이상 환자에서 임상적으로 가장 중요한 문제는 **cardiac arrhythmia**이다. 따라서 **ECG 이상 유무를 확인**하는 것이 치료 결정에 중요하다.

(2) **신장의 K^+ 배설 조절에 가장 중요한 부분은 cortical collecting duct이다. 거의 모든 K^+ 배설의 조절은 cortical collecting duct에서 일어난다.**

(3) 소변 내 K^+ 배설은 다음과 같이 결정된다.

K^+ excretion = $[K^+]$ in the cortical collecting duct × urine flow rate

① $[K^+]$ in the cortical collecting duct (**Figure 4-2**)

a. Cortical collecting duct 내에 존재하는 $[K^+]$는 transepithelial potential difference (TEPD)에 의해 결정된다. TEPD는 cortical collecting duct에서 일어나는 **electrogenic Na^+ reabsorption**에 의해 발생한다.

b. TEPD를 조절하는 중요한 인자는 다음과 같다.

- **Aldosterone**
- **HCO_3^-**
- **Delivery of Na^+ to the collecting duct**

② Urine flow rate

a. Cortical collecting duct에 도달하는 urine flow가 많으면 K^+ excretion이 증가한다.

b. CCD fluid 내의 $[K^+]$ 농도가 낮더라도 urine flow가 많으면 두 값의 곱인 K^+ excretion이 증가한다.

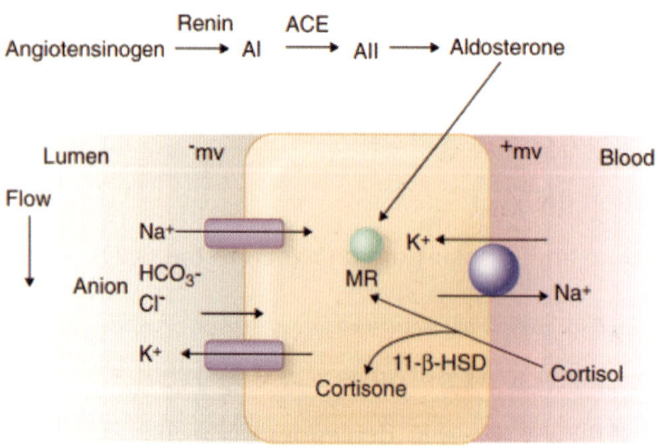

Figure 4-2
Cortical collecting duct의 principal cell.
Epithelial Na^+ channel의 Na^+ 재흡수에 의하여 TEPD가 발생하고 이에 의해 K^+가 재흡수된다. Na^+ 재흡수가 증가하거나 재흡수되지 않는 음이온이 있거나 tubular flow가 증가하면 K^+ excretion이 증가한다.

Hypokalemia

A. 원인 (etiology)

1. Redistribution into cells

(1) 세포 내로 K^+가 들어가면 체내 K^+의 총량의 변화 없이 plasma [K^+]가 일시적 감소

① Plasma [K^+]의 변화량은 〈 1 mmol/L

② Potassium loss에 동반될 경우 hypokalemia가 심해질 수 있다.

(2) 원인

① **Metabolic alkalosis** : K^+ redistribution + renal K^+ loss

② **Insulin**

- Diabetic ketoacidosis(DKA)에서 insulin 치료를 할 경우 세포 내로 K^+이 이동하여 hypokalemia가 악화된다.
- DKA에서는 osmotic diuresis에 의해 renal K^+ excretion이 많은 상태이기 때문에 insulin에 의한 hypokalemia가 악화될 수 있으므로 주의하여야 한다.

③ **Beta$_2$-adrenergic agonists**

- 세포의 K^+ uptake 증가
- Pancreatic islet의 beta 세포로부터 insulin 분비 증가

④ Hypokalemic periodic paralysis : 간헐적이고 반복적인 위약, 마비가 특징

⑤ Anabolic states : K^+는 세포내의 가장 많은 cation이므로 anabolic state에서는 hypokalemia가 나타날 수 있다.

2. Nonrenal loss of potassium

(1) Sweat

(2) **Diarrhea**

① Secretory diarrhea, villous adenoma, VIPoma, laxative abuse

② Stool을 통한 K^+ loss는 보통 5~10 mmol/d in 100~200 mL이므로, diarrhea에 의해 K^+ loss가 늘어날 수 있다.

(3) **Vomiting or nasogastric suction**

① 구토 또는 위액 배출만으로는 K^+ deficit을 설명하기 어렵다.

· Gastric fluid의 [K^+] : 5~10 mmol/L로, 300~400 mmol의 K^+ deficit이 일어나려면 30~80 L의 손실이 일어나야 한다.

② **Vomiting에서의 K^+ loss는 주로 신장에서 일어난다.**

· Vomiting → volume depletion + metabolic alkalosis → kaliuresis

· Vomiting → secondary hyperaldosteronism → K^+ secretion 증가

· Vomiting → increased filtered bicarbonate load → kaliuresis

3. Renal loss of potassium

(1) **Chronic hypokalemia의 대부분은 신장에서의 K^+ wasting에 의해 일어난다.**

(2) **CCD에서의 [K^+] 증가 또는 distal flow rate의 증가에 의해 K^+ secretion이 증가**

(3) **↑ Distal flow rate** : diuretics, osmotic diuresis, salt-wasting nephropathies (Bartter/Gitelman syndrome)

(4) **Mineralocorticoid excess**

① Primary aldosteronism

② Secondary hyperaldosteronism

③ Apparent mineralocorticoid excess (AME)

④ Congenital adrenal hyperplasia

(5) **Nonreabsorbable anions** : 흡수되지 않는 음이온이 배설될 때 K^+ excretion 증가

① Vomiting/nasogastric suction : bicarbonate (위의 해설 참조)

② Proximal RTA : bicarbonate

③ Diabetic ketoacidosis : beta-hydroxybutyrate

④ Glue-sniffing (본드) : toluene → hippurate

⑤ Penicillin derivatives : carbenicillin

(6) **Others**

① Liddle's syndrome : ENaC 항진 → Na^+ 재흡수 증가 + K^+ 분비 증가

② Amphotericin B : ↑ K^+ permeability + ↑ renal K^+ loss

③ Hypomagnesemia

B. 임상양상 (clinical manifestations)

(1) 보통 〈 3 mmol/L에서 증상이 나타난다.

(2) **Neuromuscular**

① Fatigue, myalgia, muscular weakness of the lower extremities

② Progressive weakness, hypoventilation, complete paralysis

③ Rhabdomyolysis, paralytic ileus

(3) **Cardiac : ECG changes (Figure 4-3)**

① Flattening/inversion of T waves, prominent **U waves**, ST depression, prolonged QU interval

② Prolonged PR interval, widening of QRS, ventricular arrhythmias

③ Myocardial ischemia가 동반될 경우 ECG abnormality는 더 흔히 나타난다.

(4) **Renal**

① **산-염기 이상**과 흔히 동반된다.

- 기저 질환에 의한 산-염기 이상
- K^+ depletion → intracellular acidosis → acid secretion, net HCO_3^- generation 증가
- 따라서, **metabolic alkalosis가 흔히 발생**한다.

② **Nephrogenic diabetes insipidus** : polyuria, polydipsia 흔하다.

(5) Glucose intolerance : insulin 분비 감소, insulin resistance 증가에 의함

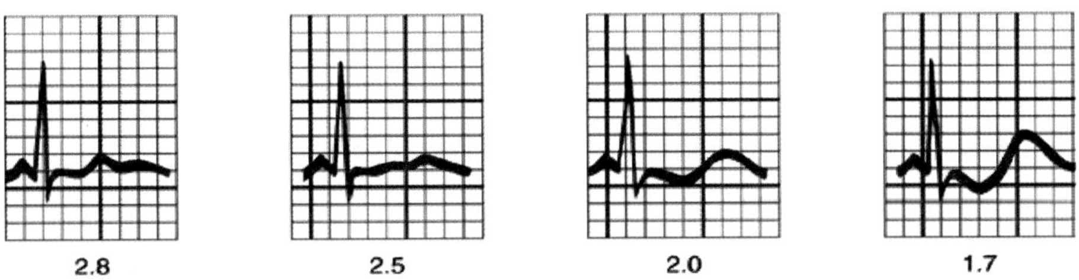

Figure 4-3 Hypokalemia에서의 심전도 변화.

Nephrology

C. 진단 (diagnosis)

(1) History : diuretic, laxative abuse, surreptitious vomiting

(2) Assessment of the renal response (Figure 4-4)

① **Urinary K^+ excretion**

② **Calculation of transtubular potassium gradient (TTKG) : 〉4일 경우 distal tubule의 K^+ excretion 증가에 의한 K^+ loss**를 의미한다.

③ **Assessment of acid-base status**

(3) ECG

Transtubular potassium gradient (TTKG)

1. 전제

(1) Medullary collecting duct에서의 수분 흡수량을 측정할 수 있어야 한다.
(2) K^+는 medullary collecting duct에서 재흡수되거나 분비되지 않는다.
(3) Terminal CCD의 osmolality를 알 수 있어야 한다. 즉, **Posm 〈 Uosm 이어야 한다.**
(4) Peritubular K^+와 plasma K^+가 같아야 한다.

2. 계산

$TTKG = [K^+]_{CCD} / [K^+]_{peritubular\ fluid}$ $[K^+]_{CCD} = [K^+]_{urine} / ([Osm]_{urine}/[Osm]_{plasma})$이고, $[K^+]_{peritubular\ fluid} = [K^+]_{plasma}$

$$\therefore TTKG = ([K^+]_{urine}/[K^+]_{plasma}) / (Osm_{urine} / Osm_{plasma})$$

Table 4-1 Hypokalemia의 감별 진단.

	Urinary K^+ excretion	
	< 15 mmol/d	> 15 mmol/d
Metabolic acidosis	Lower GI loss : diarrhea	Diabetic ketoacidosis Proximal RTA (type 2) Distal RTA (type 1) Amphotericin B
Metabolic alkalosis	K^+ loss via sweat Remote vomiting Remote diuretic abuse	Hypertension (+) Mineralocorticoid excess Liddle syndrome Hypertension (-) Vomiting Bartter syndrome Gitelman syndrome Diuretic abuse Hypomagnesemia
		TTKG 〈 2 : increased distal flow Na^+-wasting nephropathy Osmotic diuresis Diuretics

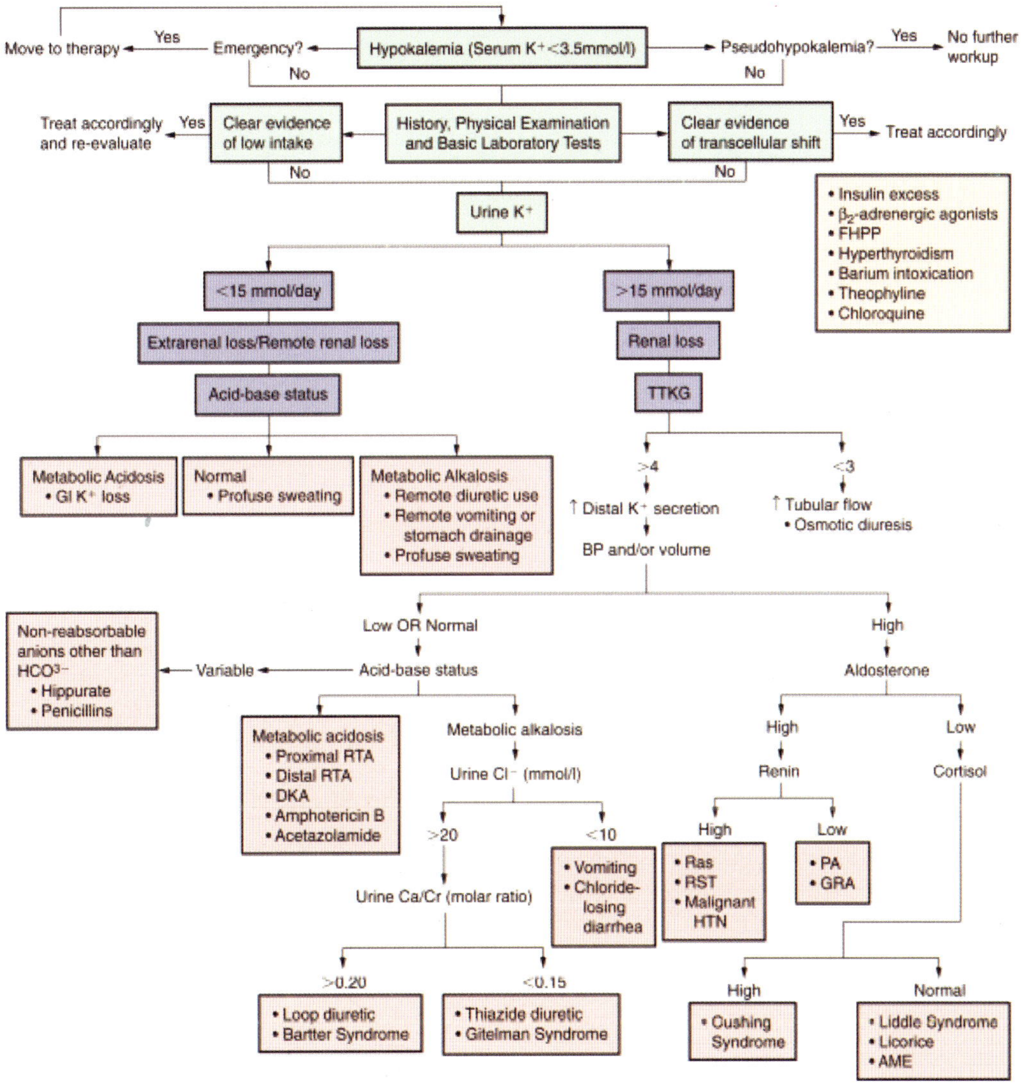

Figure 4-4 Hypokalemia의 진단적 접근.
Table 4-1와 비교해 가며 이해할 것. (1) Renal K⁺ loss인가 아닌가? Urine K⁺를 측정하면 알 수 있다. (2) Renal K⁺ loss가 어떤 기전에 의해 일어나고 있는가? TTKG를 측정한다. TTKG 〉 4이면 CCD에서의 K⁺ secretion이 일어나는 것이고, TTKG 〈 2이면 distal tubular flow의 증가에 의한 것이다. (3) Acid-base state가 어떤가? Metabolic acidosis와 alkalosis를 구별한다. Metabolic alkalosis이면 urine Cl⁻가 감별진단에 도움이 된다(신장학 5장 참조). (4) 고혈압이 있는가?

FHPP, familial hypokalemic periodic paralysis; CCD, cortical collecting duct; RTA, renal tubular acidosis; DKA, diabetic ketoacidosis; RAS, renal artery stenosis; RST, renin-secreting tumor; PA, primary aldosteronism; GRA, glucocorticoid-remediable aldosteronism; AME, apparent mineralocorticoid excess.

D. 치료 (treatment)

1. K^+ deficit

(1) [K^+] 1 mmol/L 감소 → 약 200~400 mmol의 K^+ deficit을 의미한다.

(2) [K^+] 〈 3.0 mmol/L → 약 600 mmol의 K^+ deficit을 의미한다.

(3) Diabetic ketoacidosis 등에서 insulin 부족이 있으면 K^+ deficit이 과소평가될 수 있다. 즉 [K^+] 값이 정상 범위에 있더라도 실제로는 K^+ deficit이 존재하고 있다.

2. K^+ 보충

(1) **가능하면 경구 투여**한다.

(2) 경구 투여가 불가능할 경우 정맥 투여한다.

① **투여하는 K^+의 농도** : peripheral line의 경우 **40 mmol/L**, central line의 경우 **60 mmol/L**를 넘으면 안된다.

② **투여 속도** : paralysis, malignant ventricular arrhythmia의 경우를 제외하고는 **20 mmol/hr**를 넘으면 안된다.

③ 빠른 속도로 K^+를 투여할 경우 **ECG monitoring 및 신경학적 검진이 필요**하다.

④ Dextrose가 포함된 수액에 K^+를 혼합할 경우 insulin 분비가 자극되어 세포 내로 K^+가 이동하므로 [K^+]가 교정되지 않는다. 따라서 **dextrose-free fluid에 K^+를 혼합하여 주사**한다.

Hyperkalemia

A. 정의 (definition)

· Plasma K^+ concentration 〉 5.5 mmol/L

B. 원인 (etiology)

Table 4-2 Hyperkalemia의 원인.

1. Release from cells
- Pseudohyperkalemia
- Intravascular hemolysis
- Tissue breakdown : tumor lysis syndrome, rhabdomyolysis
- Metabolic acidosis
- Insulin deficiency
- Hypertonicity
- Exercise-induced hyperkalemia
- Beta-blocker
- Hyperkalemic periodic paralysis
- Digitalis toxicity
- Depolarizing muscle relaxant (eg, succinylcholine)
2. Decreased renal K^+ excretion
- Renal failure
- Diminished distal solute delivery : decreased effective circulating arterial volume
- Impaired K^+ secretion
a. Impaired Na^+ reabsorption
(1) Primary hypoaldosteronism
(2) Secondary hypoaldosteronism : drugs (ACE inhibitors, NSAIDs, heparin), hyporeninemia
(3) Resistance to aldosterone : pseudohypoaldosteronism, tubulointerstitial disease, drugs
b. Enhanced Cl^- reabsorption (chloride shunt)
(1) Gordon's syndrome
(2) Cyclosporine

1. Increased K^+ intake

(1) 신장 기능이 정상일 경우 "potassium adaptation" 과정을 통해 K^+ 배설이 빠르게 증가한다. 따라서 K^+ intake의 증가가 hyperkalemia의 단독 원인인 경우는 드물다.

(2) Iatrogenic hyperkalemia : 특히 신 기능이 감소한 환자에서 과도한 K^+ 보충과 관련

2. Pseudohyperkalemia

(1) 정맥 채혈 전 세포로부터 K^+이 유리되어 [K^+]가 증가하는 현상

(2) 기여 인자 : tourniquet, hemolysis, marked leukocytosis or thrombocytosis

(3) **특별한 증상이나 뚜렷한 원인이 없는 환자에서 [K^+]이 증가할 경우 의심해야 한다.**

(4) Serum이 아닌 plasma [K^+]을 측정하면 정상이다.

3. Release from cells

(1) **Intravascular hemolysis, tissue breakdown** : 세포 내에 있는 K^+이 유리됨

(2) **Shift from cells**

① Metabolic acidosis : intracellular H^+ buffering에 의해 K^+가 ECF로 이동

② Insulin deficiency, hypertonicity (eg, hyperglycemia) : ECF로 K^+ 이동

③ Exercise-induced hyperkalemia

- 운동 강도와 관련됨
- 근육으로부터 K^+ 유리
- 대부분 급격히 회복되며, rebound hypokalemia도 발생 가능

④ Beta-blocker : 단독으로는 hyperkalemia를 잘 일으키지 않지만 다른 원인에 겹칠 경우 hyperkalemia를 악화시킬 수 있다.

⑤ Hyperkalemic periodic paralysis

- 드문 상염색체 우성 질환
- Skeletal muscle의 Na^+ channel의 돌연변이에 의해 발생
- Mild hyperkalemia를 일으킬 수 있는 자극에 의해 발생하는 간헐적인 muscle weakness or paralysis

⑥ Digitalis toxicity : Na^+-K^+ ATPase 억제에 의해 발생

⑦ Depolarizing muscle relaxant (eg, succinylcholine) : massive trauma, burn, neuromuscular disease가 있을 경우 plasma [K^+] 상승

4. Renal failure

(1) Oliguric acute kidney injury(AKI)

① Release from cells : catabolism 증가, acidosis에 의해 ECF로 K^+ 이동

② GFR 감소에 의한 K^+ excretion 감소

(2) CKD

① CKD에서의 K^+ excretion : distal flow의 증가, nephron 당 K^+ excretion의 증가로 보상

② GFR이 10~15 mL/min/1.73 m^2 이하로 감소하거나 oliguria가 발생하면 더 이상 K^+ balance를 유지할 수 없다.

5. Decreased renal K^+ excretion

(1) **Chronic hyperkalemia : 거의 대부분 신장의 K^+ 배설 장애에 의해 발생한다.**

(2) 다음 2가지 중 하나에 해당한다.

① **Diminished distal solute delivery**

② **Impaired K^+ secretion by the principal cells**

(3) **Diminished distal solute delivery**

① 원위세관에 solute delivery와 flow 감소 → K^+ excretion 감소

② 단독으로 hyperkalemia의 원인이 되는 경우는 드물지만 다음의 2가지 경우에서는 중요한 원인이 된다.

- Protein malnutrition (low urea excretion)
- ECF volume contraction (decreased distal NaCl delivery)

(4) **Impaired K^+ secretion by the principal cells**

① Principal cell은 ENaC을 통해 electrogenic Na^+ reabsorption을 일으켜 집합관 내강이 음전하를 띠게 한다. 이러한 전기적 경사를 따라 K^+가 내강으로 분비된다.

② 이 과정에 이상이 생겨 Na^+ reabsorption이 저하되거나 Cl^-의 reabsorption이 증가하면 K^+의 분비가 감소한다.

③ **Hyporeninemic hypoaldosteronism**

- Euvolemia 또는 hypervolemia이면서 low renin, low aldosterone을 보인다.
- **Mild renal insufficiency, diabetic kidney disease, chronic tubulointerstitial disease**에서 볼 수 있다.
- 외부에서 mineralocorticoid를 투여해도 kaliuretic response가 저하되어 있다.
- 신장 기능 저하, K^+ 섭취 증가, transcellular K^+ shift, antikaliuretic drug의 병용 등의 상황이 없는 한 hyperkalemia는 심하지 않다.

④ **NSAIDs**

- Renin 분비 감소, renal prostaglandin 합성 감소 → GFR 감소, K^+ 분비 감소

⑤ **ACE inhibitor/angiotensin receptor blocker**

- Aldosterone의 분비 감소 → hyperkalemia
- **고위험군 : DM, renal insufficiency, effective circulating volume 감소, bilateral renal artery stenosis, K^+-sparing diuretics, NSAIDs 병용**

⑥ Decreased aldosterone synthesis

- Primary adrenal insufficiency
- Congenital adrenal enzyme deficiency
- Heparin : aldosterone의 합성을 방해 → kidney disease, diabetes, K^+-sparing diuretics 쓰는 환자에서 위험도 증가

⑦ Pseudohypoaldosteronism type 1

- ENaC의 alpha-, beta- 또는 gamma-subunit의 돌연변이 → aldosterone의 작용에 저항을 보인다.
- Autosomal recessive form : 성인까지 지속되고 증상이 심하다.
- Autosomal dominant form : 증상이 가볍고 나이가 들면 증상이 점차 없어진다.
- Mineralocorticoid receptor는 정상이다.
- Metabolic acidosis, hyperkalemia, hypotension, renal Na^+ wasting, high renin/high aldosterone을 보인다.

⑧ **Potassium-sparing diuretics** : spironolactone, amiloride, triamterene

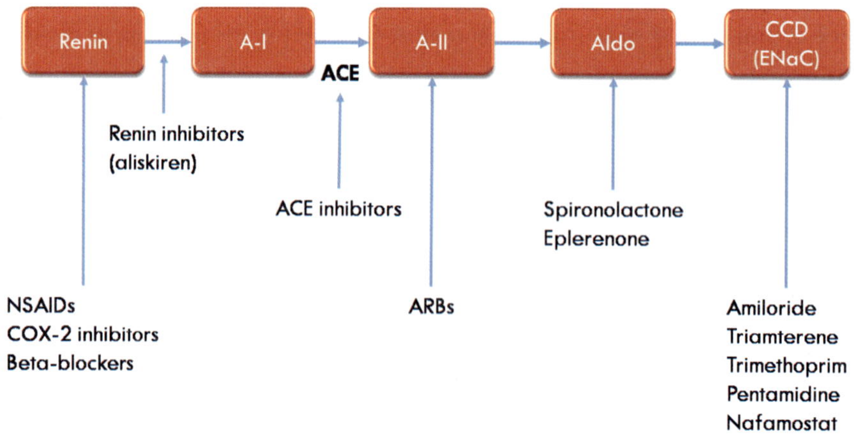

Figure 4-5 Renin-angiotensin-aldosterone axis에 작용하는 약물. 이들 약물은 hyperkalemia를 유발할 수 있다. A-I, angiotensin I; A-II, angiotensin II; Aldo, aldosterone; CCD, cortical collecting duct.

⑨ **Gordon's syndrome (pseudohypoaldosteronism type 2)**

- 동의어 : familial hyperkalemia with hypertension (FHHt)
- 원인 : **WNK4 또는 WNK1 mutation에 의한 sodium-chloride cotransporter(NCC)의 발현 증가**
- Electroneutral NaCl reabsorption이 증가하고, 이보다 원위부에 있는 집합관에서 K^+ excretion이 감소한다.
- Volume expansion, hypertension, hyperkalemia가 있고, renin과 aldosterone은 낮다.
- 치료 : **thiazide**를 투여하면 모든 증상 및 징후가 정상화된다.

⑩ Cyclosporine : Gordon's syndrome과 유사한 과정이 관여하는 것으로 보인다.

⑪ Type 4 RTA : hypoaldosteronism 또는 chloride shunt에 의한 것으로 보인다.

C. 임상양상 (clinical manifestations)

(1) Neuromuscular : weakness, flaccid paralysis, hypoventilation

(2) Metabolic : metabolic acidosis

(3) **Cardiac** (**Figure 4-6**) : increased T-wave amplitude, PR and QRS prolongation, loss of P waves, AV conduction delays, ventricular fibrillation, asystole

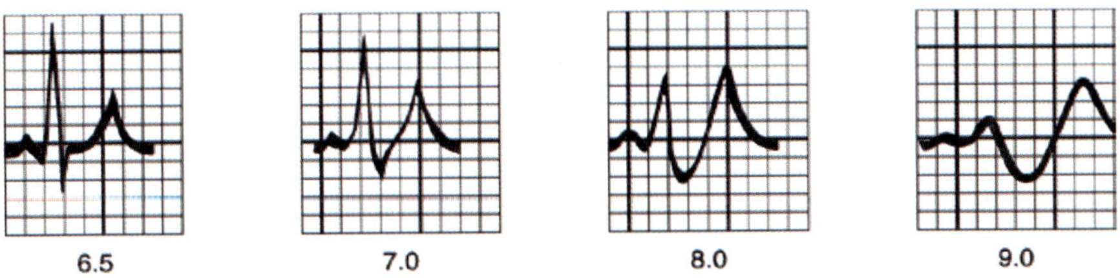

Figure 4-6 Hyperkalemia에서의 심전도 변화.

D. 진단 (diagnosis)

1. 기본적 접근

(1) **Chronic hyperkalemia = impaired K^+ excretion by the kidneys**

(2) 증상이 없는 환자에서 plasma [K^+]가 높다면 pseudohyperkalemia를 의심한다.

(3) Oliguric ARF, severe CKD를 먼저 감별한다.

(4) 병력

① Medications : NSAIDs, ACE inhibitor/ARB

② Source of K^+ intake

(5) 신체 진찰 : ECF volume 평가, urine output 측정

(6) 검사 : plasma [K^+], TTKG, ECG, plasma renin, aldosterone

2. TTKG

(1) Hyperkalemia에 대한 신장의 정상 반응 : 200 mmol/d 이상의 K^+ 배설

(2) TTKG를 계산하여 신장의 반응이 적절한지 평가할 수 있다.

① **TTKG 〉 10** : aldosterone의 분비와 그에 대한 반응은 적절하나 **distal flow가 적어** K^+ excretion이 감소하는 것이다.

② **TTKG 〈 10** : **K^+ secretion을 위한 driving force의 감소**를 의미한다 → hypoaldosteronism 또는 resistance to mineralocorticoid

- Fludrocortisone을 투여하여 두 가지 상황을 감별할 수 있다.
- Fludrocortisone에 TTKG 상승 : hypoaldosteronism
  - Renin ↑ : heparin, ACE inhibitor/ARB, primary adrenal insufficiency
  - Renin ↓ : DM, tubulointerstitial disease, NSAID, beta-blocker
- Fludrocortisone에 TTKG 변화 없음 : aldosterone resistance
  - Drugs : K^+-sparing diuretics, calcineurin inhibitors, trimethoprim
  - Tubulointerstitial disease, SLE, urinary tract obstruction
  - Pseudohypoaldosteronism

(3) Figure 4-7 참조.

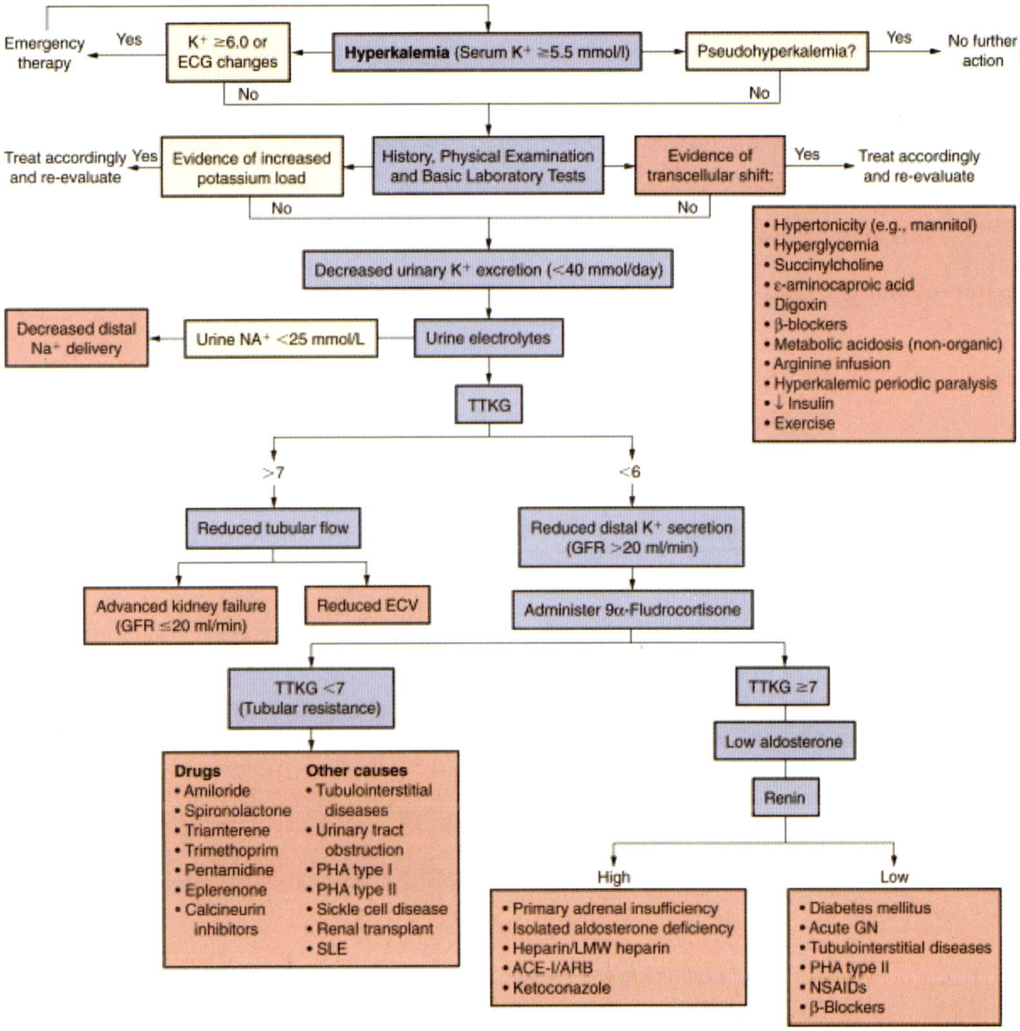

Figure 4-7 Hyperkalemia의 진단적 접근.

(1) ECG의 변화가 있거나 $[K^+]$ 〉 6.0 mEq/L이면 먼저 응급 치료를 시행한다.

(2) 병력과 신체 진찰 등으로부터 transcellular shift를 일으키는 요인이나 hyperkalemia를 유발하는 약물을 배제한다.

(3) Urinary K^+ excretion이 감소해 있다면 (〈40 mmol/d) 먼저 distal Na^+ delivery가 감소해 있는지 확인한다. 그리고 GFR이 감소해 있는 상황이 아니라면 TTKG를 계산하여 mineralocorticoid action이 감소해 있는지 살펴본다.

※ ECV, effective circulatory volume; PHA, pseudohypoaldosteronism.

Nephrology

E. 치료 (treatment)

(1) 가장 먼저 시행할 치료

① ECG 이상 여부를 확인하고 이상이 있을 경우 **calcium gluconate**를 투여한다.

② Hypocalcemia가 있을 경우 hyperkalemia의 심장독성이 증가하므로 반드시 치료한다.

(2) 기타 치료 : **Table 4-3** 참조.

Table 4-3 Hyperkalemia의 치료.

작용기전	약물/치료	용량	효과
↓ Cell membrane excitability	Calcium gluconate	10 mL of 10% solution IV for 2~3 minutes	· 수 분 - 30~60분 지속
↑ Intracellular K^+ shift	Insulin + glucose	RI 10~20 U + glucose 25~50 g IV	· 저혈당을 막기 위해 glucose 투여 · 15~30분 내에 K^+이 0.5~1.5 mmol/L 감소 · 효과는 수 시간 지속
	Sodium bicarbonate	· Isotonic solution으로 투여 · 134 mmol/L = 3 ampules $NaHCO_3$	· Severe hyperkalemia 또는 metabolic acidosis가 있는 경우에만 사용 · 말기 신부전 환자에서는 피해야 한다.
	$Beta_2$-adrenergic agonists	Albuterol	· 30분 내에 작용이 시작되며, 2~4시간 지속된다. · K^+ 0.5~1.5 mmol/L ↓
Removing K^+ from ECF	Diuretics : Loop diuretics, thiazides		
	Sodium polystyrene sulfonate (Kayexalate)		
	Dialysis		· K^+을 가장 빠르게 제거
원인 질환의 교정	· Dietary modification · Correction of metabolic acidosis · Cautious volume expansion · Exogenous mineralocorticoid		

5

Acid-Base Disorders

산-염기 대사 이상

정상 산-염기 평형 (normal acid-base balance)

A. Basic principles

1. Introduction

(1) 체내 동맥혈의 pH는 7.35~7.45, 세포 내 pH는 7.0~7.3의 범위 내에서 유지된다.

(2) $[H^+]$의 농도는 **40 nmol/L**에서 거의 일정하게 유지된다. H^+는 세포 내 단백질과 강하게 결합하여 단백질의 기능을 방해하므로 조금만 상승해도 세포 내 단백질의 기능은 소실된다.

(3) 음식물로부터의 섭취 또는 체내 대사에 의해 생성되는 H^+는 약 **40~60 mmol**이다. 혈장 내 $[H^+]$와 비교하면 매우 많은 양이다.

(4) 따라서 다양한 완충계(buffer system)가 작용하여 체내에 만들어지는 H^+를 거의 대부분 처리해야 pH를 일정하게 유지할 수 있다.

2. 산의 생성 (net acid production)

(1) 음식물의 섭취와 대사

① Amino acids

· Lysine, arginine → 산

· Sulfur-containing amino acids (cysteine, methionine) → sulfuric acid

· Glutamate, aspartate → 알칼리

② Organic anions

· Acetate, citrate → 알칼리

· Organic phosphates → phosphoric acid

(2) 체내 대사 : lactic acid, pyruvic acid, acetic acid → CO_2

(3) HCO_3^- loss : 알칼리의 소실은 산의 첨가와 같다. 대변으로 HCO_3^-가 일부 소실된다.

(4) 산의 배설

① **Volatile acid (CO_2)** : 12,000~15,000 mmol/d의 CO_2가 호흡기를 통해 배출된다.

② **Nonvolatile acid** : sulfuric acid, phosphoric acid 등의 산은 신장을 통해 배설된다. 이 양은 약 **1 mmol/kg body weight**이다.

3. Buffering systems

(1) Buffering systems

① **pH의 변화를 최소화시킬 수 있지만 산 또는 알칼리를 몸에서 제거할 수는 없다.**

② 산 또는 알칼리를 제거하기 위해서는 **폐와 신장의 기능이 필요**하다.

(2) Buffering system의 분포

① 세포 내 : 60% (hemoglobin, 세포 내 단백질, HCO_3^- 등)

② 세포 외 : 혈액 20%, 간질액 20% (HCO_3^-, phosphate, bone, 혈장 단백질 등)

· Bone : 대사성 산증에서 중요한 buffer로 작용(alkaline Ca^{++} salts, HCO_3^-)

· Bone에 의한 buffering이 지속될 경우 hypercalciuria, renal stone 발생 증가. osteopenia, osteoporosis도 발생 가능

(3) Buffering system의 시간적 반응

① 세포외 (extracellular buffers) : 5~30분

② 호흡성 보상 (respiratory compensation) : 30분~1시간

③ 세포 내 (intracellular buffers) : 2~4시간

④ 신장의 보상 (renal compensation) : 1~5일

(4) **Bicarbonate (HCO_3^-)**

① ECF에 가장 많은 양으로 존재하는 buffer이다.

② 다른 buffer들에 비해 농도가 훨씬 높아 사실상 pH를 결정할 수 있다.

③ HCO_3^-와 CO_2가 각각 신장과 폐에서 조절될 수 있다는 점에서 중요한 buffering system이다.

4. Respiratory system in regulation of pH

(1) 폐는 volatile acid인 CO_2의 tension을 조절하여 pH의 변화를 최소화한다.

(2) **Henderson-Hasselbalch equation**

$$[H^+] = 24 \times PaCO_2 / [HCO_3^-]$$

또는

$$pH = 6.1 + \log [HCO_3^- / (PaCO_2 \times 0.0301)]$$

① HCO_3^-와 CO_2의 변화로부터 pH를 계산할 수 있다.

· pH는 와 의 비(ratio)에 의해 결정된다.

· 또, 위의 첫번째 식으로 ABGA가 올바르게 검사되었는지 확인할 수 있다.

② 폐에 의해 CO_2가 배출되지 않는다면 pH는 급격히 상승한다.

5. Renal regulation of pH

(1) 신장은 정상 대사로부터 생성되는 nonvolatile acid의 배설을 맡는다.

(2) **Net acid excretion(NAE)**는 3가지 요소로 구성된다.

① Titratable acids (TA)

② Ammonium

③ Bicarbonate (HCO_3^-) loss

(3) **$NAE = U_{ammonium} \cdot V + U_{TA} \cdot V - U_{HCO3-} \cdot V$**

① 정상 : NAE의 약 40%는 titratable acid, 60%는 ammonium의 형태로 배설되고, HCO_3^-는 배설되지 않는다.

② 산의 생성이 증가할 때에는 전적으로 **ammonium excretion이 증가**함으로써 NAE가 증가

B. 신장의 산-염기 조절 기전 (renal acid-base regulation)

(1) 산-염기 균형을 유지하기 위해 신장은 buffering 과정에서 만들어진 Na_2SO_4와 NaCl을 배설하고 소모된 HCO_3^-를 보충하여야 한다. 또한, 매일 체액에 더해지는 약 50~100 mmol의 H^+을 배설하여야 한다.

(2) 따라서 신장이 산-염기 균형을 유지하려면, 다음의 두 과정이 모두 정상적으로 이루어져야 한다.

① **여과된 HCO_3^-의 전량 재흡수 :** 24 mmol/L × 180 L/d = 4320 mmol/day

② **매일 생성되는 50~100 mmol의 H^+ 배설 :** 매일 생성되는 H^+는 다음과 같은 두 가지 형태로 배설된다.

· Titratable acid

· Ammonium (NH_4^+)

(3) 위의 모든 과정은 **H^+가 신세관 내강으로 분비되어 일어나게 된다**. 따라서, 신세관 내강으로 약 4400 mmol/day (4320 + 100)의 H^+가 분비되어야 한다.

1. Proximal tubule

(1) 사구체에서 여과된 HCO_3^-의 **80~90%를 재흡수**한다.

(2) Carbonic anhydrase의 역할에 의해 내강의 HCO_3^-를 재흡수하여 혈장으로 돌려보낸다(**reclamation, Figure 5-1**).

2. Thick ascending limb

(1) Proximal tubule과 유사한 기전으로 HCO_3^-가 재흡수됨

(2) Luminal NHE3, basolateral Na^+-HCO_3^--CO_3^{2-} cotransporter가 HCO_3^- 재흡수

3. Distal nephron

(1) 역할

① 여과된 HCO_3^-의 5% 가량을 재흡수한다.

② 체내의 buffering 과정에서 소모된 HCO_3^-을 재생성한다(**regeneration**).

(2) Collecting duct

① Type A intercalated cell (**Figure 5-2**)

· Luminal membrane에 있는 H^+-ATPase와 H^+/K^+-ATPase가 H^+를 분비

- Basolateral membrane에 있는 Cl^--HCO_3^- exchanger(anion exchanger 1, AE1)을 통해 HCO_3^- 가 혈장으로 들어온다.

② Type B intercalated cell : type A cell과 반대 역할(HCO_3^- 분비, H^+ 재흡수)

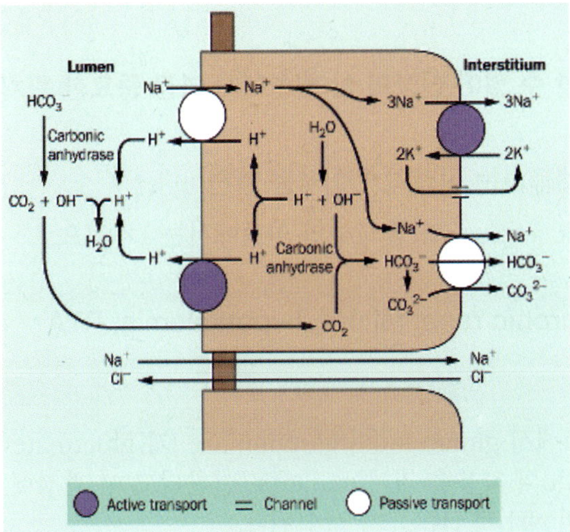

Figure 5-1

Proximal tubule의 HCO_3^- 재흡수.

사구체에서 여과된 HCO_3^-는 proximal tubule에서 NHE3에 의해 분비된 H^+와 결합하여 $H_2O + CO_2$가 되고, CO_2는 세포 내로 확산하여 다시 carbonic anhydrase에 의해 HCO_3^-로 바뀐다. HCO_3^-는 Na^+-HCO_3^--CO_3^{2-} cotransporter에 의해 혈장으로 들어간다.

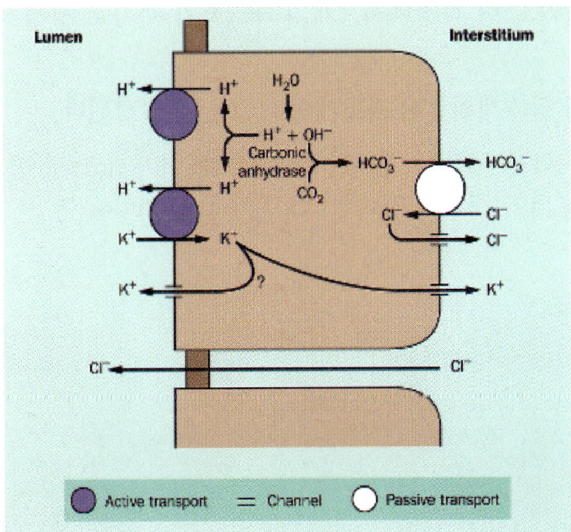

Figure 5-2

Cortical collecting duct의 type A intercalated cell에 의한 H^+ 분비.

Luminal membrane에 있는 H^+-ATPase와 H^+/K^+-ATPase가 H^+를 능동적으로 분비한다. 이 과정에서 세포 내에 OH^-가 생성되고, 이는 CO_2와 결합하여 HCO_3^-가 된다. HCO_3^-는 Cl^-- HCO_3^- exchanger에 의해 체내로 흡수된다.

4. Distal nephron에서의 buffer의 역할

(1) Titratable acidity

① 소변으로 배설되어 buffer 기능을 할 수 있는 weak acid를 총칭하는 이름

② 약 10~40 mmol/day의 산이 titratable acid에 의해 buffering된다.

③ Phosphate(HPO_4^{2-}), creatinine 등이 buffer 역할을 할 수 있다.

④ 제한점

- Acid load가 증가해도 합성이 증가하지 않아 acid excretion을 늘리지 못한다.
- Acidosis에서 distal tubule 내강의 fluid의 pH는 5.5 미만으로 감소할 수 있는데, 이 범위에서 phosphate buffer의 역할은 크게 감소한다.

(2) Ammonium (NH_4^+)

① **필요에 따라 합성과 분비를 조절할 수 있어 신장의 산 배설에서 가장 중요한 위치를 차지한다.**

② **NH_4^+ 생성은 체내의 H^+ load에 대응하는 신장의 1차 적응 기전**이다.

- 신기능이 정상일 경우, metabolic acidosis가 발생하면 신장에서는 1차적으로 NH_4^+의 생성과 배설이 증가한다.
- **NH_4^+ 생성이 감소하는 경우 : chronic renal failure, hyperkalemia, RTA**

(3) Ammoniagenesis : **Figure 5-3** 참조.

① Proximal tubule의 mitochondria에서 glutamine이 glutaminase I과 glutamate dehydrogenase(GDH), TCA cycle의 작용을 거쳐 malate로 변환되고 이 과정에서 1개의 glutamine 분자 당 2개의 NH_3과 HCO_3^-가 생성된다.

② Cytoplasm에서 phosphoenol pyruvate carboxykinase (PEPCK)가 malate를 phosphoenol pyruvate로 변환시키고 이 과정에서 1개의 HCO_3^-가 추가로 생성된다.

③ 결과적으로 1개의 glutamine 분자 당 2개의 NH_3과 2개의 HCO_3^-가 생성된다.

④ NH_3이 신장에서 배설되지 않으면 NH_3과 HCO_3^-는 다시 liver로 들어가 urea로 변환된다. 따라서 HCO_3^-가 다시 소모되어 결과적으로 HCO_3^-의 regeneration이 일어나는 것과 같다.

(4) Ammonia transport : **Figure 5-4** 참조.

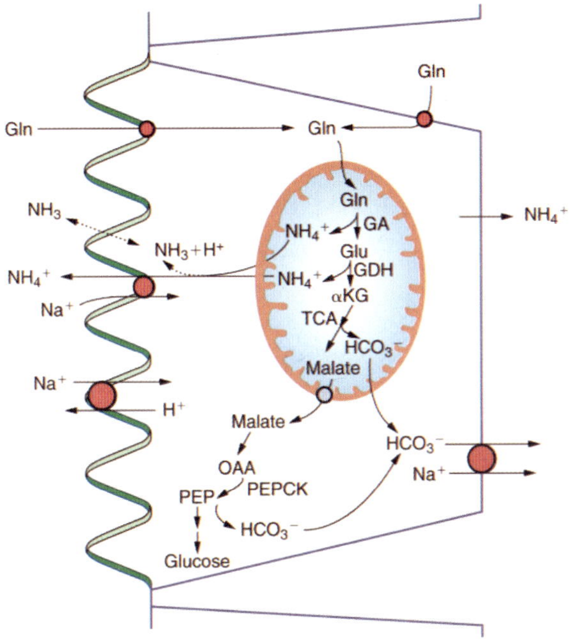

Figure 5-3
Ammoniagenesis
Proximal tubule에서 glutamine을 대사하는 과정에 의해 NH_4^+와 HCO_3^-가 생성된다.
Gln, glutamine; GA, glutaminase I; Glu, glutamate; GDH, glutamate dehydrogenase; KG, alpha-ketoglutarate; TCA, tricarboxylic acid cycle; OAA, oxaloacetate; PEPCK, phosphoenolpyruvate carboxykinase; PEP, phosphoenolpyruvate

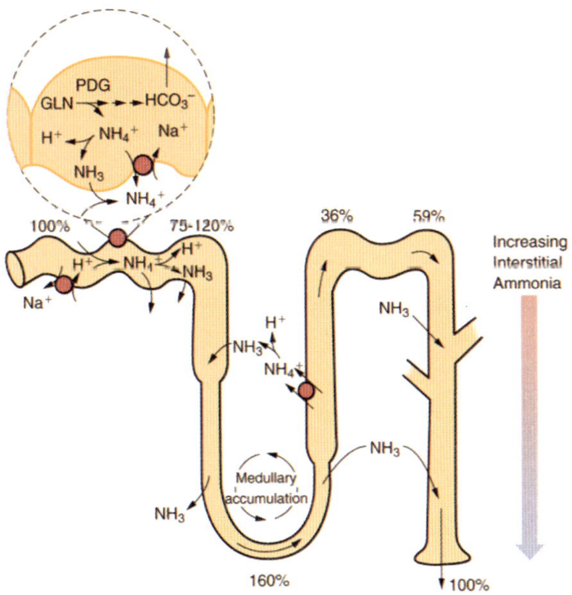

Figure 5-4
Ammonia transport.
Proximal tubule에서 glutamine을 대사하는 과정에서 NH_4^+가 생성되고 이는 신세관 내강으로 분비된다. 일부 NH_3는 직접 확산한다. 신세관 내강으로 들어간 NH_4^+는 TAL에서 Na^+-K^+-$2Cl^-$ cotransporter(NKCC2)를 통해 신수질로 흡수되어 NH_3로 변환된다. NH_3는 다시 medullary collecting duct로 확산되어 들어가고, H^+-ATPase에 의해 분비된 H^+와 결합하여 NH_4^+이 된다.

산-염기 대사장애의 진단

A. 용어의 정의

(1) **Acidemia, alkalemia** : "-emia"는 혈액의 pH를 나타낸다.

① Acidemia : pH 〈 7.36이고 $[H^+]$ 〉 44 nmol/L

② Alkalemia : pH 〉 7.44이고 $[H^+]$ 〈 36 nmol/L

(2) **Acidosis, alkalosis** : "-osis"는 H^+ 또는 HCO_3^-를 생성하는 과정을 의미한다.

① Acidosis : 산을 만들어내는 과정이다.

② Alkalosis : 염기를 만들어내는 과정이다.

(3) **Compensation** : 일차적 과정에 대해 이를 정상으로 되돌려놓기 위한 반응

① 대사성 과정에 대해 호흡성 보상과정이 작용, 호흡성 과정에 대해 대사성 보상과정이 작용

② **Compensation만으로는 pH를 정상까지 되돌리지 못한다.**

∴ 다른 산-염기 대사이상의 증거 + pH = 7.4 → mixed disorder이다.

B. Simple acid-base disorders

(1) 하나의 primary disorder와 이에 대한 compensatory response가 있다.

(2) 보상범위 내에 존재할 경우 simple acid-base disorder이다(**Table 5-1**).

(3) 보상 범위에서 벗어나거나 pH가 정상 범위일 경우 mixed disorder를 의심한다.

(4) Acid-base nomogram : 사용이 편리하지만 **Table 5-1**을 대체할 수는 없다.

C. Mixed acid-base disorders

(1) 보상 반응이 아닌 독립적인 acid-base disorder가 2가지 이상 존재하는 경우

(2) **Table 5-2**와 같은 예들이 있다.

① Metabolic acidosis + metabolic alkalosis

- pH는 정상에 근접한다.
- 이 경우 AG의 상승이 metabolic acidosis의 존재를 알려준다.
- ΔAG와 의 ΔHCO_3^-의 불일치가 high-AG metabolic acidosis와 metabolic alkalosis의 존재를 시사한다.

Table 5-1 산-염기 이상과 보상 예측.

Disorder	Prediction of compensation	Range of Values		
		pH	HCO_3^-	$PaCO_2$
Metabolic acidosis	$PaCO_2 = 1.5 \times HCO_3^- + 8 \pm 2$ **$PaCO_2$ will ↓ 1.25 mmHg per mmol/L ↓ in HCO_3^-** $PaCO_2 = HCO_3^- + 15$ = Last 2 digits of pH	Low	Low	Low
Metabolic alkalosis	**$PaCO_2$ will ↑ 0.75 mmHg per mmol/L ↑ in HCO_3^-** $PaCO_2$ will ↑ 6 mmHg per 10 mmol/L ↑ in HCO_3^- $PaCO_2 = HCO_3^- + 15$ = Last 2 digits of pH	High	High	High
Respiratory alkalosis		High	Low	Low
Acute	HCO_3^- will ↓ 2 mmol/L per 10 mmHg ↓ in $PaCO_2$			
Chronic	HCO_3^- will ↓ 4 mmol/L per 10 mmHg ↓ in $PaCO_2$			
Respiratory acidosis		Low	High	High
Acute	HCO_3^- will ↑ 1 mmol/L per 10 mmHg ↑ in $PaCO_2$			
Chronic	HCO_3^- will ↑ 4 mmol/L per 10 mmHg ↑ in $PaCO_2$			

Table 5-2 Mixed acid-base disorder의 예.

	중요 소견	예
Metabolic + Respiratory		
Metabolic acidosis + Respiratory alkalosis	High- or Normal-AG metabolic acidosis + $PaCO_2$가 예상값보다 낮다.	Lactic acidosis, sepsis in ICU 140-4.0-106-14, $PaCO_2$ 24, pH 7.39
Metabolic acidosis + Respiratory acidosis	High- or Normal-AG metabolic acidosis + $PaCO_2$가 예상값보다 높다.	Severe pneumonia, pulmonary edema 140-4.0-102-18, $PaCO_2$ 38, pH 7.30
Metabolic alkalosis + Respiratory alkalosis	$PaCO_2$가 예상만큼 상승하지 않는다. pH가 예상보다 높다.	Liver disease + diuretics 140-4.0-91-33, $PaCO_2$ 38, pH 7.55
Metabolic alkalosis + Respiratory acidosis	$PaCO_2$가 예상보다 높다. pH는 정상이다.	COPD on diuretics 140-3.5-88-42, $PaCO_2$ 67, pH 7.42
Metabolic + Metabolic		
Metabolic acidosis + Metabolic alkalosis	High-AG acidosis로만 알아낼 수 있다. $\Delta AG \gg \Delta HCO_3^-$	Uremia with vomiting 140-3.0-95-25, $PaCO_2$ 40, pH 7.42
Metabolic acidosis + Metabolic acidosis	High-AG + normal-AG acidosis ΔHCO_3^- : ΔAG와 ΔCl^- 모두가 기여	Diarrhea + lactic acidosis Toluene toxicity Diabetic ketoacidosis의 치료 도중 135-3.0-110-10, $PaCO_2$ 25, pH 7.20

② High-AG metabolic acidosis + normal-AG metabolic acidosis
- Diabetic ketoacidosis + renal dysfunction

③ Metabolic acidosis + respiratory alkalosis : eg, salicylate overdose

④ Metabolic acidosis + respiratory acidosis : eg, sedative overdose

⑤ Alcoholic ketoacidosis : high-AG metabolic acidosis + metabolic alkalosis (vomiting) + respiratory alkalosis (liver dysfunction or alcohol withdrawal)로 복잡하게 나타날 수도 있다.

D. Acid-base disorder의 진단적 접근

1. ABGA의 정확성 확인
   ① ABGA와 electrolytes는 동시에 채혈하여 분석해야 한다.
   ② ABGA의 정확성 확인 : ABGA와 electrolytes의 HCO_3^- 비교

2. Anion gap (AG)의 계산

3. 보상 반응의 적절성 평가 (Table 5-1)

4. Anion gap (AG) 계산

5. High AG acidosis, normal AG acidosis의 원인을 알아야 한다.
   ① High AG acidosis의 원인 : ketoacidosis, lactic acidosis, renal failure, and toxins
   ② Hyperchloremic or normal AG acidosis의 원인 : HCO_3^- loss from GI tract, RTA

6. $\Delta AG/\Delta HCO_3^-$ 계산하기
   ① 1~2 사이의 값 : 대부분의 metabolic acidosis
   ② 1에 가까운 값 : diabetic ketoacidosis
   ③ 〉2 : 다음 중 하나이다.
   - Metabolic acidosis + metabolic alkalosis
   - Metabolic acidosis + chronic respiratory acidosis

E. Anion gap (AG)

Anion Gap (AG) = unmeasured anions - unmeasured cations = $Na^+ - (Cl^- + HCO_3^-)$

(1) 정상값은 **9 ± 3 mmol/L**로 알려져 있다. 최근에는 이온선택 전극을 이용한 측정이 일반화되어 이전보다 Cl^- 값이 높게 측정된다. 따라서 이전의 정상값 12±2 mmol/L 보다는 값이 낮아졌다.

(2) **Figure 5-5** 참조.

1. AG의 증가

(1) Increase in unmeasured anions

① Anionic proteins, phosphate, sulfate, organic anions

② Acid anions : acetoacetate, lactate → high-AG acidosis

(2) Decrease in unmeasured cations : calcium, magnesium, potassium

(3) Increase in anionic albumin

① Albumin 농도의 증가

② Alkalosis : albumin의 음전하가 증가

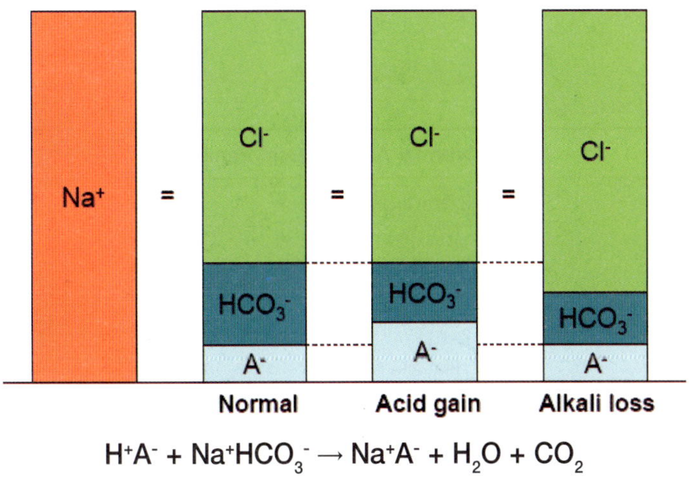

Figure 5-5 Anion gap. AG은 측정되지 않은 음이온(A^-)을 계산하는 방법이다. 그림에서 혈청 전해질은 전기적 평형을 이루고 있으므로 $Na^+ = Cl^- + HCO_3^- + A^-$이다. Acid gain의 경우 A^-가 생성되므로 anion gap은 증가하고, HCO_3^-는 buffering에 의해 감소한다. Alkali loss의 경우 HCO_3^-가 손실되고 Cl^-가 그만큼 증가한다. acid gain이 없으므로 A^-는 이 경우 증가하지 않는다.

2. AG의 감소

(1) Increase in unmeasured cations

(2) Addition of abnormal cations : lithium, immunoglobulins

(3) Reduction in albumin concentration

- Nephrotic syndrome 등 : albumin 농도가 1 g/dL 감소할 때마다 (4.5 g/dL 이하에서) AG의 정상값은 약 2.5 mmol/L 감소한다.

(4) Decrease in the effective anionic charge on albumin by acidosis

(5) Hyperviscosity and severe hyperlipidemia → Na^+, Cl^- 농도가 낮게 측정됨

3. High AG

(1) 보통 Non-chloride-containing acid의 축적을 의미한다.

① Inorganic : phosphate, sulfate

② Organic : ketoacid, lactate, uremic organic anions

③ Exogenous : salicylate, ingested toxins

(2) 다른 acid-base disorder가 겹치더라도 AG의 증가는 매우 의미 있는 소견이다.

- Metabolic alkalosis 또는 chronic respiratory acidosis에 의해 $[HCO_3^-]$가 정상 범위에 있더라도 high AG이 있으면 high-AG metabolic acidosis가 독립적으로 존재함을 알 수 있다.

Table 5-3 AG에 따른 metabolic acidosis의 감별진단.

High AG	Normal AG (hyperchloremic)
Ketoacidosis Diabetic ketoacidosis Starvation ketoacidosis Alcoholic ketoacidosis	**Extrarenal** Diarrhea GI-ureteral connections External loss (pancreatic or biliary secretions)
Lactic acidosis **Toxins** Ethylene glycol, methanol, salicylate	**Renal** Renal tubular acidosis Renal failure (moderate, GFR 〉 15~20 mL/min)
Renal failure (advanced, GFR < 15~20 mL/min)	

4. ΔAG / ΔHCO_3^- 비교

$$HA + HCO_3^- \rightarrow H_2O + CO_2 + A^-$$

(1) 산(HA)이 bicarbonate에 의해 buffer되면 A^-가 생성된다. 1개의 bicarbonate가 소모되고 1개의 anion이 생성되므로 ΔAG = ΔHCO_3^- (증가, 감소는 무시)일 것이다.

(2) 그러나 HA는 bicarbonate 뿐만 아니라 titratable acidity, bone 등에 의해서도 buffering되므로 ΔHCO_3^-는 ΔAG보다 작게 나타난다. 즉, 통상적으로 metabolic acidosis에서 ΔAG/ΔHCO_3^-는 1~2 사이의 값을 갖는다.

① DKA : ketoacid가 소변으로 배설되어 A^-가 감소한다. 즉 ΔAG/ΔHCO_3^- = 1로 나타난다.

② ΔAG/ΔHCO_3^- 〉 2 : 다음의 2가지를 의심한다.

- Metabolic acidosis + metabolic alkalosis
- Metabolic acidosis + chronic respiratory acidosis

③ ΔAG/ΔHCO_3^- 〈 1 : high AG metabolic acidosis + normal AG metabolic acidosis에서 나타날 수 있다.

대사성 산증 (metabolic acidosis)

A. 대사성 산증의 진단적 접근 (diagnostic approach)

(1) **pH 감소, bicarbonate 감소, $PaCO_2$ 감소**

- **pH 7.35 미만이고 HCO_3^- 농도가 22 mmol/L 미만이면 대사성 산증을 진단할 수 있다.**
- **pH와 HCO_3^-가 정상 범위에 있다 하더라도 AG이 20 이상이면 대사성 산증이 존재한다.**

(2) $PaCO_2$ 감소는 호흡회수의 증가뿐만 아니라 호흡 깊이의 증가에 의해서도 이루어진다.

(3) $PaCO_2$는 **10 mmHg**까지 감소할 수 있다.

B. High AG metabolic acidosis

1. Lactic acidosis

(1) Type A : tissue underperfusion 또는 hypoxia에 의해 발생 (**shock, circulatory failure**)

(2) Type B : tissue hypoperfusion이나 hypoxia 없이 발생

① 악성 종양, 당뇨병, 신부전, 간부전, 심한 감염, 독소 등에 의해 발생

② 약물에 의해 발생하는 경우 : **metformin**, methanol, salicylate, cyanide, isoniazid, linezolid, propofol, stavudine, didanosine 등

(3) 죽상경화가 심한 환자에서 장허혈/경색을 모르고 지나치는 경우, 승압제를 투여받는 환자에서 심부전이 발생한 경우 등이 임상에서 흔한 원인이다.

(4) 치료

① 원인 질환의 교정

② Alkali therapy : pH 〈 7.1에서만 투여한다. pH 7.2를 치료 목표로 한다.

(5) D-lactic acidosis

① Jejunoileal bypass, 장폐색 등이 있을 때 장내 세균에 의해 D-lactic acid 생성

② 탄수화물 음식 섭취 후 발생하는 신경학적 이상(confusion, slurred speech, ataxia)

③ 치료 : 저탄수화물 음식, 항균제

2. Ketoacidosis : diabetic, alcoholic, starvation

(1) Diabetic ketoacidosis

① 포도당에 의한 삼투성 이뇨로 인해 ketoacid 또한 많이 소실된다.

② 따라서, anion gap의 증가(⊿AG)가 다른 high AG metabolic acidosis처럼 크지 않아 **⊿AG/⊿HCO_3^-의 값은 1에 근접하게 된다.**

(2) Alcoholic ketoacidosis

① 만성 알콜 중독자가 갑자기 술을 끊을 때 발생한다.

② Hypophosphatemia, hypomagnesemia, hypokalemia의 동반이 흔하다.

③ 치료 : IV saline + glucose (5% dextrose in 0.9% saline), 기타 결핍 원소의 교정

(3) Starvation ketoacidosis

① 오랫동안 굶을 경우 lipolysis 증가, keto acid 생성 증가

② Acidosis 자체에 대한 특별한 치료는 불필요하다.

3. Toxins : ethylene glycol, methanol, salicylates

Serum osmolal gap = 측정 osmolality - 계산 osmolality

(1) High AG metabolic acidosis가 있는 환자에서 20 mOsm/kg H_2O 이상의 osmolal gap이 있는 경우 methanol, ethylene glycol 등의 중독증으로 생각할 수 있다.

(2) **Salicylate**

① 독성 용량을 섭취할 경우 oxidative phosphorylation이 차단되어 lactic acidosis에 빠진다.

② 호흡 중추를 자극하여 respiratory alkalosis를 일으킨다.

③ 소아에서는 주로 metabolic acidosis, 성인에서는 주로 respiratory alkalosis로 나타난다.

④ 치료

- Urine alkalinization : systemic pH를 증가시켜 salicylate의 CNS 축적을 막고, 신장에서의 salicylate 배설을 촉진한다.
- Hemodialysis : 심할 경우

(3) **Methanol, ethylene glycol intoxication**

① Methanol

- 0~12 hours : 숙취(inebriation) 이후 일시적 무증상 기간
- 24~36 hours : pancreatitis, retinal edema → blindness, coma
- 〉 48 hours : putamen and white matter hemorrhage

② Ethylene glycol (antifreeze로 주로 사용)

- 0~12 hours : inebriation → coma
- 12~24 hours : tachypnea, noncardiogenic pulmonary edema
- 24~36 hours : flank pain, renal failure, urinary calcium oxalate crystals

③ 치료

- Supportive care : fomepizole (alcohol dehydrogenase inhibitor)
- IV ethanol
- Hemodialysis
- Bicarbonate therapy

4. Renal failure (acute and chronic)

(1) Normal AG acidosis : mild - moderate CKD에서 nephron 수 감소에 의한 ammoniagenesis의 저하에 의해 발생한다.

(2) High AG acidosis : 신부전 진행 → 산이 배설되지 못하고 체내에 축적되어 AG ↑

(3) 치료

① Oral alkali (1.0~1.5 mmol/kg/day) : HCO_3^- 〈 22 mmol/L일 경우 투여

② Dialysis : alkali 투여에 의해 교정되지 않으면 dialysis의 적응증이다.

5. Alkali therapy : 급성 교정에서의 치료

(1) $NaHCO_3$ 투여량 (mmol) = (target HCO_3^- - 현재 HCO_3^-) × 0.5 × BWt

(2) 5% 포도당 용액에 $NaHCO_3$를 50~150 mmol/L의 농도가 되도록 혼합하여 3~4시간에 걸쳐 정맥 투여한다. 보통 D5W 1L + $NaHCO_3$ 3 ampules로 혼합한다.

(3) 급성 교정 시 목표 : pH = 7.2이다. 만성 대사성 산증에서처럼 HCO_3^- = 15 mmol/L로 목표를 정할 경우 overshoot metabolic alkalosis가 발생할 수 있다.

C. Hyperchloremic (normal anion-gap) metabolic acidosis

1. 원인 (etiology)

(1) Alkali의 손실에 의해 발생한다(Table 5-4).

① GI bicarbonate loss : diarrhea, GI-ureteral connection, pancreatic/biliary fluid loss

② Renal loss

(2) $[Cl^-]$은 증가하고 $[HCO_3^-]$는 감소하여 서로 반대 방향으로 움직이므로 AG은 정상이다. $[HCO_3^-]$가 감소함에도 불구하고 $[Cl^-]$의 증가가 없으면 mixed disorder를 시사.

2. Hyperchloremic metabolic acidosis의 감별진단 : urine anion gap

$$\text{Urine anion gap (UAG)} = [Na^+]_{urine} + [K^+]_{urine} - [Cl^-]_{urine}$$

(1) **UAG 〈 0 : appropriate ammonium excretion → GI bicarbonate loss**

(2) **UAG 〉 0 : inappropriate ammonium excretion → Renal acidosis**

3. Extrarenal HCO_3^- loss

(1) Diarrhea

① Volume depletion과 함께 K^+, HCO_3^- 손실이 발생한다.

② 신장에서는 hypokalemia, low pH 등에 의해 ammoniagenesis가 증가한다.

(2) GI-ureteral connection

① Neurogenic bladder 또는 cystectomy에서 ureteral diversion을 시행한 경우 드물게 hyperchloremic metabolic acidosis가 발생

② 소변 내 NH_4Cl이 장 점막에서 흡수되거나, 장 점막의 Cl^-/HCO_3^- exchanger의 작용에 의해 Cl^- reabsorption, HCO_3^- secretion이 일어나 발생하는 것으로 생각됨.

(3) 검사 소견

① **Urine AG 〈 0**

② Urine pH는 6 근처이다. Acidosis에 대응하여 NH_4^+ 배설이 증가하기 때문이다.

Table 5-4 Normal AG metabolic acidosis의 감별 진단.

GI bicarbonate loss
Diarrhea External pancreatic or small bowel drainage Ureterosigmoidostomy, jejunal loop Drugs : $CaCl_2$ (acidifying agent), Mg (diarrhea), cholestyramine (bile acid diarrhea)
Renal bicarbonate loss

Hypokalemia
  Proximal RTA (type 2)
  Distal (classic) RTA (type 1)
Hyperkalemia
  Generalized distal nephron dysfunction (type 4)
    Mineralocorticoid deficiency
    Mineralocorticoid resistance : PHA I
    PHA II
    ↓ Na^+ delivery to distal nephron
  Drug-induced hyperkalemia : K^+-sparing diuretics, ACE inhibitor/ARB, NSAID, trimethoprim, pentamidine
Normokalemia
  Early renal insufficiency

Others
Acid load (hyperalimentation) Dilution acidosis (rapid infusion of NaCl)

4. 치료 (treatment)

(1) Alkali therapy : 급성 교정에서의 치료

① $NaHCO_3$ 투여량 (mmol) = (target HCO_3^- - 현재 HCO_3^-) × 0.5 × BWt

② 5% 포도당 용액에 $NaHCO_3$를 50~150 mmol/L의 농도가 되도록 혼합하여 3~4 시간에 걸쳐 경정맥 투여한다. 보통 D5W 1L + $NaHCO_3$ 3 ampules로 혼합한다.

③ 급성 교정시 목표 : pH = 7.2이다. 만성 대사성 산증에서처럼 HCO_3^- = 15 mmol/L로 목표를 정할 경우 overshoot metabolic alkalosis가 발생할 수 있다.

(2) 만성 대사성 산증에서의 치료 목표 : HCO_3^- = 15 mEq/L이다. 1 mmol/kg 가량 투여한다.

신세관성 산증 (renal tubular acidosis, RTA)

(1) 정의 : **GFR의 감소에 비해 과도하게 나타나는 요 산성화 이상**

(2) 특징 : **Normal anion gap을 보이는 hyperchloremic metabolic acidosis**

A. Distal (classic) RTA (type 1)

1. 병태생리 (pathophysiology)

(1) **원위세관에서의 요 산성화 이상**

① H^+의 분비가 일어나지 않거나 분비된 H^+이 다시 혈관으로 들어온다.

- 분비가 되지 않는 경우 : secretory defect
- 다시 들어오는 경우(back-leak) : gradient defect

② H^+의 분비가 일어나지 않으므로 요 ammonium(NH_4^+) 농도는 acidosis가 있음에도 불구하고 낮다.

③ H^+의 분비가 일어나지 않으므로 phosphate 등의 titratable acid의 배설도 감소

(2) Metabolic acidosis 발생 → bone에 의한 buffering이 필요하게 된다.

2. 임상양상 (clinical manifestations)

(1) **Hypercalciuria**

① Chronic acidosis에 의한 calcium 재흡수의 감소 + mild secondary hyperparathyroidism

② Acidosis에 의해 bone에서 buffering이 일어나 hypercalciuria가 발생

(2) **요중 citrate 배설 감소** : acidosis와 hypokalemia에 의해 근위세관에서 citrate 재흡수 증가

(3) **Calcium phosphate stone, nephrocalcinosis** : **hypercalciuria, alkaline urine, low urine citrate**에 의해 calcium phosphate stone이 잘 생긴다.

(4) Growth retardation : alkali 투여로 산증을 교정하면 치료된다.

(5) Polyuria, hypokalemia : 요 농축능 결손 및 요중 potassium loss에 의해 발생.

3. 원인 (etiology)

(1) Primary : idiopathic or inherited

(2) Secondary : 대부분의 type I RTA는 **전신질환의 증상**으로 나타난다.

① Autoimmune disorders : **Sjogren syndrome**, SLE, primary biliary cirrhosis, hypergammaglobulinemia

② Drug : **amphotericin B** (gradient defect)

③ Toxin : toluene (본드 흡입)

④ Nephrocalcinosis 유발질환 : hyperparathyroidism, vitamin D intoxication, idiopathic hypercalciuria

⑤ Others : obstructive uropathy, renal transplantation

4. 유전 (genetic considerations)

(1) Autosomal dominant : anion exchanger (AE1) mutation에 의해 발생

(2) Autosomal recessive : H^+-ATPase mutation에 의해 발생

① Sensorineural deafness(+) : H^+-ATPase의 B subunit 유전자인 ATP6B1의 돌연변이(7q33-34)

② Sensorineural deafness(-) : 7q33-34 위치에 돌연변이가 있으나 ATP6B1과는 구별되는 위치이다.

5. 진단 (diagnosis)

(1) **Normal anion gap metabolic acidosis + urine pH 〉 5.5**

(2) **Calcium phosphate stone 또는 nephrocalcinosis**가 보이면 진단에 도움

(3) **Urine anion gap (UAG) : positive 값을 보인다.**

(4) **Bicarbonate loading test**

① Bicarbonaturia가 없는 것이 type 2 RTA와의 감별점이다.

② **Urine-Blood pCO_2 difference**

- $NaHCO_3$ infusion → distal tubule에서의 H^+ secretion이 없으므로 CO_2 생성이 감소 → urine pCO_2 감소
- 정상에서는 〉 30 mmHg, distal RTA에서는 〈 30 mmHg

(5) **Ammonium loading test**

① Acidosis가 심하지 않고 urine pH가 모호할 경우 진단을 위해 시행한다.

② Acidosis가 심해짐에도 불구하고 urine pH가 5.5 미만으로 내려가지 않으면 진단할 수 있다.

6. 치료 (treatment)

(1) Alkali supplements

① 0.5~2.0 mmol/kg/day 가량 투여.

② Acidosis와 hypercalciuria가 없어질 때까지 증량한다.

③ Acidosis 교정 시 일시적으로 hypokalemia가 심해질 수 있으므로 주의.

(2) Hypokalemia가 심할 경우 K^+를 먼저 교정한다.

① Potassium citrate가 주로 선호된다. Calcium stone이 있을 때 특히 유용.

B. Proximal (type 2) RTA

1. 병태생리 (pathophysiology)

(1) 흔히 **근위세관 기능의 전반적인 결손을 동반**한다. 즉, **Fanconi syndrome의 특징을 갖는 hyperchloremic metabolic acidosis**이다.

(2) **근위세관에서의 흡수 감소 → self-limited bicarbonaturia** (**Figure 5-6**)

① 정상 serum HCO_3^- 농도에서는 근위세관의 HCO_3^- 재흡수 능력을 초과하는 HCO_3^-가 원위세관까지 도달한다.

② Serum HCO_3^- 농도가 감소하면 여과되는 HCO_3^-가 감소하여 원위세관에는 적은 양의 HCO_3^-가 도달하고, 원위세관에서 모두 재흡수되어 bicarbonaturia는 사라진다. 이 단계에서는 원위세관에서 요 산성화가 부분적으로 일어날 수 있으므로 하루에 섭취한 산을 모두 배설할 수 있다. 단 serum HCO_3^-는 낮은 상태에서 유지된다.

2. 원인 (etiology)

(1) Fanconi syndrome과 무관한 경우 : sporadic, familial, acetazolamide, carbonic anhydrase II deficiency

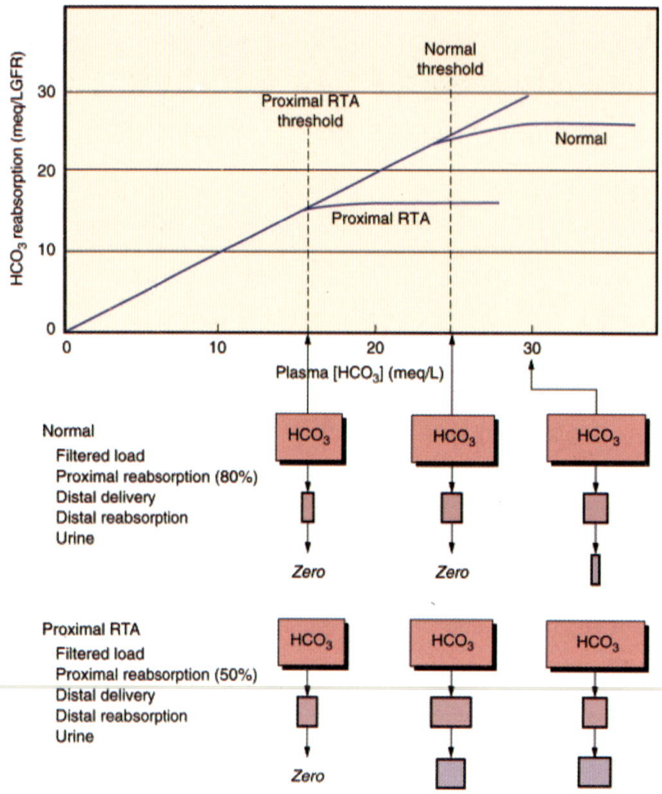

Figure 5-6
Proximal RTA의 병태생리.
Proximal RTA는 HCO_3^- 재흡수의 역치가 감소되어 있는 질환이다. 따라서 낮은 serum HCO_3^-에서는 평형을 이루고 있어 urine HCO_3^-의 배설이 없지만, HCO_3^- loading을 가하면 HCO_3^-의 배설이 급격히 증가한다.

(2) Fanconi syndrome과 관련 있는 경우

① 전신 질환이 없는 경우 : sporadic, familial

② 전신 질환이 있는 경우

- Genetic : Wilson's disease, cystinosis
- Dysproteinemic state : myeloma kidney, light chain deposition disease
- Primary or secondary hyperparathyroidism
- Drugs : ifosfamide, gentamicin
- Toxins : lead, cadmium, mercury
- Tubulointerstitial disease : transplant rejection, medullary cystic disease
- Others : paroxysmal nocturnal hemoglobinuria

3. 임상양상 (clinical manifestations)

(1) Hypophosphatemia, low calcitriol level : rickets, osteomalacia가 잘 발생한다.

(2) Hypercalciuria가 있지만, urine citrate 농도가 높아 stone은 드물다.

4. 감별진단 (differential diagnosis) : type 1 RTA와의 차이점

(1) **원위세관의 요 산성화능이 정상** : **NH_4^+ loading test를 시행하면 urine pH 〈 5.5**

(2) **Bicarbonate loading test**

① Acidosis를 교정하기 위해 bicarbonate를 투여하면 bicarbonaturia가 발생한다.

② 정상에 가까운 serum bicarbonate 값을 보일 때 **fractional excretion of bicarbonate (FE_{HCO3-}) 〉 15%**이다. Type 1 RTA에서는 〈 10%이다.

(3) Type 2 RTA에서는 serum HCO_3^-가 15 mmol/L 미만인 경우는 드물다.

(4) **UAG은 양의 값을 가진다.** Ammonium excretion은 정상이지만 chronic diarrhea의 경우처럼 증가하지는 않기 때문이다.

(5) **Nephrolithiasis, nephrocalcinosis가 발생하지 않는다.**

5. 치료 (treatment)

(1) Alkali : **대량 투여가 필요**하다(5~15 mmol/kg/day).

(2) Potassium : bicarbonaturia가 발생하면 K^+ loss가 증가하므로 투여량을 늘린다.

Nephrology

C. Generalized distal nephron dysfunction (type 4 RTA)

1. 병태생리 (pathophysiology)

(1) **Mineralocorticoid의 작용 저하** 또는 **cortical collecting duct 자체의 이상**

(2) 원위세관의 K^+와 H^+ 분비가 모두 저하되어 **RTA + hyperkalemia**를 보인다.

(3) 대부분 후천적으로 발생한다.

(4) 다수의 환자가 **mild-moderate renal insufficiency**를 보인다. 그러나 **신기능의 저하 정도에 비해 acidosis와 hyperkalemia가 심한 것**이 특징이다.

(5) **K^+와 H^+ excretion이 모두 장애**를 받으며, 이는 aldosterone 분비 저하 또는 aldosterone 작용에 대한 원위세관의 저항성에 의한 것으로 설명할 수 있다.

(6) Hyperkalemia는 ammoniagenesis를 감소시켜 ammonium excretion을 더욱 감소시키므로 요 산성화를 저해한다.

2. 원인 (etiology)

(1) Mineralocorticoid deficiency

① Low renin, low aldosterone : **DM, NSAID, cyclosporine, beta-blockers**

② Low renin, high aldosterone : **ACE inhibitor/ARB**, heparin, ketoconazole

(2) Abnormal cortical collecting duct

① Drugs : spironolactone, triamterene, amiloride, pentamidine

② Chronic TIN : chronic urinary tract obstruction, SLE

3. 감별진단 (differential diagnosis)

(1) Type 1 RTA와의 차이점

① Acidosis가 있는 동안의 urine pH < 5.5

② Hyperkalemia를 보인다.

③ Mild-moderate renal insufficiency가 거의 항상 나타난다.

④ Serum HCO_3^- $<$ 15 mmol/L인 경우는 드물다.

(2) Type 2 RTA와의 차이점 : $FE_{HCO_3^-}$ $<$ 10%이고, HCO_3^- 투여량이 1~3 mmol/kg/day

(3) UAG : 양성이다.

4. 치료 (treatment)

(1) 치료의 목표 : **hyperkalemia의 교정**

① Hyperkalemia 교정 → ammonium excretion이 증가하여 acidosis도 호전

② Low-potassium diet

③ Aldosterone 작용을 저해하는 약물 중단

(2) Fludrocortisone (0.1~0.2 mg/d)

① Hyperkalemia와 acidosis를 교정하는 효과가 있다.

② Salt retention, ECF expansion 등의 효과가 있으므로 고혈압이나 심부전이 있는 환자에서는 사용하지 않는다.

(3) Diuretics

① 원위세관에 Na^+ delivery 증가 → H^+, K^+ excretion 증가

② Thiazide 사용; Cr 〉 2 mg/dL일 경우 furosemide 사용

대사성 알칼리증 (metabolic alkalosis)

A. 정의 (definition)

(1) **pH 상승, 혈청 bicarbonate 증가, 보상성으로 hypoventilation → $PaCO_2$ 증가**

(2) **Hypochloremia, hypokalemia가 흔히 동반**된다.

(3) $PaCO_2$는 55 mmHg까지 상승할 수 있으며, 그 이상은 저산소증에 의해 호흡 자극이 발생하므로 증가하지 않는다.

B. 발병기전 (pathogenesis)

1. 대사성 알칼리증의 생성 (generative stage)

(1) **거의 대부분 H^+ loss에 의해 발생한다.**

① **거의 반드시 Cl^- 또는 K^+ depletion이 있다.**

② 임상적으로 가장 흔한 상황은 **Cl^- depletion**에 동반된 metabolic alkalosis이다.

(2) HCO_3^- gain (exogenous alkali administration)

① Alkali source : bicarbonate, lactate, citrate 등

② 신장 기능이 정상일 경우 HCO_3^- gain만으로 잘 발생하지는 않는다.

2. 대사성 알칼리증의 지속 (maintenance stage)

(1) 정상적으로 기능하는 신장은 여분의 HCO_3^-를 신속히 배설한다.

(2) 하지만, 다음의 경우 신장이 HCO_3^-를 배설하지 못하여 대사성 알칼리증이 지속됨.

① Volume deficiency/chloride deficiency/potassium deficiency + low GFR

· **Volume contraction** : Na^+가 재흡수되면서 HCO_3^-의 배설에 지장을 받는다.

· **Low GFR** : HCO_3^-이 여과되지 않아 배설이 저하된다.

· **Depletion of Cl^- or K^+** : 신세관에서 HCO_3^- 재흡수가 증가한다.

② Hypokalemia due to autonomous hyperaldosteronism

· **Hyperaldosteronism** 상태에서는 collecting duct에서 Na^+ reabsorption이 증가하면서 K^+, H^+ excretion이 증가하여 metabolic alkalosis가 유지된다.

C. 원인 (etiology)

1. Exogenous HCO_3^- loads

(1) Acute alkali administration

(2) Milk-alkali syndrome

2. ECF volume↓, normal BP, K^+↓, renin↑, aldosterone↑

(1) Renal origin

① **Diuretics**

- Acute : 체내의 HCO_3^- 양을 변화시키지 않고 ECF volume을 감소시켜 serum HCO_3^- 농도를 상승시킨다("contraction alkalosis").
- Chronic : 원위 세관으로의 Na^+ delivery가 증가 → K^+, H^+ secretion 증가
- Metabolic alkalosis는 ECF volume contraction, secondary hyperaldosteronism, K^+ deficiency, 이뇨제의 직접적 효과 등에 의해 유지된다.

② K^+ deficiency

- NH_4^+ 생성 및 재흡수가 증가하고 HCO_3^-의 재흡수가 증가한다.
- Collecting duct의 H^+,K^+-ATPase의 발현이 증가하여 H^+ secretion이 증가한다.

③ Nonreabsorbable anions and Mg^{2+} deficiency

④ Bartter/Gitelman syndrome : chloride-resistant alkalosis

⑤ After treatment of lactic acidosis or ketoacidosis

⑥ Posthypercapnia

(2) **Acid loss from the stomach** : vomiting or nasogastric suction

(3) Others (드물다) : recovery from chronic hypercapnia, Cl^--depleting diarrhea

3. Hyperaldosteronism : ECF volume↑, BP↑, K^+↓, mineralocorticoid excess

(1) High renin : renal artery stenosis, accelerated HTN, renin-secreting tumor

(2) Low renin

① **Primary aldosteronism**

② **Apparent mineralocorticoid excess**

③ Adrenal enzyme defects

4. ENaC mutation : ECF volume↑, BP↑, K^+↓, renin↓, aldosterone↓

(1) Liddle's syndrome

① ENaC의 gain-of-function mutation에 의해 Na^+ reabsorption 증가, K^+ 배설 증가로 HCO_3^- excretion 감소

② 신장학 12장 참조

D. 진단 (diagnosis)

1. Urine chloride

(1) Low urine Cl^-

① 대부분 Cl^--responsive metabolic alkalosis

② **ECF volume contraction**을 반영한다.

(2) High urine Cl^-

① 대부분 Cl^--resistant metabolic alkalosis

② **ECF volume expansion + mineralocorticoid excess**를 반영한다.

③ Bartter's syndrome, Gitelman's syndrome의 경우에는 ECF volume contraction이다(∵ salt-losing).

Table 5-5 대사성 알칼리증의 감별진단.

Urine Cl^- < 25 mEq/L	Urine Cl^- > 40 mEq/L
Vomiting or nasogastric suction	Primary mineralocorticoid excess
Diuretics (late)	Diuretics (early)
Posthypercapnia	Alkali load
	Bartter/Gitelman syndrome
	Severe hypokalemia

E. 임상양상 (clinical manifestations)

(1) Neuromuscular : confusion, obtundation, seizure, paresthesia, muscular cramping, tetany

(2) Cardiopulmonary : arrhythmias, hypoxemia in chronic obstructive lung disease

(3) Hypokalemia, hypophosphatemia

F. 치료 (treatment)

1. HCO_3^- 생성 자극의 교정

(1) 원인 질환의 교정 : primary aldosteronism, renal artery stenosis, Cushing's syndrome

(2) $[H^+]$ loss 방지 : 필요할 경우 이뇨제 중단, GI loss일 경우 proton pump inhibitor 사용

2. 부적절한 HCO_3^- 재흡수가 일어나는 원인을 제거

(1) ECF volume contraction 교정

① Low urine [Cl]일 경우 NaCl 투여(eg, isotonic saline)로 volume expansion

② 이 경우 K^+ deficiency가 동반되어 있어도 대부분 NaCl 투여만으로 alkalosis는 교정된다.

(2) K^+ deficiency 교정

3. Saline infusion이 어려운 경우 가능한 치료

(1) Acetazolamide : K^+ loss가 심해질 수 있으므로 주의

(2) Dilute hydrochloric acid (0.1N HCl) : hemolysis의 위험이 있으므로 중심정맥을 통해 천천히 주입하여야 한다.

(3) Hemodialysis : 신장 기능 저하시 고려 가능

호흡성 산증 (respiratory acidosis)

(1) 심한 폐질환, 호흡근 피로, 환기 장애 등에 의해 일어난다.

(2) Secondary physiologic response

① Acute hypercapnia : HCO_3^- buffer의 titration으로 인해 HCO_3^- 증가

② Chronic hypercapnia에 대한 신장의 보상 반응 : HCO_3^- 생성 및 Cl^- 재흡수 감소

- Chronic (〉 24 hrs) : 10 mmHg 상승할 때마다 HCO_3^- 4 mEq/L 상승
- HCO_3^- 가 38 mEq/L 이상 증가하는 경우는 드물다.
- Cl^- 재흡수 감소
  - HCO_3^-가 증가하는 동시에 체내 Cl^- 양은 감소한다.
  - Hypercapnia에서 회복될 때 Cl^-가 보충되지 않으면 HCO_3^- 농도는 감소하지 않는다(posthypercapnic metabolic alkalosis).

A. 원인 (etiology)

(1) Central : drugs(anesthetics, morphine, sedatives), stroke, infection

(2) Airway : obstruction, asthma

(3) Lung parenchymal disease : emphysema, bronchitis, ARDS, barotraumas

(4) Neuromuscular : poliomyelitis, kyphoscoliosis, myasthenia, muscular dystrophies

(5) Others : obesity, hypoventilation, permissive hypercapnia

B. 임상양상 (clinical manifestations)

(1) $PaCO_2$가 급격히 상승할 경우 : 불안, 호흡곤란, 혼란, 정신병증, 환각, 혼수

(2) 경도의 $PaCO_2$ 상승 : 수면장애, 기억장애, 주간 졸림, 성격 변화, 운동장애

(3) 두통 : 뇌압상승에서의 두통과 발현 양상이 비슷하고 papilledema가 발생한다.

C. 진단 (diagnosis)

(1) 동맥혈의 $PaCO_2$와 pH 측정

(2) 원인 규명을 위한 검사

D. 치료 (treatment)

1. Acute respiratory acidosis

(1) 즉각적인 원인 교정과 호흡 회복이 필수적이다.

① Airway 확보

② O_2 투여 : PaO_2 〉 60 mmHg 유지

③ ABGA 및 mental status 평가

· 의식저하, pH 〈 7.10, $PaCO_2$ 〉 80 mmHg : ventilator support, $NaHCO_3$ 투여 → pH 7.10~7.20 유지

④ 가역적인 원인 질환 치료 : antibiotics, bronchodilators, corticosteroid

2. Chronic respiratory acidosis

(1) PaO_2 〉 60 mmHg 유지

① COPD 환자에서는 O_2 투여가 hypercapnia를 악화시킬 수 있다. 따라서 PaO_2를 유지하는 선에서 최소의 O_2를 투여한다.

② Severe hypercapnic encephalopathy 또는 hemodynamic instability 여부 확인 : if (+) → ventilator support 고려

③ 가역적인 원인 질환의 치료

(2) **Chronic respiratory acidosis에서는 $PaCO_2$를 천천히 낮추어야 한다.**
Hypercapnia를 너무 빠르게 치료하면 $PaCO_2$가 빠르게 감소하여(posthypercapnic alkalosis) 부정맥, 뇌혈류감소, 경련이 일어날 수 있으므로 주의해야 한다.

① 충분한 chloride와 potassium을 주어 HCO_3^-의 배설을 촉진한다.

② Acetazolamide (250~375 mg qd or bid)를 사용

호흡성 알칼리증 (respiratory alkalosis)

A. 원인 (etiology)

(1) CNS stimulation : pain, anxiety, fever, CVA, tumor, trauma, CNS infection

(2) Hypoxemia or tissue hypoxia : high altitude, pneumonia, pulmonary edema, aspiration, severe anemia

(3) Drugs : salicylate, progesterone, theophylline

(4) Stimulation of chest receptors : hemothorax, flail chest, heart failure, pulmonary embolism

(5) Others : septicemia, liver failure, mechanical ventilation, heat exposure

B. 임상양상 (clinical manifestations)

(1) 신경계

① 뇌혈류 감소 : dizziness, mental confusion, seizure

· 뇌혈류 감소가 신생아 및 영아에서는 뇌의 발달에 치명적인 영향을 줄 수 있다.

② 사지의 numbness, paresthesia

③ 기타 : circumoral numbness, increased DTR, muscle cramp, carpopedal spasm

(2) 심혈관계 : arrhythmia, ↓cardiac output, ↓blood pressure

(3) 전해질 : Na^+, K^+, PO_4^-의 세포 내 이동

(4) Chronic respiratory alkalosis : 중환자에서 흔하며, 심할 경우 예후가 불량하다.

(5) 대부분의 심폐질환의 초기 및 중간 단계의 증상으로 respiratory alkalosis가 발생

(6) Hyperventilation syndrome

① $PaCO_2$ 15~30 mmHg의 hypocapnia를 보이며, hypoxemia는 없다.

② Paresthesia, circumoral numbness, chest wall tightness or pain, dizziness, tetany

C. 진단 (diagnosis)

(1) Blood electrolytes : 낮은 HCO_3^-와 높은 Cl^-만 보고 normal-AG metabolic acidosis로 잘못 진단할 수 있으므로 ABGA를 반드시 시행한다.

(2) ABGA : hypocapnia + alkalemia → 어떠한 형태로든 respiratory alkalosis가 존재하고 있다.

D. 치료 (treatment)

(1) 원인 질환의 치료가 우선이다.

(2) Hyperventilation syndrome의 치료

① Reassurance

② Rebreathing from a paper bag

③ Treatment of underlying psychologic disorder

Mixed acid-base disorders

A. 정의 (definition)

(1) 동시에 2가지 이상의 산-염기 이상이 존재하는 상태

(2) 다음 2가지 중 하나이다.

① 2가지 이상의 simple acid-base disorder가 존재하는 경우

· Metabolic acidosis + respiratory alkalosis

② 어떤 한 가지 acid-base disorder의 2가지 형태가 같이 존재하는 경우

· Acute respiratory acidosis + chronic respiratory acidosis

· High AG metabolic acidosis + normal AG metabolic acidosis

B. 원인 (etiology)

(1) 주로 입원 환자에서 발견되며, 중환자실에서 자주 볼 수 있다.

(2) 흔히 접하는 임상 상황 : cardiorespiratory arrest, sepsis, drug intoxication, DM, organ failure (liver, kidney, lung)

(3) CKD 또는 ESRD 환자들은 신장에 의한 산-염기 적응이 잘 되지 않아 acid 또는 alkali load가 가해질 경우 심한 acidosis 또는 alkalosis에 빠질 수 있다.

6

Adaptation of the Kidney to Renal Injury

신장 손상에 대한 적응

Common mechanisms of progressive renal disease

A. 정상 신장의 적응 과정

(1) **Compensatory renal hypertrophy**

① Unilateral nephrectomy → 세포의 증식 없이 남아있는 nephron의 세포들의 크기가 커지고, 이로 인해 신장이 커져 2개 신장이 있었을 때의 GFR 값의 약 80%까지 회복된다.

② 이러한 보상성 과정의 정확한 기전은 아직 알려져 있지 않지만 angiotensin II, TGF-beta, EGF, mTOR 등이 관여하는 것으로 보인다.

(2) Adaptation to hyperfiltration : 임신, 신장 기증, 다른 질환으로 인한 일측신 절제 등으로 인해 사구체의 여과가 증가하더라도 특별히 신장의 손상으로 이어지지 않음

B. Renal progression ('maladaptation')

(1) 신장의 80%를 제거한 실험 동물의 경우, 신장 조직을 계속 손상시키는 질환이 있는 사람의 경우 말기 신질환으로 진행한다. 따라서 신장 질환이 진행하는 renal mass의 임계점이 있는 것으로 추정할 수 있다.

(2) Renal progression의 조직학적 특징 : '**relentless tubular atrophy and tissue fibrosis**'

(3) **Renal progression은 원인 질환에 관계 없이 비교적 공통적인 경로를 밟게 된다.**

(4) **Mechanisms of renal progression**

① 지속적인 사구체 손상 → **glomerular hypertension** → single-nephron GFR 증가 → **proteinuria**

② Significant proteinuria → local production of **angiotensin II**↑

③ **Angiotensin II** → downstream **cytokines**↑ → **interstitial mononuclear cells**↑ (**Figure 6-1**)

④ **Nephritogenic T cell**, macrophage in the interstitium → **interstitial nephritis**

⑤ **Epithelial-mesenchymal transition** : transformation of some tubular epithelia into new interstitial fibroblasts

⑥ Fibroblasts → collagenous matrix → **fibrosis** → acellular scar in the nephron

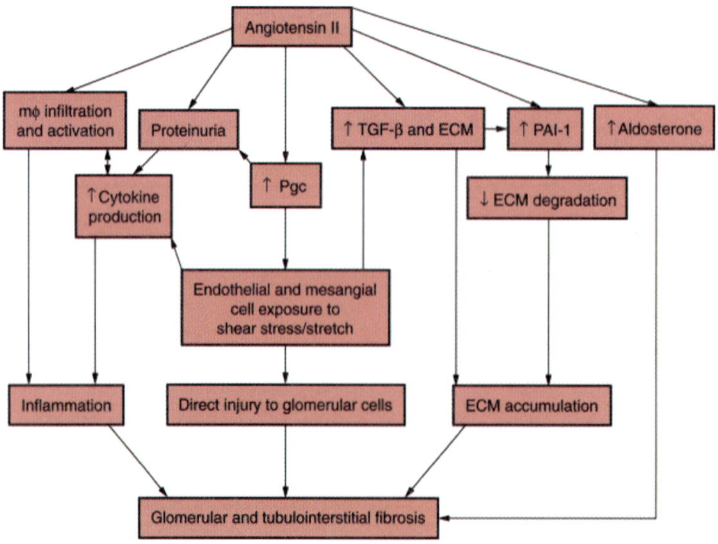

Figure 6-1
Progressive renal injury에서 angiotensin II의 중심적 역할.
Angiotensin II는 혈역학적/비혈역학적 기전에 의하여 신손상을 진행시킨다. 사구체내 압력을 증가시키고 각종 cytokine의 분비를 증가시켜 renal scarring을 유발한다.

Response to reduction in numbers of functioning nephrons

A. Intact nephron hypothesis

(1) 손상받은 신원 이외의 정상 신원이 **형태적, 기능적 변화**를 통해 신기능 감소에 적응한다는 설.

① 신장 손상은 각각의 신원의 기능이 동시에 서서히 감소하는 것이 아니라, **기능하는 정상 신원의 수가 서서히 감소함으로써 일어난다**는 가설이다.

② **남아 있는 nephron들의 기능은 정상이거나 증가**되어 있다.

(2) 형태적 변화 : compensatory renal hypertrophy

(3) 기능적 변화

① Tubuloglomerular feedback (TGF) : macula densa를 통한 TGF mechanism의 변화로 single nephron GFR의 증가가 일어난다고 생각된다.

② Glomerulotubular balance : single nephron GFR이 증가하면 신세관에서의 재흡수도 증가한다. 신세관이 커지거나 재흡수 능력이 증가한다. 이 과정이 점점 더 진행하면 신세관의 손상이 증가하게 된다. 일종의 trade-off 현상으로 해석할 수 있다.

B. Trade-off hypothesis

(1) 신원 손상에 대한 생리적 적응의 결과, 의도하지 않았던 다른 이상을 초래하는 것을 말함.

(2) 가장 특징적인 예 : hyperphosphatemia에 대한 secondary hyperparathyroidism 발생

① Serum phosphorus는 정상에 가깝게 유지되지만 뼈에서의 calcium loss가 발생하고 metabolic bone disease가 발생한다.

② 즉, phosphorus level을 유지하기 위해 bone을 희생하는 것이다.

C. Hyperfiltration hypothesis

(1) 남아 있는 정상 사구체에서는 hyperfiltration이 발생하고 이로 인해 사구체내압(intraglomerular pressure)이 증가하여 사구체 손상이 진행된다는 설.

(2) 정상 상황에서의 hyperfiltration : 반드시 신장 손상으로 이어지는 것은 아니다.

① Pregnancy

② Solitary kidney : 신장을 하나만 가지고 태어났거나 외상, 신이식 등으로 인해 기능하는 신장이 1개뿐인 경우

(3) 신손상을 초래하는 hyperfiltration

① Renal mass가 일정 수준 이하로 감소하면 hyperfiltration이 신손상의 진행에 기여한다.

② Intact nephron으로 renal blood flow의 증가 + glomerular hyperfiltration

- Postglomerular efferent arteriole의 수축 → 사구체내압 증가, filtration fraction 증가

③ Hyperfiltration은 사구체 및 세관-간질 손상으로 이어진다.

④ Hyperfiltration을 없애면 신장 손상은 진행하지 않는다.

Adaptation of solute excretion to decreased GFR

※ **Figure 6-1** 참조.

1. Curve A : No adaptation

(1) Glomerular filtration에 비례하여 제거되고 tubule에서 분비되지 않는 물질들은 GFR의 감소에 비례하여 혈중 농도가 증가하게 된다.

(2) **Urea**와 **creatinine**이 여기에 해당한다.

① 신기능이 정상의 50%까지 감소할 때까지는 curve A에 해당하는 물질의 농도는 정상 범위에 있다.

② Urea 및 Cr의 농도는 GFR과 반비례 관계에 있으므로, 생성과 분비가 일정하게 균형을 이룬다면 urea와 Cr은 GFR의 임상적 지표로 이용할 수 있다.

2. Curve B : partial adaptation

(1) 일정 부분 tubular secretion이 일어나는 물질들로, GFR이 정상의 25%까지 감소하면 혈중 농도가 증가한다.

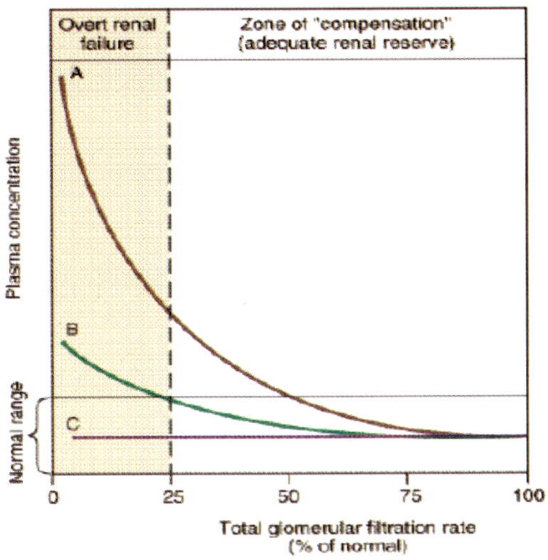

Figure 6-2
신기능의 감소에 따른 각 물질의 농도 변화.
Curve A : urea, creatinine
Curve B : H^+, phosphate, urate
Curve C : sodium, chloride, potassium

(2) GFR이 감소하면 tubule에서의 분비가 증가하거나 재흡수가 감소하여 여과된 양의 많은 분율이 배설된다. 즉 fractional excretion이 증가한다.

(3) **Phosphate, urate, hydrogen**이 여기에 해당한다.

3. Curve C : complete adaptation

(1) CKD 경과 전체에 걸쳐 섭취와 배설의 균형이 유지됨.

(2) 남아 있는 tubule에서의 재흡수가 크게 감소하여 fractional excretion이 크게 증가할 경우에만 균형이 유지될 수 있다.

(3) **Sodium, chloride, potassium**이 여기에 해당한다.

Tubular function in chronic kidney disease

A. Sodium (Na^+)

(1) GFR이 감소하더라도 fractional excretion의 증가에 의해 sodium homeostasis는 유지된다.

① Loop of Henle와 distal nephron에서 sodium 재흡수 감소

② 남은 nephron의 organic/inorganic anion 배설량 증가 → Na^+ 배설량 동반 증가

③ Atrial natriuretic peptide 증가

(2) Nephron loss 진행 → ANP 효과 감소 → sodium retention → intravascular volume ↑, edema, worsening hypertension

B. Urinary dilution and concentration

(1) 만성 신부전에서의 요 농축능과 희석능의 감소 : **등장뇨 (isosthenuria)**

① Osmole을 배설하기 위해서는 일정량의 수분 배설 필요 → 요농축능 제한

② 신원 각각에서 배설하는 용질의 fractional excretion 증가 → 요희석능 제한

③ 세관-간질 손상 → vasopressin의 작용 감소, medullary hypertonicity 소실

⇒ urine osmolality는 비교적 일정한 값으로 고정된다.

(약 350 mOsm/kg, SG 1.010)

(2) 임상적 중요성

① Nocturia : 만성 콩팥병 환자가 호소하는 중요한 증상 중 하나. 요농축능 손실에 의해 일어나는 현상이다.

② 만성 콩팥병 환자는 소변의 농축능 및 희석능의 결손이 있으므로, **적절한 수분의 섭취가 가능해야 하며, 상대적으로 일정한 양의 수분을 섭취하여야 한다. 이러한 이유로, 수분을 제한하는 것은 오히려 해로울 수 있다.**

③ 반대로, 소변의 희석능의 감소로 인해 섭취한 수분을 제대로 배설하지 못하게 될 수 있으므로 이 또한 주의해야 한다.

C. Potassium (K^+)

(1) 정상 신기능에서는 음식물로부터 섭취된 K^+의 90%가 신장으로 배설되고, 10%는 stool로, 미량은 땀으로 배설된다.

(2) 신기능이 감소할 경우 섭취된 K^+의 30%까지 stool로 배설될 수 있으나, 신장이 여전히 중요한 배설 경로이다.

(3) Chronic kidney disease에서의 K^+ homeostasis 유지 기전

① **Fractional excretion의 증가**로 K^+ 배설 증가 : aldosterone 분비 증가가 관여

② **남아있는 nephron에서 distal tubular flow가 증가** → K^+ excretion 증가

③ 인산염, 황산염 등의 **음이온 배설 증가** → K^+ excretion 증가

④ **Colon에서의 K^+ 분비 증가** : aldosterone은 colon에서 K^+ excretion ↑

D. Acid-base regulation

(1) GFR이 정상의 25% 이하로 감소하면 대사성 산증 발생

(2) 남아 있는 정상 신원에서 산 배설을 증가시키지만, 전체 산 배설은 30~40 mmol/d로 감소한다. 이는 ECF에 들어오는 acid의 1/2~2/3에 해당하는 양이다.

(3) CKD에서는 plasma HCO_3^-가 14~18 mmol/L로 유지되는데, 이는 bone에서 buffering이 일어나기 때문이다. 이는 CKD에서의 mineral and bone disorder(renal osteodystrophy)를 유발한다(**trade-off hypothesis**).

(4) CKD 경과에 따른 대사성 산증의 변화

① **CKD 초기** : **hyperchloremic (normal AG) metabolic acidosis**

- H^+ pump의 감소, ammoniagenesis 감소에 의해 발생

② **CKD 후기** : **high-AG metabolic acidosis**

- Phosphate, sulfate 등 organic acid 축적에 의해 발생

E. Calcium and phosphate

· Phosphate의 90%는 proximal tubule에서 재흡수

· Parathyroid hormone(PTH)은 proximal tubule에서의 phosphate 재흡수를 억제

1. 이차성 부갑상선 기능항진증의 발생 기전

(1) CKD 진행 → hyperphosphatemia → PTH 증가 → phosphate excretion 증가

- Phosphate의 농도는 일정하게 유지되지만 그 대가로 PTH가 지속적으로 높은 상태로 유지된다(**trade-off hypothesis**).

(2) Vitamin D 대사의 변화

① 신부전이 진행하면 vitamin D hydroxylation이 불충분하게 일어나게 되어 **1,25-dihydroxyvitamin D가 감소**하게 된다.

② Vitamin D가 감소하면 PTH가 억제되지 않아 **secondary hyperparathyroidism**이 더욱 심해지고, 장관으로부터의 calcium 흡수가 감소하여 **hypocalcemia**를 유발한다.

(3) **PTH에 대한 골의 저항성이 증가**한다.

(4) 신원 감소에 따라 혈중 **PTH의 분해 능력이 감소**한다.

2. 적응 결과

(1) **이차성 부갑상선 기능항진증** : PTH의 증가로 bone에서 칼슘을 유리시켜 정상 혈중 칼슘 농도를 유지하고 인산 농도를 감소시킨다.

(2) 골조직에서 칼슘이 유리되어 **신성 골이영양증(renal osteodystrophy, 또는 CKD mineral and bone disease)**이 발생한다.

Modifiers influencing the progression of renal disease

A. Well-described risk factors

(1) **Systemic hypertension**

(2) **Diabetes mellitus**

· Poor glucose control : 당뇨병성 콩팥병 (diabetic kidney disease) 뿐만 아니라 당뇨병 환자의 비당뇨성 콩팥병 (nondiabetic kidney disease)의 진행을 악화시킨다.

(3) **Activation of the renin-angiotensin-aldosterone system**

· Angiotensin II : intraglomerular hypertension ↑, fibrogenesis ↑

· Aldosterone : Na^+, K^+ 대사에 관여할 뿐만 아니라 독립적인 fibrogenic mediator

B. Lifestyle choices

(1) **Cigarette smoking** : 신장 손상의 위험도를 높이거나 진행을 촉진시킨다.

(2) **Obesity/central adiposity** : lipid oxidation 증가 → 심혈관계 질환, 신장 질환 위험도 증가

(3) **High-protein diet** : 0.6~0.75 g/kg/d 정도의 low-protein diet가 신장 질환의 진행을 늦춘다.

C. Others

(1) **Abnormal calcium/phosphorus homeostasis** : vitamin D 유도체를 투여하면 CKD의 진행을 늦춘다는 보고들이 증가하고 있다.

(2) **Intrinsic paucity in nephron number** : 태생적으로 적은 수의 nephron을 가지고 태어난 사람은 신장 질환 진행의 위험도가 높다.

(3) Undefined genetic factors

Nephrology

7

Acute Renal Failure

급성 신부전

정의

(1) **수시간 또는 수일간에 걸쳐 사구체 여과율의 급격한 감소를 보이는 증후군**

(2) 다음과 같은 임상 양상이 특징이다.

① 질소성 노폐물의 저류 (retention of nitrogenous waste products)

② 핍뇨 (oliguria) : urine output 〈 400 mL/d

③ 전해질, 산-염기 이상

(3) 입원 환자의 5~7%, 중환자실 환자의 30%에서 발생한다.

(4) 원인을 다음과 같이 분류해서 접근하는 것이 편리하다.

① **Prerenal azotemia (55%)**

② **Intrinsic renal ARF (40%)**

③ **Postrenal ARF (5%)**

원인 및 병태생리

A. Prerenal ARF (prerenal azotemia)

1. 정의 (definition)

(1) 신장 실질의 손상 없이 renal hypoperfusion에 의해 일어나는 급성 신부전

(2) 신혈류 및 사구체 초여과압을 정상화시키면 정상 신기능을 회복하는 가역적인 상태

2. 원인 (etiology)

(1) **Hypovolemia** : hemorrhage, burn, GI loss, renal loss, sequestration ("third space loss")

(2) **Altered renal hemodynamics**

① **Low cardiac output : 각종 심장 질환들**

② **Systemic vasodilation**

· Severe sepsis and septic shock

· Drugs : 항고혈압제, 후부하 감소제 (afterload reducers)

· 기타 : 마취, anaphylaxis

③ **Renal vasoconstriction** : hypercalcemia, catecholamines, calcineurin inhibitors (cyclosporine, tacrolimus), amphotericin B

④ **Impairment of renal autoregulatory responses**

· **Cyclooxygenase inhibitors (NSAIDs, COX-2 inhibitors)**

- 신기능이 감소된 환자에서는 prostaglandin에 의한 hyperfiltration으로 GFR을 유지하기 때문에 NSAID 또는 COX-2 inhibitor에 의해 급격한 GFR의 감소가 일어날 수 있다.

· **ACE inhibitors, angiotensin II receptor blockers**

- **Bilateral renal artery stenosis 또는 single functional kidney의 renal artery stenosis**가 있을 경우 angiotensin II에 의해 GFR을 유지하기 때문에, ACE inhibitor 또는 ARB를 투여할 경우 급격한 GFR의 감소를 초래할 수 있다.

⑤ **Hepatorenal syndrome (HRS)**

- **Advanced liver cirrhosis, acute liver failure** 등에서 나타날 수 있다.
- 신장 자체는 구조적으로 정상 : 심한 renal vasoconstriction에 의해 ARF 발생
- Liver transplantation 등으로 간질환을 교정하면 ARF는 해소된다.

B. Intrinsic renal ARF (intrinsic renal azotemia)

1. 정의 (definition)

(1) 신장 실질을 침범하는 질환에 의해 발생하는 급성 신부전

(2) 영향받는 신장의 부위에 따라 다음과 같이 분류할 수 있다.

① Tubular injury : ischemic or nephrotoxic

② Tubulointerstitial diseases

③ Diseases of the renal microcirculation and glomeruli

④ Diseases of larger renal vessels

(3) Ischemia 또는 nephrotoxic agent에 의한 급성 신세관 손상

- 급성 신세관 괴사(**acute tubular necrosis, ATN**) : 실제 형태학적으로는 cellular necrosis는 거의 보이지 않는다. 그러나 관습적으로 계속 사용하고 있다.

2. 원인 (etiology)

(1) Renovascular obstruction

① Renal artery obstruction : atherosclerotic plaque, thrombosis, embolism

② Renal vein obstruction : thrombosis, compression

(2) Diseases of the glomeruli or vasculature

① Glomerulonephritis or vasculitis

② Others : thrombotic microangiopathy, malignant hypertension, DIC, preeclampsia

(3) Acute tubular necrosis

① Ischemia : prerenal ARF와 유사하나 손상의 정도가 더 심할 때

② Infection : with or without sepsis

③ Toxins

- Exogenous : radiocontrast, calcineurin inhibitors, antibiotics, chemotherapy, antifungals, ethylene glycol
- Endogenous : rhabdomyolysis(myoglobin), hemolysis(hemoglobin)

(4) Interstitial nephritis : allergic, infection, infiltration, inflammatory

(5) Intratubular obstruction : myeloma, uric acid, acyclovir, methotrexate, indinavir

3. Ischemic ARF의 병태 생리

(1) **Renal hypoperfusion**이 지속되면 prerenal ARF에서 ischemic ATN으로 진행한다. 가장 극단적인 형태는 bilateral cortical necrosis이다.

(2) Tubular epithelial cell에 손상이 가해진다는 점에서 prerenal ARF와 차이가 있다.

(3) 원인

① 임상적으로 가장 흔한 상황들은 major cardiovascular surgery, trauma, hemorrhage, sepsis 등이다.

② Nephrotoxin, preexisting CKD 등 위험 인자가 있는 환자에서는 위험도 증가

(4) Ischemic ATN의 진행 단계

① **Initiation phase**

- Renal hypoperfusion → glomerular filtration pressure 감소 → GFR 감소
- Tubule로부터 벗어져 나온 epithelial cell, necrotic debris 등에 의해 cast가 만들어지고 이로 인해 obstruction 발생 → tubule 내 flow rate 감소
- 사구체 여과액이 손상된 신세관 상피를 통해 interstitium으로 back-leak
- **Proximal tubule의 S3 segment와 medullary TAL**이 가장 심한 손상을 받음.

② **Extension phase**

- 지속적인 ischemic injury and inflammation
- Vascular damage가 이 과정에 관여한다.

③ **Maintenance phase**

- 1~2주간 지속되며, GFR은 5~10 mL/min로 가장 낮게 유지되는 시기이다.
- 요독증의 합병증이 나타나는 시기이다.

④ **Recovery phase**

- Tubular epithelial cell의 치유와 재생이 일어난다.
- GFR이 점차 회복되고, 소변량이 크게 증가한다.

4. Nephrotoxic ARF의 병태 생리

(1) **노인**, CKD 환자, hypovolemia가 있는 환자, 또는 **다른 독성 물질에 동시에 노출**된 환자에서 더 많이 나타난다.

(2) 원인 : 이 chapter의 후반부 참조.

① Intrarenal vasoconstriction : radiocontrast agent, cyclosporine, tacrolimus

② Direct toxicity to tubule epithelial cells : **항균제, 항암제**에서 흔함

③ Endogenous nephrotoxins : calcium, myoglobin, hemoglobin, urate, oxalate, myeloma light chains

5. 기타 원인

(1) Atheroembolic ARF : **신장학** Chapter 14 참조

(2) Tubulointerstitial disease : **신장학** Chapter 13 참조

C. Postrenal ARF

(1) 병원에서 발생한 ARF의 약 5%를 차지

(2) **양측 신장이 모두 영향을 받는 폐쇄 부위** 또는 **신기능이 현저히 감소된 상태**에서 ARF가 발생

① Obstruction between urethral meatus and bladder neck

② Bilateral ureteric obstruction

③ Unilateral obstruction in a patient with one functioning kidney

④ Unilateral obstruction in a patient with preexisting significant CKD

(3) Urinary tract obstruction 참조

임상양상 및 감별진단

A. 신부전 환자의 평가 단계

(1) 급성인가 만성인가? (acute vs. chronic)

(2) ARF의 원인은 무엇인가? (etiology of ARF)

(3) 원인에 따른 치료가 가능한가? (specific therapies)

(4) 합병증의 예방과 치료 (prevention and management of complications)

B. 임상적 평가 (clinical assessment)

1. Prerenal ARF

(1) 병력

① 최근의 소변량의 변화 양상

② 약물 사용력 확인 : NSAID, diuretics, ACE inhibitors, ARBs

③ 심혈관계 용적 상태의 확인(**Table 7-1**)

(2) 증상(symptoms) : thirst, orthostatic dizziness

(3) 징후(signs)

① Orthostatic hypotension, tachycardia, JVP↓, skin turgor↓, dry oral mucosa

② 기타 원인 질환에 따른 징후들 : chronic liver disease, heart failure, sepsis 등

(4) 병력과 신체 진찰의 중요성 : **Table 7-2** 참조.

2. Intrinsic renal ARF

(1) Ischemic ATN의 주요 위험 인자 : hypovolemia, septic shock, major surgery

(2) Nephrotoxic ATN : 약물, radiocontrast, endogenous toxin 등에의 노출력

(3) 다른 renal parenchymal disease의 가능성 검토 : atheroembolic ARF, acute glomerulonephritis, malignant hypertension

Table 7-1 Evaluation of Cardiovascular and volume status.

Volume depletion	Volume overload
Hypotension (± orthostatic)	Hypertension
Skin turgor 감소	Edema, ascites, pleural effusions
Dry mucous membranes	S3 gallop
JVP 정상 또는 감소	JVP 상승
Absence of sweat	
Clear lungs, no volume overload on chest radiograph	Rales, volume overload on chest radiograph

Table 7-2 두 prerenal AKI 환자의 치료에서 신체 진찰의 중요성.

	환자 1 (Volume depletion)	환자 2 (Cardiogenic shock)
BP (mmHg)	90/60	90/60
소변량 (mL/hr)	20	20
Urine Na (mEq/L)	〈 20	〈 20
신체 진찰 소견	Decreased turgor, no sweat	S3 gallop, rales, peripheral edema
PCWP (cm H_2O)	2	30
RA pressure (cm H_2O)	2	15
Cardiac index (L/min/1.73 m^2)	2.1	1.5
Systemic vascular resistance (dynes/cm^3)	2590	2933
Management	IV saline ± inotrope	Inotrope, vasodilator, diuretic

3. Postrenal ARF

(1) 증상(symptoms)

① Suprapubic pain : 방광의 팽창

② Flank pain : renal collecting system의 팽창

③ Colicky flank pain : 사타구니로 방사통이 있을 경우 급성 요관 폐색 시사

(2) Prostatic disease : nocturia, frequency, hesitancy, enlargement of the prostate

(3) Neurogenic bladder : 자율신경계 질환, anticholinergic drug 사용시 의심

(4) 진단 : 방사선학적 진단 + obstruction 완화 후 신기능 회복

C. 요검사 (urinalysis)

(1) Anuria : 완전 요로 폐색에서 주로 나타나지만 다른 ARF에서도 보인다.

(2) Fluctuation in urine output : 부분 요로 폐색

(3) Prerenal ARF : hyaline cast, "bland", "benign", "inactive" urine sediment

(4) Intrinsic renal ARF

① Pigmented "muddy brown" granular cast를 보인다.

② 세뇨관 상피세포를 포함하는 cast가 보이기도 한다.

③ 현미경적 혈뇨 및 경한 단백뇨를 동반하는 경우가 많다.

(5) **RBC cast : glomerular disease**, 일부 tubulointerstitial disease

(6) WBC cast, nonpigmented granular cast : **interstitial nephritis**

(7) Broad cast : **CKD**에서 보인다.

(8) Eosinophiluria : **allergic interstitial nephritis, atheroembolic ARF**

(9) Uric acid crystal : acute urate nephropathy if abundant

(10) Proteinuria

① >1 g/d : 사구체 질환을 시사한다.

② Myeloma light chain 단백질은 dipstick으로 검출되지 않는다.

③ NSAIDs 사용 환자에서는 minimal change disease와 allergic interstitial disease가 같이 나타날 수 있고, 이 경우 신증후군 범위의 단백뇨를 보인다.

(11) Hemoglobinuria/myoglobinuria : dipstick에서 heme 양성이나 현미경에서 RBC가 보이지 않을 경우 의심해야 한다.

D. Renal failure indices

※ Table 7-3 참조.

(1) 가장 유용한 지표 : **fractional excretion of sodium(FE_{Na})**

① 정의 : sodium clearance와 creatinine clearance의 비이다. 백분율로 표시.

FENa = (urine Na/plasma Na)/(urine Cr/plasma Cr) × 100

Table 7-3 Renal Failure Indices.

	Prerenal	Intrinsic renal
FENa (%)	〈1	〉1
Urine Na (mmol/L)	〈10	〉20
U/P Cr ratio	〉40	〈20
U/P Urea ratio	〉8	〈3
Urine SG	〉1.020	1.010
Urine Osm	〉500	300
BUN/Cr ratio	〉20	〈10~15
Renal failure index	〈1	〉1
U/A sediment	Hyaline casts	Muddy brown granular casts

② 해석

· **FENa 〈 1% : prerenal azotemia   FENa 〉 1% : intrinsic renal ARF**

- Prerenal ARF에서는 sodium reabsorption이 활발하게 일어나므로 urinary $[Na^+]$의 값이 낮게 나타난다. Cr의 재흡수는 일어나지 않는다. ⇒ ∴ low FE_{Na} (〈1%)
- Ischemic ATN : sodium reabsorption이 잘 일어나지 않아 urinary $[Na^+]$의 값이 높게 나타난다. Cr의 재흡수는 일어나지 않는다. ⇒ ∴ high FE_{Na} (〉1%)

· **FENa 〈 1% without prerenal component**

- Contrast nephropathy
- Hepatorenal syndrome
- Obstructive uropathy
- Interstitial nephritis
- Glomerulonephritis
- Rhabdomyolysis

· **FENa 〉 1% with prerenal component**

- Diuretic use
- Adrenal insufficiency
- Cerebral salt wasting
- Salt-losing nephropathy

(2) 기타 지표들

① FE_{Na}보다 민감도가 높지 않다.

② Urine $[Na^+]$: prerenal ARF - intrinsic ARF 사이에 겹치는 부분이 있어 부정확.

E. Laboratory findings

1. 연속적 혈청 크레아티닌 측정 (serial serum Cr measurements)

(1) Prerenal ARF : 환자의 혈역학적 상태에 따라 fluctuation하는 것이 특징적.

(2) Ischemia, atheroembolic ARF, contrast ARF : 24~48 시간 내 빠른 상승을 보임.

(3) Serum Cr의 시간 경과에 따른 변화

① Radiocontrast : 3~5일 이내 peak 도달

② ATN, atheroembolic disease : 7~10일경 peak 도달

③ Aminoglycoside, cisplatin : 약물 투여 시작 후 2주 가량 지나야 Cr 상승 시작

2. 기타 검사 이상 소견

(1) ARF 진단 당시 심한 hyperkalemia, hypocalcemia, hyperphosphatemia, hyperuricemia, CK↑ ⇒ rhabdomyolysis 시사

(2) Hyperkalemia, hyperuricemia, hypocalcemia, hyperphosphatemia, LDH↑ ⇒ acute urate nephropathy 시사

(3) Wide anion gap, wide osmolal gap ⇒ ethylene glycol, methanol 중독 시사

(4) 출혈이 없는 심한 anemia : hemolysis, multiple myeloma, thrombotic microangiopathy

(5) Eosinophilia : allergic interstitial nephritis, atheroembolic disease, polyarteritis nodosa

F. Radiologic findings

(1) Ultrasonography : postrenal ARF 감별에 유용

① Shrunken kidneys : CKD

② Normal-sized kidneys

· Echogenic : acute GN, ATN

· Normal echo : prerenal azotemia, acute renal artery occlusion

③ Enlarged kidneys : malignant infiltration, renal vein thrombosis, amyloidosis

④ Pelvicalyceal dilatation : obstructive nephropathy

(2) 기타 : CT, MRI, MRA, RGP, AGP, conventional angiography 등

G. Renal biopsy

(1) Postrenal 및 prerenal ARF가 배제된 상태에서 intrinsic renal ARF의 원인이 불명확할 때에 고려할 수 있다.

(2) 특히 disease-specific therapy가 가능한 질환(eg, GN, vasculitis, allergic interstitial nephritis)의 가능성이 있을 때 적응증이 된다.

합병증 (complications)

(1) Expansion of ECF volume : 수분 및 염분배설의 감소에 의함

(2) Hypoosmolality and hyponatremia : 뇌부종, 경련

(3) Hyperkalemia : rhabdomyolysis, hemolysis, tumor lysis syndrome에서 심하다.

(4) Metabolic acidosis

① Serum anion gap이 증가한다.

② 다른 대사성 산증이 겹칠 경우 더욱 심해진다(diabetic ketoacidosis 또는 lactic acidosis).

(5) Hyperphosphatemia and hypocalcemia

(6) Anemia

① Erythropoiesis의 감소

② 기타 : hemolysis, bleeding, hemodilution, reduced RBC survival time

(7) Bleeding diathesis (출혈경향) : thrombocytopenia, platelet dysfunction, clotting factor abnormalities

(8) Infection : 50~90%에서 발생, 많게는 사망원인의 75%를 차지

(9) Cardiopulmonary : 부정맥, 심근경색, 심낭염, 심낭삼출, 폐부종, 폐색전증

(10) GI bleeding : stress ulceration이 많다.

(11) 회복기의 이뇨 현상 : 전해질 이상이 동반될 경우 교정 필요

치료 (treatment)

A. 예방 (prevention)

(1) ARF에 대한 특별한 치료는 존재하지 않는다. 따라서 예방이 가장 중요하다.

(2) 일반적 예방법

① 고위험 환자에서의 혈관내 체액 용적, 심혈관계 기능 감시

② 약용량 결정 : GFR 및 체구 크기에 맞추어 약 용량 및 투여 간격 조절

(3) 각 질환에 따른 예방법들

① Acute urate nephropathy : allopurinol, forced alkaline diuresis, rasburicase

② High-dose methotrexate, rhabdomyolysis : forced alkaline diuresis

③ Acetaminophen-induced renal injury : 24시간 이내 N-acetylcysteine 투여

④ Radiocontrast nephropathy

- Volume expansion : 0.9% NaCl
- N-acetylcysteine
- Sodium bicarbonate

B. General management

1. Urine output

(1) Anuria : urine output 〈 100 mL/day

(2) Oliguria : urine output 100~400 mL/day

(3) 중요성

① Oliguria가 있을 경우 nonoliguric state로의 전환을 시도한다. Nonoliguric state가 AKI 환자의 치료 및 예후에 더 유리하기 때문이다.

- Urinary catheter 삽입 : suprapubic discomfort, distended bladder가 있을 경우 bladder outlet obstruction을 의심하고 urinary catheter를 삽입
- Intravascular volume depletion이 ARF의 원인으로 의심될 경우 fluid challenge를 시도한다(아래 설명 참조).

② 매일 소변량을 측정하여 추이를 관찰하는 것이 환자의 치료에 중요하다.

신장학

2. Fluid challenge

(1) Intravascular volume depletion이 AKI의 원인으로 의심될 경우 시도할 수 있다.

(2) 사용되는 수액 : normal saline, colloid(albumin, dextran), 혈액제제

(3) Normal saline : 1~2 L를 1~4시간에 걸쳐 정주

(4) Volume overload의 징후가 발생하지 않는지 주의 깊게 살펴야 한다.

C. Specific therapies

1. Prerenal ARF

(1) 손실된 체액의 성분에 따라 보충하는 체액 성분도 달라져야 한다.

① Hemorrhage : packed RBC를 보충. 적은 양의 출혈에는 isotonic saline

② Plasma loss (burn, pancreatitis) : isotonic saline

③ GI, urine loss : 대부분 hypotonic solution (eg, 0.45% saline)

(2) 전해질, 산-염기 이상 감시

(3) Heart failure의 치료

(4) Liver cirrhosis에서의 ARF

① Hepatorenal syndrome(HRS)과 hypovolemia에 의한 ARF의 감별이 쉽지 않다.

② 확실한 감별법은 fluid challenge 뿐이다. Hypovolemia에서는 소변량이 늘고 serum Cr이 감소하는 반면 HRS에서는 반응이 없다.

③ Large-volume paracentesis : renal blood flow를 증가시켜 ARF 호전

④ TIPS : refractory ascites의 치료

2. Intrinsic ARF

(1) 다양한 약물이 시도되었으나 효과적인 약물은 없는 상태이다.

(2) Acute GN, vasculitis : 면역억제제 치료

(3) Malignant hypertension : 적극적인 혈압 강하 치료

(4) Scleroderma renal crisis : ACE inhibitor

D. Supportive measures

(1) 합병증의 치료 : Table 7-4 참조.

E. 투석의 적응증과 방법 (indications and modalities of dialysis)

1. 절대적 적응증 (absolute indications)

(1) **Uremia** : obtundation, asterixis, seizure, nausea, vomiting, pericarditis

(2) **Intractable hyperkalemia** : 보존적 치료에 의해 호전되지 않는 경우

(3) **Intractable fluid overload**

① 이뇨제나 수분 제한으로 호전되지 않는 경우

② 특히 pulmonary edema가 동반된 경우

(4) **Metabolic acidosis**

① Sodium bicarbonate 치료에도 pH가 7.2 미만인 경우

② Fluid overload로 sodium bicarbonate 투여가 어려운 경우

2. 방법 (modalities)

(1) 보통 혈액투석이 복막투석보다 효과적이다.

(2) 혈액투석

① Intermittent hemodialysis : 주 2~3회, 하루 4시간.

② Slow low-efficiency daily dialysis (SLEDD) : 매일 6~12시간 시행

(3) **Continuous renal replacement therapy (CRRT)**

① 혈역학적 불안정성으로 인해 intermittent HD가 불가능한 환자에서 특히 유용

② 종류

· Continuous veno-venous hemofiltration (CVVH)

· Continuous veno-venous hemodialysis (CVVHD)

· Continuous veno-venous hemodiafiltration (CVVHDF)

· Slow continuous ultrafiltration (SCUF)

Table 7-4 급성 신부전의 합병증의 치료.

합병증	치료
Intravascular volume overload	· 염분제한 (1~2 g/d) 및 수분제한 (〈1 L/d) · 이뇨제 사용 (loop diuretics ± thiazide) · Ultrafiltration 또는 투석 (dialysis)
Hyponatremia	· 수분 섭취 제한 (〈1 L/d), 저장성 정맥 수액제제 제한
Hyperkalemia	· K^+ 섭취 제한 (〈40 mmol/d) 및 K^+ 투여중지 · Potassium-binding resin · Glucose (50% 50 mL) + insulin (RI 10u) · Sodium bicarbonate (50~100 mmol) · Inhaled beta-agonist therapy · Calcium gluconate or calcium chloride (1 g) · Dialysis
Metabolic acidosis	· 단백질 섭취 제한 (0.6 g/kg/d) · Sodium bicarbonate (HCO_3^-〉15 mEq/L, pH〉7.2 유지) · Dialysis
Hyperphosphatemia	· 인 섭취 제한 (〈800mg/d) · 인 결합제제 (calcium carbonate, calcium acetate, sevelamer, lanthanum carbonate, aluminum hydroxide)
Hypocalcemia	· Calcium carbonate or gluconate (증상이 있을 경우에만)
Nutrition	· 단백질 섭취 제한 (0.6 g/kg/d) · Carbohydrate (100 g/d) · Enteral or parenteral nutrition

예후 (prognosis)

(1) ARF의 사망률은 약 50% 내외이다.

① **대부분의 환자들은 ARF를 일으킨 원인 질환에 의해 사망**한다.

② 최근에는 ARF 자체가 사망률에 영향을 준다는 보고들이 늘고 있다.

· Contrast nephropathy 발생 → mortality 증가

· Cardiopulmonary bypass 사용한 수술 전후 ARF 발생 → mortality 증가

(2) 원인 질환에 따라 사망률이 다르다.

① Trauma or major surgery 후 발생한 ARF : 60%

② Toxin-related ARF : 30%

③ Obstetric patient에서의 ARF : 15%

(3) 예후가 나쁜 경우

① **ARF 발생 당시 oliguria가 있는 경우**

② **혈청 Cr 〉 3 mg/dL**

③ **Older, debilitated patients**

④ **Patients with multiple organ failure**

⑤ **ARF which developed after trauma or major surgery**

(4) 생존 환자들의 예후

① 50% : subclinical impairment of renal function + residual scarring on renal biopsy

② 5% : renal replacement (dialysis or transplantation)

③ 5% : progressive decline in GFR

급성 신부전의 원인질환들

A. 횡문근융해증 (rhabdomyolysis)

1. 원인 및 유발인자

(1) Alcoholism

(2) Phosphate deficiency

(3) Potassium deficiency

(4) Various bacterial and viral infections

(5) Drugs : cocaine, statins, fibrates, neuroleptics, protein inhibitors

※ Statin과 병용 투여할 때 rhabdomyolysis의 위험성을 증가시키는 약물

① Azole계 항진균제
② Cyclosporine
③ Selective serotonin reuptake inhibitors (SSRIs)
④ Protease inhibitors (antiretroviral agents)
⑤ Macrolide antibiotics

(6) Toxins : snake venom, tetanus, toluene

(7) Injuries : crush, electric shock, burns, compression

2. 병태생리 (pathogenesis)

(1) Myoglobin이 혈중으로 유리됨 → myoglobulinemia, myoglobinuric ARF

(2) Potassium, phosphate, uric acid 상승 → hyperkalemia, hyperphosphatemia, hyperuricemia

(3) Calcium의 세포내 유입 → hypocalcemia

3. 치료 (treatment)

(1) Fluid replacement : 적극적으로 하되 신기능에 유의해서 시행

(2) Urine alkalinization

① Uric acid, myoglobin의 solubility를 높여 요 배설을 촉진한다.

② Calcium deposition을 조장하는 단점이 있어 주의를 요한다.

(3) Correct hyperkalemia

(4) Hypocalcemia : tetany가 있지 않는 한 IV calcium을 피한다.

(5) Hypercalcemia : 예방이 중요하며 IV fluid, furosemide 투여

(6) Correction of hypoalbuminemia : 불필요

(7) Dialysis : 필요 시 시행

(8) Hyperphosphatemia : oral phosphate binder, dialysis

(9) Fasciotomy : compartment syndrome 발생 시 시행

B. Radiocontrast-induced ARF (contrast nephropathy)

1. 역학 (epidemiology)

(1) 입원 환자에서 발생하는 ARF의 10%를 차지하는 흔한 원인이다.

(2) 임상적 중요성 : contrast nephropathy가 발생한 환자는 그렇지 않은 환자에 비해 사망률이 증가한다.

2. 위험 인자 (risk factors)

(1) Preexisting renal impairment

(2) Diabetes with renal impairment

(3) Decreased effective arterial circulating volume

① Volume depletion

② Heart failure

③ Nephrotic syndrome

④ Liver cirrhosis

(4) Concurrent nephrotoxins (eg, ACE inhibitors, ARBs, NSAIDs)

(5) **High doses of radiocontrast media**

(6) **High-osmolar radiocontrast media** 〉 iso-osmolar, low-osmolar media

(7) **Old age**

(8) **Multiple myeloma**

3. 임상양상 (clinical manifestations)

(1) 조영제 투여 24시간 이내에 Cr 상승 시작, 조영제 투여 5~7일 후에 peak에 도달

(2) 대부분 **nonoliguric ARF**이다. 심할 경우에는 oliguria가 생길 수 있다.

(3) **FE_{Na} 〈 1%** 이다.

(4) 대부분 신기능의 감소는 경미하지만, 일부 환자에서는 투석 치료가 필요할 수 있다.

4. 예방 (prevention)

(1) 조영제를 사용하지 않는 검사로 대체할 수 있는지 확인한다.

(2) Low-osmolar radiocontrast의 사용, 가능한 적은 양의 조영제 사용

(3) 병용 약물의 확인

① Metformin : 조영제 사용 24시간 전에 중단해야 한다.

② 기타 주의 약물 : diuretics, NSAID, ACE inhibitors

(4) 예방을 위한 약물

① Fluid administration

- **0.9% saline 1mL/kg/h IV** : 조영제 사용 12시간 전에 시작, 조영제 사용 12시간 후까지 투여

② **N-acetylcysteine**

- 600 mg po q12h for 2 days, starting 1 day before use of radiocontrast
- 논란의 여지는 있으나 비교적 안전하고 효과적인 방법이다.

③ **Isotonic bicarbonate**

- Isotonic $NaHCO_3$ 3 mL/kg/h for 1 h before contrast, 1 mL/kg/h for 6 h after contrast

C. Endogenous nephrotoxins

(1) **Calcium**

- Hypercalcemia : intrarenal vasoconstriction + volume depletion(obligate water loss) → GFR 감소

(2) Heme-containing proteins : **hemoglobin, myoglobin**

① Intrarenal oxidative stress 증가 → tubular epithelial cell injury, cast formation

② NO bioactivity 감소 → intrarenal vasoconstriction, ischemia

③ Hypovolemia, acidosis in rhabdomyolysis : intratubular cast formation 증가

(3) **Urate** : acute urate nephropathy → urate crystal in tubule

(4) **Oxalate** : intratubular oxalate cast 형성. Ethylene glycol toxicity 등에서 보임.

(5) **Myeloma light chains**

① Intratubular cast formation → tubular obstruction

② Light chain : direct toxicity to tubular epithelia

D. Drug-induced ARF

※ 신장학 Chapter 13을 같이 참조할 것.

1. 원인 (etiology)

Table 7-5 약물에 의한 신장 질환.

임상 증후군	원인 약물
Acute renal failure	
Prerenal/hemodynamic	Cyclosporine, tacrolimus, radiocontrast, ACE inhibitors, NSAIDs, Amphotericin B, angiotensin-receptor blockers
Intrarenal	
Acute tubular necrosis	Aminoglycosides, amphotericin B, cisplatin
Acute interstitial nephritis	Penicillins, cephalosporins, NSAIDs, interferon, IL-2
Postrenal/obstructive	Acyclovir, analgesics, methotrexate, indinavir
Chronic kidney disease	Lithium, analgesic abuse, cyclosporine, tacrolimus
Nephrotic syndrome	Gold, NSAID, penicillamine, captopril, interferon

2. Aminoglycoside-induced ARF

(1) ARF를 일으키는 항균제 중 가장 흔한 원인이다.

(2) Incidence

① Aminoglycoside 투여 환자의 7~36%에서 발생

② 투여 기간이 길어질수록 발생 증가

(3) 발병기전 : 신세관 세포에 대한 직접 독성

(4) **위험인자 (risk factors)**

① **Prolonged course of treatment (〉10 days)**

② **Volume depletion**

③ **Sepsis**

④ **Pre-existing kidney disease**

⑤ **Hypokalemia**

⑥ **Elderly patient**

⑦ **Concomitant nephrotoxins**

⑧ Gentamicin 〉 amikacin 〉 tobramycin

(5) 임상양상 (clinical manifestations)

① 투여 시작 5~7일 후부터 크레아티닌 상승이 나타나기 시작

② Azotemia 발생 이전에 polyuria 등의 요농축능 결손이 나타날 수 있다.

③ FENa 〉 1% 이고, 요중 potassium, magnesium, calcium 손실이 동반된다.

④ Urinalysis : 경도의 단백뇨, noncellular cast

(6) 치료와 예방 (treatment and prevention)

① 치료 : 약물을 중단하면 신기능이 호전된다. 그러나 신기능이 호전될 때까지는 시간이 걸리며, 일부 환자에서는 수 주 이상 소요된다.

② 예방 : drug level monitoring, 1일 1회 투여요법 사용

3. Cephalosporins

(1) Acute tubular necrosis : aminoglycoside 또는 furosemide와 병용 시 독성 증가

(2) Acute interstitial nephritis

4. Amphotericin B

(1) 신손상의 기전

① 신세관 세포막의 투과성 변화

② Acute renal vasoconstriction : GFR의 감소

(2) 임상양상

① 심한 K^+, Mg^{2+} 손실

② 요농축능 상실

③ Distal (type I) RTA

④ Nonoliguric ARF : volume depletion이 있을 때 더 심하다.

(3) 예방

① Volume expansion, salt loading

② Lipophilic formulation 사용

5. 항암제에 의한 신손상

(1) Cisplatin : tubular injury에 의한 ARF, CRF, renal magnesium wasting

(2) Cyclophosphamide : hemorrhagic cystitis, hyponatremia

(3) Mitomycin C : hemolytic-uremic syndrome

E. 신증후성 출혈열 (hemorrhagic fever with renal syndrome)

1. 정의 (definition)

(1) 일종의 인수전염병(zoonosis)이다.

(2) 한타바이러스의 일부 바이러스 감염에 의한 급성 열성질환으로 발열, 전신증상, 위장관계증상, 순환기계증상, 출혈증상과 급성 신부전 등을 특징으로 하는 질환이다.

2. 원인과 전염 경로 (etiology & route of transmission)

(1) 우리나라의 신증후성 출혈열의 원인 바이러스 : **Hantaan virus, Seoul virus**

(2) Negative sense single-strand RNA virus이다.

(3) 숙주 (설치류)

① Hantaan virus : *Apodemus agrarius*

② Seoul virus : *Rattus norvegicus*

(4) 전파경로

① 쥐의 변, 요, 침으로 배설된 바이러스가 에어로졸화하여 폐로 흡입되어 감염된다.

② 상처를 통하거나 감염된 쥐에 물리는 경우에도 감염된다.

3. 임상양상 (clinical manifestations)

(1) **발열기** : 고열이 3~7일 지속, 두통, 안구통, 위장관 증상

(2) **저혈압기** : 해열과 동시에 발생, 혈소판감소증, 위장관 증상 악화, 출혈 증상

(3) **핍뇨기** : 소변량 감소, 급성 신부전의 증상 발생

(4) **이뇨기** : 거의 전례에서 발생. 체액 및 전해질 평형장애, 감염, 2차성 쇽 등의 합병증

(5) **회복기**

4. 진단 (diagnosis)

(1) 항체의 증명

① 면역학적 진단 : 간접면역형광법으로 항체 증명

② 현재 ELISA 또는 Western blot을 이용한 특이항체 증명법이 많이 이용됨.

(2) 임상진단

① 임상 증상 : 발열과 전신증상, 통증(두통, 안구통, 배부통), 위장관증상(오심, 구토, 복통)

② 임상 징후

· 피부의 3주징 : 결막과 인후의 충혈, 안면과 목의 홍조, 안와 주위 및 결막 부종

· 연구개, 결막 또는 액와의 점상출혈

· 복부와 늑골척추각 부위의 압통

(3) 검사소견

① 혈액 : hemoglobin, hematocrit↑, 백혈구↑, 이형 림프구의 출현, 혈소판 ↓

② 생화학 : AST, ALT, LDH 증가, BUN 증가, Cr 증가, 요산 증가

③ 요검사 : 단백뇨

(4) 감별 진단

① 감염질환 : 렙토스피라증, 쯔쯔가무시병

② 혈액질환 : HUS-TTP, acute leukemia

③ 신장질환 : ATN, acute interstitial nephritis

④ 기타 : acute appendicitis, 신경계질환

5. 예후 (prognosis)

(1) Hantaan virus 감염증의 경우 2~5%의 사망률을 보인다.

(2) 합병증 : 뇌출혈, 내출혈, 감염

(3) 후유증 : 뇌졸중, 뇌하수체 기능저하증

6. 치료와 예방 (treatment and prevention)

(1) 치료 : 대증요법

(2) 예방 : 사균 백신 접종

8

Chronic Kidney Disease

만성 콩팥병

서론 (introduction)

A. 정의 (definition)

(1) **Chronic kidney disease (CKD)**

① 비정상적인 신장 기능과 GFR의 진행성 감소를 특징으로 하는 병태생리 과정

② GFR에 따라 단계를 분류한다(**Table 8-1**).

③ **Chronic renal failure** : 신기능의 지속적, 비가역적인 감소 과정을 일컫는 용어로, CKD stage 3~5에 해당한다.

CKD의 진단

CKD로 진단하기 위해 다음의 둘 중 하나가 필요하다.

(1) **3개월 이상 지속된 신기능 저하 : GFR 〈 60 mL/min/1.73 m²**

(2) **3개월 이상 지속된 신손상**

① 단백뇨
② 요침사 이상
③ 요로계의 구조적 이상 (예 : 방광요관역류)
④ 고질소혈증
⑤ 초음파에서 작아진 양측 신장

(2) **End stage renal disease (ESRD)**

① Uremic toxin, 전해질, 체액 등의 축적에 의해 발생하는 요독증 (uremic syndrome)에 도달한 상태로, 투석이나 이식 등의 신대체요법을 받지 않으면 생명을 유지할 수 없는 상태

② Stage 5 CKD에 해당한다.

B. CKD의 병태생리 (pathophysiology of CKD)

1. Initiating mechanisms

(1) 신손상을 일으키는 여러 원인 질환들 : DM, hypertension, nondiabetic glomerular disease, polycystic kidney diseases, others (UTI, obstruction, toxins)

2. Progressive mechanisms

(1) Renal mass ↓ → 원인 질환에 무관하게 신기능이 저하되는 진행성 경과를 밟는다.

(2) 남아있는 nephron의 hyperfiltration과 hypertrophy → 장기간 지속되면 nephron의 손상이 진행 → maladaptive hypertrophy and sclerosis

① Cytokine, growth factor의 작용 (eg, TGF-beta)

② Intrarenal activity of renin-angiotensin axis

Table 8-1 CKD의 단계적 분류.

Stage	Description	GFR, mL/min/1.73m^2
0	At increased risk	> 90 (with CKD risk factors)
1	Kidney damage with normal or increased GFR	> 90
2	Kidney damage with mildly increased GFR	60~89
3	Moderately decreased GFR	30~59
4	Severely decreased GFR	15~29
5	Renal failure	< 15 or dialysis

C. CKD의 단계와 고위험군 확인

1. CKD의 위험 인자 (risk factors)

(1) DM

(2) Hypertension

(3) Autoimmune disease

(4) 고령

(5) 신장 질환의 가족력

(6) 급성 신부전의 병력

(7) 단백뇨, 비정상적 요침사, 또는 요로계의 구조적 이상

(8) 흑인

2. CKD의 단계 (stages)

(1) GFR을 평가하여 단계를 나눈다(**Table 8-1**).

(2) GFR의 평가 방법 ("estimated GFR")

① MDRD equation

$$\text{eGFR} = 186 \times \text{Serum Creatinine}^{-1.154} \times \text{Age}^{-0.203} \times [1.21\ if\ Black] \times [0.742\ if\ Female]$$

② Cockcroft-Gault equation

$$eC_{Cr} = \frac{(140 - \text{Age}) \times \text{Mass (in kilograms)} \times [0.85\ if\ Female]}{72 \times \text{Serum Creatinine (in mg/dl)}}$$

3. Albuminuria 측정

(1) 신손상의 확인 및 치료반응 평가에 중요

(2) 측정법

① 24-hour urine albumin : gold standard

② **Albumin-creatinine ratio in a spot first-morning urine**

· 24시간 요검사 결과와 완벽하게 일치하지는 않지만 실용적이고 비교적 잘 맞음

· 만성 신손상의 증거 : 남성에서 〉 17 mg/g Cr, 여성에서 25 mg/g Cr
· **Microalbuminuria** : dipstick에서 발견되지 않을 정도의 적은 양의 albuminuria로, 신장 질환 및 microvascular disease에 대한 선별 검사로 적합

원인과 역학 (etiology and epidemiology)

A. CKD 및 ESRD의 가장 흔한 원인

(1) **Diabetes mellitus : m/c**

(2) **Hypertension**

① 고령의 환자에서 특히 흔하다.

② Atherosclerotic renovascular disease에 의한 chronic ischemia → progressive nephrosclerosis

③ Coronary artery disease, cerebrovascular disease에 의한 사망률이 감소할수록 생존한 환자에서의 advanced CKD의 유병률은 더욱 증가한다.

(3) **Chronic glomerulonephritis**

(4) 한국 : 2007년 현재 (대한신장학회 말기신질환 등록사업)

① DM : 44.9%

② HTN : 17.2%

③ Chronic GN : 11.6%

④ Cystic kidney disease : 1.7%

B. 역학 (epidemiology)

(1) U.S. population : 6% 가량이 stage 1 또는 2의 CKD에 해당, 4.5%가 stage 3 또는 4의 CKD일 것으로 추정

(2) **CKD 환자는 CKD 초기에 심혈관계 합병증으로 사망하는 경우가 훨씬 많다.**

① 이러한 경향은 vascular disease에 의한 CKD일 경우 너욱 뚜렷함 → coronary artery disease, cerebrovascular disease에 의한 사망 증가

② 따라서, **초기 단계의 CKD는 심혈관계 질환의 주요 위험 인자**이다.

임상양상 (clinical manifestations)

A. Fluid, electrolyte, and acid-base

1. Sodium and water

(1) GFR 〈 5~10 mL/min/1.73m^2 : **수분 및 염분 저류**가 일어난다.

① Salt retention → edema, hypertension

② Hyponatremia : 흔하지 않으나 발생하면 수분 제한이 필요

(2) **CKD 환자는 수분 및 염분의 보존능력이 감소되어 있다.**

① Vomiting, diarrhea, fever → 수분 손실, ECF volume ↓ → 신기능 더욱 악화

② 조심스럽게 volume expansion을 시도하면 신기능을 회복시킬 수 있다.

2. Potassium

(1) Hyperkalemia

① GFR이 감소하더라도 위장관에서의 배설 증가 및 신장의 적응으로 K^+ excretion이 GFR에 비례하여 감소하지는 않는다.

② **Hyperkalemia의 발생 또는 악화 요인**

- **Constipation**
- **K^+ 섭취 증가**
- **단백질 대사 증가**
- **용혈, 출혈, 수혈 (오래 보관되어 있던 적혈구 수혈)**
- **Metabolic acidosis**
- **약물 : beta blockers, ACE inhibitors, ARBs, spironolactone, eplerenone, K^+-sparing diuretics, NSAIDs**

(2) Hypokalemia : 흔하지는 않으나 다음과 같은 경우 발생 가능

① 심한 K^+ 섭취 감소

② 과도한 이뇨제 투여

③ 위장관으로의 K^+ 손실 : diarrhea

※ 위와 같은 원인이 있더라도 CKD가 진행할수록 hyperkalemia의 발생 가능성이 증가하므로 K^+ 보충제의 투여는 신중하게 시행하여야 한다.

3. Metabolic acidosis

(1) 초기 : ammoniagenesis 장애에 의한 **non-anion gap metabolic acidosis**

① Hyperkalemia가 있을 경우 ammonia 생성은 더욱 감소한다.

② Hyperkalemia + hyperchloremic metabolic acidosis (type 4 RTA) : diabetic nephropathy, tubulointerstitial disease, obstructive uropathy 등에서 종종 볼 수 있다.

③ Hyperkalemia 치료 → ammonia 생성증가 → bicarbonate 생성증가, 산증 호전

(2) 후기 : 산 배설의 장애 및 축적에 의한 **anion-gap metabolic acidosis**

① 초기에는 non-AG과 동시에 나타날 수 있다.

② 산증이 지속될 경우 단백질의 catabolism이 심하게 일어날 수 있다.

② pH 〈 7.35인 경우는 드물고, oral bicarbonate 보충에 의해 교정될 수 있다.

4. Treatment

(1) Sodium and water

① Sodium restriction : 2.4 g/day (100 mEq/day) 미만

② Diuretics (loop diuretics, metolazone)

③ Hyponatremia 발생할 경우 수분섭취 제한 필요

(2) Potassium

① K^+ 섭취 제한 : 60 mEq/day 미만

② K^+ 상승 유발 약물 중단

③ 보존적 요법으로도 hyperkalemia 지속될 경우 dialysis

④ Potassium-binding resin : 응급 상황이 아닐 경우 가급적 사용을 피한다.

(3) Metabolic acidosis

① Sodium bicarbonate : 1.2 g four times daily까지 사용가능하나 volume expansion, hypertension 등의 문제가 생길 수 있다.

② CKD stage 5에서 serum bicarbonate 〈 20 mEq/L일 경우 dialysis의 적응증

B. 칼슘/인 대사 이상 (Disorders of Ca/P metabolism)

1. CKD mineral and bone disease (CKD-MBD)

(1) **Osteitis fibrosa : secondary hyperparathyroidism (Figure 8-1)**

(2) **Osteomalacia**

(3) **Adynamic bone disease**

(4) **Beta$_2$-microglobulin-derived amyloid (dialysis-associated amyloidosis)**

(5) Osteopenia or osteoporosis

(6) Others : chronic acidosis

2. 발병 기전 (pathogenesis)

(1) Secondary hyperparathyroidism

① **Hyperphosphatemia (Figure 8-2)**

② **Calcitriol의 합성 감소 (Figure 8-3)**

③ **부갑상선의 증식**

④ **PTH에 대한 골세포의 저항성 증가**

(2) Osteomalacia

① Calcitriol의 합성 감소 : osteomalacia로 나타나는 경우는 흔하지 않음.

② Aluminum toxicity

(3) Adynamic bone disease

① PTH의 과도한 억제 : hypercalcemia, vitamin D 투여

② 기타 위험인자 : 당뇨병, 복막투석 등

(4) Dialysis-associated amyloidosis : beta2-microglobulin의 축적

3. 임상양상 (clinical manifestations)

(1) 근골격계 증상 : bone pain, fragility, deformity, muscle weakness

(2) 소양증 (pruritus)

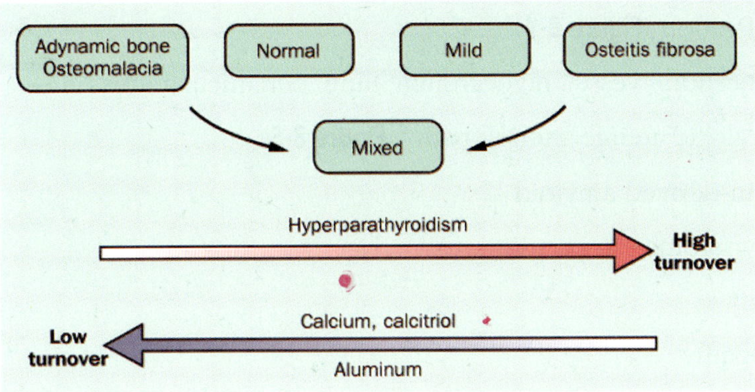

Figure 8-1
CKD에서의 골격계 이상.

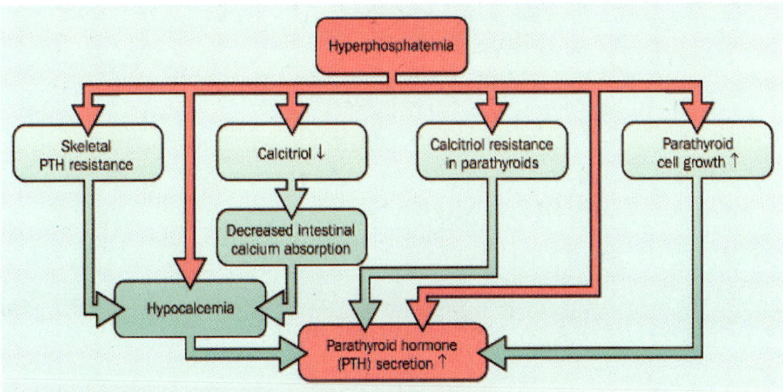

Figure 8-2
Phosphate retention and secondary hyperparathyroidism.

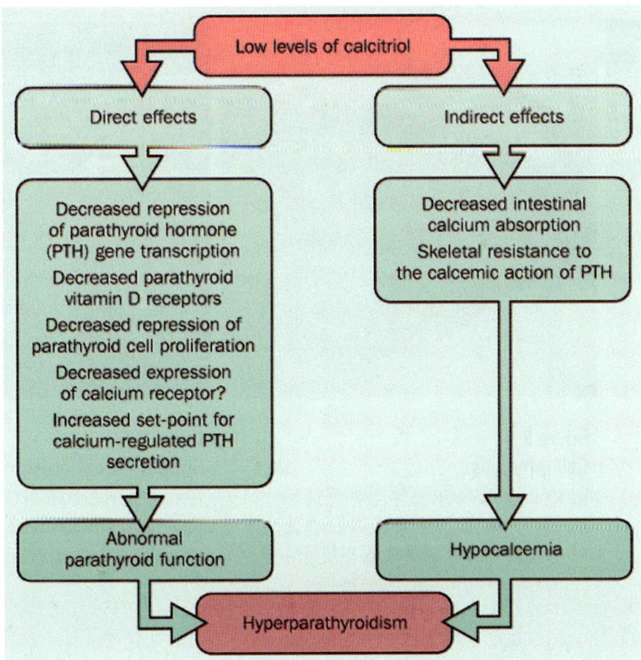

Figure 8-3
Calcitriol and secondary hyperparathyroidism.

신장학

(3) Extraskeletal calcification (**Figure 8-4**)

① Metastatic calcification : vessel, myocardium, lung, periarticular areas

② Calciphylaxis (calcific uremic arteriolopathy, **Figure 8-5**)

(4) $Beta_2$-microglobulin-derived amyloid

① Carpal tunnel syndrome

② Osteoarthropathy

③ Spondyloarthropathy

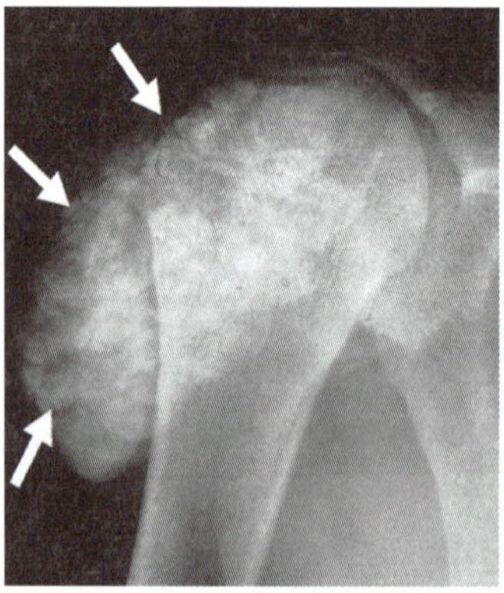

Figure 8-4
Extraskeletal calcification.
Periarticular calcification (arrows).

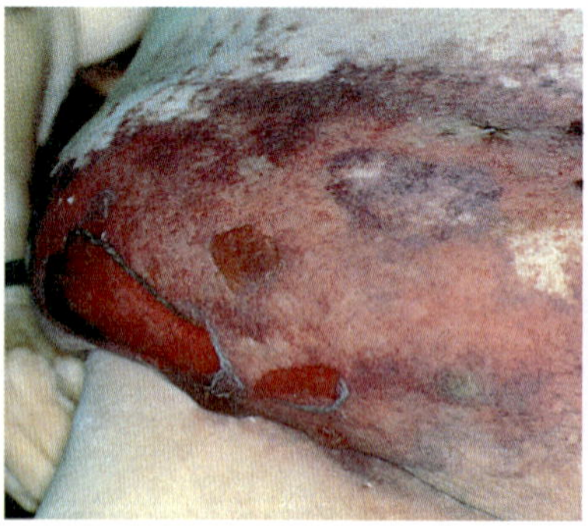

Figure 8-5
Calciphylaxis.
Vascular calcification의 심한 형태로, 하지, 체간, 둔부 등에 작은 결절이 생기고 뒤이어 궤양으로 진행한다. Parathyroidectomy의 적응증이다.

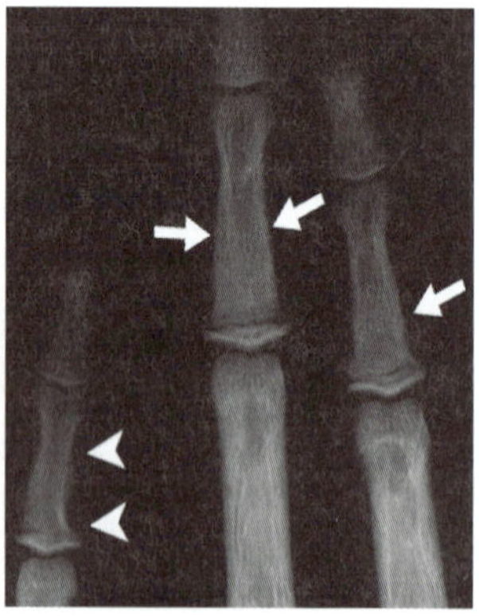

Figure 8-6
Subperiosteal erosion.
Bone resorption에 의한 subperiosteal erosion (arrows). Brown tumor (arrowheads).

4. 진단 (diagnosis)

(1) Blood chemistry

① Hypocalcemia, hyperphosphatemia

② Hypercalcemia : vitamin D 과량 투여, 심한 hyperparathyroidism에서 보인다.

(2) PTH

① intact PTH를 측정

② CKD stage에 따라 '정상'으로 간주하는 목표 범위가 다르다.

- CKD stage 3 : 35~70 pg/mL
- CKD stage 4 : 70~110 pg/mL
- CKD stage 5 : 150~300 pg/mL

(3) Vitamin D metabolites : 25-(OH)D_3를 측정하여 vitamin D 영양상태 파악

(4) Bone formation/resorption markers : 큰 도움 안됨.

(5) Aluminum : 〉 100 ng/mL일 경우 심각한 aluminum overload

(6) Radiology

① Secondary hyperparathyroidism : subperiosteal erosion, "pepper pot" skull, brown tumor (**Figure 8-6**)

② Osteomalacia : Looser zone, pseudofracture

③ Beta2-microglobulin amyloidosis : bone cysts, spondyloarthropathy

5. 칼슘/인 대사 이상과 심혈관계 질환

(1) CKD 환자에서 **hyperphosphatemia와 cardiovascular mortality의 강한 연관성**이 확인됨.

① 정상인에 비하여 coronary artery, heart valve의 calcification이 훨씬 심하다.

② 고령, 고인산혈증, 낮은 PTH, low bone turnover가 있을 때 vascular calcification이 더 심함.

- Low bone turnover가 있을 때, 섭취한 calcium이 bone에 침착되지 못하고 혈관이나 다른 연부조직에 침착되는 것으로 생각됨.

6. Calciphylaxis (uremic calcific arteriolopathy)

(1) Advanced CKD에서만 볼 수 있는 심각한 합병증 (**Figure 8-5**)

(2) Livedo reticularis로 시작해서 abdomen, leg, thigh, breast의 피부의 ischemic necrosis로 진행함.

(3) 병리 : 광범위한 calcification이 동반된 vascular occlusion

(4) 발병기전

① 과거에는 severe hyperparathyroidism이 있을 때 발생한다고 생각되었으나, 최근에는 severe hyperparathyroidism이 없는 상태에서도 발생률이 증가하고 있다.

② Phosphate binder로 사용되는 calcium의 섭취 증가와 연관

③ Warfarin

- Vitamin K에 의한 matrix GLA protein의 재생을 억제 → vascular calcification ↑
- Calciphylaxis가 발생하면 warfarin을 다른 항응고제로 대체해야 한다.

7. Treatment

(1) Secondary hyperparathyroidism의 최적의 치료 : **예방**

(2) Hypocalcemia 예방 : calcium 보충 (between meals), 필요 시 vitamin D 투여

(3) Hyperphosphatemia 치료

① **Phosphate 섭취 제한** : 단백질 섭취 제한, 유제품 제한

② **Calcium carbonate or calcium acetate** : 식사와 같이 복용하여 phosphate의 흡수 억제

③ **Sevelamer hydrochloride**

- Calcium이 들어있지 않은 P binder
- Hypercalcemia를 유발하지 않으면서 phosphate의 흡수를 억제한다.
- [Ca]×[P] 값이 높을 경우(>55 mg^2/dL^2) 사용한다.

④ **Lanthanum carbonate**

- Calcium이 들어있지 않은 P binder
- 적응증은 sevelamer와 비슷하다.

⑤ 목표 Ca, P 수치

- Ca : albumin level을 고려한 corrected Ca 값을 사용한다.
- CKD 3, 4 : Ca, P 모두 정상 범위 내
- CKD 5 : Ca 8.4~9.5 mg/dL, P 3.5~5.5 mg/dL

(4) PTH 억제

① **Hyperphosphatemia를 치료**하는 것이 가장 중요한 첫 단계

② **Vitamin D analogues**

- Parathyroid에 작용하여 PTH secretion을 직접 억제한다.
- Hypercalcemia, hyperphosphatemia의 위험성이 있다.
- Calcitriol, 1α-hydroxylated vitamin D, paricalcitol 등이 있다.

③ **Calcimimetic agent** (cinacalcet) : 부갑상선의 calcium-sensing receptor에 작용하여 PTH의 분비를 억제한다.

④ Parathyroidectomy : 심하거나 내과적 치료에 반응이 없을 경우에 고려

C. 심혈관계 이상 (cardiovascular abnormalities)

(1) **모든 단계의 CKD 환자의 가장 흔한 사망 원인은 심혈관계 질환이다.**

(2) **대부분의 CKD 환자는 stage 5 CKD에 도달하기 전 심혈관계 질환으로 사망한다.**

(3) **CKD는 심혈관계 질환의 가장 큰 위험 인자 중의 하나이다.**

① 일반인에 비해 10~200배의 risk

② Stage 5 CKD 환자의 30~45%에서 이미 심혈관계 합병증이 발견된다.

③ 다양한 원인들의 상호 작용에 의해 발생한다(Figure 8-7, Figure 8-8)

1. Ischemic vascular disease

(1) Risk factors

※ Harrison 16판과 다소 차이가 있음에 유의할 것.

① Conventional risk factors : hypertension, dyslipidemia, smoking, male, DM, sedentary lifestyle, sympathetic overactivity, hyperhomocysteinemia

② CKD-related risk factors : anemia, hypervolemia, hyperphosphatemia, hyperparathyroidism, sleep apnea, generalized inflammation

- Circulating acute-phase reactants ↑ : C-reactive protein, inflammatory cytokines
- Negative acute-phase reactants ↓ : serum albumin, fetuin
- LVH, microvascular disease → myocardial ischemia 증가
- Oxidative stress ↑

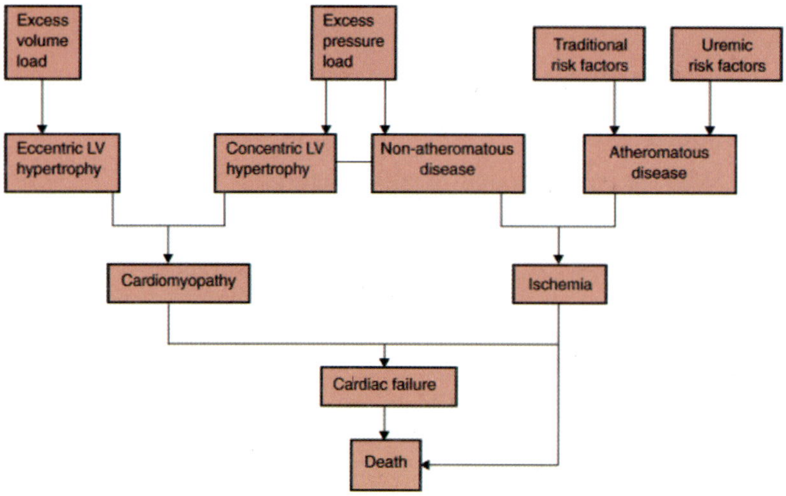

Figure 8-7
Causes of cardiac death in CKD patients.

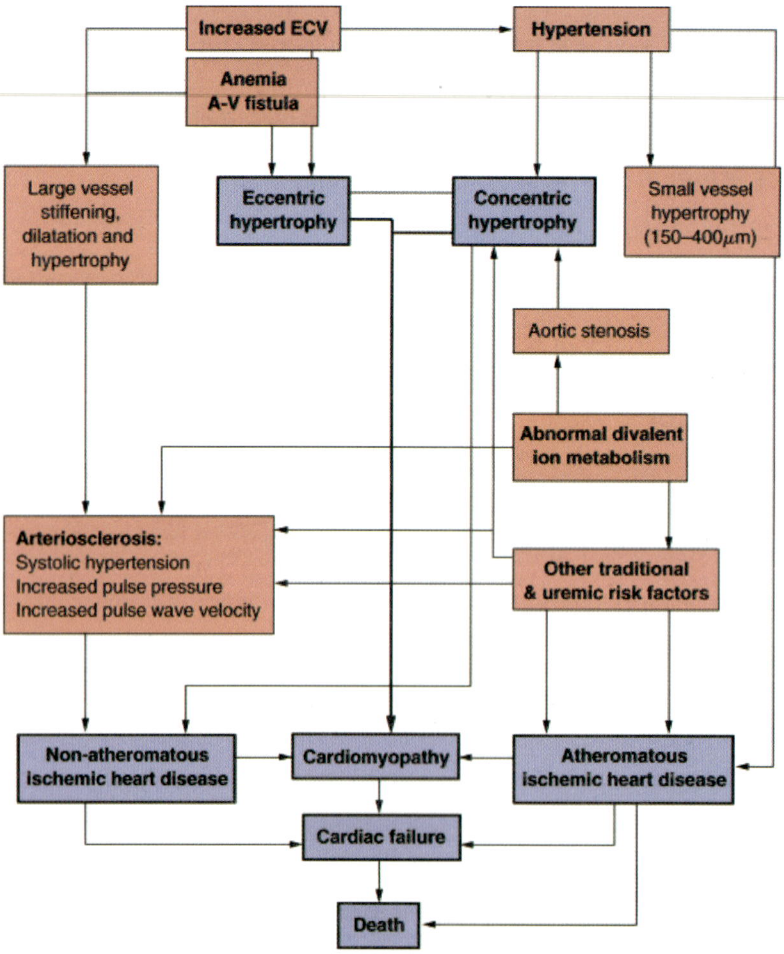

Figure 8-8
Causes of cardiac death in CKD and relationship between risk factors.

2. Heart failure

(1) Abnormal cardiac function + salt and water retention = heart failure

· 심장기능 이상 : left ventricular remodeling/hypertrophy, myocardial ischemia, cardiomyopathy 등

(2) "Low-pressure" pulmonary edema

· Advanced CKD에서 나타나는 증상

· 폐 모세혈관의 투과성 증가에 의해 발생하며, dialysis로 호전될 수 있다.

3. Hypertension and LVH

(1) **Hypertension**

① CKD의 가장 흔한 합병증 중 하나

② LVH, 신장기능의 급속한 상실을 유발할 수 있다.

(2) **LVH**

① CKD 환자의 morbidity/mortality의 가장 강력한 위험 인자 : **LVH, D-CMP**

② 장기간의 고혈압, hypervolemia 등에 의해 발생한다.

③ Anemia, AV fistula 등도 LVH 발생에 중요한 역할

(3) "**Reverse causation**" in patients with advanced CKD

① 투석치료를 받는 CKD 환자에서 혈압이 낮을수록, 비만하지 않을수록, 콜레스테롤이 낮을수록 사망률이 높은 현상. 즉 일반인의 역학연구와 역의 관계를 보임.

② Malnutrition-inflammation state와 연관되어 불량한 예후를 보임.

③ 그러나 초기 CKD 환자에서는 심혈관계 질환의 위험 인자를 적극적으로 치료하여야 한다.

4. Pericardial disease : uremic pericarditis

(1) 임상양상

① 호흡에 의해 악화되는 흉통

② Friction rub(+)

③ ECG : PR interval depression, diffuse ST segment elevation

④ Pericardial effusion : 없을 수도 있다.

(2) 감별진단 : malignancy, TB, viral pericarditis, autoimmune diseases

(3) **Dialysis의 양을 늘리거나 dialysis를 시작해야 하는 적응증이다.**

5. 치료 (treatment)

(1) **고혈압의 치료**

① 목표 혈압

- **단백뇨 <1 g/day : <130/80 mmHg**
- **단백뇨 >1 g/day : <125/75 mmHg**

② **Volume control with salt restriction + diuretics**

③ **ACE inhibitor/angiotensin receptor blocker가 1st choice**

④ Direct vasodilator : cardiac hypertrophy를 조장하므로 장기간 사용은 금기

(2) **Hyperhomocysteinemia의 치료 : folate 1~5 mg daily**

(3) **Dyslipidemia의 치료**

① HMG-CoA reductase inhibitor (statin)

② Statin과 fibrate와의 병용 : myositis/rhabdomyolysis의 위험성을 높이므로 피한다.

(4) Pericarditis

① **투석의 절대 적응증**이다.

② Pericardiectomy : 보존적 치료로 호전되지 않을 때

D. 혈액학적 이상 (hematologic abnormalities)

1. Anemia of CKD

(1) CKD stage 3부터 관찰된다.

(2) **Normochromic, normocytic anemia with no leukopenia or thrombocytopenia**

(3) **가장 중요한 원인 : erythropoietin(EPO)의 생성 감소**

(4) 다른 원인들 : Table 8-2 참조

Table 8-2 CKD에서의 anemia의 원인.

Relative deficiency of erythropoietin
Diminished RBC survival
Bleeding diathesis
Iron deficiency
Hyperparathyroidism/bone marrow fibrosis
"Chronic inflammation"
Folate or vitamin B12 deficiency
Hemoglobinopathy
Comorbid conditions : hypo/hyperthyroidism, pregnancy, HIV-associated disease, autoimmune disease, immunosuppressive drugs

2. Treatment of anemia of CKD

(1) **Erythropoiesis-stimulating agent (ESA)**

① Epoetin (recombinant human erythropoietin, rHuEPO)

② Darbepoietin alfa

③ Continuous erythropoietin receptor activator (CERA: methoxypolyethylene glycol-epoetin beta)

(2) Anemia refractory to ESA therapy

① **흔한 원인 : iron deficiency, infection/inflammation, inadequate dialysis**

② **기타 (덜 흔한 원인) :** hyperparathyroidism, chronic blood loss or hemolysis, hemoglobinopathy(eg, sickle cell disease), vitamin B12 or folate deficiency, bone marrow disorders (MDS, multiple myeloma), anti-EPO antibodies causing PRCA, others(ACE inhibitors, carnitine deficiency, malignancy)

(3) **Iron** : heme 합성에 필수적이므로 적절량이 유지되어야 한다.

(4) Cofactors : vitamin B12, folate 투여 필요

(5) Blood transfusion : 증상이 있거나 EPO에 반응이 없는 경우가 아니면 하지 않는다. 수혈할 경우 다른 사람의 HLA antigen에 감작되어 향후 신장 이식을 고려할 때 공여자가 제한된다.

(6) **Target Hb : 11~12 g/dL**

· Normal Hb level까지 교정할 경우 오히려 morbidity, mortality 증가

3. Abnormal hemostasis

(1) 원인 : bleeding time의 증가, platelet factor III의 활성도 감소, abnormal platelet aggregation and adhesiveness, impaired prothrombin consumption

(2) 치료 : Desmopressin, cryoprecipitate, conjugated estrogens, blood transfusions, EPO

E. Neuromuscular abnormalities

(1) 초기 : 기억력 및 집중력 장애, 수면 장애

(2) 후기 : neuromuscular irritability (hiccup, cramp, fasciculation), asterixis, myoclonus, chorea, seizure, coma

(3) **Peripheral neuropathy**

① Stage 4 CKD가 6개월 이상 지속되었을 때 나타난다.

② Sensory nerve 〉 motor nerve, lower extremities 〉 upper extremities, distal 〉 proximal

③ **신대체요법의 확실한 적응증이다.**

④ Dialysis에 의해 호전되지만 완전히 없어지지는 않는다.

F. GI and nutritional abnormalities

(1) Uremic fetor

(2) Gastritis, peptic ulcer, mucosal ulceration

(3) Anorexia, hiccups, nausea, vomiting

(4) Protein-energy malnutrition

① 원인

- Low protein and caloric intake
- Metabolic acidosis and activation of inflammatory cytokines
- Resistance to anabolic hormones (insulin, growth factors)

② 평가

- Dual-energy x-ray absorptiometry (DEXA) : lean body mass 측정에 유용
- 기타 : skinfold thickness, mid-arm muscle circumference, serum pre-albumin, serum cholesterol level

G. Endocrine-metabolic disturbances

1. Dyslipidemia

(1) CKD에서의 지단백 대사 이상 : VLDL 증가, HDL 감소. LDL은 정상인 경우가 많음.

(2) 치료

① CKD stage 3이면서 vascular disease(+) : statin 치료가 도움이 된다.

② CKD stage 4, 5 또는 vascular disease(-) : statin 치료가 도움이 된다는 증거가 없다.

③ Fibrate : CKD stage 3, 4에서 용량 감량, stage 5에서는 금기

2. Others

(1) Glucose metabolism 저하 : mild glucose intolerance는 치료하지 않는다.

(2) **Insulin clearance의 감소**

① **DM 환자의 인슐린 요구량 감소** : 신기능 저하의 중요한 징후

② **신기능이 감소되면 많은 경우 혈당강하제의 용량 감량이 필요**

※ **Metformin : Cr 〉 1.4 mg/dL에서 금기 (∵ lactic acidosis 증가)**

③ Dialysis를 시작하면 다시 인슐린 요구량 증가 경향

(3) 성기능의 저하

① 여성 : amenorrhea, 임신 유지 불능

② 남성 : impotence, oligospermia, germinal cell dysplasia

(4) Adolescents : 성장 지연, 성적 성숙 장애

(5) Subclinical hypothyroidism

① Estimated GFR 〈 60 mL/min/1.73 m^2 환자의 18%에서 발견됨.

② GFR 감소 자체에 관여하는지는 불확실

H. Dermatologic abnormalities

(1) Pallor, ecchymoses and hematomas, pruritus and excoriations, yellow discoloration, uremic frost

(2) **Uremic pruritus**

① 다른 피부질환을 우선 배제

② Hyperphosphatemia를 우선 치료한다. Severe pruritus가 있고 severe secondary hyperparathyroidism이 있을 경우 parathyroidectomy의 적응증이다.

③ 가려움증이 지속될 경우 다른 전신/국소 치료를 고려한다.

- EPO
- Local moisturizer, corticosteroid, antihistamine, UV radiation 등

(3) **Nephrogenic systemic fibrosis (NSF)**

① 팔과 다리에 주로 발생하는 진행성의 subcutaneous induration

② MRI 조영제인 gadolinium을 사용할 때 잘 유발된다고 알려짐

③ 현재로서는 치료법이 없음. 예방이 최선.

진단 (diagnosis)

A. 초기 접근 (initial approach)

1. History

(1) 원인 질환의 확인 : 당뇨병, 고혈압, 전신질환, 신질환의 가족력

(2) 약물

- Analgesics, NSAID, antimicrobials, ACE inhibitors, calcineurin inhibitors
- Gold, penicillamine, PPIs, antiretroviral agents, lithium

(3) 요독증의 증상

2. Physical exam

(1) 혈압, 안저검사, precordial exam(LV heave, S4), 복부진찰(bruits, renal masses)

(2) 부종 검사

(3) 신경학적 진찰 : asterixis, muscle weakness, neuropathy

(4) 기타 : prostate in men, pelvic masses in women

3. Laboratory investigations

(1) 원인 또는 악화요인을 찾기 위한 검사

(2) 병력 및 신체 검진에서 의심될 경우 SLE, vasculitis에 대한 검사

(3) 〉40세이고 원인이 불분명한 CKD 및 anemia 있을 경우 serum/urine PEP 시행

(4) GN : HBV, HCV, HIV 등 감염성 원인 조사

(5) 뼈질환 : Ca/P, PTH 측정

(6) Anemia : Hb, iron, vitamin B12, folate 측정

(7) 24시간 요단백 정량 : ACE inhibitor 또는 ARB 사용 여부 결정

4. Imaging studies

(1) **Renal ultrasonography** : 가장 유용한 검사로, 양측성으로 작아진 신장이 보이면 특징적

① **신장의 크기가 작아지지 않는 CKD**

- **Diabetic nephropathy**
- **Polycystic kidney disease**
- **Amyloidosis**
- **HIV-associated renal disease**

② 비대칭 크기 : unilateral developmental abnormality or chronic renovascular disease

(2) Noncontrast CT : stone을 볼 때 유용하다.

(3) Voiding cystourethrogram (VCU) : VUR, enuresis 환자에서 유용.

(4) Radiocontrast media 사용을 가급적 피한다.

5. Renal biopsy

(1) 양측성으로 작아진 신장이 있을 경우 신생검은 보통 권장되지 않는다.

① 출혈 등의 합병증의 가능성이 높다.

② 반흔 형성(scarring)이 진행되어 원인 질환을 알아내기 어렵다.

③ Disease-specific therapy를 할 수 있는 시기를 놓친 경우가 많다.

(2) 금기 (contraindications to renal biopsy)

① Bilateral small kidneys

② Polycystic kidney disease

③ Uncontrolled hypertension

④ Urinary tract or perinephric infection

⑤ Bleeding tendency

⑥ Respiratory distress

⑦ Morbid obesity

(3) 양측 신장의 크기가 정상이고 치료 가능한 원인이 의심될 경우에만 시행한다.

B. CKD의 원인 진단 (establishing the diagnosis and etiology of CKD)

1. ARF vs. CKD

(1) 첫 단계에서 가장 중요한 것은 ARF와 감별하는 것이다.

(2) **CKD를 시사하는 소견들**

① **Previously elevated plasma creatinine**

② **U/A : proteinuria, broad cast**

③ **Chronic metabolic bone disease**

④ **Normocytic normochromic anemia**

⑤ **Bilaterally reduced kidney size (〈8.5cm)**

(3) CKD의 가능성이 높다 하더라도 **acute process가 겹쳐 있을 가능성을 항상 염두에 두어야 한다**.

2. 원인 진단

(1) CKD의 원인을 아는 것이 종종 도움이 된다.

① 치료할 수 있는 원인 질환이 있을 경우 신기능을 호전시킬 수 있다.

② 유전 질환일 경우 genetic counseling 등을 할 수 있다(eg, ADPKD).

③ 신이식 후 재발하는 질환일 경우 이식 여부 결정에 도움이 된다(eg, FSGS).

(2) 여러 가지 소견을 종합하면 원인 진단에 접근할 수 있다. 이 경우 renal biopsy가 반드시 필요하지는 않다.

① Diabetic nephropathy : 장기간의 DM, 망막증, 다량의 단백뇨

② Hypertensive nephrosclerosis

· 장기간의 고혈압, 다른 신질환이 없음

· Inactive urinary sediment, mild proteinuria (〈3 g/d)

③ Ischemic nephropathy

· Renovascular disease가 있는 고혈압 환자 중 일부에서 발견

· Bilateral renal artery stenosis에 의한 고혈압 및 신손상

· 임상적 중요성 : revascularization으로 신기능의 안정 또는 호전 가능

(3) Renal biopsy : 진단이 불확실할 경우 renal biopsy로 진단할 수 있으나, CKD가 진행된 상태에서는 원인 진단이 치료 결정에 중요하지 않은 경우가 많다.

C. 신기능의 갑작스러운 악화 ("Acute-on-Chronic" Kidney Failure)

(1) **1/Cr VS time curve (Figure 8-9)**를 그려 GFR의 감소 속도를 추적하는 것이 중요하다.

(2) Curve의 기울기가 갑자기 커질 경우 신기능을 갑작스럽게 떨어뜨릴 수 있는 원인을 찾아야 한다(**Table 8-3**).

① 교정 가능한 원인들이 발견될 경우 적극적으로 치료하여야 신기능의 악화를 막을 수 있다.

② CKD의 전형적인 소견들이 보이더라도 교정 가능한 원인이 있는지 찾아 보아야 한다.

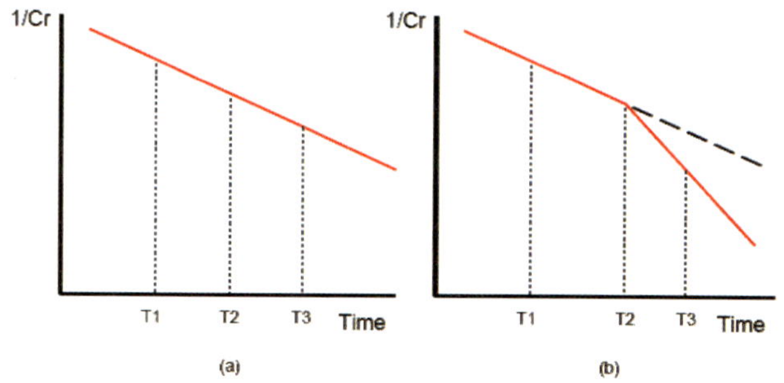

Figure 8-9
1/Cr - time curve.
CKD 환자에서는 GFR의 감소를 1/Cr로 추적할 수 있다. (a) 일정한 기울기를 보이는 경우 신기능이 서서히 감소함을 시사한다. (b) 1/Cr vs. time curve의 기울기가 갑자기 커질 경우 신기능을 급격히 악화시키는 요인이 있었음을 시사한다. 이 curve의 경우 T2 시점에 급성 악화 요인이 있었음을 알 수 있다.

Table 8-3 Causes of "Acute-on-Chronic" Kidney Failure.

ECF volume depletion
Drugs : ACE inhibitor/ARB, NSAID, cyclosporine/tacrolimus
Disease relapse or acceleration
Urinary tract infection
Urinary tract obstruction
Hypercalcemia
Hypertension
Heart problems : heart failure, myocardial infarction, tachyarrhythmia
Interstitial nephritis
Renal vein thrombosis

치료 (treatment)

(1) GFR 감소가 확인되기 전, CKD 진단이 확인되기 전 치료를 시작하는 것이 최적의 치료

(2) CKD 단계에 따른 치료 계획의 수립 (Table 8-4)

Table 8-4 CKD 단계에 따른 치료 계획.

CKD stage	GFR (mL/min/1.73 m^2)	치료 계획
1	≥ 90	진단과 원인 질환 치료 동반 질환의 치료 심혈관계 질환 위험 감소 치료*
2	60~89	GFR의 감소 속도 평가
3	30~59	CKD 합병증의 치료
4	15~29	신대체요법 준비
5	< 15	신대체요법

A. CKD의 진행 지연

1. 단백질 섭취 제한

(1) **Protein restriction**

① **Stage 3 and 4 : 0.6~0.75 g/kg/day, of high biologic value (HBV)**

② **Stage 5 : 0.90 g/kg/day**, of high biologic value

(2) **Energy requirement : 35 kcal/kg/day**

(3) 단백질 섭취 제한의 장점

① Urea의 생성이 감소하므로 요독증상을 줄일 수 있다.

② 대사성 산증을 경감시킬 수 있다.

③ 사구체의 hyperfiltration이 감소하므로 신질환의 진행을 줄일 수 있다.

(4) 단백질 섭취 제한의 단점 : protein-energy malnutrition에 빠지기 쉽다.

2. 사구체 고혈압 및 단백뇨의 치료

(1) **고혈압**의 치료

① 사구체내압 감소, 사구체 비후를 감소 → 신장의 손상 감소

② 목표 혈압

· Proteinuria 〈 1 g/d : 130/80 mmHg

· Proteinuria 〉 1 g/d : 125/75 mmHg

(2) **단백뇨**

① 신손상의 지표이자 신손상의 원인이다.

② 단백뇨를 많이 줄일수록 신장에 효과적인 항고혈압제이다.

(3) **ACE inhibitor** 또는 **angiotensin receptor blocker(ARB)**가 1차 선택 약물이다.

① Cough, angioedema, allergy 등으로 인해 ACE inhibitor를 사용하지 못할 경우에는 ARB 선택

② 한 가지 약물로 목표 혈압에 도달하지 못할 경우 diuretics, beta-blocker 병용

· ACE inhibitor + ARB 병용 가능 : hypotension, hyperkalemia, azotemia 악화 등의 부작용에 주의

B. 당뇨병성 신질환의 치료

(1) **당뇨병성 신증은 말기 신부전의 가장 흔한 원인이다.**

(2) **당뇨병에서의 ESRD : 다른 원인에 의한 ESRD에 비해 예후가 매우 나쁘다.**

(3) **빠르게 진행하는 심혈관계 질환이 동반된다.**

1. Glucose control

(1) Type 1 DM과 type 2 DM 모두 microalbuminuria 이하 단계에서 혈당을 엄격히 조절하면 신증의 진행을 늦출 수 있다.

· United Kingdom Prospective Diabetes Study (UKPDS) : 인슐린이나 경구 혈당강하제를 이용하여 Hb A1C 〈 7.2%로 유지하면 Hb A1C 〉 9% 인 경우에 비하여 진행성 신증의 발생률을 50% 감소시킬 수 있다.

(2) 치료 목표

① Fasting (preprandial) glucose : 90~130 mg/dL

② Hb A1C 〈 7%

(3) 경구 혈당 강하제

① **Cr 〉 1.5 mg/dL이면 metformin은 끊어야 한다**(lactic acidosis의 위험도 증가).

② 일부 sulfonylurea는 신기능 저하 시 배설이 감소하므로 금기이다.

(4) CKD가 진행할수록 insulin의 분해가 감소하므로 insulin 사용량을 줄여야 한다.

2. Control of blood pressure and proteinuria

(1) Type 2 DM 환자의 80%에서 고혈압이 있거나 야간에 혈압이 떨어지지 않는다 (nondipper). 이는 모두 **albuminuria**와 연관이 있으며, 심혈관계 및 신장 질환의 중요한 예측 인자이다.

(2) 고혈압의 치료

① Albuminuria를 감소시키며, 신질환의 진행을 늦출 수 있다.

② **ACE inhibitor** 또는 **angiotensin receptor blocker**를 우선적으로 고려

C. 다른 합병증의 치료

1. 약물 용량 조절

(1) 약물의 loading dose는 CKD stage에 무관하다.

(2) Maintenance dose는 조절해야 한다.

① 〉 70%가 간 또는 장관으로 배설되는 약의 경우 조절 불필요

② 금기 약물 : **meperidine, metformin, 신장으로 배설되는 일부 경구혈당강하제**

③ 약물 용량을 줄여야 하는 약물 : allopurinol, 항고혈압제, 항균제, 항부정맥제

(3) Nephrotoxicity가 있는 약물들은 피해야 한다.

① NSAID

② Aminoglycosides

③ ACE inhibitor /ARB : 사용 도중 azotemia, hyperkalemia가 생길 수 있다.

- Azotemia : Cr 값이 baseline보다 2주에 20% 이상 상승할 경우 사용을 중단한다. 그 미만이라면 사용하는 것이 신기능의 장기 예후에 유리하다.
- Hyperkalemia : 환자의 식이, 다른 약물 등 hyperkalemia의 다른 악화 요인을 교정한 후에도 hyperkalemia가 지속되면 사용을 중단한다.

2. 신대체 요법의 준비

(1) 신대체 요법의 적응증

① Uremic pericarditis

② Uremic encephalopathy

③ Intractable muscle cramping

④ 가역적인 소화기계 질환에 의한 것이 아닌 nausea, vomiting

⑤ Malnutrition

⑥ 보존적 치료에 의해 호전되지 않는 수분/전해질 이상

※ 특정 BUN 또는 Cr 값을 정해놓고 투석 치료를 시작하는 것은 개인간 차이가 크기 때문에 바람직하지 않다.

(2) 심한 요독증의 증상이 나타나기 전 투석을 시작하는 것이 바람직하다.

① 환자 생존율을 향상시킬 수 있다.

② 응급 투석의 합병증을 감소시킬 수 있다.

- AV fistula, PD catheter의 합병증 감소
- Temporary catheter 삽입에 의한 감염, 출혈, 혈전증, 패혈증 등의 합병증 감소

3. 환자 교육

(1) 신대체 요법 준비

① 사회적, 심리적, 신체적 준비가 필요

② Multidisciplinary approach가 요구됨

③ 신대체 요법의 방법에 대한 교육 : stage 4 CKD에서는 시작해야 함

(2) Social support system : Home HD, 신장이식 등의 경우 가족의 교육, 공여자의 선택 등이 필요.

D. 신대체요법 (renal replacement therapy)

※ 증상이 전혀 없는 상태에서 신대체요법을 시작해서는 안된다.

1. 적응증 (indications)

- 위의 내용 참조.

2. 요독증의 합병증 발생을 시사하는 소견들

(1) History of hiccupping

(2) Intractable pruritus

(3) Morning nausea and vomiting

(4) Muscle twitching and cramps

(5) Asterixis on physical exam

3. 환자 교육 및 적응

(1) Multidisciplinary approach가 중요

(2) 사회적, 심리적, 신체적 준비가 점진적으로 이루어질 수 있어야 한다.

(3) 투석은 정상 신장 기능의 10~15%만을 대신해 줄 수 있기 때문에, 완전한 신체적 재활을 이루려면 신장 이식을 해야 한다.

(4) 대부분의 환자는 이식 전에 투석을 먼저 하게 되는데, 이는 신기능의 급성 악화를 일으킬 수 있는 인자들을 완전히 배제한 후에 이식을 고려하기 위해서이다.

(5) ESRD에 가깝게 진행된 환자에서 reversible factor가 없고 적합한 공여자가 있을 경우에는 투석 없이 preemptive (primary) transplantation을 고려해야 한다.

9

Dialysis Therapy

투석 치료

말기 신질환의 역학 (epidemiology)

A. 원인 (etiology)

(1) 2007년 현재 (대한신장학회 말기신질환 등록사업)

① DM : 44.9%

② HTN : 17.2%

③ Chronic GN : 11.6%

④ Cystic kidney disease : 1.7%

B. 우리나라 신대체요법의 현황

Table 9-1 우리나라 신대체요법의 현황(2007년 현재).

	발생률	유병률
혈액투석	123.8/1,000,000 person-years	30,907명 (617.7/1,000,000)
복막투석	41.2/1,000,000 person-years	7,649명 (152.9/1,000,000)
신이식	18.5/1,000,000 person-years	10,119명 (202.2/1,000,000)

투석 치료 (dialysis therapy)

A. 투석 치료의 적응증 (commonly accepted indications for dialysis)

(1) Hyperkalemia unresponsive to conservative measures

(2) Extracellular volume expansion unresponsive to conservative measures

(3) Acidosis refractory to medical therapy

(4) Bleeding diathesis

(5) C_{Cr} 〈 15 mL/min/1.73 m^2 : 절대적인 수치가 적응증이 되는 것은 아니다.

B. 치료 방법의 선택 (treatment options)

1. 투석방법의 선택

(1) ARF : hemodialysis, continuous renal replacement therapy, peritoneal dialysis

(2) **ESRD : hemodialysis, peritoneal dialysis**

(3) 치료 방법은 환자의 연령, 동반 질환, 치료 수행 능력, 환자의 인지도 등을 고려하여 결정.

① 젊고 시력이 좋으며 치료 수행 작업에 능숙한 환자는 복막투석 선호

② 여행이나 활동이 많고 스스로 치료를 할 수 있는 환자는 복막투석 선호

③ 나이가 많고 잔여 신기능이 없으며 개복수술의 병력이 있는 환자는 혈액투석 선호

④ 몸집이 크고 비만이 있는 환자는 urea의 volume of distribution이 크고 복막투석의 양이 많아질 것이므로 혈액투석이 적합하다.

(4) 치료 방법의 결정은 상호 배타적인 것이 아니고, 어느 하나에서 다른 치료 방법으로 전환할 수 있다. 혈액투석 도중 적절한 혈관을 더 이상 만들기 어려운 환자는 복막투석으로 전환할 수 있다.

2. 투석방법의 금기

· **Table 9-2** 참조.

Table 9-2 혈액투석과 복막투석의 금기.

혈액투석	
Absolute contraindications	**Relative contraindications**
No vascular access possible	Difficult vascular access Cardiac failure Needle phobia Coagulopathy
복막투석	
Absolute contraindications	**Relative contraindications**
Peritoneal adhesion Uncorrectable abdominal hernia Loss of peritoneal function Inability to exchange peritoneal fluid	Obesity Large muscle mass Skin infection Bowel disease Severe malnutrition Recent abdominal aortic graft Ventriculo-peritoneal shunt Severe pulmonary disease

혈액투석 (hemodialysis, HD)

A. 원리 (principles)

(1) **확산(diffusion)** : 노폐물이 농도경사에 따라 반투과성막을 통과하여 이동.

(2) **대류(convection) 또는 초여과(ultrafiltration)** : 정수압의 차이에 의해 수분 및 일부 용질이 이동. 용질은 수분에 따라 수동적으로 이동(solvent drag)하여 용질 청소율에 일부 기여(convective clearance).

B. 혈액투석기 (hemodialyzer)

· 혈액투석기는 (1) dialyzer, (2) dialysate, (3) blood delivery system으로 구성된다 (**Figure 9-1**).

1. Dialyzer

(1) 대부분 hollow-fiber dialyzer를 사용하고 있다.

(2) Hollow-fiber dialyzer는 수천 개의 평행한 모세관의 다발로 이루어져 있다. 혈액은 모세관 안쪽으로 흐르고, 투석액은 반대방향으로 모세관 바깥에서 흐른다.

(3) Membrane material

① Cellulose, substituted cellulose, cellulosynthetic, synthetic의 4종류가 있다.

② 생체부적합성(bioincompatibility) : 보체계(complement system)의 활성화를 일으키는 성질을 말한다.

· Cellulose : bioincompatible

· Synthetic material일수록 biocompatibility가 향상된다.

(4) Reprocessing/reuse : 최근에는 거의 사용하지 않는다.

2. Dialysate

(1) Base : bicarbonate를 buffer로 사용하고 있다.

(2) Calcium : 흔히 1.25 mmol/L 의 농도를 보이며, 고칼슘혈증이 있을 경우 낮출 수 있다.

(3) Potassium : 0~4 mEq/L까지 조절 가능하다.

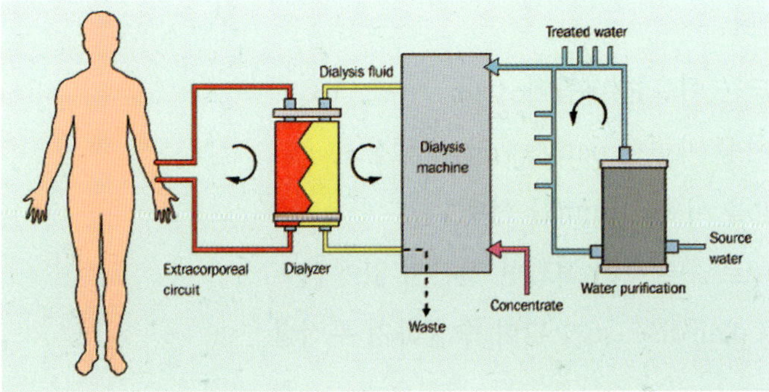

Figure 9-1 혈액투석. 혈액과 투석액은 투석기 내에서 투석막을 통해 접촉하고, 투석막을 통해 용질과 수분이 확산과 초여과를 통해 투석액 쪽으로 제거된다.

(4) Sodium

① 140 mEq/L 내외에서 조절한다.

② 낮을 경우 hypotension이 발생할 수 있다. 이 경우 sodium concentration을 높게 시작하여 점차 낮추는 sodium modeling 방법을 사용할 수 있다.

(5) Glucose : 200 mmol/L 정도 포함

(6) Water treatment : 여과, 연화, 탈이온화, 역삼투의 과정을 통해 정화된다.

3. Blood delivery system

(1) Blood pump

(2) Blood flow rate : 250~500 mL/min

(3) Ultrafiltration controller

C. 혈관 접근로 (vascular access for hemodialysis)

※ 혈액투석을 위한 혈관 접근로(vascular access)에는 arteriovenous fistula (AVF), arteriovenous graft (AVG), temporary catheter가 있다.

1. Arteriovenous fistula (AVF)

(1) Radiocephalic or brachiocephalic AV anastomosis로 arterialized vein을 만든다.

(2) **우선적으로 고려해야 하는 혈관 접근 방법**이다.

2. Arteriovenous graft (AVG)

(1) 혈관이 좋지 않은 경우 polytetrafluoroethylene (PTFE) 등으로 만든 인조혈관을 artery와 vein 사이에 넣는다.

(2) AVF보다 graft를 많이 만드는 이유는 다음과 같다.

① 환자가 늦게 의뢰되어 사용 가능한 native vein이 없음

② 외과의가 수술의 편리함을 이유로 graft를 선택

③ Multiple vein puncture로 수술하기 적합한 혈관이 없어짐

④ DM ESRD는 microvascular disease가 많아 수술하기 부적합

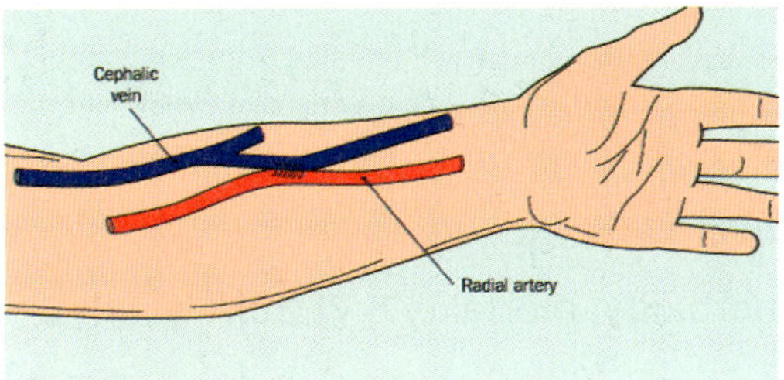

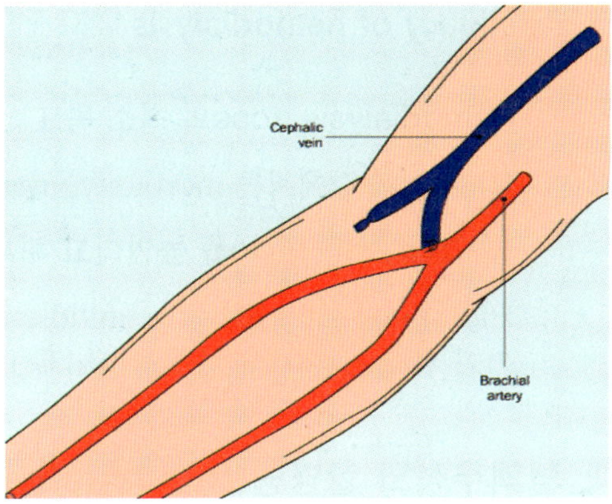

Figure 9-2 Native AV fistulae.
(위) primary radiocephalic AV fistula.
(오른쪽) primary brachiocephalic AV fistula.

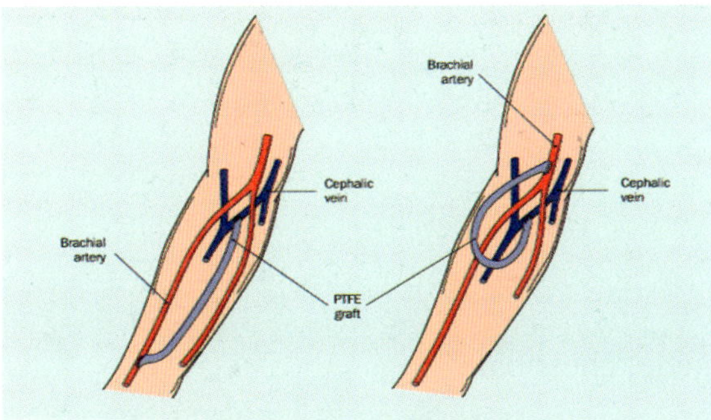

Figure 9-3 Arteriovenous graft.
Primary AV fistula를 만들기 어려울 때 인조혈관을 넣어 동맥과 정맥을 연결한다.

(3) AV graft는 thrombosis, infection, stenosis 등의 complication이 많고 장기적으로 오래 사용하기 어려우므로 **가급적 native AV fistula를 만들어야 한다.**

D. Goals of dialysis

1. Dose of dialysis

(1) 1회 혈액투석 동안의 urea clearance로 정의한다. 다음의 두 가지 지표가 쓰인다.

① Urea reduction ratio (URR)

② Kt/V

- K : urea clearance rate (mL/min)
- t : time spent on dialysis (min)
- V : volume of distribution of urea (mL)

2. Adequacy of hemodialysis

(1) **Hemodialysis dose의 최소 목표 : URR ≥ 65%, Kt/V ≥ 1.2**

① 이 이하 값에서는 morbidity, mortality가 증가한다.

② 그러나 **HD dose를 높인다고 해서 morbidity, mortality가 감소하지는 않는다.**

(2) High-flux hemodialyzer : middle-molecular-weight solute clearance를 향상시키기 위해 사용. 그러나 survival benefit은 없었다.

E. 혈액투석의 합병증 (complications during hemodialysis)

1. 흔한 합병증

(1) Hypotension

(2) Muscle cramps

(3) Anaphylactoid reactions

(4) Others : nausea, vomiting, headache, chest pain

2. Cardiovascular diseases

(1) **HD 환자의 가장 중요한 사망 원인**이다.

(2) 복막투석이나 신장이식 환자보다 심장질환에 의한 사망률이 더 높다.

(3) 위험 인자

- 다른 심혈관 질환의 위험 인자들 (eg, diabetes, HTN, dyslipidemia)
- Chronic inflammation
- Massive changes in ECF volume (투석간 체중증가가 클 경우)
- Anemia
- Calcification of coronary arteries in patients with elevated Ca × P product
- Alterations in cardiovascular dynamics during the dialysis treatment

복막투석 (peritoneal dialysis, PD)

A. 복막투석의 원리

(1) Peritoneal membrane은 반투과성막의 역할을 할 수 있다.

(2) 포도당이 들어 있는 2~3 L의 투석액을 복강 내에 넣고 4~6시간 간격으로 교환하는 방법이다. 복막이 투석막의 역할을 한다. Osmotic gradient를 만들어 내는 것은 투석액 내의 포도당이다.

(3) 혈액투석과 마찬가지로 용질과 수분의 제거 원리는 **확산**과 **초여과**이다.

B. 복막투석의 장단점

1. 장점

(1) 기계에 의존하지 않으므로 환자의 자율적인 치료가 가능하다.

(2) 지속적인 투석 방법이므로 염분 및 수분의 섭취가 혈액투석에 비해 좀더 자유롭다.

(3) 염분과 수분의 제거가 서서히 일어나므로 혈역학적 부작용이 적다.

(4) 신장 혈류의 감소를 유발하지 않으므로 잔여 신기능의 보존에 유리하다.

2. 단점

(1) 의사가 가까이 있지 않으므로 즉각적인 문제 해결이 어렵다.

(2) 단백질의 손실이 심하고 영양실조(malnutrition)에 빠지기 쉽다.

(3) 포도당이 흡수되므로 당뇨병, 고지혈증 등의 대사성 부작용이 잘 발생한다.

(4) 복막염이 잘 발생하고, 복막투석 도관의 기술적 생존율이 낮다.

C. 복막투석의 방법 (modalities of peritoneal dialysis)

1. 복막투석의 방법

(1) Continuous ambulatory peritoneal dialysis (CAPD, **Figure 9-4**) : 하루 4회 투석액을 환자가 수동으로 교환하는 방법이다. 한번에 주입하는 복막투석액은 2 L이며, 용량을 2.5~3 L까지 증량할 수 있다.

(2) Automated PD (APD) : cycler dialysis라고도 하며, 기계(cycler)가 투석액을 교환해준다.

① Continuous cycler PD (CCPD) : 수면 중에 기계가 투석액을 4~6회 교환해주고, 낮에는 투석액을 복강 내에 가지고 지내는 투석 방법이다.

② Nocturnal intermittent PD (NIPD) : 수면 중에 기계가 투석액을 7~10회 교환해주고, 낮에는 복강을 비운 상태로 지내는 방법이다.

③ Tidal PD (TPD) : 기계가 소량의 투석액을 지속적으로 주입 후 교환해주는 방법이다. 주로 밤에 사용하며, 복강을 완전히 비우는 것이 아니라 소량씩만 교환해준다.

④ 기타 : 낮에는 CAPD처럼 수동으로 투석액을 교환하고, 밤에는 기계가 투석액을 교환해주는 방법도 가능하다.

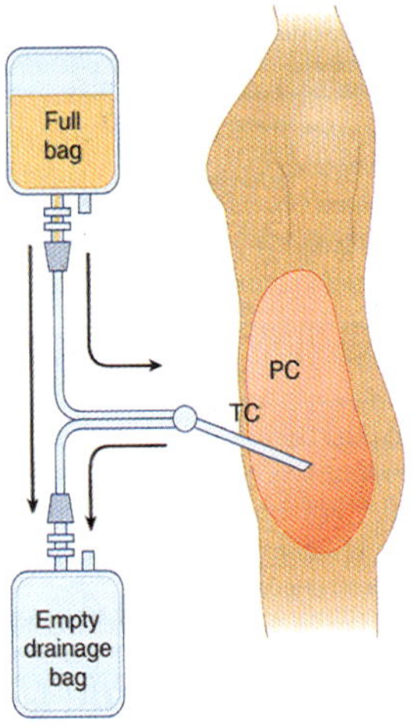

Figure 9-4 복막투석
CAPD의 경우 하루 4회 복막투석액을 교환한다.

2. Peritoneal access devices

(1) 국소마취 또는 전신마취 하에 blind technique으로 삽입하거나 laparoscopy를 이용하여 직접 보면서 삽입한다.

(2) 삽입 후 catheter tip은 Douglas pouch(앙와위에서 복강 내 가장 낮은 지점)에 위치해야 한다.

(3) Catheter malposition/outflow failure

① 복막투석 카테터 삽입 후 KUB 사진으로 catheter 위치를 주기적으로 확인한다.

② 계단 걸어 내려오기 등의 ambulation을 시키고, constipation을 적극적으로 치료한다.

③ 보존적 치료가 실패할 경우 catheter reposition을 시도한다.

D. PET (peritoneal equilibrium test)

(1) 복막의 운반 특성을 알아내기 위한 임상적 방법

① 2.5% dialysate 2 L를 넣고 0, 2, 4시간째에 plasma와 dialysate의 creatinine 농도를 구하여 그 비를 계산한다.

② High, high-average, low-average, low의 4가지 유형으로 구분한다.

(2) Transporter type에 따른 복막투석 처방

① High transporter

- Dialysatc/plasma Cr 비가 높다.
- Solute clearance가 우수하나 glucose가 빠르게 흡수되어 ultrafiltration이 어렵다.
- 복막투석액을 통한 protein loss도 더 심하다.
- 수동으로 자주 교환하거나 automated cycler machine을 이용해 교환 횟수를 늘려준다.

② Low transporter

- Dialysate/plasma Cr 비가 낮다.
- Dwell time을 늘리거나 dialysate의 volume을 늘려 확산이 최대한으로 일어나게 한다.

E. 복막투석의 적정성 (adequacy of peritoneal dialysis)

(1) 확실하게 알려진 바는 없으나, 다음과 같이 urea 및 creatinine clearance로 제시된 바 있다.

① Weekly Kt/V ≥ 2

② Creatinine clearance ≥ 60 L/week/1.73 m^2

(2) Clearance를 증가시킨다고 해서 환자의 생존율이 향상되거나 합병증이 감소하는 것은 아니다.

(3) 일반적으로, 환자의 잔여 신기능이 남아 있는 동안에는 PD로 잘 버틸 수 있다.

F. 복막투석의 합병증 (complications of peritoneal dialysis)

1. CAPD Peritonitis

(1) 원인 : 복막투석액 교환 도중 오염되어 카테터 내강을 통해 감염되는 경우가 가장 흔하다.

(2) 원인균

① Bacteria(90%) : *Staphylococcus epidermidis* (m/c), *S. aureus* 등

② 기타 : *Candida*, *Mycobacterium tuberculosis*

(3) 증상 및 징후

① 증상 : abdominal pain, nausea, febrile sense

② 징후 : cloudy peritoneal fluid, abdominal tenderness, fever

(4) 진단 : **다음 3가지 중 2가지**가 있어야 한다.

① 복막염의 증상 및 징후 : 복통, 발열 등

② 혼탁한 복막투석액 : 투석액 내 백혈구 〉 100/mm^{3}이고 neutrophil ≥ 50%

③ 복막투석액 배양에서 세균이 배양됨

(5) 치료

① 복강 내 또는 경구 항균제 투여가 기본이 된다.

② *Pseudomonas*, fungus, TB : catheter 제거가 필요한 경우도 있다.

2. Exit site infection

(1) 원인균 : *S. aureus*, Gram-negative bacilli

(2) 진단 : purulent drainage가 발견되면 이에 대해 Gram stain/culture를 시행한다.

(3) 치료

① 국소 항균제, silver nitrate 사용

② 심할 경우 parenteral antibiotics, catheter 제거 필요

3. Metabolic disturbances

(1) Loss of albumin and other proteins

① 복막투석액을 통한 단백질 손실이 크다 → malnutrition의 위험성 증가

② Nitrogen balance 유지 위해 단백질 섭취를 늘려야 한다.

(2) Hyperglycemia and weight gain

① 복막투석액 내의 포도당이 체내로 흡수되면서 수백 kcal가 체내에 섭취되는 효과

② 식욕을 감소시키고 대사증후군에 의한 합병증 유발(eg, hypertriglyceridemia)

4. Mechanical complications

· Hernia, hydrothorax, pericatheter leak, back pain

5. Residual uremia

· 잔여 신기능이 소실된 환자에서는 복막투석만으로 clearance를 유지하기 어렵다.

· 이 경우 HD로의 전환이 필요하다.

Nephrology

10

Kidney Transplantation

신장 이식

서론 (introduction)

(1) **신장이식 : 진행된 CKD의 treatment of choice**

(2) 신장이식 1년 후의 사망률 : 나이와 관련이 있다.

- 18~34세 : 2%
- 35~49세 : 3%
- 50세 이상 : 6.8%

(3) 연령, 당뇨병 유무, 심혈관계 질환 유무에 대해 보정한 후에도 투석치료에 비해 생존률이 높다.

(4) 면역억제제를 복용하지 않을 경우 급성 거부반응으로 이식신을 잃을 수 있다.

(5) 장기예후

① 대부분의 이식신은 **만성 이식신병증(chronic allograft nephropathy)**이라는 과정에 의해 기능을 잃는다.

② 그러나 절반 이상의 환자는 정상 이식신 상태에서 **심혈관계 질환**으로 사망한다.

최근의 성적 (recent activity and results)

(1) 사체 공여자의 수는 10년간 약 11% 증가, 생체 공여자는 2배 이상 증가

(2) 사체 공여자를 기다리는 대기자 명단은 점점 늘어나고 있으며, 사체 공여자가 나타날 때까지 약 4년 이상을 기다려야 한다.

(3) 생체 공여자로부터 받은 이식신의 생존율이 더 높다.

- 강력한 면역억제제 덕분에 1년 후 이식신 생존율은 생체 공여자와 비슷하지만, 5년 및 10년 후의 예후는 상당한 차이가 난다.

수혜자 선택 (recipient selection)

A. 신장이식의 금기 (contraindications)

(1) Recent or metastatic malignancy

(2) Untreated current infection

(3) Severe irreversible extrarenal disease

(4) Treatment nonadherence

(5) Psychiatric illness impairing consent and adherence

(6) Current recreational drug abuse

(7) Limited, irreversible rehabilitative potential

- 신장이식 후 perioperative period에는 사망률이 투석 환자보다 높다.
- 따라서, 현재는 기대여명이 5년 미만인 환자는 신장이식 대상에서 제외한다.

(8) Primary oxalosis : liver transplantation을 해야만 치료 가능하다.

(9) Presence of harmful antibody against the donor kidney

B. Preoperative evaluation

※ 모든 이식 후보자는 risk vs. benefit evaluation을 거친다.

1. 심혈관 질환

(1) 신이식 환자의 사망 원인의 50% 이상이 심혈관계 질환이므로, 이식 전에 반드시 진단하고 치료하여야 한다.

(2) Screening 과정에서 문제가 있을 경우 이식에 앞서 적절한 치료를 먼저 시행하여야 한다.

- Ischemic heart disease : ECG, noninvasive stress test를 흔히 시행한다.
  cf. DM recipient : coronary angiography를 시행해야 한다.
- Cerebrovascular disease : 6개월 이내에 stroke/TIA가 있었는지 확인하고, 있었을 경우 적절히 치료하여 6개월 이상 안정되거나 재발이 없어야 이식 가능.
- Peripheral vascular disease : 증상이 없고 femoral pulse가 정상이라면 plain X-ray로 vascular calcification 여부만 확인하는 것으로 충분

2. 감염질환

(1) Screening

① Routine serology : HBV, HCV, HIV, CMV, EBV

② Routine tests : urine culture, chest X-ray, PPD (tuberculosis skin test)

③ 필요할 경우 : malaria, HHV-8

(2) HBV

① HBV DNA(-), HBeAg(-)이면 이식받을 수 있다.

② Cirrhosis : 이식 대상에서 제외하거나 liver-kidney transplantation 시행.

③ Active hepatitis : liver biopsy 후 antiviral therapy를 이식 전 시행.

(3) HCV : mild hepatitis일 경우 pegylated interferon으로 치료하지만, 바이러스가 완전히 clear되지 않아도 이식하는 경우가 많다.

(4) Tuberculosis

① PPD test : uremic patient에서는 음성으로 나오는 경우도 흔하다.

② TB risk가 높은 환자의 경우 isoniazid를 이식 후 9개월까지 투여.

3. 악성종양의 유무

(1) Curative therapy 후 2년 이상 재발이 없어야 이식을 진행할 수 있다.

① 대부분의 종양 : 2년

② Colorectal, malignant melanoma, cervix, breast : 5년

③ Incidental RCC, carcinoma in situ, basal cell skin tumor : 기다릴 필요 없음.

(2) 치료 불가능한 종양이나 전이성 종양이 있을 경우 이식 대상에서 제외한다.

4. 면역학적 검사

(1) Anti-ABO group Ab, anti-HLA class I,II Ab에 대한 screening

공여자 선택 (donor selection)

(1) 사망한 공여자(deceased donor) 또는 생체 공여자 (living donor)

(2) Living volunteer donor

① 신체검진에서 정상이어야 하고, ABO blood group이 일치하여야 한다.

② Selective renal arteriography : renal artery의 상태에 따라 수술이 어려워질 수 있어 수술 전 평가를 위해 필요하다.

③ Donor nephrectomy : laparoscopic nephrectomy가 증가하는 추세

(3) Cadaveric donor

① 악성종양이나 HIV, hepatitis 등의 감염성 질환이 없어야 한다.

② 공여자가 고령이거나 신부전이 있었거나 장시간 ischemia에 있었던 경우 이식성적이 불량

(4) 공여자의 신기능 문제

① 고혈압 등의 다른 신장 질환의 위험 인자가 동반되지 않는 이상, 신장 기능의 예후는 일반인과 크게 다르지 않다.

② DM ESRD 환자의 가족이 공여자가 될 경우에는 type 1 DM에 대한 screening이 필요 ⇒ glucose tolerance test, anti-insulin Ab, anti-islet cell Ab 측정하여 prediabetic state 배제

Nephrology

Tissue typing and clinical immunogenetics

A. HLA antigen

(1) Major HLA antigens : MHC class I, II

① 6번 염색체에 위치하며 A, B, C, DR이 있다.

② 부모로부터 1개씩의 haplotype을 받는다(**Figure 10-1**).

· 형제간 일치할 확률 : 1/4

(2) Minor antigens

① HLA-identical allograft를 받아도 5%에서는 이식 후 수주 이내에 rejection이 일어나는데, 이는 minor antigen의 작용에 의한 것으로 알려져 있다.

· ABO blood group antigens

· Minor histocompatibility antigens

② 대부분은 면역억제제로 억제 가능하지만, 일단 감작되면 2차 면역 반응은 치료에 잘 반응하지 않는다.

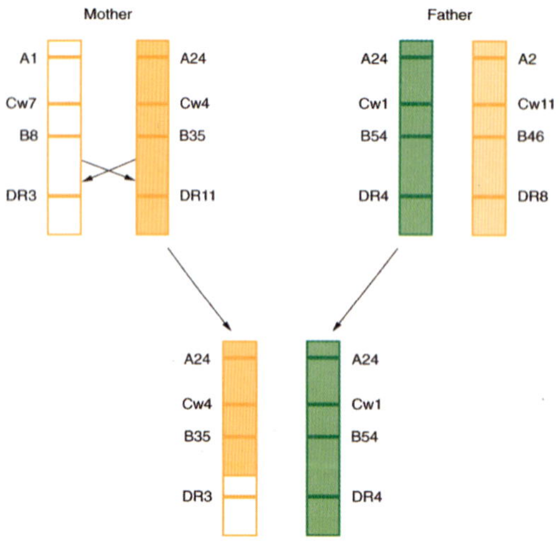

Figure 10-1
Inheritance of HLA haplotypes.
Meiosis 단계에서 recombination이 일어나지 않는다면 자손은 부모로부터 각각 하나의 haplotype을 물려받게 된다. Recombination이 일어날 확률은 1% 미만으로 알려져 있으므로, 자손은 A, B, C, DR을 하나의 단위로서 유전받을 가능성이 훨씬 높다. 형제간 HLA haplotype이 완전히 일치할 확률은 1/4, 절반이 일치할 확률은 1/2이고, 모든 자손은 부모와 1/2이 일치하게 된다.

B. HLA mismatch와 신장이식 성적

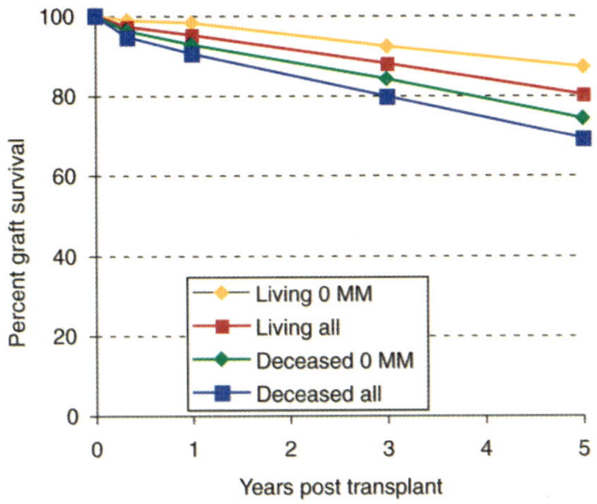

Figure 10-2 공여자와 HLA mismatch에 따른 이식신의 생존율.
Living donor로부터 이식받은 경우가 deceased donor로부터 받은 경우보다 이식신의 생존율이 더 높고, HLA mismatch(MM)가 없는 경우가 있는 경우보다 생존율이 더 높다. Living donor가 HLA-identical deceased donor보다 성적이 더 좋음에 주의.

C. Presensitization

1. T cell crossmatch

(1) T cell의 표면에는 HLA class I Ag만 표현되므로 donor HLA class I Ag에 대한 항체를 screening할 수 있다.

(2) Donor T lymphocyte에 대한 positive crossmatch

① Donor HLA class I Ag에 대하여 이전에 감작되었다는 뜻

② Transfusion, pregnancy, previous transplantation 등에 의해 감작될 수 있다.

③ Hyperacute rejection을 예견할 수 있으므로 이식의 금기가 된다.

2. B cell crossmatch

(1) B cell의 표면에는 HLA class I, II Ag이 표현되므로, donor HLA class I, II Ag에 대한 항체를 screening할 수 있다.

(2) Positive test : graft loss의 가능성이 높다. 특히 이전에 early graft loss를 겪었던 환자에서는 특히 가능성이 높다.

(3) 최근에는 plasmapheresis, IVIG 등을 사용한 desensitization을 시행하기도 한다.

Nephrology

Immunology of rejection

A. Allorecognition

(1) Recipient의 면역계가 이식신을 인식하여 면역반응을 유발하는 과정

① 거부 반응을 유발하는 가장 중요한 항원 : **donor HLA Ag**

② Donor 또는 recipient의 antigen-presenting cell (APC)가 T cell과 상호 작용하여 면역 반응을 일으킨다.

(2) 직접 경로(direct pathway)와 간접 경로(indirect pathway)가 있다(**Figure 10-3**).

① 직접 경로 : donor APC 표면의 HLA 분자를 recipient T cell이 인식

② 간접 경로 : recipient APC가 처리하여 HLA 분자에 붙인 peptide 형태의 alloantigen을 recipient T cell이 인식

· Recipient APC : monocyte, dendritic cell, intragraft macrophage 등

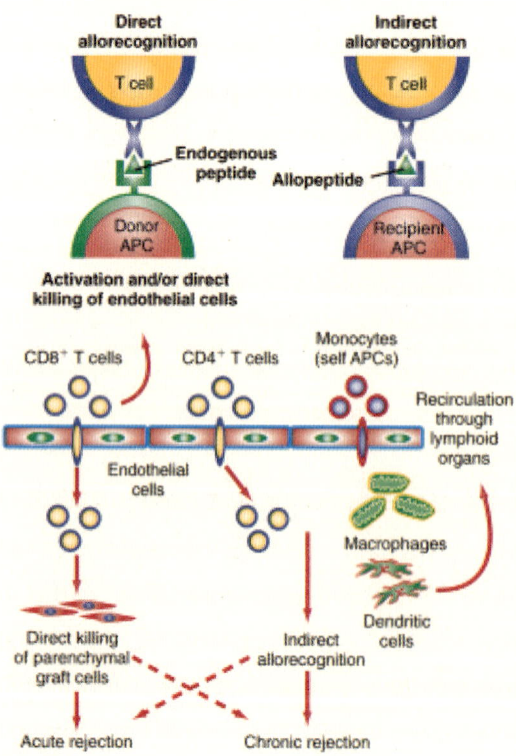

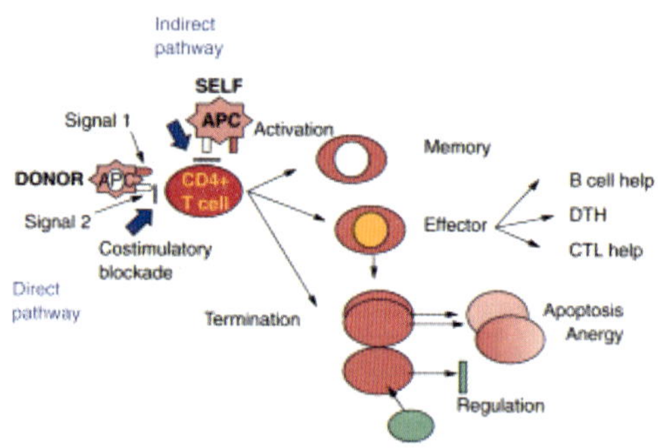

Figure 10-3
Allorecognition의 기전.
Direct pathway에서는 donor APC에 있는 완전한 형태의 HLA 분자를 recipient T cell이 인식한다. Indirect pathway에서는 recipient APC가 peptide 형태로 처리하여 표면에 표시한 allopeptide를 recipient APC가 인식한다. APC와 작용한 T cell은 다양한 운명을 겪는다. CD8+ T cell은 직접 세포독성을 나타내는 cytotoxic effector cell이 된다. CD4+ T cell은 다른 세포들의 면역반응을 매개하는 cytokine을 분비하거나 memory cell이 된다.

B. Immune response

(1) Cellular mechanism과 humoral mechanism 모두가 작동함.

(2) Antibody-dependent cell-mediated cytotoxicity : Fc receptor를 갖고 있는 recipient cell에 의해 나타남

(3) Cellular rejection (**Figure 10-3** 참조)

① 이식신 내에 발현된 HLA antigen에 대해 반응하는 lymphocyte에 의해 매개됨.

② CD4+ lymphocyte : class II (HLA-DR)에 대해 반응하여 증식, cytokine 분비 CD4+, CD8+ 세포의 증식

③ CD8+ cytotoxic lymphocyte precursor : class I antigen(HLA-A, -B)에 반응 → cytotoxic effector cell로 성숙

④ Cytotoxic effector("killer") T cell: donor target cell에 직접 접촉하여 donor cell을 파괴함으로써 organ damage를 일으킨다.

(4) Non-HLA antigen의 역할

① HLA가 완전 일치하는 형제간 이식에서도 거부 반응이 발생하고, 유지 면역 억제 치료가 필요하다. 이는 non-HLA Ag에 의해 유발된 것이다.

② 가능성 있는 non-HLA antigens : endothelial-specific antigen system, tubular antigen

Immunosuppressive treatment

(1) **현재 사용 가능한 면역억제제는 인체의 면역 기능을 전반적으로 억제한다.** 따라서 세균, 진균, 바이러스의 감염 위험성이 증가하며, 악성 종양의 발생도 증가한다.

(2) T cell은 거부 반응에 중요한 역할을 하는 면역세포이므로, 면역억제제의 가장 중요한 목표 세포는 바로 T cell이다.

(3) T cell이 활성화와 증식에는 3가지 signal이 필요하다. 현재 사용되고 있는 면역억제제는 이 신호를 억제하는 약물들이다(**Figure 10-4, Table 10-1**).

① T cell 표면의 receptor에 대한 antibody

② Calcineurin inhibitors(CNIs) : cyclosporine, tacrolimus

③ Glucocorticoids

④ Purine synthesis inhibitors : azathioprine, mycophenolate mofetil

⑤ Mammalian target of rapamycin(mTOR) inhibitors : sirolimus

Table 10-1 신장이식에 사용되는 면역억제제.

	Mechanisms	Usual Dose	Side effects
Glucocorticoids	IL-1,2,3,6, TNF-α, IFN-γ mRNA 전사 억제	TPL 직전 200~300 mg TPL 1주 이내 30 mg/d까지 감량 유지용량 : 10~15 mg/d 급성 거부반응에서는 500~ 1,000 mg/d 3일	Hypertension Glucose intolerance Dyslipidemia Osteoporosis Cushingoid features
Cyclosporine (CsA)	Cyclophilin 및 calcineurin에 결합 IL-2 생성 감소 TGF-β 생성증가	3~5 mg/kg/d	Nephrotoxicity Hypertension Dyslipidemia Glucose intolerance Hirsutism Gum hyperplasia
Tacrolimus (FK506)	FKBP-12 및 calcineurin에 결합 IL-2 생성 감소 TGF-β 생성증가	0.15~0.3 mg/kg/d	CsA와 유사 Hirsutism/gum hyperplasia : 더 적다 DM : 더 흔하다
Azathioprine	Hepatic metabolite가 purine 합성 억제	1~2 mg/kg/d Allopurinol 사용시에는 용량 감량	Marrow suppression (WBC〉RBC〉platelets) Hepatotoxicity
Mycophenolate mofetil (MMF)	Lymphocyte의 핵산합성 과정의 de novo pathway 억제	500~1,000 mg bid Allopurinol 사용시에도 용량 조절 불필요	Diarrhea, cramps Liver / BM suppression is uncommon
Sirolimus (rapamycin)	FKBP-12에 결합하여 mTOR (mammalian target of rapamycin) 억제 IL-2 및 다른 cytokine에 대한 반응 억제	2~5 mg/d	Hyperlipidemia Thrombocytopenia

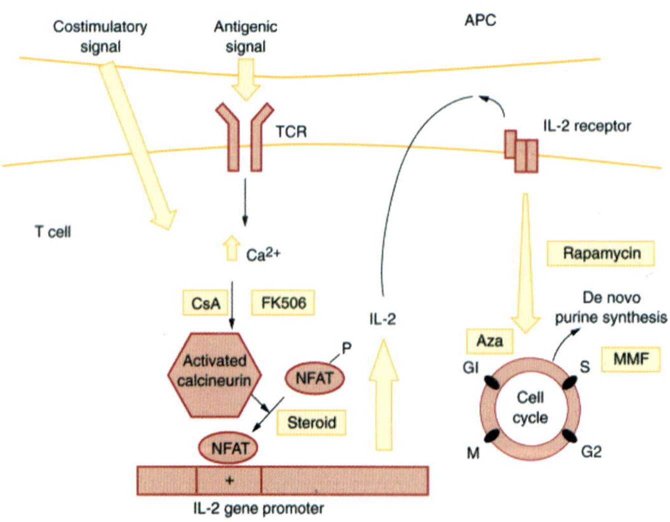

Figure 10-4
면역억제제의 작용 기전.
Signal 1 : T-cell receptor를 통해 전달되는 신호로서, T cell 내 calcineurin을 활성화시켜 IL-2 의 생성을 증가시킨다. 이 과정은 calcineurin inhibitor에 의해 억제된다.
Signal 2 : T cell의 활성화를 위해서는 costimulatory signal이 필요하다. 이 과정을 억제하는 약물은 현재 임상에서 사용할 수 없다.
Signal 3 : IL-2 receptor를 통해 전달되는 신호에 의해 T cell은 cell cycle로 들어가 증식하게 된다. 이 과정은 IL-2 receptor antibody, sirolimus에 의해 억제된다. 세포분열 과정에서 필요한 DNA 합성은 azathioprine과 MMF가 억제한다.

(4) 약물 : Table 10-1 참조.

(5) 항림프구 항체 (antibodies to lymphocytes)

① Depleting antibodies

- ALG, ATG : 광범위한 림프구 억제 작용
- OKT3 : anti-CD3 monoclonal antibody로, 모든 mature T cell을 억제한다.
- Humanized monoclonal anti-CD52 antibody (alemtuzumab) : mononuclear cell에 있는 CD52에 작용. T cell과 B cell을 모두 고갈시킴
- B-cell depleting monoclonal anti-CD20 antibody : rituximab

② Non-depleting antibodies

- Anti-CD25 (anti-IL-2 receptor) antibody : basiliximab, daclizumab
- Belatacept (LEA29Y) : costimulatory blockade

Clinical course and management of the recipient

A. Preoperative care

1. General

(1) 최소 수술 48시간 전에 적절한 hemodialysis 치료 시행

(2) Potassium level에 특히 유의 → intraop. arrhythmia 발생하지 않도록

2. Risk stratification

(1) Allograft dysfunction의 위험도에 따라 면역억제치료의 전략이 달라진다(Table 10-2). High-risk patient의 경우 antilymphocyte antibody로 induction immunosuppression을 시행하기도 한다.

Table 10-2 거부반응의 위험도 평가 및 면역억제전략.

	"High risk"	"Low risk"
조건	① Recipient PRA % ↑ ② 3개월 이내에 기능을 잃은 이전 신이식 병력 ③ Donor · Cold ischemia time 〉 24 h · Age 〉 60세 · Age 〉 50세 + hypertension · Donor kidney biopsy 〉 20% glomerulosclerosis	※ 아래 조건을 모두 만족 ① Recipient PRA 〈 10% ② 첫번째 신이식 ③ Donor : 아래 조건을 모두 만족 · Cold ischemia time 〈 12h · Ideal donor physiology · Donor age 15~35세
초기 면역억제전략	· Antilymphocyte antibodies · Steroid · Avoid calcineurin inhibitors in the early postop period	Steroid Calcineurin inhibitor Mycophenolate mofetil
유지 면역억제전략	· Steroid · Calcineurin inhibitor · Mycophenolate mofetil	Steroid Calcineurin inhibitor Mycophenolate mofetil

B. Immediate postoperative care

1. Postoperative diuresis

(1) 원인

① 새로운 이식신은 소변을 적절히 농축하지 못한다.

② Chronic uremia 시 축적되었던 fluid, solute들이 배설됨

(2) 치료

① Input/output, electrolyte monitoring 철저히 시행

② 수술 직후에는 ECF volume expansion 상태로 유지하는 것이 좋다.

2. Delayed graft function

(1) 정의 : 신이식 후에도 투석을 필요로 하는 신부전이 지속되는 경우

(2) 원인

① DGF의 가장 흔한 원인 : **acute tubular necrosis (ATN)**

· 이식 직후에 바로 발생하거나, 이식신이 단기간 기능을 하다가 발생할 수 있다.

- Deceased donor에서 더 흔히 발생하며, warm ischemia time이 수 분 이상인 경우, cadaver가 저혈압이 있었던 경우에서 흔하다.
- Cold ischemia time이 24시간 이상인 경우, cyclosporine 용량이 10 mg/kg/d 이상이었던 경우에도 많이 발생한다.
- Cyclosporine을 이식 직후에 사용할 경우 ATN의 기간이 연장되고 감별 진단이 어려워지므로 대부분의 병원에서 이식 직후에는 cyclosporine 대신 ALG, monoclonal antibody, MMF 등을 steroid와 함께 사용한다.

② 기타 원인 : 감별진단 (**Table 10-3**) 참조

(3) 진단

① **Kidney USG with Doppler** : renal artery/vein의 thrombosis 또는 occlusion을 배제하고 urinary tract obstruction, urine leak 여부를 확인하기 위해 우선 시행해야 한다.

② **Renal scan (^{99m}Tc-DTPA)** : urinary tract obstruction, urine leakage 진단

③ 감별진단 (differential diagnosis) : **Table 10-3** 참조.

Table 10-3 Differential diagnosis of allograft dysfunction.

	Immediate postoperative period (DGF)	Early postoperative period (first 6 months)	Late allograft dysfunction (> 6 months)
Prerenal	· Severe hypovolemia/hypotension · Renal vessel thrombosis	· Hypovolemia/hypotension · Renal vessel thrombosis · Drugs : ACE inhibitors, NSAIDs · Transplant renal artery stenosis	Transplant renal artery stenosis
Intrinsic renal	· Ischemic ATN · Hyperacute rejection · Accelerated acute rejection + ATN · Acute CNI toxicity	· Acute rejection · Acute CNI toxicity · CNI-induced thrombotic microangiopathy · Recurrence of primary disease · Acute pyelonephritis · Acute interstitial nephritis	· Chronic allograft nephropathy · CNI toxicity · Chronic rejection · Polyoma virus nephropathy · Recurrence of primary disease · New (de novo) disease
Postrenal	Urinary tract obstruction/leakage	Urinary tract obstruction/leakage	Urinary tract obstruction

(4) 치료 (**Figure 10-5**, **Figure 10-6**)

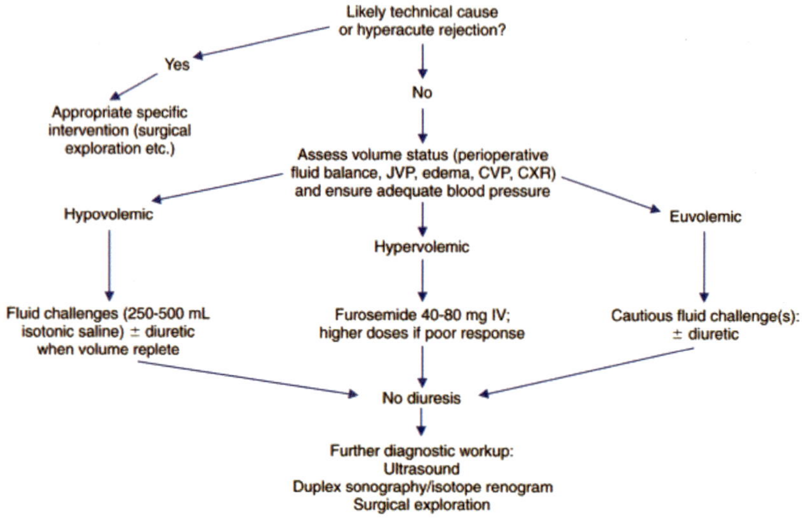

Figure 10-5
Delayed graft function의 치료.

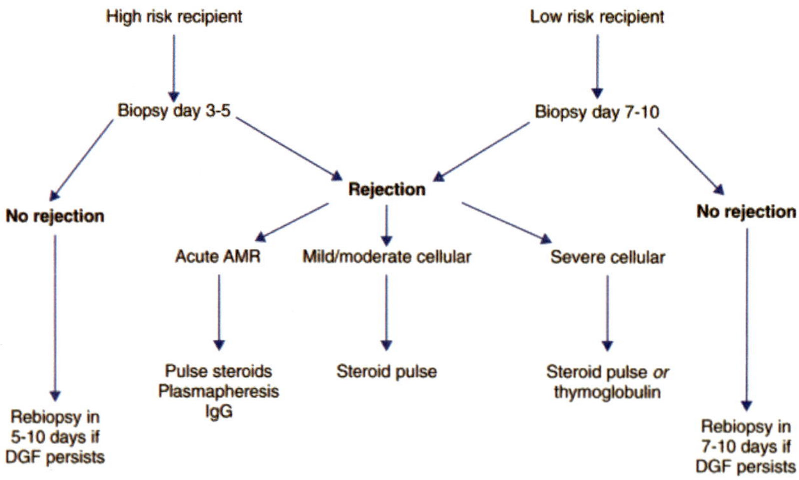

Figure 10-6
지속되는 DGF의 치료적 접근.
Rejection의 가능성을 염두에 두고 biopsy를 시행한다. "High risk"와 "Low risk"의 기준은 **Table 10-2**를 참조할 것.
AMR, antibody-mediated rejection.

※ 참고

- **Warm ischemia time** : deceased donor로부터 신장을 적출할 때, donor의 혈액 순환이 정지한 순간부터 적출된 신장의 냉장 보관이 시작될 때까지의 기간을 말한다. 현대의 신장 관류 및 적출 기법을 적용하면 warm ischemia time은 사실상 0이라고 할 수 있다. Warm ischemia time이 20분 이상이면 delayed graft function과 nonfunction의 확률이 크게 증가한다.
- **Cold ischemia time** : 적출된 신장이 recipient에게 이식될 때까지 냉장 보관되는 기간을 말한다. Cold ischemia time이 30시간 미만일 경우 delayed graft function의 확률은 약 25%이고, 30시간보다 길어질 경우 확률은 크게 증가한다.

C. Rejection episode

※ 신기능을 보전하고 비가역적 신손상을 막기 위해 즉각 치료해야 한다.

1. 임상양상 (clinical manifestations)

(1) Fever, 이식신의 swelling, tenderness, 소변량의 감소 등이 나타날 수 있다.

(2) 면역억제제를 사용하는 경우에는 증상이 거의 없다. 소변량이 감소하지 않을 수 있으며, serum creatinine의 상승만으로 나타나는 경우가 많다.

2. 진단 (diagnosis)

(1) Renal biopsy가 진단에 중요하다.

(2) Acute cellular rejection(ACR)과 acute antibody-mediated (humoral) rejection(AAMR)으로 나눌 수 있다.

※ C4d staining : peritubular capillary에 염색될 경우 AAMR의 가능성 높다.

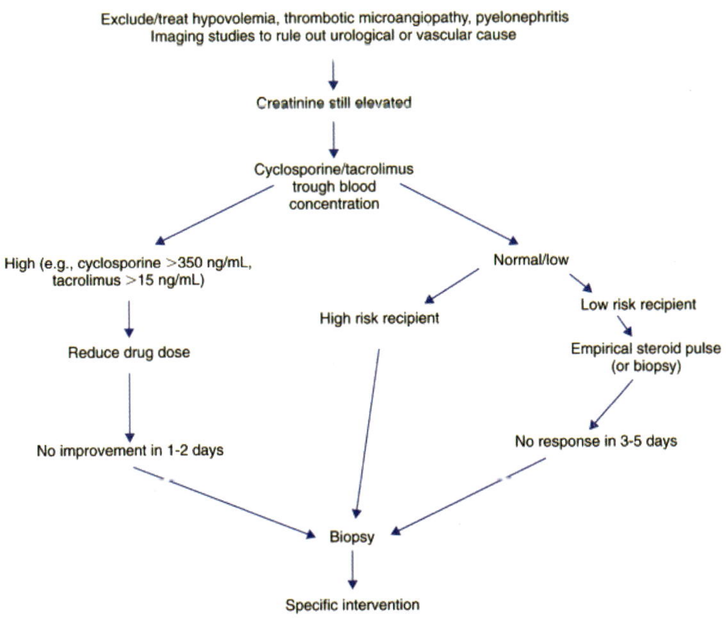

Figure 10-7
Early posttransplant allograft dysfunction.
Table 10-3에 제시된 가능한 원인들을 배제하고, calcineurin inhibitor 농도를 측정하여 높을 경우 감량한다. 이후에도 호전이 없으면 biopsy를 시행한다. 거부반응의 위험도가 낮은 환자에서는 경험적 steroid pulse 치료를 먼저 시도할 수 있다.

3. 치료 (treatment)

(1) Steroid pulse therapy : biopsy 없이 먼저 시행하기도 한다.

(2) Renal biopsy의 결과에 따라 급성 거부 반응을 치료한다.

① ACR : steroid pulse therapy가 1차 치료

② AAMR : plasmapheresis, IgG, steroid pulse가 1차 치료

(3) **Figure 10-7** 참조.

기타 문제들의 치료 (management problems)

A. 감염의 치료 (treatment of post-transplant infections)

· 대개 fever 이외의 증상이 없는 경우가 많고, 감염 질환에서 볼 수 있는 흔한 증상들은 면역억제제 때문에 잘 나타나지 않는다.

Table 10-4 신장이식 수혜자에서 발생하는 흔한 감염.

Immediate post-transplant (<1 month)	Late (> 6 months)
Wound infections	*Aspergillus*
Herpesvirus	*Nocardia*
Oral candidiasis	BK virus (polyoma)
Urinary tract infection	Herpes zoster
	Hepatitis B
Early post-transplant (1~6 months)	Hepatitis C
Pneumocystis jirovecii	
Cytomegalovirus	
Legionella	
Listeria	
Hepatitis B	
Hepatitis C	

1. Bacterial infections

(1) **이식수술 후 1개월 이내에 가장 흔하다.**

(2) **Wound infection, urinary tract infection이 가장 흔한 원인이다.**

(3) **Blood culture** : 감염 병소가 불확실한 경우 원인균을 밝히는데 매우 중요한 검사

(4) Pulmonary lesions

① 빠르게 진행할 경우 매우 치명적이다.

② Lung biopsy로 진단해야 하는 경우가 많다.

③ 유지 용량의 steroid를 제외한 모든 면역억제제를 끊는다.

(5) Ketoconazole, macrolide antibiotics : cyclosporine의 대사를 감소시켜 cyclosporine의 혈중 농도를 증가시키는 약물 상호 작용이 있다.

2. *Pneumocystis jirovecii* infection

(1) 치료 : trimethoprim-sulfamethoxazole

(2) 예방 : low-dose trimethoprim-sulfamethoxazole을 매일 또는 격일 투여

3. Fungal infection

(1) Systemic fungal infection : fluconazole 또는 amphotericin B

(2) Oropharyngeal candidiasis : local nystatin

4. Cytomegalovirus (CMV) infection

(1) CMV antibody가 없는 수혜자가 CMV antibody가 있는 공여자로부터 이식받는 경우 가장 위험(사망률 15%).

(2) 면역억제제 (특히 OKT3) 사용하는 경우 reactivation될 수 있다.

(3) 예방 : CMV immunoglobulin을 정맥 주사로 지속적으로 사용하거나 ganciclovir로 예방 치료

(4) 진단 : 혈중 CMV antigen 측정, CMV IgM antibody titer의 상승

5. Polyomavirus (BK, JC, SV40) infection

(1) Allograft dysfunction/loss의 중요한 원인. MMF나 tacrolimus 등 강력한 면역억제제를 사용하면서 빈도가 증가하였다.

(2) Uroepithelial cell에서 증식한다.

· **Decoy cell** : polyomavirus가 증식하는 uroepithelium이 떨어져 소변에 배출

(3) 임상양상 : 무증상, acute allograft dysfunction, chronic allograft dysfunction, hemorrhagic cystitis 등 다양하게 나타난다.

(4) 진단

① Allograft biopsy : 조직학적 변화가 국소적으로 나타나므로 2개의 core가 필요

② Decoy cell in urine cytology

(5) 치료

① **면역억제제 감량** → host immunity 증진에 의한 virus clearing

② 기타 : leflunomide, low-dose cidofovir, IgG, fluoroquinolone

B. 만성 이식신병증 (chronic allograft nephropathy)

※ **Figure 10-8** 참조.

(1) 면역학적 원인 : chronic immunologic rejection

(2) 비면역학적 원인 : recurrent primary disease, hypertension, calcineurin inhibitor nephrotoxicity, secondary focal glomerulosclerosis

(3) 병리소견 : intimal proliferation 및 medial hypertrophy 등의 만성 혈관 병변

(4) 진단 : 신생검으로 원인 질환을 감별하는 데 도움을 얻을 수 있다.

(5) 예방 및 치료

① Perioperative period의 치료 향상 : 초기 allograft injury 최소화

② Acute rejection을 잘 예방/치료하기

③ Calcineurin inhibitor의 용량 최적화

④ 안정적인 환자에서는 glucocorticoid 사용 중단 고려

⑤ 고혈압과 고지혈증의 치료

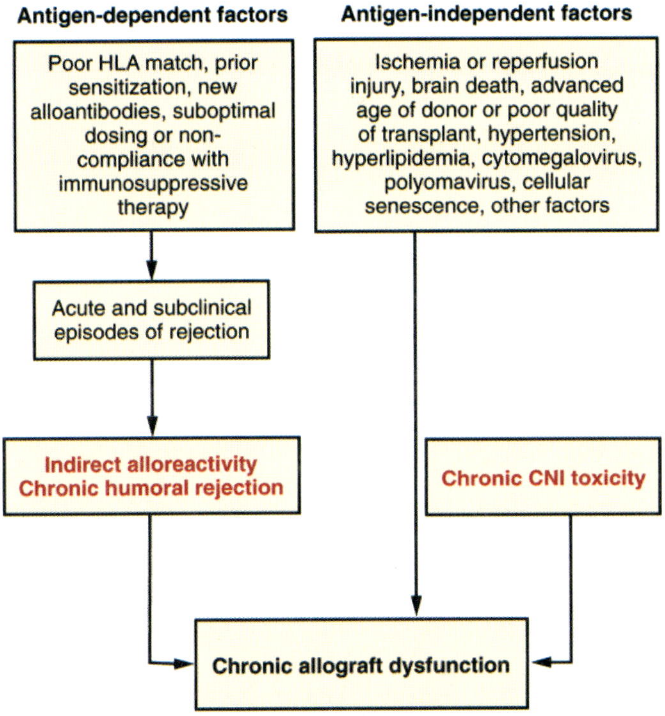

Figure 10-8
Chronic allograft nephropathy의 발병 기전.
면역학적/비면역학적 기전에 의한 다양한 신손상에 의해 이식신의 기능은 점차 감소한다.
CNI, calcineurin inhibitor

C. 악성종양 (malignancy)

(1) 발생률 : 5~6%로 같은 연령의 일반인의 100배에 달한다.

(2) 가장 흔한 병변 : skin cancer, lip cancer, carcinoma in situ of the uterine cervix

(3) 기타 : lymphoma, lung cancer, colorectal cancer

(4) Skin cancer 및 cervix cancer에 대해서는 주기적 surveillance가 필요하다.

D. 기타 합병증 (other complications)

1. Hypercalcemia

(1) CKD에 의한 secondary hyperparathyroidism이 지속적으로 남아있기 때문에 발생한다.

(2) 지속될 경우 subtotal parathyroidectomy 필요

2. Hypertension

(1) 원인

① Native kidneys

② Rejection activity in the transplant

③ Transplant renal artery stenosis

④ Calcineurin inhibitor nephrotoxicity

(2) 치료

① 이식 후 초기에는 calcium channel blocker를 주로 사용하며, ACE inhibitor/ARB는 가급적 초기에는 사용하지 않는다.

② 120~130/70~80 mmHg를 목표로 조절

3. Anemia

(1) 원인

① Azathioprine 또는 MMF에 의한 bone marrow suppression

② GI bleeding : steroid 치료에서 흔하다.

(2) Chronic allograft dysfunction에 의해 신기능이 Ccr 30~50 mL/min까지 감소하면 anemia가 발생하며, 이 경우 CKD에서의 anemia에 준하여 치료한다.

4. Chronic hepatitis

(1) Hepatitis B : 지속적으로 진행하여 간부전을 일으킬 가능성이 높다.

(2) Hepatitis C : 면역억제제 감량, Interferon alfa 사용 등 고려

5. Cardiovascular disease

(1) **Recipient mortality의 50% 이상**을 차지한다.

(2) MI, stroke가 일반인보다 많이 발생하며, DM 환자에서는 더 많다.

(3) Contributing factors : glucocorticoids, hypertension, hypertriglyceridemia

(4) Sirolimus 사용 환자에서는 LDL 상승 및 HDL 감소가 더 흔히 나타난다.

(5) 치료 : 철저한 혈압 및 고지혈증 조절, 집중 감시

6. Recurrence of the primary glomerulopathies/de novo disease

(1) 신이식 후 재발하는 사구체질환

① **FSGS** (30~50%)

② IgA nephropathy (40~60%)

③ MPGN type I (30~50%)

④ **MPGN type II** (80~100%)

⑤ Membranous nephropathy (10~30%)

⑥ Diabetic nephropathy (80~100%, by histology)

⑦ **HUS/TTP** (80~100%)

⑧ SLE (3~10%)

(2) De novo glomerular disease

① Alport syndrome 환자에게 이식을 시행할 경우 de novo anti-GBM disease가 드물게 발생한다.

Nephrology

11

Glomerular Diseases

사구체질환

사구체질환의 발병기전

A. Genetic mutations

(1) *NPHS1*(nephrin), *NPHS2*(podocin) : congenital nephrotic syndrome

(2) *TRPC6* cation channel : FSGS

(3) Lamin A/C or PPAR γ → partial lipodystrophy → MPGN type 2

(4) Type IV collagen α3, α4, α5 : Alport's syndrome

(5) Lysosomal storage diseases

① α-galactosidase deficiency : Fabry's disease

② N-acetylneuraminic acid hydrolase deficiency → nephrosialidosis → FSGS

B. Systemic diseases

(1) Systemic hypertension, atherosclerosis → chronic glomerulosclerosis

(2) Malignant hypertension → glomerulosclerosis with fibrinoid necrosis

(3) Diabetic nephropathy → GBM thickening, glomerulosclerosis

C. Immune-mediated glomerulonephritis

(1) Glomerulonephritis : inflammation of the glomerular capillaries

(2) 사구체신염을 유발하는 항원은 대부분 알려져 있지 않다.

① 사구체 상피세포 또는 메산지움 세포에서 떨어져 나오는 항원

② 체내 다른 곳에서 만들어지는 immunogenic protein과 비슷한 epitope 발현

③ Bacteria, fungi, viruses : 각자 고유한 항원 발현

④ Autoimmune disorders

- 신장에만 국한되는 경우 : membranous GN, MPGN
- 전신질환의 신장 침범 : lupus nephritis, Wegener's granulomatosis
- 폐-신장 침범 : Goodpasture's syndrome

(3) Early T cell activation : MHC II에 의한 antigen presentation → T cell 활성화

(4) Mononuclear cell infiltration

① 다음의 자극들에 의해 mononuclear cell의 침투가 일어난다.

- Local activation of Toll-like receptors
- Deposition of immune complexes
- Complement injury to glomerular structures

② Chemokine 생성 → 더 많은 macrophage, neutrophil, T cell이 들어옴 → cytokine, protease 많이 생성 → 메산지움, 모세혈관, GBM 손상

(5) Humoral immune response

① 대부분의 사구체손상은 항체에 의해 일어난다.

- GBM에 immune complex 침착 : PSGN, lupus nephritis, MGN
- GBM 자체에 대한 항체 생성 : anti-GBM disease

② Immune complex에 의한 사구체 손상

- Complement cascade 활성화 → C_{5-9} membrane attack complex
- Local oxidant 생성 → 사구체 손상 → 단백뇨, foot process 파괴

D. Complement system and glomerulopathies

※ Complement system의 활성화 → **cleavage of C3** → 2가지 결과로 나타남

① Membrane attack complex 형성 : C_{5-9}

② C3 fragments : chemotaxis 등을 통한 염증반응 유발

1. Classical pathway

(1) Immune complex에 의해 활성화된다.

(2) C1q가 antibody의 Fc portion에 결합하면서 시작된다.

(3) **C3와 C4가 모두 감소한다.**

(4) Classical pathway가 활성화되는 사구체질환

① **Diffuse proliferative lupus nephritis (type IV lupus nephritis)**

② **Cryoglobulinemia**

③ **MPGN type 1**

2. Alternative pathway

(1) Polysaccharide antigen, endotoxin, polymeric IgA, 손상된 세포 등에 의해 활성화된다.

(2) **C3는 감소하지만 C4는 정상이다.**

(3) Alternative pathway가 주로 활성화되는 사구체질환

① **Poststreptococcal GN**

② **Postinfectious GN (infective endocarditis, shunts, hepatitis B)**

③ **MPGN type 2**

※ IgA nephropathy에서는 C3, C4가 정상이다.

Table 11-1 사구체질환에서의 보체의 감소.

	C3	C4
Lupus nephritis (class IV)	감소	감소
Cryoglobulinemia	감소	감소
MPGN type 1	감소	감소
Poststreptococcal GN	감소	정상
Postinfectious GN (shunt nephritis, endocarditis, hepatitis B)	감소	정상
MPGN type 2	감소	정상

사구체질환의 진행

1. Tubulointerstitial changes

(1) 신기능 악화를 동반하는 사구체질환은 반드시 interstitial nephritis, renal fibrosis, tubular atrophy 등의 변화를 동반한다.

(2) Interstitial damage에 의한 신기능의 소실

① Interstitial inflammation and fibrosis → tubular obstruction → "aglomerular nephron" (사구체가 없는 nephron)

② Alteration in tubular and/or vascular architecture

· Compromised tubular transport → polyuria, isosthenuria

· Failure of TGF → renin 생성감소 → angiotensin II 감소 → GFR 감소

③ Changes in vascular resistance

· Peritubular capillary 손상 → tubular epithelium의 ischemic injury

· Glomerular outflow (efferent arteriole) 이상 → intraglomerular Pr. 증가

(3) Acute interstitial nephritis가 보이면 신기능의 회복가능성이 있지만, chronic interstitial fibrosis가 보이면 영구적인 손상을 시사한다.

2. Proteinuria

(1) 사구체손상에 의해 만들어진 cytokine, lipoprotein 등을 tubule로 내려보냄 → tubular epithelial cell에서 reactive oxygen species 생성 → inflammatory cascade

(2) 따라서 단백뇨는 interstitial nephritis를 유발한다.

3. Epithelial-mesenchymal transition (EMT)

(1) Interstitial damage → tubular epithelial cell이 fibroblast로 변하면서 tubule이 사라짐

(2) 손상이 진행되면 fibroblast는 증식 → tenascin, fibronectin을 만듦 → interstitial collagen I, III이 여기에 침착 → scar 형성(fibrogenesis)

(3) Fibroblast는 결국 apoptosis를 일으키고, 영구적인 scar가 남게 된다.

신장학

Approach to the patient

※ 사구체질환은 다음의 접근법을 따라 진단한다.

※ Harrison's 17판에서 새로운 분류를 제시하였기에 이를 따른다.

(1) 증상 : **hematuria, proteinuria, edema, hypertension, diminished GFR**

(2) 임상증후군(clinical syndromes)

① **Acute nephritic syndrome**

② **Nephrotic syndrome**

③ **Pulmonary-renal syndrome**

④ **Basement membrane syndrome**

⑤ **Glomerular-vascular syndrome**

⑥ **Infectious disease-associated syndrome**

(3) 원인 진단을 위한 검사 : primary GN vs. secondary GN 감별

① Antibodies : anti-GBM, antiphospholipid, ASO, anti-DNAase, antihyaluronidase, ANCA, anti-DNA, cryoglobulins, hepatitis B and C antibodies

② Complements : C_3, C_4

(4) 진단 : 신생검(renal biopsy)

Renal pathology

1. Light microscopy (Figure 11-1)

(1) **Diffuse** : 전체 사구체의 50% 이상을 침범한 경우

(2) **Focal** : 전체 사구체의 50% 미만을 침범한 경우

(3) **Global** : 하나의 사구체 전체를 침범한 경우

(4) **Segmental** : 하나의 사구체의 일부분만을 침범한 경우

(5) **Proliferative** : 사구체의 세포 수가 증가한 경우를 말하며, 사구체 내에 존재하던 세포의 수가 증가하는 경우와 사구체 외부에 있던 세포가 유입된 경우 모두를 말한다.

① Mesangium의 세포 수 증가 : 'mesangioproliferative'

② Capillary endothelial cell의 수 증가 : 'endocapillary proliferative'

③ Parietal epithelial cell의 수 증가 : 'cellular crescent'

(6) **Crescent**

① 초승달 모양의 extracapillary proliferation을 뜻한다.

② Cellular crescent : macrophage, fibroblast, epithelial cell 등이 Bowman's space 내에 보인다. Active inflammation을 의미한다.

③ Fibrous crescent : 심한 사구체 손상에 의한 Bowman's space 내의 반흔

④ **RPGN에서 특징적으로 나타나며, crescentic GN과 RPGN은 대부분 동의어로 쓰인다.**

(7) Sclerosis : 사구체의 염증에 의한 fibrosis로 인해 사구체의 capillary lumen이 폐쇄되는 것

2. Immunofluorescence microscopy (Figure 11-2)

(1) **IgG, IgA, IgM**과 complement pathway의 구성 성분 (**C_3, C_4, C1q**)을 관찰한다.

(2) 염색 패턴

① **Linear** : 사구체 모세혈관을 따라 리본 모양의 선형 염색을 보임

② **Granular** : 사구체 모세혈관 또는 mesangium에 비연속적인 염색을 보임

③ 대부분 원인 항원을 모르지만 일부에서는 알려져 있다(eg, anti-GBM disease).

3. Electron microscopy (Figure 11-3)

(1) GBM과 사구체의 미세 구조를 자세히 관찰할 수 있다.

(2) Electron-dense deposit(immune complex와 일치)의 위치를 관찰할 수 있다.

① **Subepithelial : membranous nephropathy, PSGN ("hump")**

② **Subendothelial : MPGN type I, lupus nephritis type IV**

③ **Mesangial : IgA nephropathy**

④ **Intramembranous : MPGN type II**

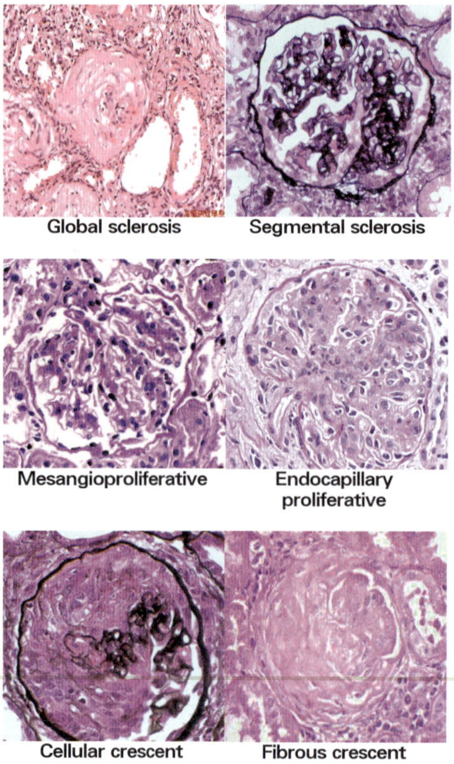

Figure 11-1 사구체질환의 광학 현미경 소견. 하나의 사구체 전체를 침범한 질환을 global, 하나의 사구체 일부를 침범한 질환을 segmental이라고 부른다. 증식성 사구체질환의 경우 증식된 세포의 종류에 따라 각각 mesangioproliferative, endocapillary proliferative, cellular crescent 라고 부른다.

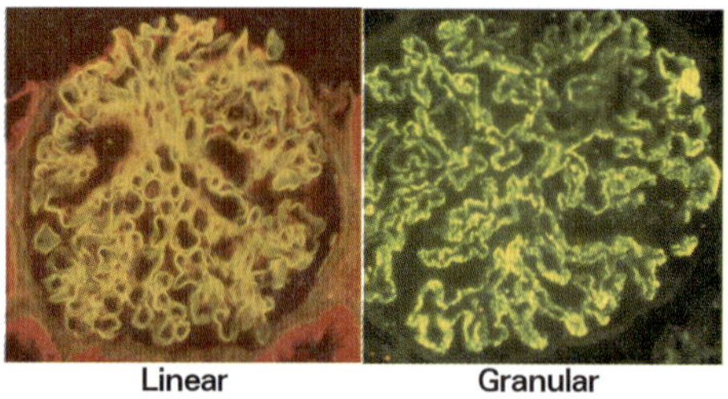

Figure 11-2 Immunofluorescence microscopy. Anti-GBM disease의 경우 GBM에 대한 항체가 전체 GBM에 고르게 분포하여 linear pattern을 보이고, membranous nephropathy의 경우 immune complex가 비연속적으로 분포하여 granular pattern을 보인다.

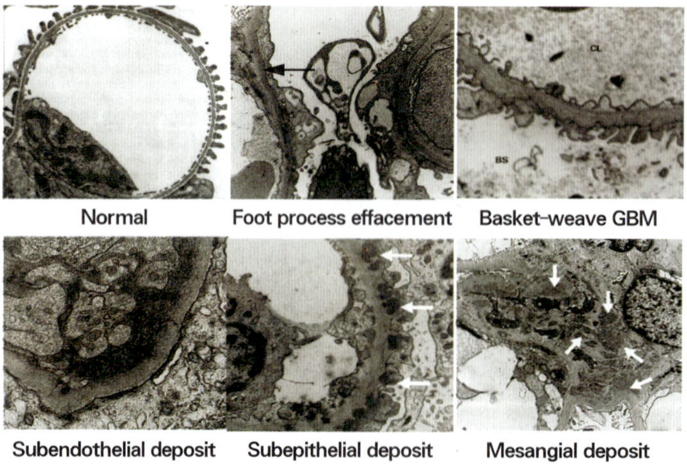

Figure 11-3 Electron microscopy. Foot process가 파괴되고 서로 융합된 경우 effacement 또는 fusion이라고 부른다. Alport syndrome에서는 GBM의 구조가 바구니를 짠 듯한 엉성한 구조로 바뀐다. Subendothelial deposit은 GBM과 endothelial cell 사이에서 관찰되고, subepithelial deposit은 GBM과 visceral epithelial cell 사이에서, mesangial deposit은 mesangium에서 관찰된다.

Acute nephritic syndromes

· 사구체의 염증으로 인한 **GFR 감소, 고혈압, 부종, 혈뇨 및 non-nephrotic proteinuria**

· 신기능의 급속한 상실이 일어날 경우 **rapidly progressive GN(RPGN)**이라고 한다.

A. Poststreptococcal glomerulonephritis (PSGN)

(1) Acute endocapillary proliferative GN의 대표적 질환

(2) 역학

① 2~14세의 소아에서 주로 발병. 전체 증례의 10%는 40세 이상의 성인.

② 유행병인 경우도 있으나 주로 sporadic case.

③ M 〉 F

④ 가족내, 동거자내 발병이 40%에 달함.

(3) 원인 : nephritogenic streptococci

① Impetigo : M types 47, 49, 55, 2, 60, 57

② Pharyngitis : M types 1, 2, 4, 3, 25, 49, 12

(4) 임상양상

① 피부감염 2~6주 후, pharyngitis 1~3주 후 발병한다.

② 전형적인 증상 : **acute nephritic feature**

· Hematuria, pyuria, RBC cast, edema, hypertension, oliguric renal failure
· 전신증상(50%) : headache, malaise, anorexia, flank pain
· 소아의 5%, 성인의 20%에서는 nephrotic-range proteinuria

③ 증상 없이 microscopic hematuria + low C_3로 나타나는 subclinical disease가 clinical nephritis의 4~5배에 달한다는 보고가 있다.

(5) 검사소견

① 첫 주에 90%에서 **CH50 감소, C_3 감소, C_4 정상**

② Antistreptococcal antibodies : ASO(30%), anti-DNAase(70%), antihyaluronidase(40%)

③ Positive cultures for streptococci : 10~70%

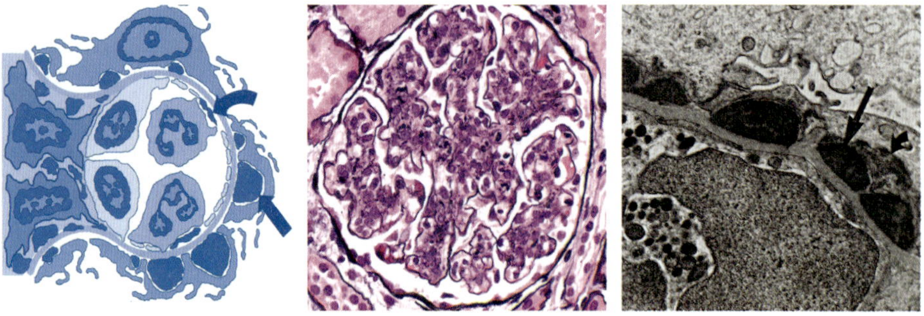

Figure 11-4 PSGN의 병리 소견. (왼쪽) PSGN의 모식도. endocapillary proliferation과 subepithelial electron-dense deposit(화살표)이 특징적이다. (가운데) LM에서는 endothelial cell, mesangial cell의 증식과 더불어 PMN infiltration이 현저하고, 사구체의 크기 증가와 모세혈관 내강의 폐쇄가 보인다. (오른쪽) EM에서 subepithelial electron-dense deposit(hump)이 보인다(화살표).

(6) Renal biopsy : 진단을 위해 신생검을 해야 하는 경우는 거의 없다.

① LM : endocapillary proliferative GN

② IF : IgG, IgM, C_3, C_4, $C_{5\text{-}9}$ 등의 immune deposits

③ EM : **subepithelial deposits ("humps")**

(7) 치료

① 보존적 치료로 충분한 경우가 많다.

② 면역억제제 : 불필요

(8) 예후

① 전반적으로 양호. 영구적 신부전은 1~3%. 재발은 드물다.

② 소아가 성인보다 예후가 좋다.

③ 소아에서 단백뇨와 혈뇨는 발병 후 3~6주가 지나야 완전 호전됨.

B. Subacute bacterial endocarditis

(1) **아급성 심내막염의 합병증**으로 사구체신염이 발생할 수 있다.

① 장기간 치료하지 않았을 경우, blood culture 음성인 경우, right-sided endocarditis일 경우 잘 생긴다.

② Acute endocarditis는 수술적 치료가 필요한 경우가 많아 사구체신염이 발생할 정도로 시간 경과가 길지 않다.

(2) 임상양상

① Gross or microscopic hematuria, pyuria, mild proteinuria

② 흔하지는 않지만 RPGN으로 나타날 수 있다.

③ Shunt 또는 다른 감염증에서도 유사한 형태의 사구체신염이 발생할 수 있다.

· Ventriculoperitoneal shunt

· Pulmonary/intraabdominal/pelvic/cutaneous infections

· Infected vascular prosthesis

(3) 신장병리

① Gross : subcapsular hemorrhage ("flea-bitten" appearance)

② LM : focal proliferation around foci of necrosis

③ IF : IgG, IgM, C3

④ EM : subendothelial, mesangial, subepithelial deposits

(4) 검사소견

① Normocytic anemia, ESR↑, C3↓, C4↓

② Rheumatoid factor, type III cryoglobulin, circulating immune complex

(5) 치료 : 심내막염 치료(4~6주의 항균제 치료), 기타 감염증에 대한 치료

(6) 예후 : 적절히 치료할 경우 CRF로의 진행은 드물다.

C. Lupus nephritis

(1) SLE의 가장 심각한 합병증 중 하나로, SLE 환자의 40~85%에서 발견된다.

(2) SLE 진단 당시 30~50%가 신장질환을 가지고 있으며, 성인 SLE 환자의 60%, 소아 SLE 환자의 80%가 경과 도중 신장 질환을 갖게 된다.

(3) 50세 이상의 환자에서는 드물다.

1. 발병기전 (pathogenesis)

(1) 대부분 모세혈관벽 내의 immune complex의 형성에 의해 발생

(2) 일부에서는 antiphospholipid antibody → thrombotic microangiopathy

2. 임상양상 (clinical manifestations)

(1) 가장 흔한 특징은 단백뇨이다.

(2) Hematuria, hypertension, renal failure, active urinary sediment 등이 모두 가능

(3) Distal RTA가 동반되는 경우도 흔하다.

(4) Bladder involvement : 심한 interstitial cystitis 발생 가능

(5) WHO 분류(**Table 11-2**)에 따른 임상상

※ 'acute nephritic syndrome'에 해당하는 것은 class III~V

① Class I, II : 신장기능 정상, 특별한 증상이 없음.

② **Class III** : focal lesions with proliferation and scarring

- 가장 경과가 다양.
- 고혈압, active urinary sediment
- Nephrotic-range proteinuria : 25~33%
- Elevated serum Cr : 25%
- Mild proliferation : steroid 단독치료에 잘 반응. 5% 미만에서 신부전
- Severe proliferation : 예후 불량. Class IV에 준하여 치료한다.

③ **Class IV** : global, diffuse proliferative lesions

- 대부분 high anti-DNA Ab titer, low complement
- 고혈압, active urinary sediment, RBC casts, azotemia가 흔하다.
- Nephrotic-range proteinuria : 50%
- 치료하지 않으면 신기능의 예후는 불량. 치료하여 remission에 도달하면 예후 좋음.

④ **Class V** : membranous nephritis

- 일부는 class III 또는 IV의 양상을 같이 지니고 있다.
- 60%에서 nephrotic syndrome 또는 그보다 적은 양의 proteinuria를 보임.
- 임상경과 및 예후는 불확실하나 심한 단백뇨, azotemia 등이 있을 경우 class IV에 준하여 치료하여야 한다.

⑤ Class VI : sclerotic glomeruli

- Lupus nephritis 환자의 20%는 말기 신부전으로 진행함.
- ESRD에 도달하면 lupus의 전신증상은 대부분 사라진다.

Table 11-2 WHO classification of lupus nephritis.

분류	명칭	병리
Class I	Minimal mesangial lupus nephritis	Normal histology with mesangial deposits
Class II	Mesangial proliferative lupus nephritis	Mesangial hypercellularity with expansion of the mesangial matrix
Class III	Focal lupus nephritis	Focal proliferation + focal subendothelial immune deposits + mild mesangial expansion
Class IV	Diffuse lupus nephritis	Diffuse proliferation + diffuse subendothelial immune deposits + mesangial alterations
Class V	Membranous lupus nephritis	GBM thickening + diffuse subepithelial immune deposits; Class III 또는 IV와 같이 나타날 수 있음.
Class VI	Advanced sclerosing lupus nephritis	Global sclerosis of nearly all glomerular capillaries

3. 검사소견 (laboratory findings)

(1) Antinuclear antibodies

① **Anti-dsDNA**

- 치료받지 않은 lupus nephritis 환자의 90%에 존재
- 치료 후 **disease activity에 대한 follow-up marker**로 사용됨.
- 치료 후에는 FANA는 계속 검출되지만 anti-dsDNA는 빠르게 소실된다.

② **Anti-Sm(Smith) Ab** : lupus nephritis에 매우 특징적인 항체로, 진단에 pathognomonic

③ FANA의 pattern(eg, speckled, diffuse)은 lupus 진단에 도움이 되지 않는다.

(2) Immunologic tests

① **Hypocomplementemia**

- 치료받지 않은 환자의 75%에서 발견된다.
- **Disease activity의 marker**이다.

(3) Antiphospholipid antibodies

① Beta2-globulin phospholipid-carrier-protein에 대한 항체로서, 검사실 검사에서는 aPTT를 연장시키지만, 체내에서는 **thrombosis**를 일으킨다.

② Lupus nephritis 환자의 1/3~1/2에서 발견된다.

4. 진단 (diagnosis)

(1) 진단은 대개 쉽지만, 신증후군을 보이는 중년 남성 또는 원발성 membranous nephropathy를 가진 여성 등에서 진단되는 경우가 있다. 따라서, 단백뇨를 보이는 모든 환자에서는 anti-nuclear antibody를 측정하여야 한다.

(2) SLE의 진단 : American College of Rheumatology의 진단 기준을 사용

(3) **Renal biopsy**

① 치료 방법의 결정 및 예후의 판단에 중요하다.

② 그러나 요검사에 확실한 이상이 나타나지 않을 경우에는 시행하지 않는다.

③ 500 mg/d 이상의 단백뇨가 있는 SLE 환자에서는 신생검을 시행하여 조직형 진단

5. 병리 (pathology)

(1) WHO 분류 (**Table 11-2**) : 일반적으로 조직학적 소견이 나쁠수록 임상증상이 심한 경향이 있으나, 임상증상으로 조직학적 소견을 정확히 예측하기는 어렵다.

(2) Thrombotic microangiopathy

① Antiphospholipid antibody를 가지고 있는 환자에서 나타날 수 있다.

② Intravascular microthrombi, endothelial cell swelling

③ Tissue plasminogen activator의 감소, alpha2-antiplasmin의 증가가 보고됨.

6. 자연경과 (natural history)

(1) Class IV nephritis : 치료하지 않으면 2년 내에 거의 모두 ESRD로 진행한다.

(2) 전체 lupus nephritis 환자의 20%가 ESRD로 진행하며, 이 환자들은 대부분 심혈관계 질환 또는 감염으로 사망한다.

(3) 다수의 환자에서 atherosclerosis가 빠른 속도로 진행한다.

(4) Poor prognostic factors

① Age at onset of 〉 55 years

② Childhood onset

③ Raised plasma creatinine

④ Hypertension

7. 치료 (treatment)

※ 임상소견과 조직학적 소견이 일치하지 않는 경우가 많으므로 renal biopsy가 치료 결정에 중요

(1) Extrarenal manifestation의 치료 : glucocorticoid, salicylate, antimalarial 등

(2) **Class IV의 치료** (일부 class III, class V에도 해당됨)

① 2~6개월간 다음 치료를 시행

· High-dose glucocorticoid + cyclophosphamide 또는

· High-dose glucocorticoid + mycophenolate mofetil

② 이후에는 glucocorticoid + mycophenolate mofetil 유지 요법 시행

(3) 보조적 치료

① ACE inhibitor/ARB : 단백뇨의 감소, 신기능의 유지

② Atherosclerosis가 빠르게 진행하므로, aspirin, statin 등의 투여가 필요한 경우가 많다.

(4) Thrombotic microangiopathy의 치료

① Anticoagulation : antiphospholipid antibody에 의한 혈전증 방지

② Plasmapheresis가 도움이 된다는 보고가 있다.

(5) ESRD에서의 신장이식

① 보통 inactive disease인 상태로 6개월 이상 경과한 후 시행한다.

② 이식신 생존율은 다른 원인에 의한 신장이식과 비슷하다.

D. Anti-GBM disease

(1) 발병기전 : **GBM의 type IV collagen의 α3 chain에 대한 autoantibody**에 의해 발생한다.

① α3 chain NC1 domain의 4차 구조는 정상적으로는 collagen IV hexamer 내에 격리된 상태로 존재한다. 감염, **흡연**, 용매, 산화제 등에 의해 이 부분이 노출되면 T cell에 의해 autoantibody 생성 과정이 시작된다.

② Autoantibody에 의한 GBM 파괴 → **proliferative + crescentic GN** 발생

③ **Goodpasture's syndrome** : anti-GBM antibody가 pulmonary capillary의 basement membrane도 손상시켜 lung hemorrhage + GN이 나타나는 경우

(2) 역학 : 20대 후반의 남성과 60~70대의 남녀에서 나타난다.

(3) 임상양상

① **Nephritic feature**를 보인다.

② 수 일~수 주에 걸쳐 신기능의 저하 → dialysis가 필요하게 되는 경우가 많다.

③ 폐를 침범하는 경우 hemoptysis, dyspnea, respiratory failure 발생

- 젊은 환자 : hemoptysis가 심하고 Hb의 하강, 발열, 호흡곤란, 혈뇨가 급속히 진행
- 폐출혈이 있는 젊은 환자가 증상 없이 지속되는 신손상을 보이는 고령의 환자보다는 예후가 좋다.

④ Oliguria가 있는 경우 예후가 특히 불량하다.

⑤ **Anti-GBM antibody**

- α3 NC1 domain에 대한 antibody 측정이 중요
- Paraneoplastic syndrome 등에서 α1 NC1 domain에 대한 antibody가 측정될 수 있으나, 이 antibody는 anti-GBM disease와 무관하다.

⑥ 10~15%에서는 p-ANCA(+) : 혈관염과 연관된 아형(subtype)으로, 치료시 예후가 좋음.

(4) 병리 (pathology)

① LM : **focal or segmental necrosis and proliferation, crescent formation**

② IF : **linear deposition of immunoglobulin(IgG) along the GBM**

③ EM : **No electron-dense deposits**

(5) 치료 및 임상 경과

① 신기능이 심하게 감소하기 전에 치료를 시작해야 신기능 회복을 기대할 수 있다.

② Anti-GBM antibody의 생성 감소 : glucocorticoid + cyclophosphamide

③ Circulating anti-GBM의 제거 : daily plasmapheresis (8~10회)

④ 폐 침범 : high-dose oral or IV glucocorticoid + plasmapheresis

⑤ 신장이식 : ESRD에 들어간지 최소 6개월 경과 후, autoantibody 소실 후 시행.

E. IgA nephropathy

※ **일차성 사구체신염 중 가장 흔한 원인 질환이다.**

1. 원인 (etiology)

(1) 일차성 : idiopathic, Henoch-Schönlein purpura

(2) Mesangial IgA deposition을 보이는 질환

※ 이 질환들은 대부분 사구체신염 또는 신기능 저하와 관련이 적다. 따라서 이러한 질환에서 mesangial IgA deposition이 관찰된다고 해서 IgA nephropathy라고 하지는 않는다.

① Liver : Chronic liver disease with involvement of biliary tree

② GI : Crohn's disease, ulcerative colitis, adenocarcinoma

③ Skin : dermatitis herpetiformis, mycosis fungoides, leprosy

④ Eyes : episcleritis, anterior uveitis

⑤ Others : ankylosing spondylitis, relapsing polychondritis, Sjögren's syndrome, monoclonal IgA gammopathy, schistosomiasis

2. 발병기전 (pathogenesis)

(1) Mesangium에 침착되는 IgA는 **polymeric IgA**이며, **IgA1 subclass**에 속한다.

(2) IgA에 대한 여러 가지 이상이 보고되어 있다.

① Plasma cell의 IgA 생성 이상

② IgA의 O-glycosylation의 이상

③ IgA의 간에서의 clearance 이상

④ Mesangium의 IgA clearance 이상 및 IgA receptor 이상

⑤ Growth factor, cytokine 등의 이상

3. 임상양상 (clinical manifestations)

※ **가장 흔한 임상양상 2가지**

① **Recurrent episodes of macroscopic hematuria** (소아/청소년에서 흔함)

② **Asymptomatic microscopic hematuria** (성인에서 흔함)

신장학

(1) Hematuria

① 흔히 pharyngitis, GI infection, vaccination, 또는 격렬한 운동 24~48시간 후에 나타난다.

② 건강 검진에서 microscopic hematuria를 발견한 후 진단되기도 한다.

(2) Hypertension : 20~30%에서 발견된다. 있을 경우 신기능의 예후에 좋지 못하다.

(3) Proteinuria

① **다양한 정도의 proteinuria가 동반**될 수 있다.

② Nephrotic-range proteinuria(10%)도 있을 수 있다. 이 경우 일부에서는 minimal change disease와 거의 유사한 병리 소견을 보인다.

(4) Atypical presentation : 드물게 crescent 형성을 동반하는 RPGN처럼 나타남

4. 진단 (diagnosis)

(1) Serum IgA : 20~50%의 환자에서 상승. 진단에 큰 도움은 안된다.

(2) 병리 (pathology) : 신생검으로 진단하여 IF를 확인하여야 한다(**Figure 11-5**).

① LM : **mesangial expansion by increased matrix and cells**

· Diffuse proliferative GN, segmental sclerosis, crescent 등 다양한 소견 가능.

② IF : **mesangial IgA deposition**이 있으면 진단할 수 있다.

③ EM : **mesangial electron-dense deposit**

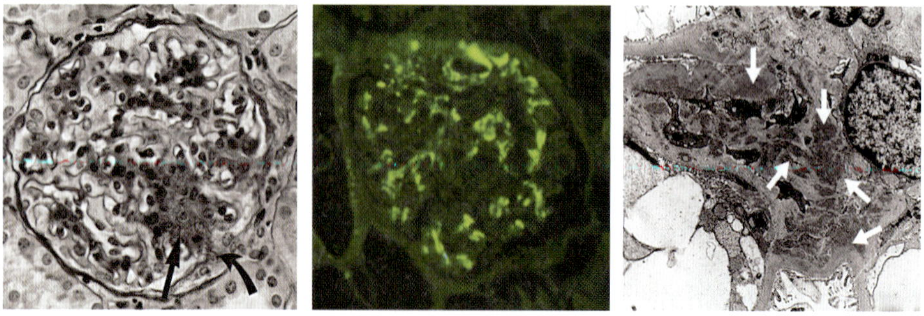

Figure 11-5 IgA nephropathy의 병리 소견. LM에서는 mesangial proliferation(화살표)과 mesangial expansion이 관찰된다. IF에서는 mesangial IgA deposit이 관찰된다. EM에서 mesangial electron-dense deposit이 보인다(화살표).

5. 임상경과 (clinical course)

(1) 5~30%의 환자에서는 complete remission이 일어난다.

(2) **20~25년에 걸쳐 약 25~30%의 환자가 ESRD로 진행한다.**

(3) 편도염, 위장관 감염 등이 발생할 때 종종 악화된다.

6. 치료 (treatment)

(1) GFR 감소가 없고 단백뇨 〈 1 g/day인 경우 대부분 경과 관찰

(2) ACE inhibitors/ARBs : 단백뇨가 증가할 경우 사용

(3) Glucocorticoid
 ① 단백뇨 〉 1 g/day인 경우 사용하여 효과가 있었다는 보고가 있다.
 ② Nephrotic-range proteinuria일 경우에는 1 mg/kg/day로 사용한다.

(4) Fish oil : 대부분의 연구에서 효과는 불확실하다.

(5) Cyclophosphamide : nephritic syndrome이나 RPGN으로 나타날 경우에만 사용

(6) Tonsillectomy : 일반적으로 추천하지 않는다.

7. 예후 (prognosis)

(1) 신기능 저하의 예후 인자
 ① **Older age**
 ② **Male**
 ③ **Hypertension**
 ④ **Nephrotic-range proteinuria**
 ⑤ **Renal insufficiency at presentation**
 ⑥ **Absence of macroscopic hematuria at presentation**

(2) 빠른 진행 및 신기능 저하를 예견할 수 있는 병리 소견
 ① **Diffuse severe disease**
 ② **Extracapillary proliferation (crescents)**
 ③ **Extension into the paramesangial subendothelial space**
 ④ **Glomerulosclerosis**
 ⑤ **Interstitial fibrosis**
 ⑥ **Arteriolar hyalinosis**

F. ANCA small vasculitis

(1) Small-vessel vasculitis + GN을 보이는 환자들 중 ANCA(+)인 경우

(2) **ANCA (antineutrophil cytoplasmic antibody)**

① Anti-proteinase 3 (PR3)에 대한 항체(c-ANCA)와 myeloperoxidase에 대한 항체(p-ANCA)가 있다.

② Activated leukocyte, T cell monocyte 등과 함께 endothelial injury 유발

③ 사구체 내에 immune complex 침착은 거의 보이지 않는다(pauci-immune GN).

(3) 대표적 질환 : Wegener's granulomatosis, microscopic polyangiitis, Churg-Strauss syndrome

(4) 임상양상 : acute GN 또는 RPGN으로 나타난다.

(5) 치료 : glucocorticoid + cyclophosphamide

1. Wegener's granulomatosis

(1) 80%에서 신장 침범이 있다.

(2) c-ANCA가 진단 당시 80%에서 양성, 이후 경과에서 10%가 추가로 양성으로 확인됨

(3) Renal biopsy : focal and segmental necrotizing GN with crescents

· Lung biopsy와 달리, granuloma는 거의 보이지 않는다.

2. Microscopic polyarteritis nodosa (microscopic polyangiitis)

(1) Lung, skin, joint, kidney를 침범하는 leukocytoclastic vasculitis

(2) Renal biopsy : pauci-immune focal segmental necrotizing GN with crescents

(3) ANCA : 80%에서 발견되며, c-ANCA와 p-ANCA는 같은 빈도로 나타난다.

3. Churg-Strauss syndrome

(1) Small-vessel vasculitis + peripheral eosinophilia, cutaneous purpura, mononeuritis, asthma, allergic rhinitis

(2) Renal biopsy : small-vessel vasculitis + focal segmental necrotizing GN

(3) Leukotriene receptor antagonist를 사용한 일부 천식 환자에서 발생 증례가 있다.

G. Membranoproliferative glomerulonephritis (MPGN)

· GBM thickening + mesangial proliferative change

· **Hypocomplementemia** in 70%

(1) 분류

① Type I

· Primary

· Secondary : hepatitis C, subacute bacterial endocarditis, autoimmune disease(lupus, cryoglobulinemia), hepatitis B, neoplastic disease(lung, breast, ovary) 연관

② Type II : idiopathic, C3 nephritic factor, partial lipodystrophy

③ Type III : idiopathic complement receptor deficiency

(2) 발병기전

① Type I : 혈중 순환하던 immune complex가 사구체에 침착하거나 in situ 형성되면서 발생

② Type II, type III : "nephritic factor"와 관련

· Nephritic factor : C3 convertase를 안정화시키는 autoantibody를 말함 → 이로 인해 C3가 지속적으로 활성화된다.

(3) 병리

① Type I

· LM

- Mesangial proliferation with lobular segmentation

- Mesangial interposition between GBM and endothelial cells : "tram-tracking"

· EM : subendothelial deposit

② Type II

· LM : lobular appearance

· EM : intramembranous deposit이 주로 보이고 intramesangial, subendothelial deposit은 거의 없다.

③ Type III : 종종 focal이며 GBM widening + subepithelial deposit이 보인다.

(4) 임상양상

① Nephritic features : hematuria, proteinuria, and pyuria(30%)

② 소아의 type I MPGN에서는 fatigue, malaise 등의 전신 증상이 동반되는 경우가 흔하다.

③ 많게는 25%에서 신기능이 급속히 감소하는 RPGN의 형태로 발현

④ C3 : 대부분 낮다.

(5) 치료

① ACE inhibitor/ARB : proteinuria에 대한 치료

② Glucocorticoid : 소아의 primary MPGN에서 효과적이라는 증거가 있음.

③ Dipyridamole, warfarin, cyclophosphamide 등 : 권장되지 않는다.

④ Secondary MPGN : 감염, 자가면역질환, 악성종양 등 원인질환의 치료

(6) 예후

① 진단 후 10년 내에 50%가 ESRD로 진행. 20년 내에 90%가 renal insufficiency

② 불량 예후 인자 : nephrotic syndrome, hypertension, renal insufficiency

③ 신장이식 후 재발이 흔하다.

H. Mesangioproliferative glomerulonephritis

(1) 특징 : mesangium의 확장 → mesangial hypercellularity

(2) 원인

① 일차성 : 이차성 원인 배제 후 진단.

② 이차성 : IgA nephropathy, *P. falciparum* malaria, resolving postinfectious GN, class II lupus nephritis

(3) 병리

- Mesangial expansion with hypercellularity
- Single-contoured capillary walls
- Mesangial immune deposits : IgM, C1q, C3

(4) 예후 : variable

Nephrotic syndrome

1. 정의 (definition)

(1) **24시간 요단백량 〉 $3.5g/1.73m^2/day$**

(2) **단백뇨**와 함께 **저알부민혈증, 부종, 고지혈증**이 나타난다.

2. 원인 (etiology)

Table 11-3 Nephrotic syndrome의 원인 질환.

Idiopathic or Primary Nephrotic Syndrome	Incidence (%)
Membranous nephropathy	25~30
Focal segmental glomerulosclerosis	20~25
Minimal change disease	5~10
Membranoproliferative glomerulonephritis	5
Others	15~30

3. 병태생리 (pathophysiology)

(1) 단백뇨 : GBM의 charge-selective barrier 또는 size-selective barrier의 기능 이상 → 단백에 대한 사구체 모세혈관의 투과성이 증가되어 발생

(2) 저알부민혈증

① 소변을 통한 다량의 단백손실 및 단백의 이화작용 증가

② 간에서의 알부민의 생산은 증가하지만, 저알부민혈증을 막을 수 있을 만큼 충분하지 못함

(3) 부종 (**Figure 11-6**)

① Oncotic pressure의 감소 (**"underfill"**)

② Primary sodium retention by the kidney (**"overfill"**)

(4) 고지혈증

① 간에서의 콜레스테롤 합성이 증가

② **Total cholesterol 상승, LDL 상승, HDL 감소**

③ Lipoprotein(a) [Lp(a)] level 상승

4. 합병증 (complications)

(1) **Atherosclerotic complications**

① 정상인에 비해 빈도가 크게 증가. Myocardial infarction의 발생률이 약 5배 증가

(2) **Hypercoagulable state**

① Factor IX, XI, XII 감소, factor V, VIII, fibrinogen 증가

② 혈소판의 수 및 응집능 증가

③ Antithrombin III의 감소

④ DVT, pulmonary embolism, renal vein thrombosis 등이 흔하다.

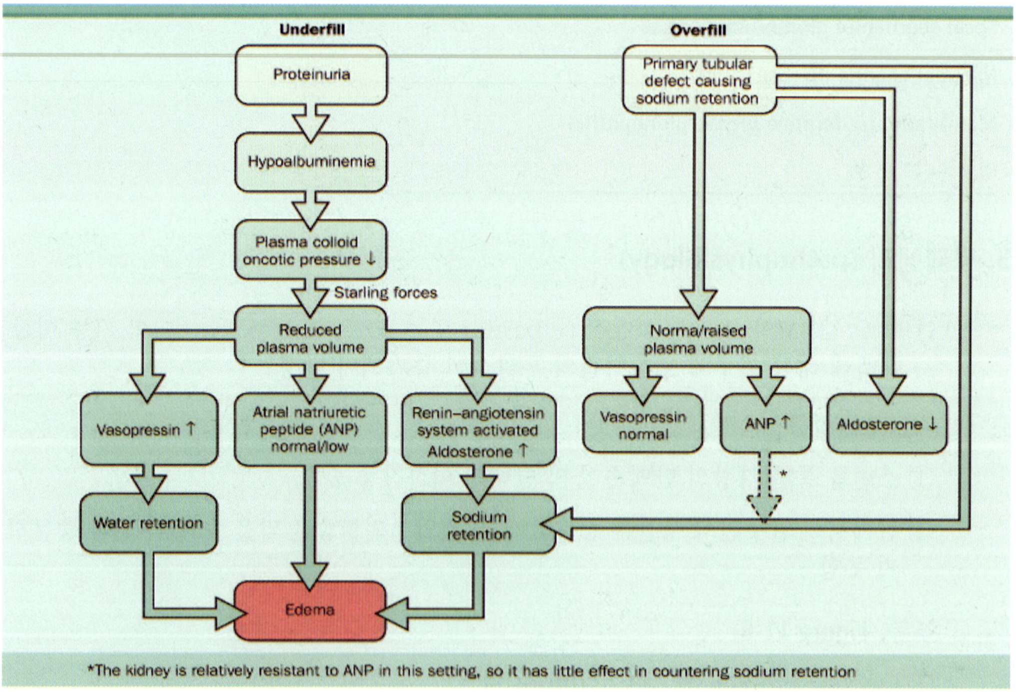

Figure 11-6 신증후군에서 부종의 발생기전.
소아에서는 주로 저알부민혈증에 의한 oncotic pressure의 감소에 의해 부종이 나타나고, 성인에서는 신장의 일차적 소디움 저류에 의해 부종이 나타난다. ANP에 대한 신장의 저항성 증가도 한 원인이 된다.

(3) Infection

① Bacterial infection에 취약하다.

② 감염의 감수성 증가 원인

- Depressed immunoglobulin levels
- Defective opsonization
- Abnormal cell-mediated immunity
- Large fluid collection
  - 세균이 자라기 쉬운 환경 제공
  - Dilution of humoral immune factors
- Lymphocyte와 neutrophil의 기능 저하

③ 흔한 감염증

- Primary peritonitis
  - 소아에서 잘 생긴다.
  - Beta-hemolytic streptococci와 Gram-negative organism이 주요 원인이다.
- Cellulitis : beta-hemolytic streptococci가 원인

(4) Acute renal failure

① 원인

- Prerenal azotemia due to volume depletion
- ATN due to volume depletion and/or sepsis
- Intrarenal edema (nephrosarca)
- Renal vein thrombosis
- Transformation of underlying glomerular disease
  - Crescentic GN superimposed on membranous nephropathy
- Adverse effects of drug therapy
  - Acute interstitial nephritis secondary to diuretics
  - Hemodynamic response to NSAIDs and ACE inhibitors

5. 치료 (treatment)

(1) 원인 질환의 치료 : 면역억제제 치료

(2) 단백뇨를 줄이기 위한 치료

① **ACE inhibitors/angiotensin receptor blockers** : intraglomerular pressure 감소

② NSAIDs

- 다른 치료에 반응하지 않는 심한 단백뇨가 있을 경우 마지막으로 고려
- ARF, hyperkalemia, salt and water retention의 합병증이 일어날 수 있다.

(3) Edema

① 염분 제한 (1~2 g/day)

② Loop diuretics (weight loss 〈 1 kg/day 되도록 조절)

(4) Hyperlipidemia : 신증후군이 장기간 지속될 경우에는 statin 투여

(5) Hypercoagulability

① Anticoagulation

- DVT, arterial thrombosis, pulmonary embolism이 있는 경우 시행
- 일단 시작하면 nephrotic syndrome이 지속되는 기간 동안에는 유지해야 한다.

(6) Infection

① Ascitic fluid exam/culture : 소아에서 특히 peritonitis의 가능성이 높으므로 검사해야 한다.

② C-reactive protein level이 감염의 확인에 도움이 된다.

③ Serum immunoglobulins : 반복적인 감염이 있을 경우 측정한다.

④ Treatment

- Parenteral antibiotics : pneumococci, beta-hemolytic streptococci를 cover하는 약물
- Serum IgG 〈 600 mg/dL일 경우 IVIG 투여 고려

A. Minimal change disease (MCD)

· 소아에서 가장 흔하며, 성인 신증후군의 5~10%를 차지한다.

1. 원인 (etiology)

(1) 일차성 : 거의 대부분의 경우

(2) 이차성

① Drug : **NSAIDs, rifampin, interferon alpha**

② Hodgkin's disease, lymphoproliferative malignancies

③ HIV infection

2. 임상양상 (clinical manifestations)

(1) **갑자기 발생하는 부종**으로 나타나는 경우가 흔하다.

(2) **Nephrotic-range proteinuria**

(3) Hypertension(30%), microscopic hematuria(30%)가 나타날 수 있다. 그러나 RBC cast 등의 active urinary sediment는 보이지 않는다.

(4) Azotemia : hypoalbuminemia 및 intravascular volume contraction에 의해 나타난다.

(5) Complement 및 serology는 정상

3. 병리 (pathology)

(1) LM : 사구체의 이상 소견은 거의 없다.

(2) IF : immune complex deposit은 없다.

(3) EM : **foot process의 effacement or fusion** (Figure 11-7, Figure 11-8)

4. 치료 및 임상경과 (treatment and clinical course)

(1) Remission과 relapse가 반복되는 경과를 보인다. 그러나 신기능의 예후는 양호

(2) **Glucocorticoid (1 mg/kg/day or 2 mg/kg/QOD)**

① 75~85%가 반응을 보인다.

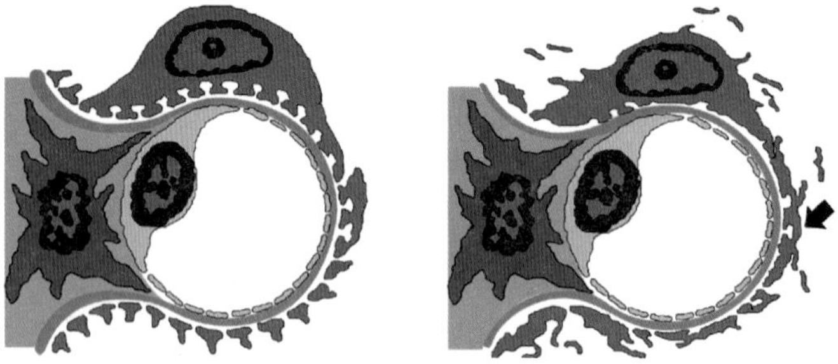

Figure 11-7 Minimal change disease의 병리 소견 모식도. 왼쪽은 정상 사구체이고, 오른쪽은 MCD의 소견이다. 유일한 차이는 foot process effacement이다.

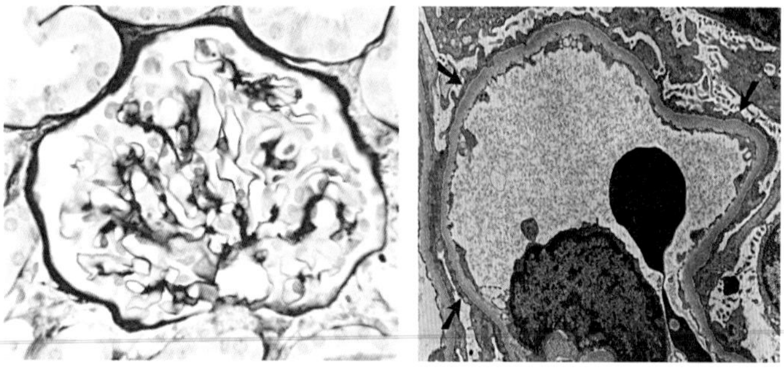

Figure 11-8 Minimal change disease의 LM/EM findings. (Left) 광학 현미경 소견은 정상 사구체와 구별되지 않는다. (Right) Foot process effacement가 보인다(화살표).

② 2개월 가량 투여한 후 용량을 서서히 줄여나간다.

③ 소아에서보다는 반응이 느리게 나타나며, 16주까지 투여한 후에도 반응이 없으면 steroid-resistant MCNS로 판단한다.

④ 30%에서 1년 이내에 재발, 50%에서 5년 이내에 재발

(3) Cyclophosphamide (2 mg/kg/day)

① Steroid-dependent MCD 또는 3회 이상 재발한 경우 glucocorticoid에 추가하여 사용한다.

② 장기간 사용할 경우 infertility의 위험성이 있다.

(4) Cyclosporine (4~6 mg/kg/day for 4 months)

① Alkylating agent의 사용을 피하고자 할 경우 사용한다.

② 재발의 가능성이 높고 nephrotoxicity가 흔하다.

B. Focal segmental glomerulosclerosis (FSGS)

- 성인 신증후군의 20~25%를 차지한다.
- 발생 빈도가 점차 증가하고 있다.

1. 원인 (etiology)

(1) 일차성

(2) 이차성 (Table 11-4)

① **Systemic disease** : HIV infection, DM, Fabry's disease

② **지속적인 glomerular capillary hypertension의 결과**로 나타나는 경우

- Congenital : unilateral renal agenesis
- Acquired nephron loss : surgical resection, reflux nephropathy, GN or TIN
- Others : obesity with sleep apnea syndrome, sickle cell disease, heroin abuse

Table 11-4 FSGS의 원인.

Primary FSGS
Secondary FSGS
Viruses : HIV/hepatitis B/parvovirus
Hypertensive nephropathy
Reflux nephropathy
Cholesterol emboli
Drugs : heroin, analgesics
Oligomegalonephronia
Renal dysgenesis
Alport's syndrome
Familial podocytopathies
NPHS1 mutation/nephrin
NPHS2 mutation/podocin
TRPC6 mutation/cation channel
ACTN4 mutation/actinin
Alpha-galactosidase deficiency/Fabry's disease
N-acetylneuraminic acid hydrolase deficiency/nephrosialidosis
Others : sickle cell disease, lymphoma, radiation nephritis

2. 임상양상 (clinical manifestations)

(1) Asymptomatic proteinuria 또는 edema로 나타난다.

(2) **Nephrotic-range proteinuria : 2/3에서 나타난다.**

(3) Hypertension : 30~50%에서 발견됨

(4) Microscopic hematuria : 50%

(5) GFR 감소 : 20~30%에서 발견됨

(6) Complement, serology : 정상

3. 병리 (pathology)

(1) LM : 일부 사구체에서 segmental scarring이 보인다. 신기능이 저하될수록 sclerosis를 보이는 사구체의 수가 늘어난다.

(2) IF : IgM, C3가 sclerosis 영역에서 보인다. 이는 immune complex의 침착이 아니라 sclerosis에 IgM과 C3가 붙잡힌 것이다(trapping).

(3) EM : foot process effacement가 있으며, electron-dense deposit은 없다.

4. 치료 및 임상경과 (treatment and clinical course)

(1) **Untreated FSGS** : 단백뇨 및 GFR 저하가 진행하여 **5~20년에 걸쳐 ESRD에 도달**

(2) **Glucocorticoid와 cytotoxic agent**를 6~12개월 병용하여 치료할 경우 40~60%에서 remission이 유지됨. Remission이 유지될 경우 신기능은 유지됨.

(3) Cyclosporine : 4 mg/kg/day for 4~6 months

(4) Recurrent FSGS after renal transplantation : 30%에서 신이식 후 재발하며, massive proteinuria로 나타나는 경우가 많다. 이 경우 plasmapheresis가 도움이 된다.

C. Membranous glomerulonephritis (MGN)

※ 성인의 일차성 신증후군의 원인 중 가장 흔하다.

1. 원인 (etiology)

(1) 일차성

(2) 이차성

① 감염 : **hepatitis B**, hepatitis C

② SLE 및 다른 autoimmune disease (RA, myasthenia gravis, Hashimoto thyroiditis)

③ **약물 : gold, penicillamine, captopril, NSAIDs**

④ **Malignancies** : solid tumors (breast, lung, colon, stomach, esophagus, melanoma, renal cell carcinoma), lymphomas

⑤ 기타 : Fanconi's syndrome, sarcoidosis

2. 임상양상 (clinical manifestations)

(1) Nephrotic syndrome with nonselective proteinuria (80%)

(2) Microscopic hematuria (50%)

(3) Renal function : 임상 증상이 나타날 때에는 대부분 정상이다.

(4) Complement, serology : 정상

(5) Hypercoagulable state

① Renal vein thrombosis가 흔히 나타난다.

② **Membranous nephropathy 환자에서 갑작스러운 flank pain, 신기능의 급격한 감소, 갑작스러운 호흡기 증상이 나타날 경우 renal vein thrombosis 또는 pulmonary embolism을 의심하여야 한다.**

3. 병리 (pathology)

(1) LM : **사구체 모세혈관벽의 비후**가 관찰되나 cellularity는 정상이다.

(2) IF : IgG, C3 등의 침착이 보인다.

(3) EM : **subepithelial electron-dense deposit (Figure 11-9)**

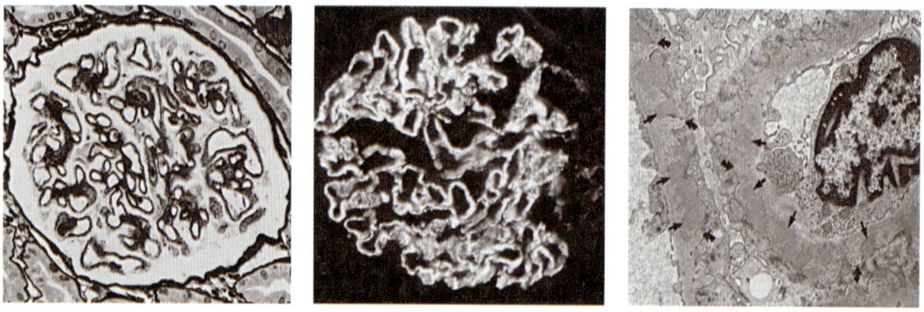

Figure 11-9 Membranous nephropathy의 병리 소견. LM에서는 GBM thickening이 관찰된다. IF에서는 granular deposit이 관찰된다. EM에서 subepithelial deposit이 보인다(화살표).

4. 치료 및 임상경과 (treatment and clinical course)

(1) 신기능의 유지 (renal survival) : 약 75%/10년

① Spontaneous remission (20~33%) : 수년간의 신증후군을 겪은 후 나타난다.

② Persistent nephrotic syndrome with stable renal function (33%)

③ 나머지 33% : renal failure로 진행하거나 신증후군의 합병증으로 사망

(2) 치료

① Nephrotic syndrome의 일반적 치료

② Glucocorticoid 단독 치료 : 효과가 뚜렷하지 않다.

③ Glucocorticoid + cytotoxic agent : 지속적 단백뇨(> 3.0 g/d) 있을 때

· 6개월 이상 치료할 때 remission 및 신기능 유지에 효과적

④ Cyclosporine : 일부에서 효과적으로 나타남.

⑤ Mycophenolate, anti-CD20 antibody : 경험이 제한적

5. 불량한 예후인자 (poor prognostic factors)

(1) **Male**

(2) **Older age**

(3) **Hypertension**

(4) **Severe proteinuria**

(5) **Impaired renal function**

D. 당뇨병성 신증 (diabetic nephropathy)

1. 정의 (definition)

(1) 당뇨병성 콩팥병 (diabetic kidney disease) : 당뇨병 환자에서 나타나는 신기능 이상을 총칭하여 일컫는 용어. 당뇨병성 사구체질환 뿐만 아니라 미세혈관질환, 간질성질환 등을 모두 포함.

(2) 당뇨병성 사구체병증 (diabetic glomerulopathy) : 신생검에 의하여 확진된 당뇨병성 사구체질환을 일컫는 용어.

2. 임상적 중요성

(1) **말기신부전(ESRD)의 가장 흔한 원인 질환**이다.

(2) DM-related morbidity/mortality의 가장 흔한 원인이다.

(3) 거의 모든 환자에서 diabetic retinopathy가 있다.

3. 역학 (epidemiology)

(1) 발생률 (incidence)

① Type 1 diabetic nephropathy : 진단받은지 25~40년 지난 type 1 DM 환자의 30~40%에서 발병하는 것으로 알려져 있다.

② Typc 2 diabetic nephropathy

- Type 1과 비슷하며, DM 진단 20년 후 약 25%의 환자에서 발생한다.
- 이 중 약 20%에서 10년동안 신기능 저하가 발생하여, 신대체요법이 필요하게 된다.
- Type 2 DM은 type 1 DM보다 10~15배 흔하므로 type 2 diabetic nephropathy가 훨씬 흔하다고 할 수 있다.

(2) Morbidity and mortality

① DM 진단 40년 후, microalbuminuria가 있는 환자의 10%만이 생존하며, 대부분의 사인은 **심혈관계 질환**이다.

② **Proteinuria** : morbidity and mortality와 연관되어 있다.

- 단백뇨가 있는 type 1 DM 환자 : 단백뇨가 없는 환자에 비하여 ischemic heart disease의 위험도가 15배 증가, 40세까지 all-cause mortality가 20~40배 증가
- 단백뇨가 있는 type 2 DM 환자 : 10년 생존율은 약 30%

4. 발병기전 (pathogenesis)

(1) Hemodynamic changes

① 당뇨병 초기에 **hyperfiltration**이 나타난다.

- GFR 증가 : 〉 125 mL/min일 경우 8년 이내에 발병 위험 50% 증가
- Afferent arteriole의 dilatation, glomerular hydrostatic pressure 증가

② Hyperfiltration을 감소시키는 치료가 사구체 손상을 감소시킨다.

- 혈압 조절
- Low-protein diet
- ACE inhibitor, angiotensin receptor blocker

(2) Renal hypertrophy

① Hyperfiltration → 사구체, 간질의 비후 및 증식 → 신장 크기 증가

② 철저한 혈당 조절로 예방할 수 있다.

(3) Microalbuminuria/proteinuria

① **GBM thickening / loss of podocyte**

- Type IV collagen 합성 증가 → GBM의 heparan sulfate proteoglycan 소실 → charge-selective barrier 소실 → albuminuria
- Podocyte 소실 → protein permeability 증가

② 철저한 혈당 조절로 진행을 지연시킬 수 있다.

③ ACE inhibitor 또는 ARB 사용에 의해 진행을 지연시킬 수 있다.

(4) Mesangial expansion and nodule formation

① **Mesangial expansion** → Kimmelstiel-Wilson lesion 만들 수 있다.

② **신기능의 저하와 연관성이 높은 병리소견**이다.

(5) Tubulointerstitial fibrosis

① **신기능의 저하와 연관성이 높은 병리소견**이다.

② Growth factor, cytokine, proteinuria 등에 의해 진행한다.

5. Molecular pathogenesis

(1) Hyperglycemia가 당뇨병성 신증을 일으키는 기전

① **Activation of protein kinase C** : glucose에 의한 diacylglycerol 합성 증가로 protein kinase C의 activation이 일어남

② **Advanced glycation end products (AGEs)** : nonenzymatic glycation of amino acids and proteins → receptor for AGE (RAGE)에 결합하여 신증 유발

③ **Activation of polyol pathway** : tissue hyperglycemia → aldose reductase에 의해 sorbitol로 변환 → myoinositol 고갈, Na^{+}-K^{+} ATPase 기능의 소실, NADPH, NAD의 소모 → 세포의 redox potential 변화

(2) **Renin-angiotensin system**

① Angiotensin II

· Hemodynamic : BP ↑, renal vasoconstriction ↑

· Nonhemodynamic effects : mesangial proliferation ↑, renal hypertrophy ↑, matrix expansion ↑, TGF-β synthesis ↑

② **ACE inhibitor/ARB : 단백뇨 감소, 당뇨병성 신증의 진행 지연**

(3) **ECM accumulation**

① **TGF-β** : renal hypertrophy 및 extracellular matrix accumulation에 가장 중요한 역할을 하는 cytokine

② Glucose, angiotensin II, AGE에 의해 합성이 증가한다.

6. 자연경과 (natural history)

(1) **Microalbuminuria**

① 정의 : albumin excretion rate

· **20~200 ㎍/min OR**

· **30~300 mg/g Cr in random urine OR**

· **30~300 mg/day in 24-hour urine (Table 11-5)**

② **Type 1 DM에서 overt nephropathy로의 진행 예측 인자**

③ **Type 2 DM에서 cardiovascular event/death의 강력한 위험 인자**

④ 많은 환자들이 overt proteinuria로 진행하기 전 심혈관계 질환으로 사망한다.

(2) Stages of diabetic nephropathy (**Figure 11-10, Table 11-6**) : type 1 diabetes에서 기술된 것이지만, type 2 diabetes에서도 적용 가능하다.

Table 11-5 Urinary albumin excretion rate.

	Urinary albumin excretion rate		
Condition	24-hour (mg/day)	Random urine (mg/g Cr)	overnight (μg/min)
Normoalbuminuria	〈 30	〈 30	〈 20
Microalbuminuria	30~300	30~300	20~200
Overt nephropathy	〉 300	〉 300	〉 200

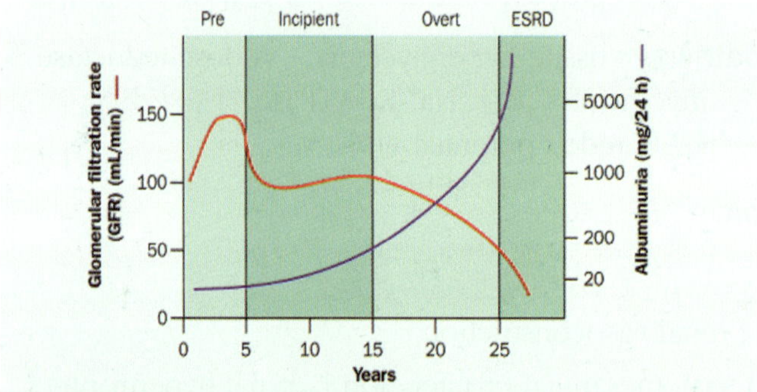

Stage	Pre	Incipient	Overt
Functional	GFR ↑ (25–50%)	Microalbuminuria, hypertension	Proteinuria, nephrotic syndrome, GFR ↓
Structural	Renal hypertrophy	Mesangial expansion, glomerular basement membrane thickening, arteriolar hyalinosis	Mesangial nodules (Kimmelstiel–Wilson lesions), tubulointerstitial fibrosis

Figure 11-10
제1형 당뇨병성 신증의 자연경과.
당뇨병 발병 후 약 10년이 경과하면 microalbuminuria 단계에 도달하고, 이후 5~10년에 걸쳐 단백뇨, 고혈압, GFR 감소를 거쳐 ESRD에 도달한다.

Table 11-6 Stages of Diabetic Nephropathy.

	Stage	Morphology	GFR	Proteinuria	BP
I	**Renal hypertrophy/ hyperfunction**	↑ Glomerular size	↑ by 20~50%	May be increased, reversible	Normal
II	**Normoalbuminuria**	↑ GBM thickness	↑ by 20~40% related to A1C	Normal	Normal Increase by ~1 mmHg/year
III	**Incipient nephropathy (microalbuminuria)**	↑ GBM thickness ↑ Mesangial expansion	Still supranormal, but declines with proteinuria	20~200 ug/min	Incipient increase, usually ~3 mmHg/year (if untreated)
IV	**Proteinuria or Overt nephropathy**	Clear and pronounced abnormalities	Decline -12 mL/min/year with proteinuria	Progressive proteinuria of glomerular origin	High, increase by ~5 mmHg (if untreated)
V	**End Stage Renal Failure**	Glomerular closure	〈 10 mL/min	Often some decline due to nephron closure	High if untreated

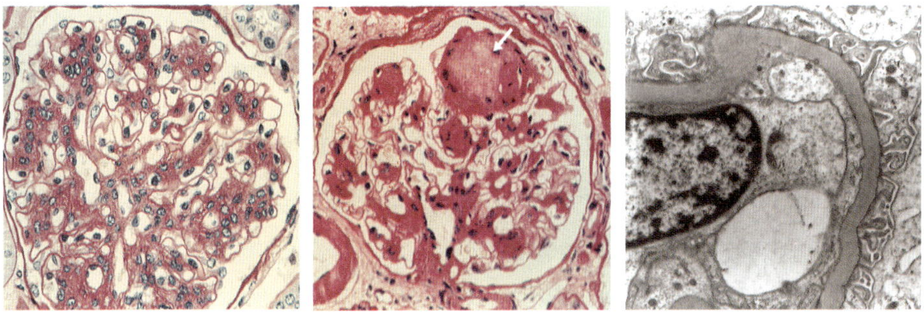

Figure 11-11 당뇨병성 신증의 병리. (왼쪽) 가장 흔히 보이는 diffuse glomerulosclerosis의 소견이다. 메산지움의 증식과 사구체 기저막의 비후로 인해 모세혈관 내강이 폐쇄되고 경화된다. (가운데) nodular glomerulosclerosis의 모습으로 Kimmelstiel-Wilson lesion이 보인다(화살표). (오른쪽) 사구체의 전자현미경 사진으로, 사구체 기저막이 두꺼워져 있고 모세혈관 내강이 있던 자리에 메산지움이 팽창하여 들어와 있다. 모세혈관 내강은 축소되어 있다.

7. 병리 (pathology)

(1) 기본적인 변화 : **GBM thickening, mesangial expansion, diffuse glomerulosclerosis**

(2) Nodular glomerulosclerosis : **Kimmelstiel-Wilson lesion (Figure 11-11)**

8. 진단 (diagnosis)

(1) 대부분의 경우에는 신생검 없이 진단된다.

(2) 신생검의 적응증 : 다음의 경우에는 renal biopsy를 포함한 추가 검사가 필요하다. 전형적인 diabetic nephropathy와 잘 맞지 않는 임상상이 있을 때 시행한다.

① **당뇨병성 망막증이 없는 경우** (특히 1형 당뇨병에서)

② 5년 미만의 질병 경과 도중에 **갑작스러운 단백뇨가 발생하거나 전형적인 경과를 밟지 않을 때** (예를 들어 microalbuminuria 없이 대량의 단백뇨가 발생할 때)

③ **Macroscopic hematuria 또는 RBC cast**

④ **단백뇨 없이 신기능이 급격히 저하될 경우**

Nephrology

9. 치료 (treatment)

(1) **Prevention : optimal treatment**

① **Microalbuminuria 단계에서 찾아내서 치료하는 것이 최선이다.**

② **Microalbuminuria → overt proteinuria로의 진행을 늦추는 데 효과적인 치료**

- **Near-normalization of glycemia**
- **Strict blood pressure control : 〈 130/80 mmHg**
- **Administration of ACE inhibitors or angiotensin receptor blockers**
- **Treatment of dyslipidemia**

(2) **Glycemic control**

① Type 1 diabetes : 철저한 혈당 조절이 당뇨병성 신증의 진행을 늦춘다.

- Diabetes control and complications trial (DCCT) : type 1 DM에서 철저한 혈당 조절을 시행한 결과 microalbuminuria의 발생이 감소하였다.

② Type 2 diabetes : type 1 DM보다 증거는 덜 강력하지만 철저한 혈당 조절이 당뇨병성 신증의 진행을 늦추는데 기여한다.

- United Kingdom Prospective Diabetes Study (UKPDS) : type 2 DM에서 철저한 혈당 조절을 시행한 결과 microalbuminuria 및 proteinuria의 발생 감소

③ Overt proteinuria : 혈당 조절이 당뇨병성 신증의 진행을 늦추지 못한다.

④ **신기능이 감소할수록 insulin의 분해가 감소하여 insulin 요구량은 감소한다.**

⑤ **반감기가 긴 일부 sulfonylurea, metformin 등은 진행된 신부전에서 금기이다.**

(3) **Blood pressure control : antihypertensive therapy**

① 당뇨병성 신증에서 고혈압은 microalbuminuria가 발생한 지 2~5년 후에 발생하며, volume expansion 및 salt sensitivity와 연관되어 있다.

② 철저한 혈압조절은 모든 단계에서 당뇨병성 신증의 진행을 늦출 수 있다.

③ 1차 약물로 **ACE inhibitor/ARB**를 사용하고, 혈압이 조절되지 않으면 diuretics를 추가하거나 nondihydropyridine calcium channel blocker 또는 beta blocker를 사용한다.

④ 목표 혈압

- **단백뇨 〈 1 g/day : 130/80 mmHg**
- **단백뇨 〉 1 g/day : 125/75 mmHg**

(4) ACE inhibitors/ARBs의 신장보호 효과 : **ACE inhibitor/ARB는 혈압 조절 수준과 무관하게 추가적인 신장 보호 효과를 제공한다.**

① 전신 혈압의 감소

② 사구체내압(intraglomerular pressure)의 감소

③ 신장 혈류의 증가

④ 단백뇨 감소

⑤ 염분배설의 증가(natriuretic effect)

⑥ Angiotensin II의 기타 작용 방해

⑦ Macrophage 활성화의 억제

(5) 단백질 섭취 제한 : 사구체내압을 감소시켜 신손상의 진행을 늦출 수 있다.

① Microalbuminuria : 0.8 g/kg/day

② Overt nephropathy : 〈 0.8 g/kg/day

(6) Lipids : statin이 당뇨병성 신장의 진행을 늦춘다는 증거들이 있다.

(7) 여러 치료지침들에서 공통적으로 강조하는 사항들

① 철저한 혈당 조절

② Microalbuminuria가 있는 당뇨병 환자에서는 혈압이 정상이더라도 ACE inhibitor/ARB의 사용을 고려하여야 한다.

③ 목표 혈압 달성 : 한 가지 약제로 목표 혈압에 도달하지 못할 경우 다른 약제 병용

E. Glomerular deposition diseases

· Immunoglobulin light chain, serum amyloid A protein 등이 축적되는 질환

1. Light chain deposition disease (LCDD)

(1) **Plasma cell dyscrasia**에 의한 light chain Ig의 overproduction에 의해 발생

(2) Light chain이 일으키는 신손상

① Cast nephropathy : 신부전이 오지만 대량의 단백뇨는 없다.

② Amyloidosis

③ Light chain deposition disease

(3) LCDD의 특징

① **Nephrotic syndrome + renal failure**가 특징

② **Kappa light chain**이 glomerulus, mesangium, tubular basement membrane에 축적

③ Amyloidosis와 달리 fibril은 형성하지 않는다. **Congo red 염색에 음성**이다.

(4) 치료 : 원인 질환의 치료

(5) 예후 : 70%에서 말기 신부전으로 진행

2. Renal amyloidosis

(1) 원인

① Primary fibrillar deposits of Ig light chains (amyloid L, AL)

② Secondary to fibrillar deposits of serum amyloid A (AA) protein fragments

(2) Primary amyloidosis (systemic AL amyloidosis)

① Lambda class Ig light chain의 축적

② 10% : overt myeloma가 발견됨.

③ 주로 nephrotic syndrome으로 나타나며, 20%에서 말기 신부전으로 진행

(3) Secondary amyloidosis (AA amyloidosis)

① Acute phase reactant인 serum amyloid A 단백질의 축적

② 40%에서 rheumatoid arthritis, 10%에서 ankylosing spondylitis 또는 psoriatic arthritis가 진단된다.

③ Nephrotic syndrome을 보이며, 40~60%가 말기 신부전으로 진행

(4) AA, AL amyloid 모두 **Congo red 양성**이다.

(5) 치료 : 효과적인 치료가 없다.

① Primary amyloidosis : melphalan + autologous hematopoietic stem cell transplantation

② Secondary amyloidosis : 원인 질환의 치료

3. Fibrillary-immunotactoid glomerulopathy

(1) 두 질환은 서로 분명히 구분되지 않는다.

(2) Oligoclonal immunoglobulin + complement의 축적에 의해 발생

(3) Congo red 음성이다.

(4) 원인 : 대부분 불명. 일부에서 CLL, B cell lymphoma와 연관

(5) 다양한 정도의 단백뇨와 혈뇨 동반. 절반 이상에서 renal failure 발생.

4. Fabry's disease

(1) 원인

① X-linked disorder로, globotriaosylceramide 대사의 이상

② Lysosomal alpha-galactosidase A activity 결핍에 의해 세포 내에 globotriaosylceramide가 과도하게 축적되어 발생

(2) 침범 장기 : vascular endothelium, heart, brain, kidney

(3) Renal biopsy

① LM : visceral epithelial cell의 비대 + 세포 내 vacuole의 축적

② EM : electron-dense material in parallel arrays (zebra body)

(4) 자연 경과 : FSGS로 진행한다. 30~40대에 renal failure 발생.

(5) 치료 : recombinant alpha-galactosidase A 투여

Pulmonary-renal syndromes

(1) Catastrophic hemoptysis + renal failure로 나타나는 질환들을 말한다.

① Goodpasture's syndrome

② Wegener's granulomatosis

③ Microscopic polyangiitis

④ Churg-Strauss syndrome

⑤ Henoch-Schonlein purpura, cryoglobulinemia : rare

Basement membrane syndromes

(1) GBM의 type IV collagen은 α3. α4. α5.(IV)로 이루어져 있다.

(2) GBM을 침범하는 질환에서는 moderate proteinuria, hematuria, progressive renal failure가 나타날 수 있다.

1. Anti-GBM disease

(1) α3 NC1 domain에 대한 autoantibody에 의해 발생한다.

2. Alport's syndrome

(1) Genetics

① **85% : X-linked inheritance**

· Xq22-24에 있는 α5(IV) collagen chain의 돌연변이

· Female carrier : X inactivation의 결과에 따라 다양한 penetrance를 보인다.

② 15% : autosomal recessive

· 2q35-37에 있는 α3(IV) 또는 α4(IV) collagen chain의 돌연변이

③ 드물게 autosomal dominant도 있다; Dominant-negative inheritance of α3(IV) or α4(IV) mutations

(2) Renal manifestations

① 전형적으로 hematuria, thinning of GBM, proteinuria 등을 보이며 chronic glomerulosclerosis로 진행 → renal failure

② Renal biopsy

· GBM thickening, splitting → 여러 층으로 된 GBM 모양("basket-weave pattern") : 초기에는 thin GBM만 보일 수 있다.

· Renal failure로 진행할수록 tubular atrophy, interstitial fibrosis

(3) Extrarenal manifestations : **sensorineural deafness**, **lenticonus of the anterior lens capsule**, 드물게는 mental retardation, leiomyomatosis

(4) 신장 질환의 치료

① ACE inhibitors/ARBs 투여, 혈압의 조절

② 신장 이식 : anti-GBM antibody가 생성되지만 Goodpasture's syndrome 또는 anti-GBM disease의 발생은 흔하지 않다.

3. Thin GBM disease

(1) Alport's syndrome의 변이로 생각되며, 정상 인구의 5~10%를 차지한다고 알려져 있다.

(2) 혈압은 정상이며 단백뇨는 거의 없다. 신부전으로의 진행은 드물다.

(3) 혈뇨가 있을 경우 benign familial hematuria라고 하기도 한다.

(4) AR 또는 AD의 Alport's syndrome과 같은 α3(IV), α4(IV) 유전자에 돌연변이가 있다.

4. Nail-patella syndrome

(1) 원인 : LMX1B 유전자의 haploinsufficiency

① Autosomal dominant trait를 보인다.

② LMX1B : α3(IV), α4(IV), type III collagen, CD2AP, podocin의 유전자 발현을 조절

③ 따라서 LMX1B 돌연변이는 GBM과 podocyte의 이상을 초래

(2) 임상양상

① Renal : hematuria, proteinuria → FSGS로 진행

- 20대에 주로 발견됨.
- 원인은 불분명하지만 여성에 더 흔하다.
- 신생검 : GBM의 lamina densa에 lucent damage, slit-pore membrane의 손상

② Extrarenal

- Iliac horns on the pelvis
- Dysplasia of the dorsal limbs : patella, elbow, nail
- Neural-sensory hearing impairment
- Glaucoma

Glomerular-vascular syndromes

※ 여기서는 antiphospholipid syndrome만 기술, 나머지 질환들은 Chapter 14 참조.

A. Antiphospholipid syndrome (APS)

(1) Anionic phospholipid, 특히 β2 glycoprotein 1에 대한 항체(+) 환자에서 발생

① 50%에서는 원인불명

② 일부에서는 임신 상태, 일부는 이미 혈액투석 또는 신이식을 받은 상태, 나머지는 primary GN이나 류마티스 질환을 가진 상태(eg, SLE).

③ APS in SLE : lupus anticoagulant도 양성인 경우가 흔하며, aPTT가 연장됨

(2) 임상양상

① Arterial/venous thrombosis : DVT, pulmonary embolism, TIA, renal vein thrombosis, spontaneous abortion, frequent AV fistula occlusion(HD 환자)

② Thrombocytopenia, hemolytic anemia

③ 25%에서 kidney injury 발생함. 특히 IgG Ab(+)인 경우 흔함.

- Hematuria, proteinuria(1~2 g/day)
- Renal failure
- Pathology : 사구체 모세혈관의 폐쇄, ischemic mesangiolysis
- Renal vein thrombosis : 단백뇨 있는 환자에서 발생할 경우 APS 반드시 의심

④ 악화와 호전을 반복하며, 재발할 수 있다.

(3) 치료

① Warfarin

② Vasculitis 있을 경우 steroid 사용

③ ARF 발생시 : plasmapheresis + immunosuppression 조절

Infectious disease-associated syndromes

· PSGN, subacute bacterial endocarditis : 앞 부분 참조.

· 여기에서는 HIV, hepatitis B, hepatitis C에 대해서만 알아본다.

1. HIV-associated nephropathy

(1) HIV 감염 확인 후 평균 2.5년 후 발견된다. 많은 환자에서 CD4 count가 낮다.

(2) Renal lesions

① FSGS : 가장 흔하다.

· Collapsing glomerulopathy를 보이는 것이 특징

· 기타 소견 : visceral epithelial cell swelling, microcystic dilatation of renal tubules, tubuloreticular inclusions

② MPGN

③ Others : DPGN, IgA nephropathy, MCD, membranous GN, mesangioproliferative GN

(3) HIV patients with FSGS

① Nephrotic-range proteinuria + hypoalbuminemia

② 다른 신증후군과는 달리 hypertension, edema, hyperlipidemia는 흔히 보이지 않는다.

③ Kidney US : 신장이 커져 있음.

④ 일부 환자는 신기능이 급속도로 악화된다.

(4) 치료

① ACE inhibitor/ARB 투여

② Antiretroviral therapy가 도움이 될 것으로 생각하고 있다.

③ 많은 병원에서 일부 HIV 환자에게 신장이식을 시행하고 있다.

2. Hepatitis B

(1) Hepatitis B virus에 연관된 신질환

① Polyarteritis nodosa : chronic hepatitis B에서. 성인 〉 소아, 혈뇨, 단백뇨, 고혈압 등 동반

② Membranous GN : HBV carrier 상태에서도 동반 가능. 소아 〉 성인

③ Type I MPGN : 성인 〉 소아

(2) 치료 : 일부 연구에서 interferon α, lamivudine 투여가 효과적이라는 보고가 있다.

(3) 예후

① 소아 : 3년에 66%가 자연 관해

② 성인 : 30%에서 신기능 저하(+), 10%는 진단 5년 후 renal failure

3. Hepatitis C

(1) 30%에서 신장 질환이 동반된다.

(2) Cryoglobulinemia가 흔히 동반된다.

(3) Nephrotic syndrome, hematuria, 간기능 이상, C3 감소 등이 보인다.

(4) 신장 병변 (흔한 순서대로)

① Cryoglobulinemic GN

② Membranous GN

③ Type I MPGN

(5) 치료 : HCV에 대한 치료

12

Polycystic Kidney Disease and Other Inherited Tubular Disorders

다낭신 및 기타 유전성 신세관 질환

Autosomal dominant polycystic kidney disease (ADPKD)

A. 원인 및 병리 (etiology and pathogenesis)

(1) 유병률

① **1 : 300 ~ 1 : 1000**이다.

② **인간의 단일 유전자 이상에 의한 질환으로 가장 흔한 질환**이다.

(2) 전체 말기 신부전의 원인의 4%를 차지한다.

(3) 양측 신장이 커지고 여러 개의 다양한 크기의 낭종이 표면에 나타난다.

(4) Tubule cell의 정상 대립 유전자에 "second hit"이 가해져 somatic mutation이 생기면, tubular epithelium의 monoclonal proliferation에 의해 cyst가 형성됨

(5) Renal parenchyma : tubular atrophy, interstitial fibrosis, nephrosclerosis 등을 보임

B. 유전자 이상 (genetic abnormalities)

(1) 90%는 autosomal dominant, 10%는 spontaneous mutation

① ***PKD1*** **: chromosome 16p13.3**에 위치. 전체 ADPKD의 90%에서 돌연변이가 발견됨.

② ***PKD2*** **: chromosome 4q21-23**에 위치.

(2) *PKD1*과 *PKD2*는 각각 polycystin-1과 polycystin-2를 만들고, 이 두 단백질이 polycystin complex를 형성한다(**Figure 12-2**).

(3) Polycystin complex는 cell-cell interaction 또는 cell-matrix interaction을 조절한다고 추정됨.

(4) Polycystin-1과 polycystin-2 중 하나에 결손이 일어나면 polycystin complex의 기능은 소실되어, 동일한 발현형이 나타나게 된다(locus heterogeneity).

(5) ADPKD-2 돌연변이에서 발병이 늦고 신부전의 발생이 느리다.

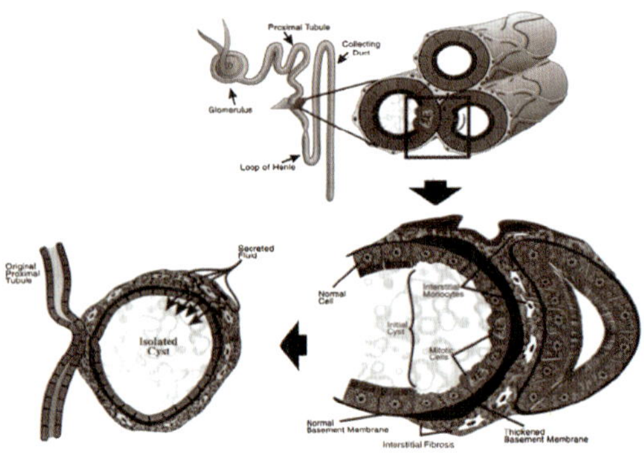

Figure 12-1 ADPKD에서의 낭종의 형성. 낭종은 신세관 상피세포로부터 형성된다. Heterozygous mutation을 가진 신세관 상피세포에 "second hit"이 가해지면 세포가 비정상적으로 증식하기 시작한다. 세포가 증식하면 신세관의 벽이 팽창하여 낭종이 된다. 낭종은 주위 신세관의 기저막을 두껍게 하고, 간질에 염증세포가 침윤하도록 한다. 마지막에 낭종은 신세관으로부터 떨어져나오며, 낭종 내부로 체액이 분비되어 액체가 고이게 된다.

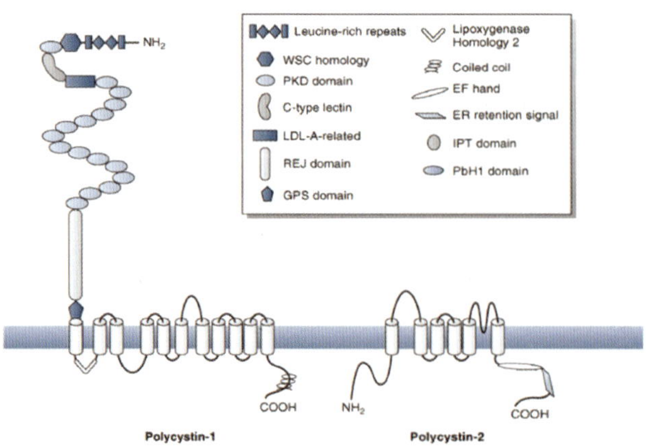

Figure 12-2 Polycystin의 구조. Polycystin-1과 -2는 각각 16번 및 4번 염색체에 위치한 유전자로부터 만들어진다. Polycystin-1은 아직 잘 알려지지 않은 ligand의 수용체인 것으로 생각된다.

C. 임상양상 (clinical manifestations)

· 20~30대에 가장 흔히 증상이 나타난다.

· 증상은 매우 다양하며, 가족 구성원 사이에도 서로 다를 수 있다.

1. 신장질환 (renal disease)

· Table 12-1 참조.

(1) **신장 크기의 증가에 의한 증상** : abdominal distention, discomfort, pain

(2) **Pain** : 다음과 같은 원인에 의해 발생한다.

① **Cyst hemorrhage**

② **Gross hematuria**

③ **Nephrolithiasis**

④ **Infection**

⑤ **Renal enlargement**

⑥ **Tumor (rare)**

Table 12-1 Renal Manifestations of ADPKD.

Renal Manifestations of ADPKD
Functional manifestations
Concentrating defect
Reduced urine NH_4 relative to pH
Reduced renal blood flow
Hypertension → target organ damage
Cardiac
Cerebrovascular
Glomerulosclerosis
Peripheral vascular disease
Pain, caused by
Cyst hemorrhage
Gross hematuria
Nephrolithiasis
Infection
Renal enlargement
Renal failure, possibly due to
Interstitial inflammation
Apoptosis of tubular epithelial cells
Nephroangiosclerosis
Compression atrophy

(3) **Hematuria** : gross or microscopic

(4) **Nephrolithiasis**

① 15~20%에서 발생함

② **Calcium oxalate stone, uric acid stone**이 가장 흔함

③ Low urine pH, low urine citrate, urinary stasis에 의해 결석이 잘 발생함

(5) **Hypertension**

① 성인의 75%에서 나타난다.

② 원인 : **intrarenal ischemia에 의한 renin-angiotensin system의 활성화**

③ **고혈압이 있을 경우 ESRD로의 진행이 훨씬 빠르다.**

(6) Urinary tract infection

① Bladder (cystitis), renal interstitium (pyelonephritis), cyst (pyocyst) 침범

② **Pyocyst (cyst infection)**

- Flank and abdominal pain : 복부 진찰에서 tender point가 있을 수 있다.
- Fever, rigor, leukocytosis 등이 동반되며, sepsis로 발전하기도 한다.
- **Positive blood culture이고, renal pain이 있으며, pyelonephritis에 준한 항균제 치료에 반응이 없을 경우** 의심하여야 한다.
- Imaging : CT, MRI 등을 고려할 수 있다.
- Nuclear imaging : WBC scan이 도움이 될 수 있으나, 위양성 및 위음성이 많다.
- Imaging에서 의심될 경우 **cyst aspiration이 필요**하다.

(7) Progressive decline in renal function

① **60세 이전에 50%의 환자가 ESRD에 도달함**

② **Risk factors for early-onset renal failure**

- **Hypertension (onset <35세)**
- **Recurrent infections**
- **Male sex**
- **Early age of diagnosis (<30세)**
- **PKD1 genotype**
- **Early onset of hematuria (<30세)**

③ **신기능이 갑자기 감소하는 경우**

· **Ureteral obstruction : stone, blood clot**

· **Compression by a cyst**

④ Erythropoietin의 생성은 많아, 신기능에 비해 hemoglobin이 높다.

⑤ Renal salt wasting이 있으므로 fluid overload는 드물다.

⑥ 요 농축능 결손 : nocturia가 흔히 나타날 수 있다.

⑦ 요 산성화능 결손 : 요중 NH_4^+가 감소되어 있다.

2. 신장외 증상 (extrarenal manifestations)

(1) **Hepatic cysts (polycystic liver disease)**

① **가장 흔히 나타나는 신장외 증상**으로, 50~70%의 환자에서 발생

② 간기능 부전에 이르는 경우는 드물지만, 출혈, 파열, 낭종 감염 등 발생 가능

③ 낭종 크기의 증가에 의한 mass effect가 있을 수 있다.

· 호흡곤란, 기좌호흡, 포만감, 위-식도 역류, 요통, 자궁탈출, 늑골골절

· Hepatic vein obstruction/thrombosis, IVC obstruction, obstructive jaundice, portal vein compression

④ 여성에서는 종종 hepatic cyst가 커진다(estrogen-dependent).

⑤ Spleen, pancreas, ovary, brain, testis에도 cyst가 발생할 수 있다.

(2) **Intracranial aneurysms**

① 무증상 환자의 5~10%에서 발견된다. 크기가 커질수록 rupture의 위험 증가

② 일반인에서 발견되는 aneurysm보다 더 젊은 나이에 rupture되는 경향이 있다.

③ 모든 ADPKD 환자에서 intracranial aneurysm을 screening할 필요는 없다.

④ **Indications for screening** : 다음의 경우 MR angiography를 시행한다.

· **Subarachnoid hemorrhage의 가족력(+)**

· **Aneurysmal rupture의 과거력(+)**

· **혈역학적 불안정성이 동반될 수 있는 수술이 예정된 환자의 평가**

· **고위험 직업 (조종사, 운전사 등)**

· **환자가 불안해하여 검사 원할 때**

(3) Colonic diverticulum : perforation이 일반인보다 흔히 발생한다. 그러나 ADPKD와 실제로 연관성이 있는지에 대해서는 논란이 있다.

(4) Mitral valvular prolapse

① 심초음파 검사를 시행한 ADPKD 환자의 25%에서 발견됨.

② Aortic/tricuspid valve insufficiency도 흔히 발생함.

③ Valve replacement가 필요한 경우는 드물다.

④ 신체진찰에서 murmur가 들리지 않으면 심초음파 검사는 불필요하다.

D. 진단 (diagnosis)

1. 신장 초음파 (renal ultrasonography)

(1) 증상이 있는 환자의 진단 또는 증상이 없는 가족원의 screening에 사용

① 20세 미만의 증상이 없는 환자의 경우 초음파에서 낭종이 뚜렷하게 보이지 않을 수 있어 screening이 권장되지 않는다.

② *PKD2* 유전자 이상에 의한 ADPKD의 경우는 30세 미만에서도 낭종이 보이지 않을 수 있다.

③ 20세 이상에서는 80~90%, 30세 이상에서는 100%에서 다수의 cyst가 발견된다.

(2) ADPKD의 가족력이 있어 50%의 이환 확률을 가진 사람에서 다음의 경우 ADPKD로 진단할 수 있다(아래 기준은 신장 초음파에 해당하는 것으로, CT 또는 MR에서는 적용되지 않는다).

① < **30세 : 두 신장에 2개 이상의 낭종**

② **30~59세 : 한 신장에 각각 2개 이상의 낭종**

③ ≥ **60세 : 한 신장에 각각 4개 이상의 낭종**

2. CT/MRI

(1) 초음파보다 민감도가 높다 (**Figure 12-3**).

(2) 가족력이 없는 경우, 양측 신장에 다수의 낭종이 있고 신장의 크기가 커져 있으며, 다른 낭성 신질환의 증거가 없으면 ADPKD의 진단을 잠정적으로 내릴 수 있다.

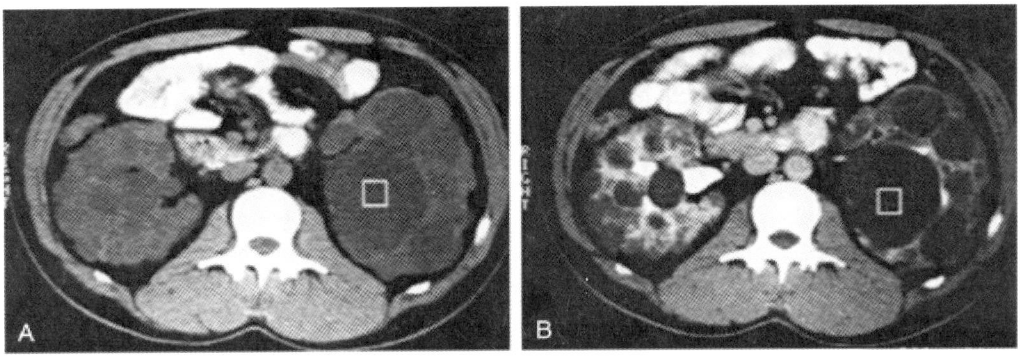

Figure 12-3 ADPKD의 CT scan.
GI tract의 조영 증강을 위해 경구 조영제를 복용 후 시행하였다. (A) 정맥 조영제 투여전(precontrast) 사진. (B) 정맥 조영제 투여후 사진. 조영제를 사용하면 기능이 남아 있는 신장 실질을 볼 수 있다. 이 CT에서는 주로 우측 신장에 정상 신장 실질이 분포한다.

3. Genetic diagnosis

(1) Linkage analysis

① 가족력이 분명하고 방사선학적 검사에서 여러 개의 낭종이 신장에 관찰되면 linkage analysis를 진단에 이용할 필요는 없다.

② **방사선학적 검사에서 음성이고 kidney donation을 위해 가족 구성원을 screening해야 할 때** 확실한 진단을 내리기 위해 시행한다.

③ ADPKD에 이환된 가족 구성원과 이환되지 않은 가족 구성원이 모두 검사에 필요

④ 산선 진단도 가능하다.

(2) Direct mutation analysis of PKD1 and PKD2 : 연구 목적으로 가능하다.

4. 감별 진단 (differential diagnosis)

(1) 신 낭종을 동반하는 다른 전신 질환

① Tuberous sclerosis complex (TSC)

② Von Hippel-Lindau syndrome (VHL)

(2) 기타 낭성 신질환

① Simple renal cyst

② Acquired cystic disease

E. 치료 (treatment)

- **치료의 목표 : 신장 질환의 진행을 늦추고 증상을 최소화하는 것.**
- **Cyst 자체의 생성 및 진행을 막기 위한 직접적인 치료는 없다.**

1. 고혈압의 치료

(1) 신기능을 유지하기 위해 적극적으로 치료한다.

(2) **ACE inhibitor/angiotensin receptor blocker**가 효과적인 항고혈압제이다.

2. 요로감염의 치료

(1) Cystitis/asymptomatic bacteriuria : 상부 요로 감염으로 전파될 수 있으므로 즉각 치료한다.

(2) Pyelonephritis : 표준적인 항균제로 치료할 수 있다.

(3) Pyocyst가 의심될 경우 : 낭종 내 침투력이 우수한 다음 항균제를 선택한다.

① **Trimethoprim-sulfamethoxazole**

② **Ciprofloxacin**

3. 만성 동통의 치료

(1) Pharmacologic control

① Non-opioid analgesics : 장기간 복용을 피하도록 한다.

② Tricyclic antidepressants

③ Narcotics : 신체적/정신적 의존이 생길 수 있으므로 가능한 피한다. 급성 통증에서만 단기간 사용한다.

(2) Cyst puncture and sclerosis with ethanol

① CT- or US-guided procedure : 90~95%의 성공률을 보인다.

② 합병증 : 혈뇨, 동통, 일시적 발열, 알코올의 체내 흡수 등

(3) Laparoscopic or surgical fenestration

① 여러 개의 낭종이 통증을 유발할 때 고려할 수 있다.

② 신장 기능의 악화를 유발하지 않지만, 신장 기능의 호전을 일으키지도 않는다.

4. 낭종 출혈 (cyst hemorrhage)

(1) **Conservative management : 대부분 저절로 멈춘다.**

① Bed rest : 바닥이 딱딱한 침대에 눕는다.

② Analgesics

③ Adequate fluid intake to prevent obstructing clots

(2) Subcapsular/retroperitoneal hematoma : 입원 치료, 필요할 경우 색전술/수술

5. 신결석 (nephrolithiasis)

(1) Potassium citrate : 다음 경우에 treatment of choice.

① Uric acid stone

② Hypocitraturic calcium oxalate stone

③ Distal acidification defect

(2) ESWL, nephrolithotomy : ADPKD 없는 환자와 동일.

6. 신부전 (renal failure)

(1) 보존적 치료 : 고혈압 치료, 고지혈증 치료, 단백질 섭취 제한, 산증 치료, 고인산혈증의 예방

(2) 일단 신기능의 저하가 발생하면 진행을 막기 어렵다.

(3) 다른 원인에 의한 ESRD 환자에 비해 anemia가 적어 예후는 좀더 좋은 편이다

7. 신장이식 (renal transplantation)

(1) 다른 ESRD 환자와 비교할 때 생존율의 차이는 없다.

(2) 이식 후 합병증이 다른 ESRD 환자에 비해 더 많이 발생하지 않는다.

(3) Pretransplant nephrectomy

① 수술이 복잡해지고 회복 기간이 길며, native kidney가 있을 경우 hemoglobin 유지 및 fluid balance 유지에 도움이 되므로, native kidney nephrectomy는 일반적으로 추천하지 않는다.

② 남아있는 신장에서 renal cell carcinoma의 발생률이 증가하지 않는다.

③ Indications for native kidney nephrectomy
- History of infected cysts
- Frequent bleeding
- Severe hypertension
- Massive renal enlargement with extension into the pelvis

8. Polycystic liver disease

(1) 증상이 있을 경우 치료한다.

(2) 비침습적 치료

① Ethanol 및 다른 간독성 물질을 피하기

② Estrogen, oral contraceptives : 간 비대가 심해질 경우 사용을 피한다.

③ Caffeine 섭취 피하기 (caffeine은 cyst 내 fluid 분비를 증가시킨다)

(3) 침습적 치료

① Percutaneous cyst aspiration and sclerosis

② Laparoscopic/open surgical fenestration ± partial hepatectomy

9. Intracranial aneurysms

(1) SAH : surgical clipping

(2) Asymptomatic aneurysm

① ≤ 5 mm : 1년에 1회 추적검사. 크기가 증가하면 수술 필요.

② 6~9 mm : 치료 방침에 논란이 있다.

③ ≥ 10 mm : 대부분 수술 필요.

기타 낭성 신질환 (other cystic diseases)

A. Autosomal recessive polycystic kidney disease (ARPKD)

(1) 유전학 : 6번 염색체에 위치한 *PKHD1* 유전자의 돌연변이에 의해 발생함

(2) 임상양상

① 심한 다낭성 신질환, 폐부전, 간의 섬유화가 일어남

② 흔히 영아기에 양측성 신장 종괴 및 신부전으로 나타난다.

③ 신세관 기능 장애 : polyuria, enuresis, hyponatremia, hyperchloremic metabolic acidosis

④ Oligohydramnios : pulmonary hypoplasia와 연관되어 있으며, 예후가 나쁘다.

⑤ Hepatic fibrosis : portal hypertension, variceal bleeding

⑥ 말기 신부전이 흔히 일어난다.

(3) 진단 : abdominal ultrasound or CT, liver biopsy

(4) 예후 : 대부분 생후 1년 이내에 사망함. 이후 15년 생존율은 약 50~80%

B. Nephronophthisis

(1) 유전학과 발병기전

① 소아와 청소년에서 발생하는 ESRD의 가장 흔한 원인

② Autosomal recessive 유전

③ Nephrocystin과 inversin이라는 단백질의 돌연변이가 있으나, 각 단백질의 기능은 잘 모른다.

(2) 임상양상

① 신세관 기능이상 : 다뇨, 요 농축장애, 대사성 산증

② 신부전 : 성장장애, 빈혈, 요독증 → 5~19세에 ESRD가 됨

(3) 진단 : 가족력이 있는 early-onset renal failure에서 의심해야 함

(4) 치료 : 원인 질환의 치료는 불가능. ESRD에 대한 치료.

C. Acquired cystic kidney disease

(1) 특징

① 대부분 **투석을 받는 말기 신부전 환자에서 발생**한다.

② 위축된 신장의 근위세관 또는 원위세관에서 발생한다.

③ 말기 신부전의 원인, 투석방법, 이식신의 존재 여부에 무관하게 발생한다.

④ 위험 인자 : 말기 신부전의 지속 기간, 남성, 흑인, chronic hypokalemia

(2) 임상양상

① 대부분 증상이 없다.

② Cyst hemorrhage, cyst infection, abdominal pain/discomfort

③ **Renal cell carcinoma**

- 가장 중요한 합병증이다.
- Hematuria로 흔히 나타난다.

(3) 진단

① Imaging studies

- Renal ultrasound : 말기 신부전 상태의 신장을 정확하게 평가하기 어렵다.
- CT : modality of choice
- MRI : CT보다 우월하지 않다.

② Screening for renal cell carcinoma

- 말기 신부전에 도달한 후 3년이 지나면 screening이 권장된다.
- 1년에 1~2회 imaging study를 시행하는 것이 추천된다.

(4) 치료

① 합병증의 치료 : cyst infection, hemorrhage 등

② Renal cell carcinoma : 3 cm 이상의 크기이면 nephrectomy가 추천된다.

D. Medullary sponge kidney (MSK)

(1) 원인과 역학

① 선천성 질환으로, 전체 IVP의 0.5~1%에서 발견된다.

② 남녀비는 1 : 1이다.

(2) 병리

① Inner medullary collecting duct와 papillary collecting duct의 cystic dilatation

② Dilated duct 내부에서 요석이 흔히 발견된다.

(3) 임상양상

① 20~30대에 요로결석, 요로감염, 또는 반복되는 혈뇨로 나타난다.

② IVP

- IVP에 의해 진단되는 경우가 대부분이다.
- 늘어난 요관 내에 조영제가 저류되거나, 신 유두로부터 선 모양으로 뻗어나가는 조영제의 모습이 보인다.

③ 요로결석과 MSK의 관계

- MSK 환자의 60%에서 요로결석이 발견된다.
- 전체 요로결석 환자의 12%에서 MSK가 진단된다.
- Papillary nephrocalcinosis는 MSK를 가진 결석 환자에서 보통 결석 환자보다 더 흔히 나타난다.

④ 반복적인 감염이나 심한 요로결석 질환이 없다면 신기능은 잘 유지된다.

(4) 치료

① 무증상 환자 : 결석을 예방하기 위해 수분 섭취를 늘린다.

② 요로결석이 있는 환자 : 요로결석의 진단과 치료에 준한다.

③ 요로감염을 적극적으로 치료하고, 비뇨기계 시술을 최소화한다.

Nephrology

E. 단순 신 낭종 (simple renal cysts)

(1) 역학

① M : F = 2 : 1

② 나이가 들수록 증가한다.

· 30~49세 : 1.7%

· 50~70세 : 11.5%

· 〉 70세 : 22~30%

(2) 임상양상

① 거의 대부분 증상이 없다.

② 증상 : 혈뇨, 복통, 복부 종괴, 요로 감염 등

③ 고혈압과의 연관성이 있다고 알려져 있으나 원인-결과 관계가 불분명

(3) 진단

① Renal ultrasonography : 낭종의 벽이 매끈하고 초음파 투과가 좋으며, 낭종 내 찌꺼기가 없다.

② CT

· 초음파 소견이 전형적이지 않을 경우 시행해야 한다.

· Simple cyst는 homogeneous attenuation을 보이고, 벽이 얇고 매끈하며, calcification 또는 contrast enhancement가 없다.

(4) 치료

① Pain 또는 renin-dependent hypertension이 있을 경우 : cyst aspiration and sclerosis

② Infected cyst : antibiotics ± cyst drainage

기타 유전성 신세관 질환 (other inherited tubular disorders)

※ Renal tubular acidosis : 신장학 Chapter 5를 참조.

A. Bartter syndrome

1. 유전 (genetic considerations)

(1) **Autosomal recessive**로 유전된다.

(2) 돌연변이가 일어나는 단백질 (**Figure 12-4** 참조)

① Na-K-2Cl cotransporter (NKCC2) : type 1

② Apical potassium channel (ROMK) : type 2

③ Basolateral chloride channel (CLC-Kb) : type 3

④ Barttin : type 4

⑤ Calcium-sensing receptor (CaSR) : type 5

※ ①~④ : loss-of-function mutation, ⑤ : gain-of-function mutation

2. 병태생리 (pathophysiology)

※ **Figure 12-5** 참조.

(1) TAL에서 Na^+ 재흡수가 되지 않아 원위세관으로 Na^+이 많이 전달된다.

(2) 원위세관에서는 aldosterone의 작용에 의해 소디움의 재흡수가 증가하고, 더불어 포타시움 및 산의 배설이 증가한다.

(3) 신장에서 소디움의 배설이 증가하면 volume depletion이 발생하고, renin 및 angiotensin II가 상승하여 hypokalemia 및 metabolic alkalosis가 발생한다.

(4) Angiotensin II의 증가에 의해 prostaglandin이 과도하게 생성된다.

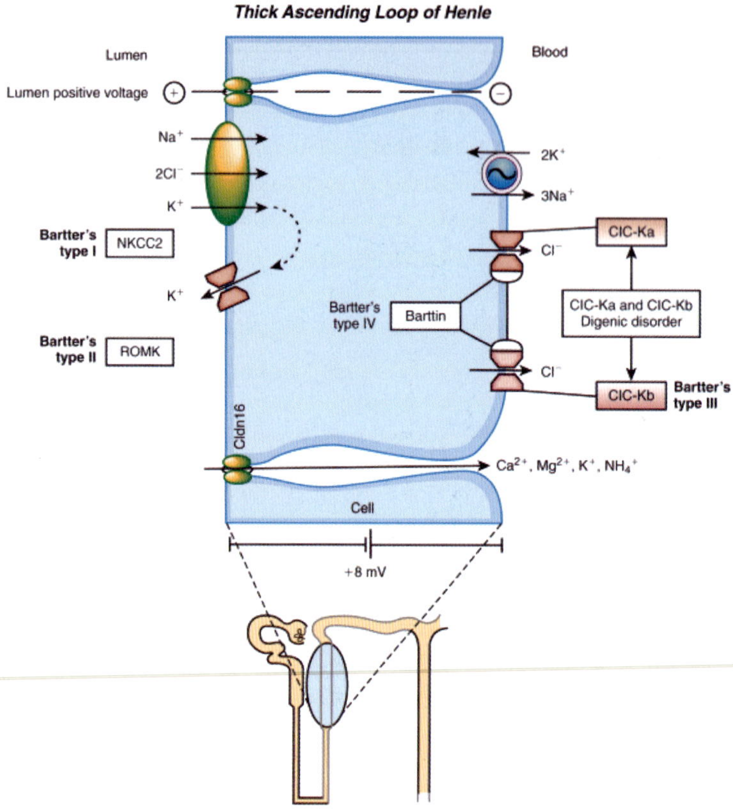

Figure 12-4
Thick ascending limb의 소디움 재흡수 경로와 Bartter syndrome. 이 그림에서 calcium-sensing receptor는 표시되어 있지 않다.

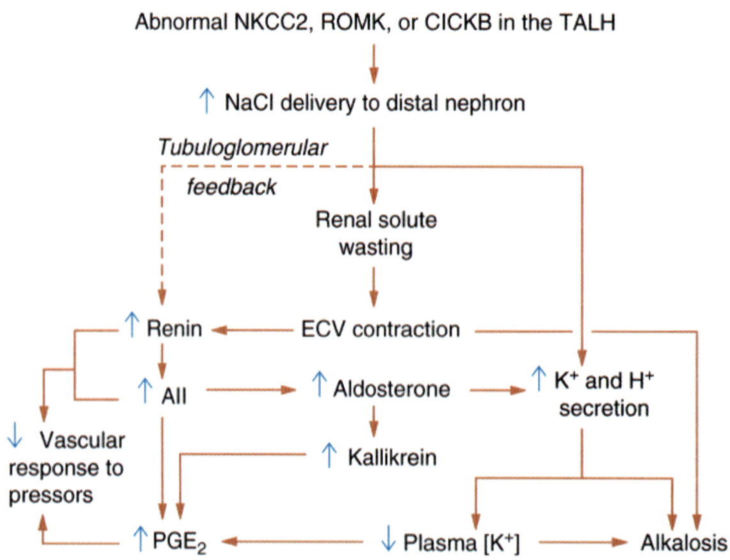

Figure 12-5
Bartter syndrome의 병태생리.
TAL에서 NaCl 재흡수가 감소하면 distal tubule에 도달하는 NaCl이 증가하고 이는 여러 경로를 통하여 Bartter syndrome의 병태생리를 구성한다.

3. 임상양상 (clinical manifestations)

(1) **저칼륨혈증 + 대사성 알칼리증 + 정상 혈압**

(2) **Renin, aldosterone의 상승**

(3) 'Classic' Bartter syndrome

① 2~3세에 증상이 나타나기 시작

② Polyuria, polydipsia, vomiting, constipation, failure to thrive

③ Fatigue, recurrent carpopedal spasm, growth delay

④ NKCC2의 돌연변이(type 1)에 의한 경우가 전형적

(4) Antenatal Bartter syndrome

① 심한 polyhydramnios, postnatal polyuria, vomiting, failure to thrive

② Hypercalciuria, nephrocalcinosis

③ ROMK(type 2) 또는 ClC-Kb(type 3)의 돌연변이에 의한 경우가 전형적

④ Classic Bartter syndrome보다 임상양상이 심하고 일찍 나타난다.

4. 진단 (diagnosis)

(1) **저칼륨혈증 + 대사성 알칼리증 + 정상 혈압**

(2) 기능적 진단 : 이뇨제를 이용한 renal clearance study

(3) 유전자 진단 : 확진 검사

(4) 감별진단

① Vomiting : low urine chloride로 진단할 수 있다.

② 이뇨제 남용(surreptitious diuretic abuse) : 소변에서 이뇨제를 검출할 수 있다.

③ Magnesium 결핍 : 신장의 포타시움 손실을 증가시키고 대사성 알칼리증을 일으킬 수 있다. 혈청 및 요 Mg이 감소되어 있다.

5. 치료 (treatment)

(1) 소디움 및 포타시움을 자유롭게 섭취하도록 한다.

(2) Spironolactone : 포타시움 배설을 줄일 수 있다.

(3) NSAIDs : indomethacin, ibuprofen

(4) ACE inhibitors : 일부 환자에서 효과적이다.

B. Gitelman syndrome

1. 유전 (genetic considerations)

(1) Distal convoluted tubule의 Na-Cl cotransporter(NCC)의 돌연변이에 의해 발생

(2) Autosomal recessive로 유전된다.

2. 병태생리 (pathophysiology)

(1) Distal convoluted tubule의 sodium-potassium cotransporter(NCC)의 기능 소실 → 소디움 소실, 포타시움 소실 발생(**Figure 12-6**)

(2) Renin 및 aldosterone이 상승한다.

(3) 칼슘의 재흡수가 증가하여 **저칼슘뇨증 (hypocalciuria)**이 발생한다.

3. 임상양상 (clinical manifestations)

(1) 대부분 증상이 없으며 Bartter syndrome보다 늦은 나이에 진단된다.

(2) 증상

① 피로, 근육 경련, 야뇨 등이 나타날 수 있다.

② 다뇨, 성장 장애는 거의 없다.

③ Joint pain : chondrocalcinosis에 의해 발생할 수 있다.

(3) 검사실 소견

① 저칼륨혈증 + 대사성 알칼리증 + 정상 혈압

② Renin, aldosterone의 상승

③ **Hypocalciuria, hypermagnesiuria, hypomagnesemia**

4. 진단 (diagnosis)

(1) 대개 청소년기 또는 성인기에 진단된다.

(2) 기능적 진단 : 이뇨제를 이용한 renal clearance study

(3) 유전자 검사

(4) Bartter syndrome과의 감별 진단 : Table 12-2 참조.

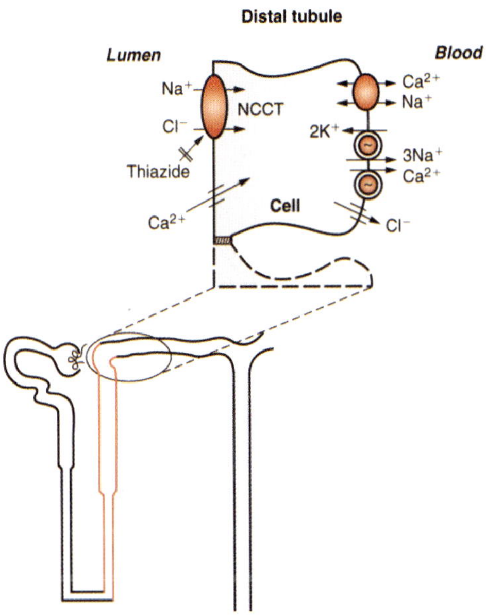

Figure 12-6
Distal convoluted tubule의 소디움 재흡수 경로와 Gitelman syndrome.

Table 12-2 Bartter syndrome vs. Gitelman syndrome

	Neonatal Bartter	Classic Bartter	Gitelman
Age at onset	신생아	영아/소아	소아/청소년/젊은 성인
Polyhydramnios	흔함	드묾	없음
Polyuria/polydipsia	현저함	있음	드묾
Dehydration	있음	종종 있음	없음
Tetany	없음	드묾	있음
Growth retardation	있음	있음	없음
Urinary calcium	매우 높음	정상 또는 높음	낮음
Nephrocalcinosis	있음	드묾	없음
Serum magnesium	정상	때때로 낮음	낮음
Urine prostaglandin	매우 높음	정상 또는 높음	정상
Response to indomethacin	있음	있음	없음

5. 치료 (treatment)

(1) 소디움 및 포타시움을 자유롭게 섭취

(2) Magnesium 보충

① Hypomagnesemia의 교정, hypokalemia의 교정, tetany의 예방에 중요

② Chloride loss가 동반되어 있으므로 $MgCl_2$가 가장 효과적

(3) Potassium-sparing diuretics : 보조적 사용

(4) NSAID, ACE inhibitor : 효과 없음

C. Liddle syndrome

1. 유전 (genetic considerations)

(1) Autosomal dominant로 유전된다.

(2) Cortical collecting duct에 있는 **epithelial sodium channel (ENaC, amiloride-sensitive sodium channel)의 돌연변이로 ENaC의 기능이 항진**된다.

2. 병태생리 (pathophysiology)

(1) ENaC의 기능 항진으로 collecting duct에서의 소디움 재흡수가 증가하고, 이에 따라 포타시움 및 산 배설이 증가한다(**Figure 12-7** 참조).

3. 임상양상 및 진단 (clinical manifestations and diagnosis)

(1) 10대 청소년 및 젊은 성인에서 주로 발병

(2) Hyperaldosteronism과 유사하게 나타난다.

① **고혈압**

② **저칼륨혈증**

③ **대사성 알칼리증**

(3) **Renin 수치가 낮고, aldosterone 수치는 매우 낮다.**

① **Na^+ 제한, K^+ level 교정 등에 의해 aldosterone 수치가 상승하지 않는다.**

② Spironolactone 투여에 의해 호전되지 않는다.

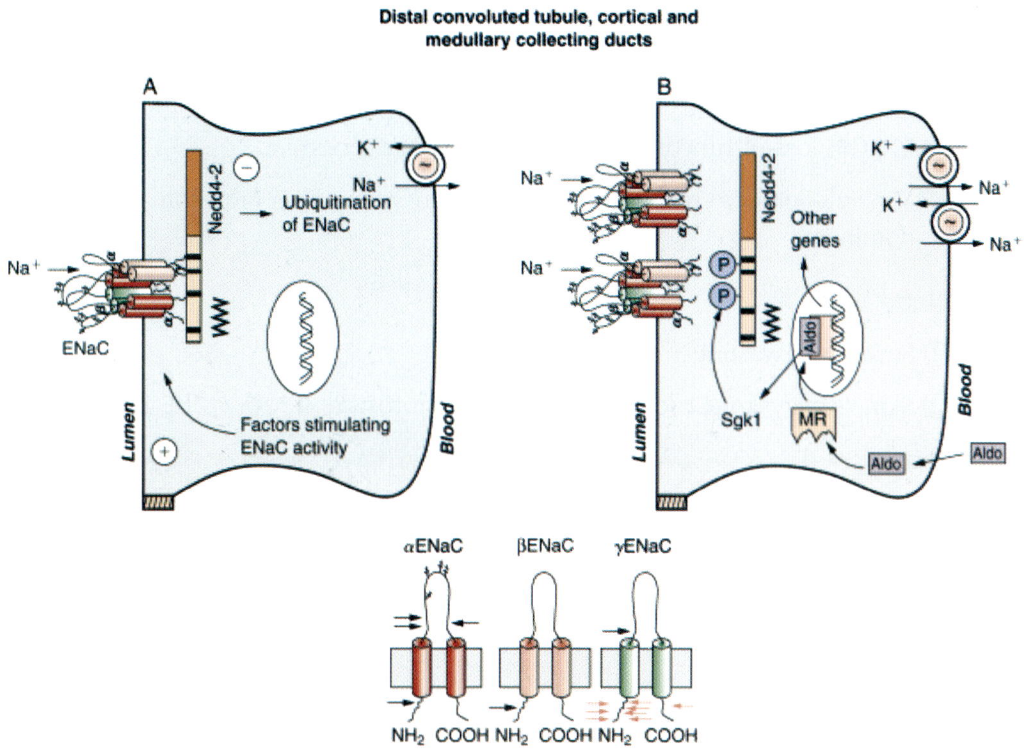

Figure 12-7 Liddle syndrome.
Distal nephron에 있는 epithelial sodium channel(ENaC)은 Nedd4-2 ubiquitinase에 의해 분해되는 과정을 밝는다. Liddle syndrome의 돌연변이가 발생하면 ENaC은 Nedd4-2에 의해 분해되지 않아 apical membrane에 발현이 증가하게 되어 소디움 재흡수가 증가한다.

4. 치료 (treatment)

(1) Sodium restriction

(2) Potassium 보충

(3) **Amiloride, triamterene** : ENaC을 차단

(4) Spironolactone은 효과가 없다.

D. Pseudohypoaldosteronism type 1

(1) 원인

① ENaC의 loss-of-function mutation (autosomal recessive)

② Mineralocorticoid receptor의 loss-of-function mutation (autosomal dominant)

(2) 임상양상

① Severe salt wasting + hyperkalemia

② Skin, airway에서 Cl^- loss가 심함 → cystic fibrosis와 유사한 하기도 감염 빈발

(3) 치료

① Aggressive salt replacement + management of hyperkalemia

② Autosomal dominant form에서는 고용량의 fludrocortisone이 도움

③ Autosomal dominant form은 성인이 되면 임상양상이 다소 가벼워짐

E. Pseudohypoaldosteronism type 2 (Gordon syndrome)

※ **순환기학 Chapter 22, 신장학 Chapter 4 참조.**

(1) 동의어 : familial hyperkalemia with hypertension (FHHt)

(2) 원인 : WNK4 또는 WNK1의 돌연변이 → NCC의 기능 항진

(3) 임상양상 : hyperkalemia + hypertension

(4) 치료 : thiazide diuretics

13

Tubulointerstitial Diseases of the Kidney

간질성 신질환

급성 간질성 신염 (acute interstitial nephritis, AIN)

A. 정의 (definition)

(1) 간질 내 염증성 침윤이 특징적인 급성 질환

(2) 대부분 신기능이 회복되는 가역성 질환이다.

(3) 급성 신손상(AKI)의 드문 원인이지만 놓칠 수 있으므로 주의하여야 한다.

B. 발병기전 (pathogenesis)

(1) 대부분 면역기전에 의한 과민 반응에 의해 일어난다.

(2) 세포매개성 또는 항체매개성 면역기전이 모두 관여한다.

C. 역학 (epidemiology)

(1) 신생검을 시행한 AKI의 2~3%에서 발견된다.

(2) 신생검을 시행한 drug-induced AKI의 25%에서 발견된다.

(3) 최근에는 대부분 약물에 의해 발생한다.

(4) 흔한 원인 약물

① **Antimicrobial agents** : methicillin, penicillin, ampicillin, ciprofloxacin, rifampin, sulfonamides, beta-lactams

② **NSAIDs** : aspirin, fenoprofen, ibuprofen, naproxen, indomethacin

③ Others : furosemide, allopurinol, phenytoin

(5) 기타 원인

① 감염 질환 : 특히 hantavirus는 중요한 원인이다.

② 전신 질환 : sarcoidosis, SLE, Sjogren's syndrome, cryoglobulinemia, Wegener's granulomatosis

③ 종양 : leukemia, lymphoma (종양세포의 infiltration)

④ 이식신에서의 acute rejection

D. 약물에 의한 급성 간질성 신염 (drug-induced AIN)

※ Allergic interstitial nephritis라고도 한다.

1. 임상양상 (clinical manifestations)

(1) 신장 증상

① 원인 약물 시작 3주 이내에 80%의 환자에서 증상이 나타난다.

② **갑작스러운 신기능 감소, 단백뇨(<1g/d), 요검사 이상**

- 원인 불명의 AKI에서 AIN은 반드시 원인으로 고려되어야 한다.
- 1/3에서 투석이 필요한 신기능 감소가 발생한다.
- 1/2에서 hematuria, pyuria가 발견됨. RBC cast는 거의 나타나지 않는다.

(2) 신장외 증상

① **Hypersensitivity reaction** : fever, maculopapular rash, eosinophilia, mild arthralgia

- Methicillin에 의한 AIN의 약 절반 가량에서 1가지 이상의 증상이 나타난다.
- NSAIDs 또는 기타 약물에 의한 AIN에서는 흔하지 않다.

2. 각각의 약물에 따른 임상양상

(1) Methicillin : 요검사 이상, 신장외 증상이 흔하고 신기능 저하는 덜 흔하다. 50% 가량에서만 renal failure가 나타난다.

(2) Rifampin

① 대부분 재투여하거나 간헐적 투여 수 개월 후 다시 투약할 때 나타난다.

② Renal failure : sudden-onset fever, GI symptoms(nausea, vomiting, diarrhea, abdominal pain), myalgia가 흔히 동반된다.

③ Hemolytic anemia, thrombocytopenia, hepatitis가 발생하기도 한다.

(3) NSAIDs

① 75%에서 nephrotic syndrome이 동반된다.

② 약 50%는 fenoprofen에 의해서 일어나지만, 다른 NSAID나 COX-2 inhibitor도 AIN을 유발할 수 있다.

③ 신장외 증상은 10%에서만 관찰된다.

3. 진단 (diagnosis)

(1) 확진 : 신생검에 의해서만 가능

(2) Eosinophiluria

① Wright's stain 또는 Hansel's stain으로 소변 내 eosinophil을 염색

② Positive : 소변 내 백혈구 중 1% 이상이 eosinophil일 때

③ AIN에서 흔하지만 ATN, crescentic GN, UTI, atheroembolic renal disease에서도 나타날 수 있다.

(3) 원인 약물의 확인

4. 자연경과 (natural course)

(1) 원인 약물을 중단하면 대부분 완전히 회복된다.

(2) 그러나 AKI의 기간이 길수록, 신생검에서 interstitial fibrosis가 심할수록 신기능 저하가 지속될 가능성이 높아진다.

5. 치료 (treatment)

(1) 원인 약물의 중단

(2) Glucocorticoid

① 적응증

· 원인 약물을 중단한 후 1주일이 경과한 후에도 신기능이 회복되지 않을 경우
· 투석이 필요한 환자
· 2~3주 이상의 경과를 보이는 AIN
· 신생검에서 심한 간질의 병변

② NSAID에 의한 AIN에서는 효과가 없다.

만성 간질성 신염 (chronic interstitial nephritis)

A. 원인 (etiology)

Table 13-1 만성 간질성 신염의 주요 원인.

약물 : analgesics, NSAIDs, cisplatin, cyclosporine, lithium, aristolochic acid, 5-aminosalicylic acid
중금속 : lead, cadmium
혈관질환 : hypertension, vasculitis, radiation nephritis
요로폐쇄 : vesicoureteral reflex, 기계적 요로폐쇄
대사성 : hyperuricemia, oxalate, cystinosis
면역학적 원인 : SLE, transplant rejection, Goodpasture's syndrome, amyloidosis
기타 : 각종 감염 질환, hematologic malignancies
유전성 : Alport syndrome, cystic kidney diseases

B. NSAID에 의한 신독성 (NSAID-induced nephropathy)

※ 이중 chronic TIN에 해당하는 것은 analgesic nephropathy이지만, NSAID에 의한 신독성 전체에 대해 아는 것이 감별진단에 도움이 된다.

1. 병태생리 (pathophysiology)

(1) Prostaglandin의 신장에서의 작용

① Angiotensin II와 norepinephrine에 의한 신혈관 수축을 완화 → 신혈류와 GFR을 유지

② Renin 분비를 증가시킨다.

③ 혈관 내 유효용적이 감소된 상태에서 소디움 배설을 증가시킬 수 있다.

④ Vasopressin(AVP)의 작용에 길항작용을 한다.

(2) NSAID는 COX-1과 COX-2를 모두 억제하여 prostaglandin의 생성을 차단한다.

(3) COX-2 inhibitor : 신기능 저하는 nonselective NSAID와 비슷하게 나타난다.

(4) NSAID-induced nephropathy의 임상증후군

① **소디움과 수분저류**

② **고칼륨혈증**

③ **급성 신부전**

④ **신증후군을 동반한 간질성 신염**

⑤ **급성 유두부 괴사 (acute renal papillary necrosis) : analgesic nephropathy**

2. 소디움과 수분 저류 (sodium and water retention)

(1) 기전 : 신혈류 감소/GFR 감소, 원위세관에서의 수분과 소디움의 재흡수 변화

(2) NSAID에 의한 신독성 중 가장 흔하다.

(3) 대부분 1~2 kg의 체중 증가 이외에는 증상이 없으나, hyponatremia가 올 수 있다.

3. 고칼륨혈증 (hyperkalemia)

(1) 기전

① Renin 분비 감소에 의한 hyporeninemic hypoaldosteronism

② 원위세관으로의 소디움 전달 감소

③ 위험인자 : ACE inhibitor/ARB, spironolactone, 신부전, 심부전, 당뇨병성 신증

4. 급성 신부전 (acute renal failure)

(1) 기전 : prostaglandin 감소에 의한 혈역학적 균형의 와해 → 혈관수축

(2) 임상양상 (clinical manifestations)

① Oliguric ARF

② 신부전에 비해 심한 고칼륨혈증

③ 초기에는 FENa가 낮다.

(3) 위험인자 (risk factors)

① 고령

② 중등도의 심부전

③ ECF 용적 감소

④ Liver disease

⑤ Preexisting renal failure

5. 신증후군을 동반한 간질성 신염 (interstitial nephritis with nephrotic syndrome)

(1) 임상양상 (clinical manifestations)

① 평균 60세에 발병, 남 : 여 = 1 : 2

② 약물 투여 시작 후 2~18개월이 지나서 발병 (평균 5개월)

③ **과민성 간질성 신염의 임상증상(fever, rash, eosinophilia)이 대부분 없다.**

④ Nonoliguric ARF가 흔하다.

⑤ **심한 단백뇨와 부종**이 특징

(2) Renal biopsy : **minimal change disease + interstitial nephritis**, 드물게 membranous GN

(3) 예후 (prognosis) : 수 개월 내에 호전

6. Analgesic nephropathy

(1) Phenacetin을 장기간 다량 복용한 환자에서 전형적인 경과를 보인다.

(2) 형태적 특징 : **papillary necrosis and tubulointerstitial inflammation**

(3) 발병기전

① Phenacetin에 의한 손상의 기전 : phenacetin의 대사물로 나오는 acetaminophen metabolite가 papillary tip에 농축된다.

② Aspirin에 의한 손상의 기전

· Uncoupling oxidative phosphorylation in renal mitochondria

· Inhibiting the synthesis of renal prostaglandins

③ 심한 탈수와 다량의 NSAID 복용에 의해 renal papilla 내에 NSAID 또는 대사산물의 농도가 국소적으로 증가해야 발생한다.

(4) 임상적 특징

① **신기능이 서서히 감소**한다.

② **Papillary necrosis**에 의한 hematuria, ureteric obstruction

③ 절반 이상의 환자에서 **sterile pyuria**가 있다.

④ Proteinuria : 대부분 〈 1 g/d

⑤ 대부분의 환자에서 **요농축 기전에 손상**이 있다.

⑥ Nephrocalcinosis : 신세관 손상에 의한 RTA에 의해 발생할 수 있다.

⑦ **Azotemia 정도에 비해 심한 anemia**가 있다

⑧ **Renal pelvis 및 ureter의 transitional cell carcinoma의 발생 위험도 증가**

(5) 방사선 소견

① IVP (**Figure 13-1**)

· Ring sign : calyx 내에 radiolucent papilla가 보이고 그 주위를 둘러싸는 조영제가 보인다. Analgesic nephropathy의 pathognomonic finding

· 양측 신장의 위축, calyceal deformation

② CT (**Figure 13-2**) : garland pattern을 보이는 papillary calcification

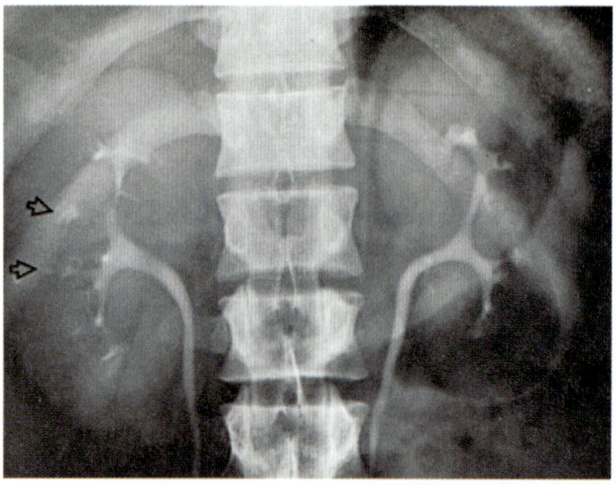

Figure 13-1 Papillary necrosis. 양측 신장의 크기는 정상이다. 양측 신장의 calyx 여러 군데에 cavitation이 관찰되며 주위로는 조영제가 차 들어오는 소견이다(화살표).

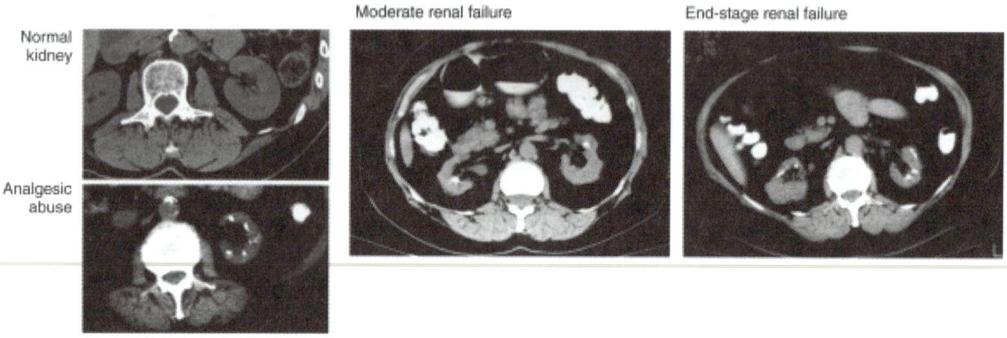

Figure 13-2 Analgesic nephropathy.
조영제 사용전(precontrast) CT 영상. 정상 신장에 비하여 크기가 감소하고 울퉁불퉁한 윤곽을 보이며 화관(garland) 모양의 papillary calcification을 보인다(좌측 하단의 CT).

C. 기타 만성 간질성 신질환

1. Lithium nephropathy

(1) 임상양상

① Lithium-associated polyuria, polydipsia, and nephrogenic diabetes insipidus

- Vasopressin에 대한 저항성 발생 → collecting duct에서 aquaporin-2의 작용을 방해
- 사용을 중단하면 대부분 호전됨.

② Acute lithium toxicity

- GFR 감소, ATN 등 발생 가능
- 대부분 reversible

③ Chronic lithium nephropathy

· 장기간 lithium을 투여받은 환자에서 발생 가능

· Chronic TIN의 상태이며, nephrogenic DI의 상태가 유지된다.

(2) 예방 : lithium 사용시 신기능을 추적 관찰하여야 하며, 신기능의 저하 또는 요 농축능의 저하가 관찰되면 중단한다.

2. Cyclosporine/tacrolimus

(1) **Acute injury** : 사구체의 afferent arteriole의 수축에 의해 발생(**hemodynamic**).

(2) **Chronic injury**

① GFR의 감소, 고혈압, 경도의 단백뇨 등을 동반. Hyperkalemia가 흔히 발생.

② 병리

· **Patchy interstitial fibrosis and tubular atrophy**

· **Hyalinosis of the intrarenal vasculature**

3. Chinese herbs nephropathy

(1) 체중 감소를 목적으로 한약이 포함된 약을 복용한 젊은 여성에서 흔히 보고되었다.

(2) **Aristolochic acid**에 의해 유발되는 것으로 알려져 있다.

(3) 임상적 특징

① 급격한 신기능 감소

② Sterile pyuria

③ 신기능에 비해 심한 빈혈

④ 거의 대부분 chronic TIN으로 진행하여 ESRD에 빠진다.

(4) 병리 소견

① 주로 피질을 침범하는 interstitial fibrosis, tubular atrophy

② Rapidly progressive interstitial renal fibrosis

4. Lead nephropathy

(1) Exposure to lead

① 소아 : 납이 든 페인트를 먹음(pica)

② 성인 : 고열의 작업장에서의 노출(제련소, 배터리 공장, 폐차장, 사격장)

(2) 병리 : glomerular ischemic change, tubular cell degeneration/swelling, cortical scarring → atrophy of the kidney

(3) 검사 소견

① Serum Pb level 증가 : chelating agent 주사 후 측정하는 것이 신뢰도가 더 높다.

② Urinary excretion : lead, δ-aminolevulinic acid, coproporphyrin, urobilinogen 배설 증가

③ Hyperuricemia → acute gouty arthritis ("saturnine gout")

- Lead nephropathy 환자의 50%에서 acute gouty arthritis가 발생한다. 다른 CKD에서는 hyperuricemia가 있어도 gout attack은 드물다.

(4) 진단

① 천천히 진행하는 CKD + HTN + gout + atrophic kidney → lead intoxication을 반드시 의심해야 한다.

② 급성 납중독의 증상은 대개 나타나지 않는다.

(5) 치료와 예방

① 납에 대한 노출을 피한다.

② Chelating agent 사용 : calcium disodium edetate

Metabolic toxins

A. Acute uric acid nephropathy

(1) 갑작스러운 uric acid의 과잉 생성 → 심한 hyperuricemia → 급성 신손상

(2) 원인

① Lymphoproliferative/myeloproliferative disease에 대한 cytotoxic therapy 과정에서 발생하지만, 치료 전 단계에도 발생할 수 있다.

② 어떤 원인에 의해서든 hyperuricemia가 발생하면 AKI가 일어날 수 있다.

(3) 발병 기전 : uric acid 결정이 신세관 내에 축적 → obstruction → oliguric AKI

(4) 진단 : urine uric acid/Cr ratio 〉 1 mg/mg이면 acute uric acid nephropathy에 의한 AKI로 생각할 수 있다.

(5) 예방 및 치료

① Urine alkalinization : sodium bicarbonate 투여, 필요시 acetazolamide 사용

② Allopurinol (cytotoxic drug 투여 전 200~800 mg/d) : uric acid 생성 억제

③ Increasing urine volume : volume expansion, diuretics

④ Dialysis : 요독증상 발생하거나 uric acid level 감소 없을 때

B. Gouty nephropathy

(1) Acute uric acid nephropathy보다 정도는 덜하지만 지속적으로 hyperuricemia가 있을 경우 발생하는 chronic tubulointerstitial nephritis

(2) 고혈압, 고지혈증이 동반된 경우가 많아 신장 혈관의 변화도 같이 나타난다.

(3) 임상양상

① 초기 : 단백뇨, 요농축능 저하

② 후기 : GFR 감소

(4) 치료

① Allopurinol : 신장 질환의 진행을 막는데 효과적인지는 불확실

② Uricosuric agents : 금기

C. Hypercalcemic nephropathy

(1) Chronic hypercalcemia → tubulointerstitial injury

(2) Calcium deposition in the interstitium(**nephrocalcinosis**)

(3) **요농축능 저하** : 가장 특징적인 결손(nephrogenic DI 상태) → polyuria, nocturia

(4) Hypercalciuria에 의한 nephrolithiasis도 발생

악성 종양과 관련된 신질환

(1) Leukemia/lymphoma : 절반에서 신장 침범이 있다.

(2) 다른 악성 종양은 대부분 tubule과 interstitium을 침범

A. 다발성 골수종 (multiple myeloma)

1. Multiple myeloma에서의 신장 침범 및 신기능 저하

(1) **Infiltration of the kidneys with myeloma cells** : myeloma 세포의 직접 침윤

(2) **Myeloma kidney (m/c) : protein cast에 의한 신세관 폐쇄와 간질성 신질환**

① Atrophic tubules with eosinophilic intraluminal casts

② Multinucleated giant cells within tubule walls and in the interstitium

(3) **Acute renal failure following intravenous urography**

(4) **Hypercalcemia/hyperuricemia에 의한 급성 신부전**

(5) **Proximal tubule disorders : type 2 RTA, Fanconi syndrome**

2. Myeloma kidney의 발생 원인

(1) Bence-Jones protein의 신세관 세포에 대한 직접적인 독성

(2) Distal tubule에서 Bence-Jones protein 침전 형성 → cast formation → intrarenal obstruction

B. Amyloidosis

(1) Glomerular damage → heavy proteinuria, azotemia

(2) Tubule function의 이상 : nephrogenic DI, type 1 RTA 등 발생 가능

기타

1. Sjögren's syndrome

(1) 신장 침범이 있을 경우 chronic tubulointerstitial disease로 나타남

(2) 병리 : lymphocyte infiltration in the interstitium

(3) 신장 기능의 결손 : type 1 RTA, 요농축능 장애

(4) 경도의 백혈구뇨와 단백뇨가 보일 수 있다.

2. Vesicoureteral reflux

(1) 심한 reflux + UTI 동반 → renal scarring

(2) FSGS가 동반되어 나타날 수 있다.

(3) 치료 : 수술적 교정이 필요하나, glomerulosclerosis가 심하면 불필요하다.

3. Radiation nephritis

(1) 양측 신장에 23 Gy 이상의 방사선이 조사되면 신기능 저하가 나타난다.

(2) 다양한 정도의 신부전, 고혈압, 빈혈, 단백뇨가 나타난다.

14

Vascular Injury to the Kidney

신혈관 질환

Atherosclerosis

A. Renal vascular injury in systemic atherosclerosis

1. Microvascular atherosclerotic disease

(1) 전신 혈관과 신장의 혈관 모두 oxidant stress, inflammation, hemodynamic injury 등 endothelial injury를 가할 수 있는 자극에 동일하게 노출되어 있다.

(2) 다른 장기에서는 초기 endothelial damage를 발견하기 어려운 반면, 신장에서는 초기 변화를 쉽게 발견할 수 있다.

(3) **Urinary albumin excretion (UAE)**

① Systemic atherosclerotic vascular disease에 대한 early marker로 주목받음.

② 다른 혈관의 atherosclerotic change가 나타나기 전에 UAE가 상승

2. Macrovascular atherosclerotic disease

(1) 다른 동맥과 마찬가지로 renal artery와 그 분지도 plaque 형성 가능

(2) 아래의 설명 참조.

B. Atherosclerotic renovascular disease (ARVD) (renal artery stenosis/ ischemic nephropathy)

· 신동맥 협착(renal artery stenosis, RAS)에 의한 고혈압과 신기능 저하

① 신혈관성 고혈압(renovascular hypertension)

② 허혈성 신병증(ischemic nephropathy)

1. 역학

(1) 65세 이상 남성의 9.1%, 여성의 6.5%에서 혈역학적으로 유의한(60% 이상의 협착) renal artery stenosis가 발견된다.

(2) 다른 혈관 질환에 대하여 검사를 받는 환자에서는 유병률이 훨씬 높다.

· 관상동맥 조영술 환자의 19%, 말초동맥 조영술 환자의 35~50%

2. 원인

(1) 중년, 노년 : renal artery 기시부의 atheromatous plaque

· 50% 이상에서 5년에 걸쳐 협착 진행. 15%는 완전 폐색에 도달.

· 신장 크기 축소 : 20%에서 발견됨.

(2) 젊은 여성 : fibromuscular dysplasia가 가장 흔함

3. 신동맥 협착의 임상양상

(1) 증상이 없는 경우부터 심혈관계 질환/신장 손상까지 다양하다(**Figure 14-1**).

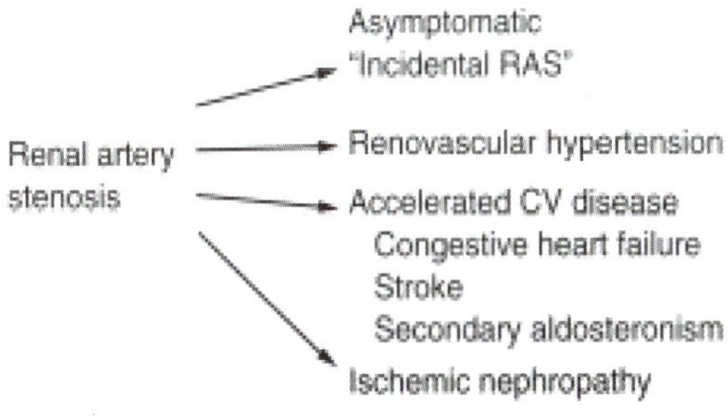

Figure 14-1
Renal artery stenosis(RAS)에 의해 일어나는 질환의 스펙트럼. 증상이 없는 RAS부터 심혈관계 질환과 신장 손상까지 다양하다.

(2) Renal artery stenosis가 혈압과 신기능에 미치는 영향

① Renin release 증가 : angiotensin II의 증가를 유발하며, 이는 심혈관계 질환 및 신손상과 관련이 깊다(**Figure 14-2**)

② Sympathetic neural activity 증가 : flushing, loss of nocturnal BP drop, autonomic instability, rapid BP swings

③ Low GFR : 85%에서 stage 3~5 CKD

④ ARVD 환자는 ESRD로의 진행보다 stroke, heart failure, MI 등의 cardiovascular disease를 겪을 확률이 더 높다.

4. 신혈관 고혈압의 병태생리

(1) 일측성 신동맥 협착 : 협착이 있는 신장의 관류 감소로 renin 분비가 증가하여 renin-dependent hypertension 발생(**Figure 14-3**)

(2) 양측성 신동맥 협착 : 소디움 배설이 감소하여 주로 volume-dependent hypertension이 발생(**Figure 14-3**)

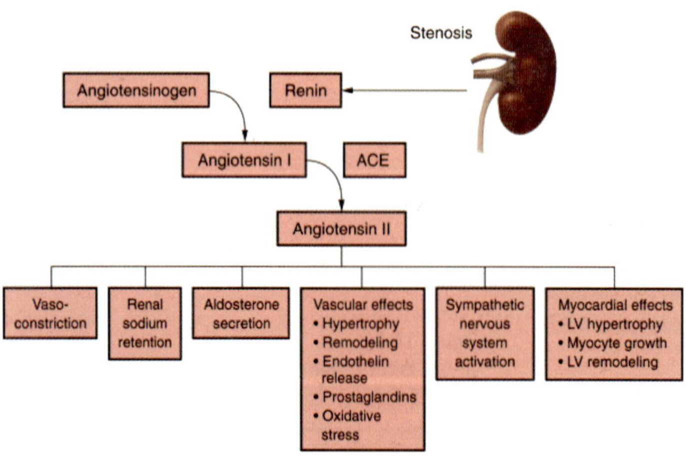

Figure 14-2
Renal artery stenosis에 의한 renin-angiotensin system의 활성화가 심혈관계와 신장 기능에 미치는 영향. Angiotensin II는 신장과 심혈관계의 혈역학적 변화를 일으킬 뿐만 아니라, 혈관과 심장 평활근의 구조적 변화, 염증성 사이토카인의 활성화, 혈액응고계의 활성화 등 다양한 작용을 보인다.

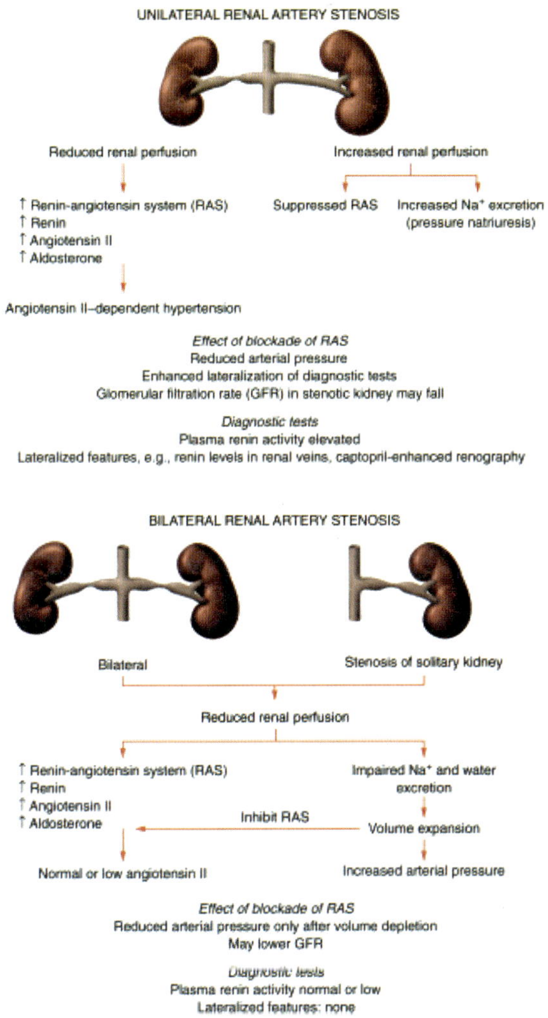

Figure 14-3
Renal artery stenosis에 의해 발생하는 신혈관성 고혈압의 병태생리.
일측성 신동맥 협착의 경우, 협착이 있는 신장의 관류가 감소하여 renin 분비가 증가한다. 이로 인하여 angiotensin II에 의존적인 고혈압이 발생한다. 협착이 없는 반대편 신장에서는 renin 분비가 억제되고 pressure-natriuresis에 의하여 Na^+ 배설이 증가한다. 양측성 신동맥 협착의 경우, renin 분비가 증가하지만 Na^+ 배설 감소에 의한 volume expansion의 효과가 더 크게 작용하여 renin 분비는 곧 억제된다. 따라서 angiotensin II는 정상이거나 감소하고, volume에 의존적인 고혈압이 발생한다.

5. 진단

(1) Noninvasive approach에서 시작

① Doppler US (**Figure 14-4**)

- 혈류속도와 pressure waveform을 측정
- Sensitivity 70% : Doppler US에서 stenosis 양성으로 나오면 진단에 도움
- Resistive index(RI): 신장질환의 정도, revascularization 후 신장기능의 회복 가능성 등에 중요한 정보 제공
- 반대편 신장의 hypertrophy가 없을 경우 bilateral stenosis 또는 동시에 존재하는 다른 신장질환을 의심하여야 한다.
- 시행자의 숙련도에 따라 검사 결과가 크게 달라질 수 있다.

② Captopril renal scan

- ACE inhibitor는 기능적으로 유의한 renal artery stenosis가 있는 신장의 혈류와 GFR을 더욱 감소시킨다. 따라서, captopril을 투여한 후 renal scan을 시행하면 stenosis가 있는 신장의 perfusion은 더 크게 감소한다.
- 신기능이 정상인 상태에서 negative로 나오면 신혈관성 고혈압을 배제 가능
- 양측성 협착이나 Cr 〉 2.0 mg/dL일 경우에는 검사 결과를 신뢰하기 어렵다.

③ MR angiography (**Figure 14-5**)

- Gadolinium 조영제를 사용한 MR angiography로 대부분의 영상 검사가 대체됨.
- Sensitivity 90% 이상, specificity 95%

④ 확진검사 : contrast-enhanced arteriography

- Intraarterial digital subtraction 기법으로 조영제에 의한 신독성을 최소화

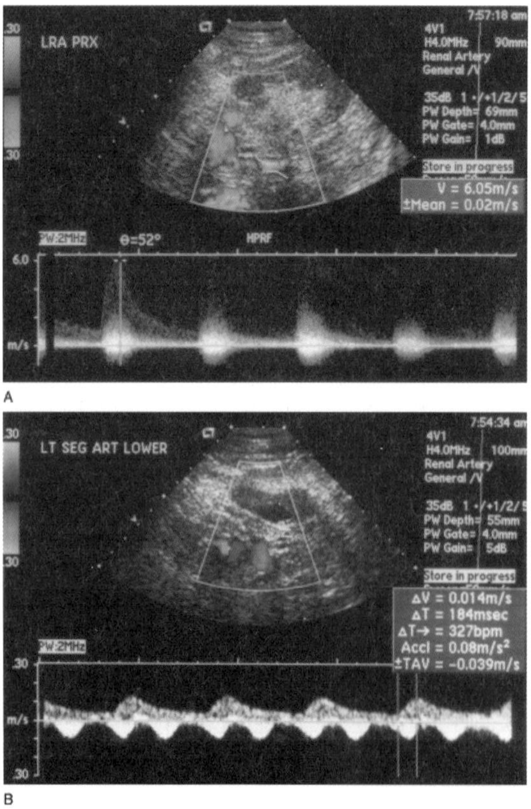

Figure 14-4
Doppler ultrasonography.

A. Proximal left renal artery stenosis 환자에서의 혈류 속도 측정. 정상 상한선이 180 cm/sec인데 반하여 이 환자의 혈류 속도는 605 cm/sec이다. Doppler US에서의 혈류 속도와 실제 혈관의 협착 정도와는 연관성이 높다고 알려져 있다.
B. 동일 환자에서 left distal segmental renal artery의 초음파에서는 혈류 파형이 작고 느리다(parvus and tardus).

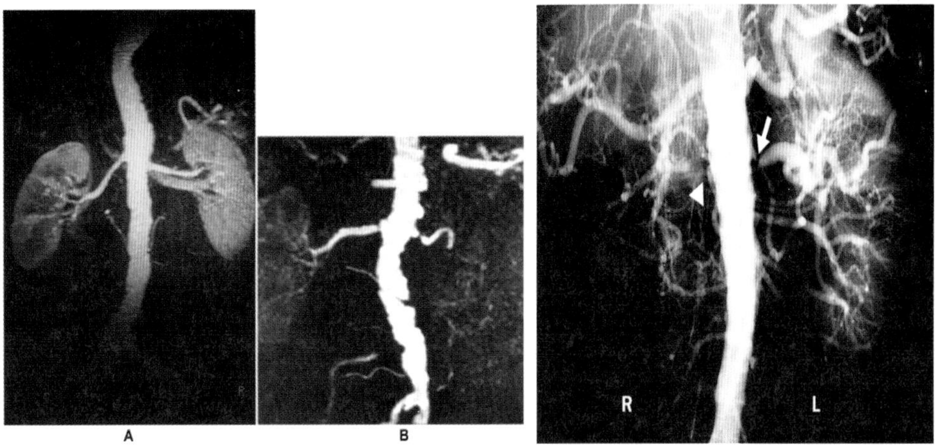

Figure 14-5
Renal artery stenosis.
(Left) 정상 MR angiography 사진. 양측 신동맥이 잘 보이며, venous phase의 초기이기 때문에 left renal vein도 보인다. (Middle) Lt. renal artery stenosis가 관찰된다. (Right) renal arteriography 사진으로, bilateral renal artery stenosis가 관찰된다.

6. 치료

(1) Conservative management

① 혈압과 신장기능이 잘 유지될 경우, 내과적 치료가 우선이다. Revascularization은 신기능 저하, cholesterol embolism, renal artery dissection 등의 부작용이 많아 우선적 치료에서 제외되었다.

② 혈압 조절 : ACE inhibitor/ARB, diuretics

③ 혈압 조절에 성공할 경우 내과적 치료와 revascularization의 치료 성적은 비슷

(2) Revascularization (angioplasty + stent)

① 내과적 치료로 혈압 조절이 잘 되지 않거나 신장 기능 저하가 일어날 경우(serum Cr 30% 이상 증가) 고려

② Doppler US에서 RI 〉 80% 일 경우 revascularization의 효과를 기대하기 어렵다.

③ Indications

- Uncontrolled BP despite maximal therapy
- Progressive rise in Cr (other causes excluded)
- Intolerance to ACE inhibitors or ARBs (〉30% increase in Cr or severe hyperkalemia)
- Recurrent pulmonary edema, CHF, or volume overload

④ Prerequisites

· Experienced operator

· Presence of two kidneys

· RI 〈 0.80 in target kidney(s)

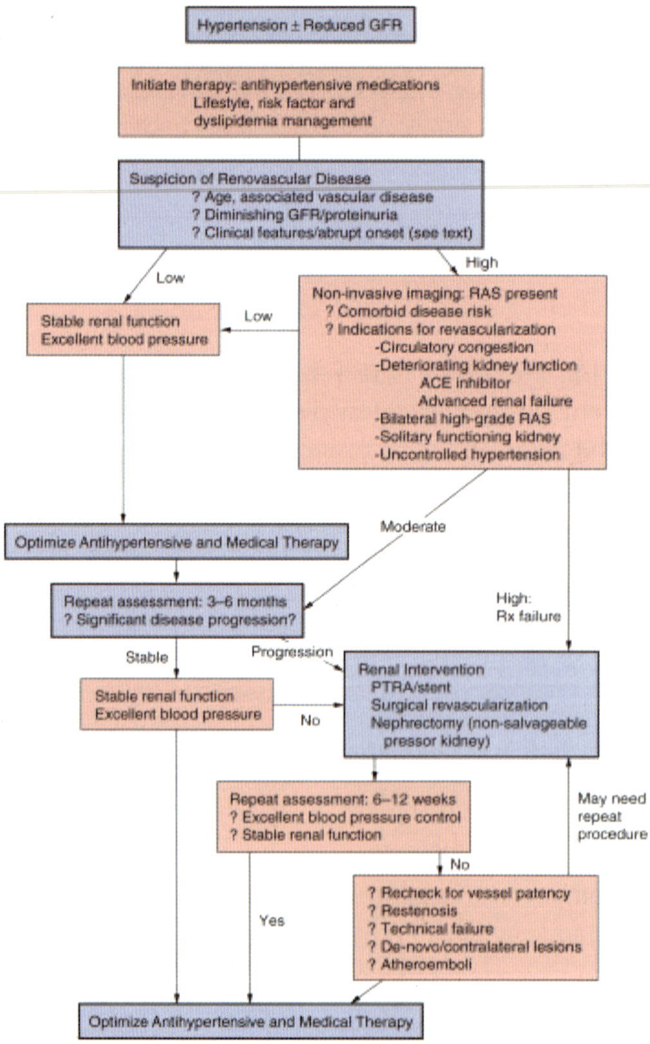

Figure 14-6
Renovascular hypertension과 ischemic nephropathy의 치료. 내과적 치료가 우선이다. 고혈압으로 내원하는 환자에 대하여 고혈압 치료를 시행한 다음 renal artery stenosis가 의심되면 non-invasive imaging부터 시행한다. Revascularization의 적응증이 있으면 시행한다.

C. Atheroembolic renovascular disease

※ **Cholesterol embolism**에 의해 나타나는 전신 질환의 일부

1. 발병기전 (pathogenesis)

(1) Emboli의 기원

① Aorta 등의 큰 동맥에 존재하는 atherosclerotic plaque로부터 cholesterol crystal이 떨어져 나와 renal artery로 embolization을 일으킴

② 50%의 증례에서 vascular surgery, angioplasty, arteriography, anti-coagulation, thrombolysis therapy 등 **embolization을 일으킬 수 있는 혈관내 시술 및 조작**이 확인된다. 이 중 **arteriography가 가장 흔한 원인**이 된다.

(2) 노인에서 점차 흔한 신부전의 원인으로 나타나고 있다.

(3) Predisposing factors : **male, older age, hypertension, DM**

2. 임상양상 (clinical manifestations)

(1) 유발 사건이 있은지 1~14일 후에 나타난다.

(2) 전신 증상 (〈 50%) : fever, myalgia, headache, weight loss

(3) 피부 증상 (50~90%) : **livedo reticularis**, "purple" toes, toe gangrene

(4) 기타 : retina(cholesterol emboli 관찰 가능), musculoskeletal system, nervous system, GI

(5) Accelerated or labile hypertension (50%)

(6) Mild renal insufficiency로 나타나는 경우 : 대개 아급성으로 나타난다. 수 주에 걸쳐 단계적으로 진행한다.

(7) Renal failure로 나타나는 경우

① 급성으로 나타나고 핍뇨성일 수 있다.

② 약 40%에서 dialysis가 필요한 요독증상이 나타나며, 이 중 절반만이 1년 후 dialysis를 중단할 수 있을 정도로 신기능이 회복된다.

(8) Renal infarction은 드물다.

3. 진단 (diagnosis)

(1) Retina에서 cholesterol emboli를 관찰하는 것이 도움이 된다(**Figure 14-7**).

(2) Skin and/or renal biopsy : 소동맥에서 cholesterol crystal이 있었던 "cleft"를 확인한다(**Figure 14-7**).

4. 치료 (treatment)

(1) 아직 효과적인 치료가 없다.

(2) Anticoagulation therapy를 하고 있었던 경우에는 중단하는 것이 도움이 된다.

(3) Cholesterol-lowering agent : 도움이 되는 경우도 있다.

5. 예후 (prognosis)

(1) 64~81%의 사망률을 보인다.

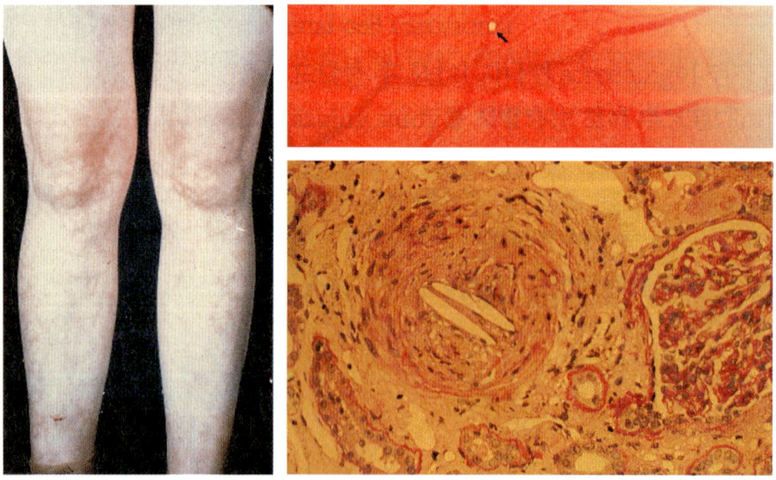

Figure 14-7 Atheroembolic renal disease (cholesterol embolism). (Left) 다리에 보이는 그물 모양의 피부병변이 **livedo reticularis**이다. 실제로 발견되는 경우는 흔하지 않다. (Right upper) 망막에서 cholesterol embolus를 관찰할 수 있다(화살표). Retinal artery는 cholesterol embolus를 직접 관찰할 수 있는 유일한 부위이다. (Right lower) 신생검 소견. Arteriole을 막고 있던 cholesterol이 조직처리 과정에서 빠져나가고 남은 자리가 보인다(**cholesterol cleft**).

D. Thromboembolic renovascular disease

(1) 혈전 또는 색전에 의해 신동맥이 폐쇄되어 신장 혈류가 감소하는 질환

(2) 노인에서 특히 중요한 신기능 저하의 원인이다.

1. 원인 (etiology)

(1) Intrinsic : post-traumatic, atherosclerotic, inflammatory

(2) Extrinsic : fat emboli, cardiogenic emboli, paradoxical emboli

① Emboli from the left heart : mural thrombi following myocardial infarction, bacterial endocarditis, aseptic vegetations

② Paradoxical emboli : foramen ovale를 통해 RA → LA로 빠져나옴.

2. 임상양상 (clinical manifestations)

(1) 시간 경과 및 신동맥 폐쇄 정도에 따라 다양하다.

(2) Acute thrombosis and infarction

① Sudden-onset flank pain, tenderness, fever, hematuria, leukocytosis, nausea, vomiting

② Infarction : **AST, LDH, alkaline phosphatase**가 상승

③ Hypertension : infarction 주위부에서 renin의 분비 증가

④ Bilateral thrombosis : oliguric ARF가 발생한다.

(3) Gradual occlusion of a single renal artery (atherosclerosis) : 증상 없이 지나갈 수 있다.

3. 진단 (diagnosis)

(1) CT angiography : 신장의 관류 감소, 경색 (**Figure 14-8**)

(2) Renal arteriography : 확진 검사 (**Figure 14-8**)

4. 치료 (treatment)

(1) Unilateral disease : supportive care, anticoagulation

(2) Acute bilateral thrombosis : 내과적 치료와 외과적 치료의 성적이 대등하다.

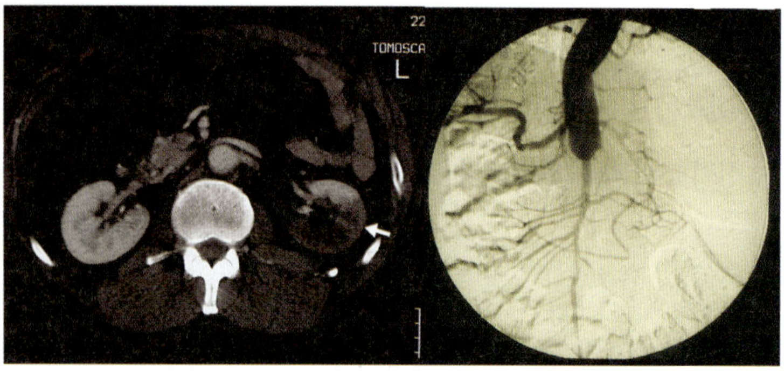

Figure 14-8
Renal artery thrombosis.
(Left) Left renal artery의 thrombosis에 의해 left kidney의 관류감소가 보인다(화살표). (Right) 죽상경화 환자에서 시행한 arteriography에서 left renal artery가 보이지 않는다.

Renal vascular injury in hypertension

A. "Essential" hypertension : arteriolar nephrosclerosis

(1) **고혈압에 의해 발생하는 신장의 혈관 변화**이다.

(2) Hyaline arteriolosclerosis → loss of renal function (nephrosclerosis)

(3) 장기간 고혈압이 있었던 환자 (〉150/90 mmHg)에서 보인다.

1. 병리

(1) Afferent arteriole에서 가장 전형적으로 나타난다.

① **Hyaline arteriolosclerosis** : eosinophilic material 침착에 의한 혈관벽 비후

② **Narrowing of vascular lumina** → 사구체와 신세관에 허혈성 손상 유발

2. 신장질환

(1) Mild-moderate elevation of serum Cr : 대부분에서는 GFR을 거의 정상으로 유지.

(2) Mild proteinuria

B. "Malignant" hypertension

1. 병태생리

(1) **Microangiopathic hemolytic anemia**

(2) **Activation of renin-angiotensin-aldosterone system**

2. 병리

(1) Arterioles : **fibrinoid necrosis**

(2) Interlobular arteries : concentric hyperplastic proliferation of the cellular elements (onion-skin lesions)

3. 임상양상

(1) **혈압의 갑작스러운 상승** : 이완기 혈압 〉 130 mmHg

(2) **Papilledema** : 없다고 해서 진단을 배제하지 못한다.

(3) **CNS manifestations**

① **가장 흔히 나타나는 증상**이다.

② Dizziness, headache, blurred vision, altered level of consciousness, seizures

(4) **Cardiac decompensation**

(5) **Acute renal failure**

① Rapid rise in serum Cr

② Hematuria

③ Proteinuria

④ RBC, WBC casts

⑤ 초기에는 aldosterone 항진으로 인한 hypokalemic metabolic alkalosis가 일어나고, 후기에는 uremic acidosis 및 hyperkalemia로 인해 이러한 초기 소견이 없어진다.

(6) **Microangiopathic hemolytic anemia** : PBS에서 schistocyte가 흔히 보임.

4. 치료

(1) Control of hypertension : 가장 중요하다.

(2) **Malignant hypertension : 내과적 응급 질환이다.**

① 치료하지 않을 경우 발병 1년 이내에 80~90%가 거의 대부분 요독증에 의해 사망

② 고혈압을 적극적으로 치료하면 대부분의 환자에서 모든 합병증들을 없앨 수 있다.

③ 현재 5년 생존율은 약 50%이다.

Renal vascular injury in systemic diseases

A. Hemolytic-uremic syndrome(HUS)/Thrombotic thrombocytopenic purpura(TTP) : general

(1) **Microangiopathic hemolytic anemia (MAHA)와 thrombocytopenia가 특징인 consumptive coagulopathy**

(2) 주로 **신장**과 **중추신경계**를 침범한다.

(3) 병태생리 : 내피세포 손상에 의한 혈소판 활성화 및 혈전 형성 → 장기 손상

(4) HUS와 TTP는 동일한 질환의 다른 임상 스펙트럼으로 간주되어 왔으나 분자생물학적 병태생리는 서로 분명히 구분된다.

1. 신장 침범 (renal involvement)

(1) 대다수의 환자에서 신장 침범이 있다.

① 현미경적 혈뇨(78%), 단백뇨(75%)

② 육안적 혈뇨는 드물다.

③ HUS 환자의 90% 이상에서 renal failure(+), 1/3은 anuric

④ TTP에서는 10% 미만에서 심한 renal failure 또는 anuria 발생

(2) 신장 기능의 예후

① 소아에서의 신장 후유증에 대한 위험 인자 : male sex, HTN, prolonged anuria, Hb 〈 10 g/dL

② BUN의 상승 정도가 HUS/TTP의 예후 인자가 될 수 있다.

2. 병리 (pathology)

(1) "Flea-bitten" kidneys : 작은 cortical hemorrhagic infarct들이 발생하기 때문

(2) 특징적 병변 : **thrombotic microangiopathy (Figure 14-9)**

① 신장의 arteriole과 capillary에서 발견된다.

② **Microthrombi**의 구성 성분의 차이

- TTP : fibrin + von Willebrand factor (vWF)
- HUS : fibrin

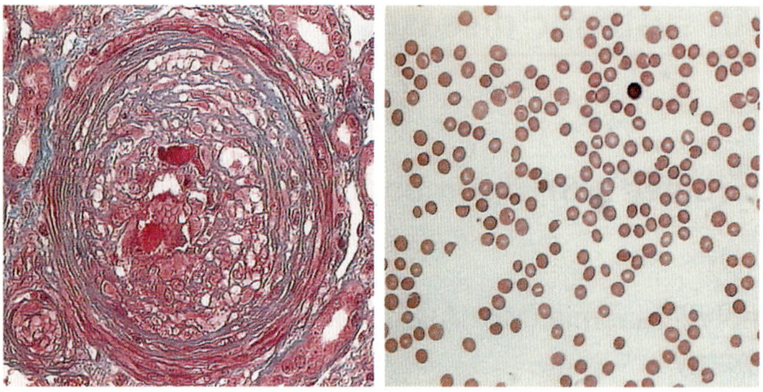

Figure 14-9
HUS.
(Left) 신장의 interlobular artery. 혈관내강은 혈전으로 완전히 막혀 있고, basement membrane의 증식이 보인다. (Right) 말초혈액에서 intravascular hemolysis에 의한 helmet cell, schistocyte 등이 관찰된다.

③ Subendothelial hyaline deposits

④ Glomerulus : ischemic change

⑤ IF study : 모세혈관벽과 동맥혈전 내에 fibrinogen(+)

3. 원인 (etiology)

(1) HUS

① Diarrhea-associated HUS (D+ HUS) : Shigatoxin-producing *E.coli* **(O157:H7)**

② Non-Shiga toxin-associated HUS (D- HUS)

- 감염과 무관하며, 약물 또는 임신에 의한 경우가 많다.
- Genetic predisposition to atypical HUS : complement alternative pathway의 2가지 단백질과 관련됨
    - Factor H
    - Membrane cofactor protein (MCP, or CD46)

(2) TTP

① **Severe ADAMTS 13 deficiency**

- ADAMTS 13 : zinc metalloproteinase의 일종으로, vWF complex를 절단하여 vWF-platelet interaction을 막는다.
- ADAMTS 13이 부족하면 vWF-platelet aggregation이 조장된다.
- Sporadic TTP : IgG 자가항체에 의한 ADAMTS 13 기능 억제
- Hereditary ADAMTS 13 deficiency (Schulman-Upshaw syndrome)

(3) Drug-induced HUS/TTP

① Mitomycin C

② Ticlopidine, clopidogrel

③ Cyclosporine

(4) Other causes

① Bone marrow transplantation

② Pregnancy

③ Others : vascular tumors, AML M3, malignancies (prostate, gastric, pancreas)

4. 임상양상 (clinical manifestations)

(1) **Triad : microangiopathic hemolytic anemia, thrombocytopenia, ARF**

① Thrombocytopenia

· 혈관 내 혈전형성으로 인해 감소

· 심한 출혈은 흔하지 않다.

· 보통 HUS보다 TTP에서 더 심하다.

② Hemolytic anemia : 좁아진 혈관을 통과하다가 적혈구가 깨어져 발생

③ ARF : 핍뇨가 동반됨. 고혈압이 흔하다.

(2) Fever, neurologic deficit : TTP에서 더 흔함.

5. 검사소견 (laboratory findings)

(1) **Thrombocytopenia**

(2) **Non-immune, intravascular hemolysis**

① Anemia

② LDH ↑, haptoglobin ↓, unconjugated hyperbilirubinemia

③ Coombs' test 음성이다.

④ PB smear : schistocyte, helmet cell

(3) PT, PTT, factor V, factor VIII, fibrinogen : 정상

(4) **LDH, platelet count** : 치료 반응의 marker이다.

※ Hb, reticulocyte count, schistocyte %, BUN, Cr : 초기 반응의 marker 아님

6. 감별진단 (differential diagnosis)

(1) Thrombotic microangiopathy의 3주징은 다음 질환에서도 나타날 수 있다.

① Systemic vasculitis

② Malignant hypertension

③ Disseminated intravascular coagulation (DIC)

④ Scleroderma renal crisis (SRC)

(2) DIC에서는 PT/PTT 연장, factor V 감소, factor VIII 감소, fibrinogen 감소 등 coagulation cascade의 활성화 소견이 나타난다.

B. HUS

1. 임상양상 (clinical manifestations)

(1) D+ HUS

① 발생률 (incidence) : 2.1/100,000 person-years

② O157:H7 E. coli 감염 수 일 후에 발병한다.

③ 전구증상 : 4~7일동안 복통을 동반한 설사가 선행하고, 설사는 대부분 혈변으로 바뀌어간다.

④ 임상양상 : **MAHA, ARF, thrombocytopenia**의 3주징

(2) D- HUS

① 계절에 따른 발병률의 차이가 없다.

② D+ HUS보다 심한 경과를 보이고, 예후가 불량하다.

Table 14-1 HUS의 분류.

D+ HUS
장출혈성 대장균 (EHEC = VTEC, *E.coli* O157:H7) *Shigella dysenteriae* type I (Shiga toxin)
D- HUS
(1) 감염성 질환 : *Streptococcus pneumoniae* (neuraminidase), HIV (2) 유전성 질환 : factor H deficiency, ADAMTS13 deficiency, vitamin B12 대사장애 (3) 약제 : **calcineurin inhibitors, mitomycin C,** 경구피임약, quinine (4) 다른 질환에 병발 : 신장이식, 골수이식, SLE, antiphospholipid syndrome, malignant hypertension (5) 임신 관련 : HELLP syndrome, TTP, postpartum HUS (6) 원인미상

2. Renal failure

(1) Azotemia, mild proteinuria, microscopic or gross hematuria

(2) **HUS는 TTP보다 renal failure가 더 심하게 나타난다.**

(3) Oliguria 또는 anuria가 많이 나타나고 고혈압도 흔하다.

(4) HUS에 의한 신부전은 흔히 CKD로 진행한다.

(5) 신이식 후에도 재발이 흔하다.

3. 치료 (treatment)

(1) D+ HUS

① Supportive care : 수액과 전해질 균형 유지, 필요한 경우 RBC 수혈 및 투석치료

② Platelet transfusion : 미세혈전의 재료가 되므로 **중요 장기의 출혈이 없는 한 하지 않는다**.

③ 항균제, 지사제 : 독소의 분비 및 흡수를 증가시키므로 **사용하지 않는다.**

④ Anticoagulation, antiplatelet therapy, FFP, plasma exchange : 효과가 증명된 바 없다.

(2) D- HUS

① **FFP infusion + plasma exchange** : factor H deficiency에서는 반드시 시행

② **Pneumococcal infection에서의 D-HUS : plasma exchange는 금기**

- *S. pneumoniae*가 생성하는 neuraminidase(protease의 일종)가 혈소판과 내피세포의 Thomsen-Friedenreich antigen을 노출시킴 → 혈장 내 circulating IgM antibody가 결합하여 HUS를 일으킴
- Plasma 내에 IgM antibody가 있으므로 plasma exchange는 금기이다. 새로운 IgM이 계속 공급되기 때문이다.

③ Supportive care : D+ HUS와 동일

4. 예후 (prognosis)

(1) D+ HUS : 대체로 예후는 좋다.

① 90%에서 완전 회복을 보인다. 급성기 사망은 3~5%

② 신장 후유증 : 40%는 10년 후에도 GFR이 낮다.

(2) **D- HUS : D+ HUS보다 재발, 사망, ESRD의 발생이 흔하다.**

① 15~30%가 사망, 생존자의 20~30%에서 CKD 발생, 25%에서 재발

② 가족성/유전성 HUS에서 CRF가 더 많이 발생

③ 산후, 악성종양, mitomycin 관련 HUS에서는 50% 이상 사망

C. TTP

1. 임상양상 (clinical manifestations)

(1) **5주징 (pentad) : HUS의 3주징 + 신경학적 이상 + 발열**

(2) HUS와의 비교

① 발열이 현저하다.

② 신경학적 이상이 두드러지게 나타난다.

③ 혈소판감소증이 심하다.

④ 신장침범은 HUS에 비해 경하고, 다른 중요 장기(뇌, 심장, 폐)의 침범은 더 흔함

2. 치료 (treatment)

(1) **Plasma exchange**

① 가장 효과가 큰 치료법으로 **확진이 되면 가능한 빨리 시작하여야 한다.**

② Thrombocytopenia가 다시 발생하면 반복 시행한다.

(2) Splenectomy, antiplatelet therapy : 성공 여부는 불확실하다.

3. 예후 (prognosis)

(1) 적절히 치료하지 않으면 90%의 사망률을 보인다.

(2) Plasma exchange를 시행할 경우 사망률은 약 15%이다.

D. Scleroderma renal crisis

1. Persistent urinary abnormalities

(1) 경도의 단백뇨, cast, cellular element

(2) 고혈압이 동반될 수 있다.

(3) 초기에는 azotemia가 없으나, **일단 azotemia가 발생하면 1년 이내에 dialysis가 필요하다.**

2. Scleroderma renal crisis (SRC)

(1) **신기능이 급속히 감소**

(2) Malignant hypertension, oliguria, fluid retention, microangiopathic hemolytic anemia, CNS involvement

(3) 전체 환자의 5~15%에서 발생한다.

(4) Diffuse cutaneous involvement를 보이는 환자에서 잘 발생한다.

(5) 이전의 high-dose steroid 치료와 SRC의 발생 사이에 밀접한 관련이 있다.

(6) 치료하지 않으면 수 일~수 개월 이내에 CRF로 진행한다.

3. 치료 (treatment)

(1) Scleroderma renal disease의 예후는 대개 불량하다.

(2) **Aggressive antihypertensive therapy** : 신부전의 발생을 지연시킨다.

(3) **SRC의 치료**

① **즉각적인 ACE inhibitor 투여**가 ARF를 호전시킬 수 있다.

② Dialysis를 시작한 이후에도 ACE inhibitor를 계속 투여하는 경우 dialysis를 중단할 수 있는 경우도 있다.

Renal vein thrombosis (RVT)

A. 원인 (etiology)

Table 14-2 Conditions Associated with Renal Vein Thrombosis.

Trauma
Extrinsic compression (lymph nodes, aortic aneurysm, tumor)
Invasion by renal cell carcinoma
Dehydration (infants)
Nephrotic syndrome (esp. membranous nephropathy)
Pregnancy or oral contraceptives

B. 임상양상 (clinical manifestations)

1. Acute RVT

(1) 대부분 소아에서 발생

(2) 신기능의 갑작스러운 저하, 발열, 오한, lumbar tenderness (with kidney enlargement), leukocytosis, hematuria

(3) Hypovolemic shock : hemorrhagic infarction, rupture에 의해 일어남

(4) 젊은 성인에서의 RVT : 신기능의 저하, 단백뇨 및 혈뇨의 갑작스러운 증가 등으로 나타난다.

(5) **신증후군이 있는 환자가 acute flank pain, 단백뇨의 증가, 혈뇨 등을 호소할 경우 renal vein thrombosis의 가능성을 반드시 생각하여야 한다.**

2. Chronic RVT

(1) 노인에서 주로 보이며, pulmonary embolism, 고혈압의 발생 등으로 나타난다.

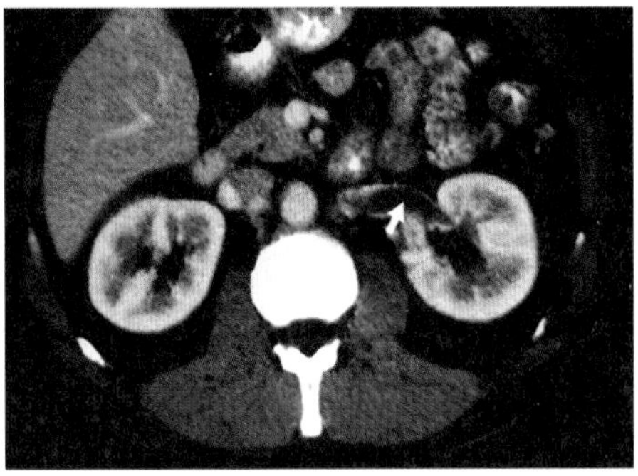

Figure 14-10 Renal vein thrombosis.
Membranous nephropathy에 의한 신증후군 환자에서 발생한 left renal vein thrombosis(화살표).

C. 진단 (diagnosis)

(1) Renal venography : 유일한 확진 검사

(2) 기타 : Doppler ultrasound, CT(**Figure 14-10**), MRI

D. 치료 (treatment)

(1) **Anticoagulation**

① 폐색전증을 예방하는데 주목적이 있다.

② 일부에서 신기능 및 단백뇨를 호전시키기도 한다.

③ 젊은 환자에서 발생한 acute thrombosis의 치료에 더욱 효과적이다.

(2) 일부에서는 신정맥이 저절로 재개통되기도 한다.

Bilateral cortical necrosis

(1) Septic abortion, abruptio placentae, preeclampsia와 관련

(2) 신피질의 동맥 내 혈전증 → renal tissue necrosis

(3) Anuria, ARF가 발생하며 신기능을 영구히 잃게 될 수 있다.

(4) 일부에서는 신기능이 일부 회복되지만 결국 uremia로 진행

15

Nephrolithiasis

신석증 (콩팥돌증)

Type of stones

※ 흔한 구성 성분 : calcium salt, uric acid, cystine, struvite

(1) Calcium stones : 가장 흔하다.

① Calcium oxalate와 calcium phosphate stone : 전체의 75~85%를 차지

② 남성에서 더 흔하고, 20~30대 발병

(2) Uric acid stones

① 전체의 5~10%, 남성에서 더 흔하다.

② 50%에서 gout(+)

③ Gout의 존재와 무관하게 가족력이 있는 경우가 많다.

(3) Cystine stones : 약 1%

(4) Struvite($MgNH_4PO_4$) stones

① 10% 내외

② 주로 여성 또는 지속적인 bladder catheterization이 필요한 환자에서 발생

③ Urease-producing bacteria (eg, *Proteus*) 감염에 의해 발생한다.

④ 점점 커져 renal pelvis를 채우게 됨 → "staghorn" stone

Table 15-1 Major causes of Renal Stones.

종류	%	M:F	원인	진단
Calcium stones	75~85%	2:1-3:1		
Idiopathic hypercalciuria	50-55	2:1	유전성?	Normocalcemia, unexplained hypercalciuria
Hyperuricosuria	20	4:1	Diet	Urine uric acid 〉 750 mg/24h (women), 〉800 mg/24h (men)
Primary hyperparathyroidism	5	3:10	Neoplasia	Unexplained hypercalcemia
Distal RTA	Rare	1:1	유전성	Hyperchloremic acidosis, minimum urine pH 〉 5.5
Dietary hyperoxaluria	10-30	1:1	High oxalate diet or low calcium diet	Urine oxalate 〉 50 mg/24h
Enteric hyperoxaluria	1-2	1:1	장 수술	Urine oxalate 〉 75 mg/24h
Hereditary hyperoxaluria	Rare	1:1	유전성	Urine oxalate and glycolic or l-glyceric acid increased
Hypocitraturia	15-60	2:1-5:1	유전성? Diet	Urine citrate 〈 320 mg/24h
Idiopathic stone disease	20	2:1	미상	위의 기준에 해당되지 않을 경우
Uric acid stones	5~8%			
Gout	50	3:1-4:1	유전성	임상적 진단
Idiopathic	50	1:1	유전성?	Uric acid stones, no gout
Dehydration	?	1:1	Intestinal, habit	History, fluid loss
Lesch-Nyhan syndrome	Rare	Males	유전성	HGPRT 감소
Malignant tumors	Rare	1:1	Neoplasia	임상적 진단
Cystine stones	1	1:1	유전성	Stone type으로 판단 Cystine 배설 증가
Struvite stones	10~15%	1:5	요로감염	Stone type으로 판단

병태생리

A. Physiology

1. Two opposing requirements

(1) 신장은 **가능한한 적은 수분으로 용해도가 낮은 물질들을 배설**하여야 한다.

(2) 이 균형은 섭취하는 음식물, 기후, 활동 등에 따라서 달라지며, 이 균형이 깨지면 신석이 형성된다.

2. 요석 형성 억제 물질

(1) 소변에는 calcium oxalate와 calcium phosphate stone의 형성을 억제하는 물질이 들어 있다.

① **Citrate**

- Calcium과 복합체를 형성하여 calcium 이온의 농도를 낮춘다.
- 결정체의 성장과 nucleation을 막는다.

② **Glycoproteins** : calcium oxalate stone 형성 과정을 차단

(2) Uric acid, cystine, struvite stone의 형성을 억제하는 물질은 없다.

B. Stone formation

Step 1 : Supersaturation

(1) Calcium, oxalate, phosphate 등이 소변 내 일정 농도를 넘어서게 되면 결정체가 생긴다.

(2) Citrate의 농도가 감소하면 calcium, oxalate 등의 이온 농도가 증가하고, 이들 사이의 결정체 형성이 증가한다.

Step 2 : Crystallization

(1) 이온들로 과포화된 소변에서 이온들이 서로 뭉쳐 결정을 형성한다. 일단 결정이 형성되면 과포화 농도보다 낮은 농도에서도 결정이 점차 커질 수 있다.

(2) Heterogeneous nucleation : cell debris, 기존에 있던 renal calcification, 다른 stone이 결정 형성의 핵 역할을 할 수도 있다. 이러한 경우 결정 형성에 필요한 농도는 더 낮다.

임상양상 (clinical manifestations)

· Renal papillae 또는 collecting system 내에 있을 때에는 증상이 없다.

· Ureter로 내려오거나 ureteropelvic junction에서 폐색을 일으킬 때 통증 발생

A. Stone passage

· 통증 및 출혈이 발생한다.

1. 동통 (pain)

(1) **서서히 발생하며 흔히 옆구리에서 시작한다.**

(2) **20~60분에 걸쳐 통증의 강도가 점차 증가한다.**

(3) 통증은 옆구리에 머물러 있거나 ipsilateral loin, testis/vulva로 퍼져나간다.

(4) 통증이 아래로 퍼져나가는 것은 요석이 ureter의 아래 1/3로 내려왔음을 의미한다. 그러나 통증의 위치가 변하지 않으면 요석의 위치를 예측할 수 없다.

(5) 요석이 방광벽 내 요관에 위치하면 frequency, urgency, dysuria 등의 하부 요로 증상을 보이며, 요로감염과 구별하기 힘들다.

(6) 대부분의 요석은 직경 0.5 cm 미만이며, 저절로 빠져나간다.

2. 진단 (diagnosis)

(1) 이전에는 IVP로 진단하였으나, 현재는 **noncontrast CT**가 choice.

(2) Noncontrast CT의 장점

① Radiopaque stone뿐만 아니라 uric acid stone과 같은 radiolucent stone도 발견할 수 있다.

② Radiocontrast agent를 사용할 필요가 없다.

③ 복통의 다른 원인도 같이 찾을 수 있다.

B. Other syndromes

1. Staghorn calculi

(1) Struvite, cystine, uric acid stone이 크게 자라서 ureter로 내려오지 못하고 renal pelvis를 가득 채운 것을 말한다.

2. Nephrocalcinosis

(1) Renal papillae에서 자란 calcium stone이 내려오지 않고 신장에 머물러 multiple calcification을 보이는 경우를 말한다.

(2) **Hereditary distal RTA, medullary sponge kidney**에서 흔히 발생한다.

3. Sludge

(1) Uric acid 또는 cystine의 농도가 높아 이들의 침전물이 요관을 막는 경우

(2) Calcium oxalate는 sludge를 형성하지 않는다.

(3) Calcium phosphate : 우윳빛 소변을 만들 수는 있으나 urinary tract를 막지는 않음

4. Infection

(1) 신석 자체보다는 주로 신석 치료를 위해 기구를 삽입하거나 수술을 한 후 발생한다.

(2) 신석과 요로 감염은 서로 중증도를 증가시키거나 치료를 어렵게 한다.

① 감염된 신장이 신석으로 막힐 경우 패혈증으로 진행 가능

② 신석에 세균이 살게 되면 반복적인 요로 감염을 일으킴

③ Urease를 내는 세균에 감염되면 struvite stone 생성

진단

A. 평가 대상

(1) Adults with recurrent kidney stones

(2) Children with even a single kidney stone

B. 병력 (history)

(1) Stone history : 돌의 개수, 빈도, 처음 발병한 나이, 돌의 크기, 돌의 구성 성분(알 수 있다면), 돌에 대한 수술력, 요로 감염 동반 여부

(2) 기타 병력 : 약물, 기저 질환, 가족력, 직업력, 수분 섭취, 음식 섭취

C. 검사 (laboratory tests)

1. Urine

(1) Urine

① Urinalysis, urine culture, stone analysis

② 24-hour urine calcium, uric acid, oxalate

(2) Blood chemistry

① Sodium, potassium, chloride, bicarbonate

② Creatinine, calcium, phosphorus, uric acid

② Hypercalcemia가 있을 경우에는 intact PTH 측정

2. Stone analysis

(1) 요석의 종류에 따라 치료가 달라지므로, 요석의 화학적 구성을 밝히는 것이 중요

(2) 환자들은 가능하면 빠져나온 돌을 보관하여 가져올 수 있도록 해야 한다.

3. Radiology

(1) Abdomen plain film (KUB)

① **가장 먼저 시행할 방사선 검사**이다.

② Radiopacity가 보이면 calcium, cystine, struvite stone의 가능성이 있다.

③ Uric acid stone : radiolucent stone으로 KUB film에 보이지 않는다.

(2) Intravenous urography (IVU) = IVP

① Screening 목적으로 사용 가능

② 조영제 사용이 어려운 환자에서는 피해야 한다.

③ 신석 뿐만 아니라 요로 기형 등을 같이 관찰할 수 있다.

(3) **Noncontrast CT**

① **Acute renal colic의 test of choice**

② 조영제 없이 시행할 수 있다.

③ 방사선 조사량이 IVU에 비해 많은 것이 단점이다.

(4) Renal ultrasound

① Kidney stone은 잘 보이지만, ureter stone은 놓칠 수 있다.

② 임신한 여성 등 방사선 조사를 피해야 하는 경우 사용할 수 있다.

D. 치료 (treatment)

1. 일반적 치료 (general treatment)

(1) **Fluid intake ↑**

① **1일 소변량이 2~2.5 L/d 이상이 되도록 수분 섭취를 늘린다.**

② Calcium oxalate의 supersaturation을 억제하고, uric acid stone과 cystine stone에 대해서는 주된 치료 방법이 된다.

③ 저녁에 소변이 농축되어 stone formation이 증가하므로, 저녁에 수분 섭취를 충분히 하여 야뇨(nocturia)가 일어나도록 하고, 잠자리로 돌아가기 전에 다시 수분 섭취를 하도록 한다.

(2) Salt intake↓ : sodium 섭취가 늘면 소변으로의 calcium 배설이 증가하므로, sodium 섭취를 2 g/d 미만으로 줄인다.

(3) Protein intake↓ : 동물성 단백질 섭취는 요석 생성을 증가시킨다. 따라서, 단백질 섭취를 0.8~1 g/kg/day로 제한한다.

(4) Calcium intake

① 칼슘을 많이 섭취한 사람들에서 stone 발생률이 오히려 낮다.

② 음식물 내 칼슘은 장내 oxalate와 결합하여 oxalate의 흡수를 감소시켜 calcium oxalate 결정의 형성을 감소시킨다.

③ 따라서 **calcium 섭취 제한은 더 이상 신석의 치료로 권장되지 않는다**.

2. 각 유형에 대한 치료 (specific treatment)

Table 15-2 신석증의 치료.

적응증	치료
All stones	**High fluid intake**
Calcium stones	
Idiopathic hypercalciuria	(1) Controlled protein Na and Ca diets : **low Ca diet는 추천안됨.** (2) **Thiazide diuretics** (3) Oral phosphate (4) Na cellulose phosphate
Hypocitraturia	Potassium citrate
Renal tubular acidosis	Potassium citrate
Malabsorption	Potassium citrate
Hyperoxaluria	
Dietary	**Reduced oxalate diet**
Enteric	Low-fat diet, calcium, cholestyramine
Hereditary	Pyridoxine
Uric acid stones	Allopurinol Potassium citrate
Struvite stones	ESWL Percutaneous nephrolithotomy Acetohydroxamic acid
Cystine stones/cystinuria	Tilopronin Penicillamine

Nephrology

16

Urinary Tract Infections

요로감염

요로감염 (urinary tract infection, UTI)

A. 서론 (introduction)

1. Significant bacteriuria

Table 16-1 Significant bacteriuria의 정의.

1. 일반적인 세균뇨의 정의	〉10^5 colony-forming units (CFUs)/mL
2. Uncomplicated cystitis가 있는 여성	〉10^2 CFUs/mL + pyuria (≥ 5 WBCs/mL of urine)
3. Uncomplicated pyelonephritis가 있는 여성	〉10^4 CFUs/mL + pyuria
4. 요로감염이 있는 남성	〉10^4 CFUs/mL + pyuria
5. Complicated UTIs	〉10^5 CFUs/mL ± pyuria

2. 요로감염의 분류 (classification)

(1) Table 16-2와 같이 6개의 범주로 나눌 수 있다.

(2) Complicated UTI : 치료 전후의 평가와 치료법의 선택, 치료 기간 등이 달라지고, 합병증의 위험이 크게 증가하므로 특별히 주의하여야 한다.

Table 16-2 성인의 요로 감염의 범주.

Acute uncomplicated cystitis in young women
Recurrent acute uncomplicated cystitis in young women
Acute uncomplicated pyelonephritis in young women
Acute uncomplicated cystitis in adult with following conditions (possible renal or prostatic involvement) Male sex Elderly Pregnancy Recent urinary tract instrumentation Childhood urinary tract infection Recent antimicrobial use Symptoms for more than 7 days at presentation Diabetes mellitus
Complicated urinary tract infection · Obstruction or other structural factors : stone, malignancies, ureteral/urethral strictures, renal cysts, fistulae, ileal conduits · Functional abnormality : neurogenic bladder, vesicoureteral reflux · Foreign bodies : indwelling catheter, ureteral stent, nephrostomy tube · Others : renal failure, renal transplantation, immunosuppression, nosocomial infection
Asymptomatic bacteriuria

3. 원인 병원체 (etiologic agents)

(1) ***E. coli*** : uncomplicated UTI의 70~95%에서 발견된다.

(2) *Proteus, Klebsiella, Enterobacter, Serratia, Pseudomonas*

- 재빌성 김염 및 비뇨기계 치료, 요식, 요로폐쇄에서의 요로 감염에서 중요
- 병원내 요로 감염 및 catheter-associated UTI에서 중요
- 요석 환자에서는 *Proteus*와 *Klebsiella*가 많다.
  ① *Proteus* : urease 생성에 의해 요석 생성
  ② *Klebsiella* : extracellular slime 및 polysaccharide 생산에 의해 요석 생성

(3) Gram-positive cocci

- *Staphylococcus saprophyticus* : 젊은 여성의 UTI의 10~15%를 차지.
- *Enterococci* : acute uncomplicated cystitis를 주로 일으킴
- *Enterococci* 및 *S. aureus* : 요석이 있거나 비뇨기계 기구 삽입 또는 수술을 받은 환자에서 흔히 요로 감염을 일으킴. *S. aureus*가 소변에서 배양될 경우 bacteremia에 의한 신장 감염을 의심하여야 한다.

Table 16-3 UTI의 발병에 기여하는 인자들.

BACTERIA	
Uropathogenic *E.coli*	· Virulence factors : O antigen, K antigen; P, S, Dr, and type 1 fimbriae; hemolysin; aerobactin
HOST	
Bacteriuria가 잘 생기는 상황들	· P blood group (α-D-Gal-4-β-D-Gal receptor) · Residual bladder urine after voiding ① Neurogenic bladder ② Prostate hyperplasia/tumor · Turbulent urethral urine flow ① Strictures · Foreign bodies ① Catheters ② Calculi ③ Tumors · Atrophic vaginal mucosa (post-menopause) · Vesicoureteral reflux ① Anatomic defects ② Pregnancy
신장을 침범하는 UTI의 불량한 예후 인자들	· Childhood pyelonephritis · Diabetic nephropathy · Malignant hypertension · Chronic pyelonephritis

4. 발병기전 (pathogenesis)

(1) 대부분 **fecal bacteria의 urine colonization**에 의해 발생 → colonization을 일으킨 세균이 **ascending infection**을 일으킴.

(2) Hematogenous pyelonephritis : 면역억제환자, 만성 중환자에서 흔히 발생함. Staphylococcal infection이나 *Candida* infection이 흔하다.

5. 요로감염에 대한 방어기전 (defense mechanisms)

(1) **Colonization by normal flora** : Lactobacillus, diphtheroid, streptococci 등이 vaginal introitus와 distal urethra에 정상적으로 존재

(2) **Bladder** : 세균이 들어와도 빠르게 청소되거나 증식이 억제된다.

① 배뇨에 의한 세균제거

② 방광 점막의 항균작용 : cytokine 분비, PMN이 방광 상피 내로 들어와 항균 작용

③ 고농도의 요소(urea)에 의해 세균증식이 억제되거나 세균이 죽는다.

④ Prostatic secretion : 항균작용이 있다.

(3) Low urine pH

B. 임상양상 (clinical manifestations)

Table 16-4 요로감염의 증상.

요로감염의 종류	전형적인 증상
Cystitis	Frequent voiding Burning during and after voiding Suprapubic pain Hematuria and/or cloudy urine
Pyelonephritis	Fever Chills Flank pains Cystitis symptoms (may be absent)
Urosepsis	Fever Chills Septic shock

1. Cystitis

(1) 증상이 빨리 나타난다. 3~5일간 증상이 지속된다.

① Dysuria, frequency, urgency, suprapubic pain

② Fever : 없거나 매우 낮다.

(2) 성관계 후 24~48시간 이내에 나타날 수 있다.

(3) Pyuria가 특징적으로 나타나며, 없을 경우에는 거의 배제 가능하다.

2. Pyelonephritis

(1) 증상이 빨리 나타난다. Cystitis가 선행할 수도 있다.

(2) 1/3의 환자에서 bacteremia가 발생한다.

(3) Flank pain : 환자가 진통제를 복용했을 경우에는 뚜렷하게 나타나지 않을 수 있다.

(4) Differential diagnosis

① Renal calculi

② Appendicitis, cholecystitis : 우측 옆구리 통증을 호소할 때 감별진단으로 고려

3. Urosepsis

(1) Gram-negative bacteria에 의한 패혈증

(2) 가장 흔한 원인 : bladder catheter의 삽입 또는 제거

(3) 원인균이 신장을 침범하지 않고도 발생할 수 있다.

(4) 사망률이 30% 이상이다.

C. 진단 (diagnosis)

1. 농뇨 (pyuria)

(1) **"Sterile pyuria" :** pyuria가 지속되나 세균배양이 음성인 경우로, 다음과 같은 경우 발견될 수 있다.

- Treated UTI within 2 weeks of treatment
- Inadequately treated UTI
- UTI with fastidious culture requirement : *C. trachomatis, U. urealyticum, Candida*
- Renal stones/nephrocalcinosis
- Prostatitis
- Renal papillary necrosis (eg, from analgesic excess)
- Tubulointerstitial nephritis
- Genitourinary tuberculosis
- Interstitial cystitis
- Urinary tract neoplasm
- Polycystic kidney
- Anatomic abnormality (eg, vesicoureteral reflux)

2. 세균뇨의 확인

※ 여성에서의 acute uncomplicated cystitis를 제외한 모든 경우에서 urine culture를 시행한다.

(1) 소변을 얻는 방법

① Midstream urine : 가장 흔히 얻는 방법

② Suprapubic aspiration : 가장 정확한 방법이지만 일부 영아를 제외하고는 흔히 시행하지 않는다.

③ Bladder catheterization : 2%에서 iatrogenic bacteriuria 유발

(2) 세균 수의 해석

① 증상이 있는 환자 : 요중 균수가 많다 (〉 10^5/mL)

② **증상이 있는 요로감염 환자에서 요중 균수가 적게 나오는 경우**

- **Antibiotic treatment**
- **High urea concentration**
- **High osmolality**
- **Low pH**

③ 무증상 세균뇨 환자 : **2회 연속으로 소변 배양에서 〉 10^5/mL** 나와야 의미 있는 세균뇨이다.

(3) Microscopic examination

① 세균 수가 많을 경우에는 요로감염을 확실하게 진단할 수 있으나, 세균 수가 적을 경우에는 요로감염을 배제하지 못한다.

(4) Dipstick screening for bacteriuria

① *Pseudomonas aeruginosa*를 제외한 모든 Gram-negative bacteria는 nitrate를 nitrite로 대사할 수 있다. 따라서 urine dipstick에서 **nitrite**를 검출하면 bacteriuria 여부를 알 수 있다.

② 장점 : 간단하고 값이 싸다. Specificity가 높다.

③ 단점 : **sensitivity가 낮고 Gram-positive bacteria에 의한 감염은 발견할 수 없다.** 따라서 recurrent infection이 있는 환자 (enterococcal infection이 흔하다) 또는 *S. saprophyticus* 감염이 흔한 환경에서는 적절하지 못하다.

D. 치료 (treatment)

1. 치료 원칙

(1) 여성에서의 acute uncomplicated cystitis를 제외한 모든 UTI에서는 경험적 항균제를 사용하기 전 **quantitative urine culture**와 기타 필요한 검사를 시행하여야 한다. Culture 결과가 나오면 항균제 감수성 검사를 시행하여야 한다.

(2) Obstruction, calculi 등 감염을 잘 일으키는 **위험 인자를 확인하여 치료**한다.

(3) 증상이 좋아졌다고 해서 세균이 완전히 치료된 것은 아니다.

(4) 시행한 치료의 결과를 치료 실패 또는 완치로 분류하여야 한다.

① 치료 실패 : 증상 또는 세균뇨가 없어지지 않는 경우. 치료 종료 직후에 시행한 urine culture에서 세균뇨가 발견되는 경우도 여기에 해당됨.

② 완치 : 증상이 없어지고 세균뇨가 없어진 경우

③ Recurrent infection : same-strain vs. different strain, early (2주 이내 재발) vs. late로 분류

(5) 일반적으로 lower tract infection은 단기간 치료, upper tract infection은 장기간 치료가 필요하다.

(6) Community-acquired UTI(특히 초감염)는 antibiotic-sensitive strain에 의한 경우가 흔하다.

(7) 반복적인 UTI가 발생하는 환자에서는 다음을 의심하여야 한다.

① Instrumentation

② Recent hospitalization

③ Presence of antibiotic-resistant strains

2. Acute uncomplicated cystitis in young women

(1) *E. coli*의 대부분이 sulfonamide와 amoxicillin에 대한 내성이 있다. Bactrim(TMP-SMX)에 대한 내성도 증가 추세이다.

(2) TMP-SMX 내성이 적은 지역에서는 TMP-SMX가 1st choice, 내성이 높은 지역에서는 fluoroquinolone이 1st choice가 된다.

(3) 3일 요법

① Fluoroquinolone, TMP-SMX → 효과가 7일 요법과 동등. 부작용이 적으며 편리.

② Single-dose regimen : 효과가 떨어진다.

(4) 7일 요법 : nitrofurantoin

(5) Urine culture, urologic evaluation은 불필요하다.

3. Recurrent acute uncomplicated cystitis in women

(1) **지난 1년 간 3회 이상, 지난 6개월 간 2회 이상 재발**한 경우를 말한다.

(2) 대부분 초감염을 일으킨 세균이 원인이다.

(3) 행동 교정 (behavioral modification) : 다소 도움이 된다.

① 수분 섭취 증가

② 성관계 후 소변 보기 (postcoital micturition)

③ 피임법 바꾸기 : spermicide 사용 중지

④ Cranberry juice : 효과에 대한 증거가 부족하다.

(4) Antimicrobial prophylaxis : 12개월 간 3회 이상 재발하거나, 생활에 심각한 지장을 초래하는 경우 고려한다. TMP-SMX, nitrofurantoin, norfloxacin 등을 사용할 수 있다.

4. Acute uncomplicated pyelonephritis의 치료

(1) 입원하여야 하는 경우

① 먹을 수 없을 때

② Compliance가 의심될 때

③ 진단이 불확실할 때

④ 고열, 심한 동통 등의 심한 증상이 있을 때

(2) 외래 치료

① Fluoroquinolone을 초치료로 선택한다.

② 기타 cefixime, cefpodoxime 등을 사용할 수 있다.

(3) 입원 치료

① 3rd-generation cephalosporin : ceftriaxone이 저렴하고 효과적이다.

② Enterococci가 의심될 경우 ampicillin + GM, ampicillin-sulbactam, piperacillin-tazobactam 등을 사용할 수 있다.

③ 대부분 24~48 시간 이후에 경구 항균제로 전환할 수 있다.

(4) 치료 기간 : 2주 치료가 표준이다.

(5) 치료 종료 후 follow-up urine culture는 대부분 불필요. 단, 증상이 재발하면 시행

(6) 재발할 경우 2주 치료를 한 번 더 시행할 수 있으며, 같은 종류의 균이 지속적으로 감염되어 있는 경우에는 다른 complicating factor를 찾기 위한 검사를 시행한다.

5. 신장 또는 전립샘 침범이 있을 수 있는 acute cystitis의 치료

(1) 젊은 여성을 제외한 다른 급성 방광염 환자에서는 드러나지 않은 신장이나 전립선의 침범이 있을 가능성이 더 높다(**Table 16-2** 참조).

(2) 치료에서의 주의점

① 치료 전 urine culture를 반드시 시행한다.

② 항균제의 선택 : nitrofurantoin은 tissue penetration이 적어 임신한 여성 외에는 적합하지 않다. Fluoroquinolone이나 TMP-SMX를 선택한다.

③ 치료 기간은 최소 7일 이상이 되어야 한다.

④ 남성에서 조기에 재발할 경우에는 전립샘염이 의심되므로 fluoroquinolone 4~6주 투여가 필요하다.

6. Complicated UTI의 치료

(1) Cystitis나 pyelonephritis의 전형적인 증상 외에도 다른 비특이적인 증상 동반

· Fatigue, irritability, nausea, headache, abdominal/back pain 등

(2) 원인균이 다양하므로 치료 시작 전 urine culture를 반드시 시행한다.

7. Catheter-associated UTIs

· Urinary catheter를 가진 환자의 10~15%에서 bacteriuria 발생

(1) 원인균

① *E. coli*, *Proteus*, *Pseudomonas*, *Klebsiella*, *Serratia*, staphylococci, enterococci, *Candida*

② Community-acquired UTI의 원인균보다 항균제 내성이 높다.

(2) 위험 인자

① **Female**

② **Prolonged catheterization**

③ **Severe underlying illness**

④ **Disconnection of the catheter and drainage tube**

⑤ **Other types of faulty catheter care**

⑥ **Lack of systemic antimicrobial therapy**

(3) 발병기전

① Intraluminal route : 도관 연결부위 또는 drainage bag을 통해 도관 내로 침입.

② Periurethral route : 환자의 bowel flora가 catheter 외부 표면을 통해 침입.

③ Catheter 표면에 세균이 부착하여 증식하는 것이 발병에 중요

· Catheter 표면의 biofilm 내에서 증식하면서 bacteria, host urinary protein, bacterial glycocalyx, urine salt 등으로 이루어진 껍질(encrustation) 형성.

· 이 껍질 안에 존재하는 세균은 항균제 또는 phagocyte로부터 보호된다.

(4) 임상양상

① 대부분 증상이 없다. 흔히 catheter를 제거하는 것만으로 증상이 없어진다.

② Gram-negative bacteremia : catheter-associated UTI의 1~2%에서 발생

· Urinary catheter는 입원 환자에서 발생하는 Gram-negative bacteremia의 가장 흔한 원인이다(30%).

(5) 예방

① 2주 미만동안 catheter를 가지고 있는 환자

· Use of a sterile closed collection system

· Use of aseptic technique during insertion and care of the catheter

- Use of measures to minimized cross-infection
- 도관에 항균제 도포, 항균제 연고 등의 사용 : 일반적으로 권장되지는 않는다.

② 2주 이상 catheter를 가지고 있는 환자

- 가능하면 intermittent catheterization으로 전환
- 증상이 있는 경우에는 치료하지만, 증상이 없는 경우에는 치료의 이득이 없다.

8. 기타 상황에서의 치료

(1) Pregnancy

① 1st trimester에 asymptomatic bacteriuria 여부를 반드시 검사하여야 한다.

② **Asymptomatic bacteriuria가 있을 경우 반드시 치료한다.**

③ Acute cystitis : **7일 치료**가 권장된다. Amoxicillin, nitrofurantoin, cephalosporin 사용

④ Acute pyelonephritis

- **입원 치료가 필요**하다.
- Parenteral antibiotics : cephalosporin, extended-spectrum penicillin 사용

⑤ Recurrent infections : nitrofurantoin으로 예방 치료 시행

(2) Asymptomatic bacteriuria

① 노인에서 흔하다.

② **일반적으로 치료하지 않는다.**

- 치료하지 않아도 특별히 나쁜 결과를 가져오지 않는다.
- 치료할 경우 오히려 내성균의 출현을 조장한다.

③ **치료의 적응증 : ascending infection의 위험성이 큰 환자에서는 치료한다.**

- **Neutropenia**
- **Renal transplant recipients**
- **Urologic procedure 받는 환자**
- **Urinary tract obstruction**
- **Pregnancy**
- **기타 인자들이 있는 경우 : DM, polycystic kidney, urease 생성균**

Table 16-5 세균성 요로감염의 치료.

질환	원인균	환자의 상태	경험적 항균제
Acute uncomplicated cystitis in women	*E.coli* *S. saprophyticus* *Proteus* *Klebsiella*	None	3일 치료 : 경구 TMP-SMX, quinolone 7일 치료 : nitrofurantoin
		DM 증상 〉7일 Recent UTI Use of diaphragm Age 〉65	7일 치료 : nitrofurantoin, cefpodoxime, 경구 TMP-SMX
Acute uncomplicated pyelonephritis in women	*E.coli* *Proteus* *S. saprophyticus*	Mild-moderate No nausea/vomiting : 외래 치료 가능	경구 quinolone 7-14일 OR Ceftriaxone or GM 1회 IV 투여 후 경구 TMP-SMX 14일 투여
		Severe illness Possible urosepsis : 입원 치료 필요	열이 없어질 때까지 parenteral agents → 이후 경구 quinolone, cephalosporin, 또는 TMP-SMX 14일 투여
Complicated UTI in men and women	*E.coli* *Proteus* *Klebsiella* *Pseudomonas* *Serratia* *Enterococci* *Staphylococci*	Mild-moderate No nausea/vomiting : 외래 치료 가능	경구 quinolone 10~14일 투여
		Severe illness Possible urosepsis : 입원 치료 필요	열이 없어질 때까지 parenteral agents → 이후 경구 quinolone or TMP-SMX 10~21일

TMP-SMX, trimethoprim-sulfamethoxazole

E. Urologic evaluation : indications

1. Indications

(1) **Signs or symptoms of obstruction, stones, flank mass, or urosepsis**

(2) No satisfactory clinical response after 72 h treatment

(3) **In females with**

① **relapsing infection**

② **a history of childhood infections**

③ **stones or painless hematuria**

④ **recurrent pyelonephritis**

(4) **Most males with UTI**

· Complicating factor 없는 single episode이면서 치료 반응이 좋은 경우 불필요

2. Modalities

(1) Contrast-enhanced CT : 가장 효과적

(2) Noncontrast CT : stone 발견에 효과적

(3) US, abdominal plain film : 민감도가 떨어진다.

F. 요로감염의 예방 (prevention)

(1) 흔한 적응증 : 1년에 3회 이상의 반복적인 UTI가 발생하는 여성

(2) 기타 적응증 : 만성 전립선염이 있는 남성, 전립선 절제술을 받는 환자

(3) 예방법

① Avoid spermicide use

② Void soon after intercourse

③ Low-dose antibiotics : TMP-SMX, TMP alone, quinolones, nitrofurantoin

G. 기타 (others)

1. Papillary necrosis

(1) 혈관질환이 있는 상태에서 renal pyramid에 감염이 생길 경우 발생한다.

(2) DM, vascular disease, chronic alcoholism 환자에서 잘 발생한다.

(3) 증상

① Hematuria, flank/abdominal pain, fever/chill

② Acute renal failure with oliguria/anuria

(4) DM, chronic urinary tract obstruction 환자에서 신기능이 갑자기 떨어질 경우 감별진단으로 고려하여야 한다.

2. Emphysematous pyelonephritis

(1) 특징

① **DM 환자에서만 발생한다.**

② 흔히 urinary tract obstruction, chronic infection에 동반되어 나타난다.

(2) 원인균

① ***E.coli*** : 가장 흔하다.

② Other Enterobacteriaceae

(3) 임상양상

① **환자의 중증도가 높고 진행 경과가 빠르다.**

② High fever, leukocytosis, pyuria, glucosuria, renal parenchymal necrosis

③ 신장과 신장 주위 조직에 **발효된 기체**가 쌓인다.

(4) 진단

① Plain films : 신장 주위의 기체가 보일 수 있다.

② CT : 신장 주위의 기체를 가장 잘 볼 수 있다(**Figure 16-1**).

(5) 치료 : systemic antimicrobial therapy + surgical resection

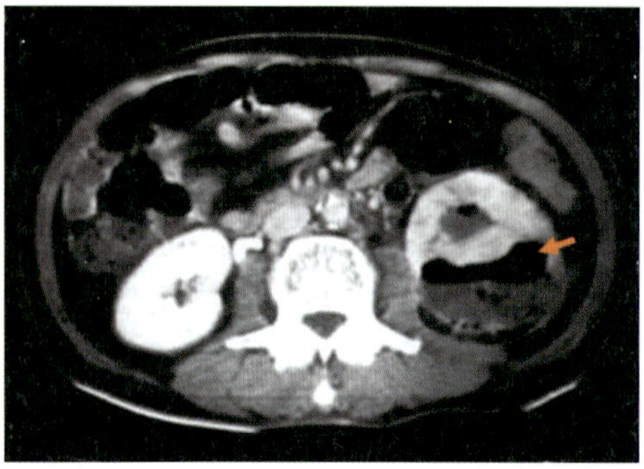

Figure 16-1
Emphysematous pyelonephritis. 신실질이 괴사된 자리에 gas(화살표)가 보인다.

3. Emphysematous cystitis

(1) 특징

① DM 환자에서 주로 발생한다.

② 흔히 bladder outlet obstruction이 동반되어 있다.

③ Emphysematous pyelonephritis보다는 중증도가 낮고 진행이 느리다.

(1) 원인균 (etiology) : *E. coli*, other Enterobacteriaceae

(2) 임상양상 (clinical manifestations)

① Abdominal pain, dysuria, frequency, pneumaturia

② CT : gas in the bladder lumen and the bladder wall

(3) 치료 (treatment)

① Conservative therapy : 항균제 치료, 요로 폐색 해결

② Cystectomy : 일부 환자에서만 필요

4. Renal/perinephric abscess

(1) 발병기전

① Renal cortical abscess (renal carbuncle) : 대부분 혈행성 전파에 의해 발생하고, 가장 흔한 원인균은 *S. aureus*이다.

② Corticomedullary abscess

- **75% 이상이 요로감염으로부터 발생**한다.
- Pyelonephritis가 먼저 발생하고 뒤이어 세균의 침입에 의해 abscess 발생
- **Gram-negative bacilli가 대부분의 원인을 차지**
- **요로계의 구조적 이상이 있는 경우 잘 발생한다**(eg, 요로폐색, VUR).

③ 신장에 발생한 농양이 터져나와 perinephric space로 전파될 수 있다.

④ Perinephric abscess의 발생에 가장 중요한 위험 인자는 **nephrolithiasis**이다.

(2) 원인미생물

① *E.coli*, *Proteus*, *Klebsiella*

② *S. aureus* : hematogenous spread

③ *Candida* : hematogenous spread 또는 ascending infection 모두 발생 가능

(3) 임상양상

① Flank pain, abdominal pain

② Fever (50%)

③ 다음의 경우에는 renal/perinephric abscess의 가능성을 의심하여야 한다.

- **Pyelonephritis의 증상/증후가 4~5일간 항균제 치료를 받은 후에도 지속**
- **Urine culture에서 polymicrobial flora가 나올 경우**
- **Renal stone이 있는 경우**
- **Urine culture에서 세균이 발견되지 않으면서 fever와 pyuria가 지속**

(4) 진단 : **renal US, abdominal CT**가 가장 유용. Stone 존재 여부를 확인하여야 한다.

(5) 치료 : drainage of pus + antibiotic therapy

17

Urinary Tract Obstruction

요로 폐색

서론 (introduction)

1. 정의 (definition)

(1) **Obstructive uropathy** : 정상 소변의 이동을 저해하는 요로계의 기능/구조적 변화

(2) Obstructive nephropathy : tubular fluid 또는 소변의 이동이 방해를 받아 발생하는 신장 질환

2. 분류

(1) 폐색 병변의 위치 : intrarenal vs. extrarenal, 요로계 상부 vs. 요로계 하부

(2) 폐색의 정도 : 완전(complete, high-grade) vs. 불완전(partial, low-grade)

(3) 폐색의 기간 : 급성(acute) vs. 만성(chronic)

① Acute : stone, blood clot, sloughed papilla

② Chronic : pelviureteral(PUJ) or vesicoureteral (VUJ) abnormality, retroperitoneal fibrosis

원인 (etiology)

A. 기계적 폐쇄 (mechanical obstruction)

(1) Congenital malformations : posterior urethral valves (m/c in boys)

(2) Acquired defects : pelvic tumors, calculi, urethral stricture

B. 기능성 폐쇄 (functional obstruction)

(1) Neurogenic bladder with/without adynamic ureter

(2) Vesicoureteral reflux

① 소아에서 흔하며, 심한 일측성 또는 양측성 hydroureter and/or hydronephrosis

② UTI 동반되지 않는 경우에는 신손상까지 이르는 경우가 드물고, 대부분 자연 회복

③ Reinsertion of the ureter : indications

a. Reflux가 심하고 자연 회복될 가능성이 없을 때
b. 신기능의 저하
c. 항균제 치료에도 불구하고 재발하는 요로 감염

(3) Pregnancy : 자궁 크기의 증가 또는 progesterone의 영향에 의해 요관 폐색

임상양상 (clinical manifestations)

A. 동통 (pain)

(1) 집합관 또는 신피막의 팽창에 의해 발생

(2) 통증의 강도는 팽창의 정도보다는 빈도에 의해 결정됨

(3) **Renal colic** : acute supravesical obstruction에 의해 생기는 매우 심한 동승

(4) Chronic narrowing을 일으키는 질환들에서는 통증이 드물다.

(5) 소변을 볼 때만 나타나는 flank pain : vesicoureteral reflux에 특징적이다.

B. 고질소혈증 (azotemia)

(1) 전체 배설 기능의 저하가 있을 경우 나타난다.

① **Bladder outlet obstruction**

② **Bilateral renal pelvic or ureteric obstruction**

③ **Unilateral disease in a patient with a solitary functioning kidney**

(2) 다른 원인에 의해 설명되지 않는 azotemia가 있고 nephrolithiasis, 혈뇨, 당뇨병, 전립선 비대, 골반 수술, 외상, 골반내 종양 등의 병력이 있을 경우 요로폐쇄를 의심하여야 한다.

C. 소변량의 감소 및 변화 (decrease or change in urine output)

(1) Anuria : **complete bilateral obstruction** 가능성 높다.

(2) **Partial obstruction에서는 오히려 urine output이 증가할 수 있다.**

- **요로폐쇄가 오래 지속될수록 요농축 기능이 감소 → polyuria, nocturia**
- 이는 **acquired nephrogenic diabetes insipidus의 상태**이다.
- Loop of Henle의 ascending limb에서의 sodium, chloride 운반에 장애가 발생하고, azotemia에 의해 urea가 증가하면 urea에 의한 osmotic diuresis가 발생할 수 있다.
- 이 상태에서 수분 섭취가 불충분할 경우 심한 탈수와 hypernatremia가 발생
- 따라서, **요량에 심한 변동이 있을 경우에는 부분적 요로폐쇄를 의심**해야 한다.

D. 기타 증상 (other symptoms)

(1) 방광 이하부 폐쇄 : hesitancy, postvoid dribbling, frequency, incontinence 등의 하부 요로 증상이 주로 나타난다.

(2) Acquired distal RTA, hyperkalemia, renal salt wasting

① Partial bilateral urinary tract obstruction에서 종종 발생한다.

② Renal tubulointerstitial damage와 동반

(3) 요로 감염 또는 요석이 있는 환자에서는 반드시 요로폐쇄를 염두에 두어야 한다.

① Urinary stasis : 균이 잘 자라는 환경이 된다.

② Urea-splitting bacteria : struvite stone과 연관됨.

(4) 고혈압

① Acute and subacute obstruction에서 흔하다. 이 경우 renin 분비의 증가에 의함.

② Chronic hydronephrosis : ECF volume이 증가하면 심각한 고혈압 발생 가능

(5) 적혈구증가증 : 드물지만 EPO의 분비 증가에 의해 발생할 수 있다.

진단 (diagnosis)

A. 병력 및 신체진찰 (history and physical examination)

(1) 병력 : 배뇨 장애, 통증, 감염, 요량의 변화

(2) 신체진찰

- 복부 진찰 : 신장 또는 방광의 팽창을 알아낼 수 있다.
- Rectal exam : 전립선의 크기, 직장 괄약근의 tone, 직장 또는 골반내 종괴 촉지
- Male : meatal stenosis, phimosis
- Female : vaginal, uterine, rectal lesions

(3) Insertion of a bladder catheter

- **요로폐쇄의 감별 진단을 위해 가장 먼저 시행하여야 한다.**
- **Diuresis가 일어나지 않을 경우, 그 다음으로 신장 초음파를 시행한다.**

B. 검사실 소견 (laboratory findings)

1. 요검사 (urinalysis)

(1) Hematuria, pyuria, bacteriuria 등이 보인다.

(2) Sediment는 대개 정상이다.

2. 신장초음파 (renal ultrasound)

(1) 민감도와 특이도가 90% 이상이지만, 다음을 고려하여야 한다.

(2) False positive

① Diuresis

② Multiple renal cysts

③ Extrarenal pelvis : 해부학적으로 normal variant

④ Inexperienced ultrasonographer

(3) **False negative**

① **폐쇄 초기에 신장 초음파를 시행한 경우**

② **Decreased urine flow : volume contraction, renal failure**

③ **Staghorn calculus**

④ **Encasement of ureters (eg, retroperitoneal fibrosis)**

⑤ **Infiltrative renal disease**

3. 경정맥 요로조영술 (intravenous urography, intravenous pyelography)

(1) Nephrogram

① 정상에 비해 nephrogram이 늦게 나타나고, 더 진하게 보인다.

② 신장의 크기 증가, 폐쇄 근위부의 calyx, renal pelvis, ureter 등의 확장

(2) Urogram : 정상에 비해 희미하게 나타난다.

(3) Obstruction level이 확인되거나 조영제가 모두 빠져나갈 때까지 반복 촬영

(4) 신기능이 저하되어 있을 경우에는 가치가 떨어진다.

4. Radionuclide scans

(1) 장점

① 요로 폐쇄를 감지하는 민감도가 높다.

② 조영제를 쓰기 어려운 환자에서 사용할 수 있다.

(2) 단점

① 해부학적으로 폐쇄 위치를 정확히 알기 어렵다.

② 신기능이 저하되어 있을 경우에는 가치가 떨어진다.

(3) 간헐적인 ureteropelvic obstruction이 의심되는 환자에서는 통증이 있을 때에 방사선학적 검사를 시행해야 진단할 수 있다. 증상이 없을 때에는 normal urogram이 보인다.

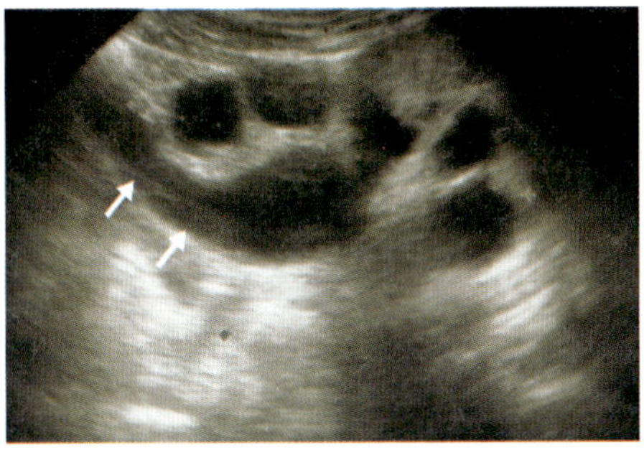

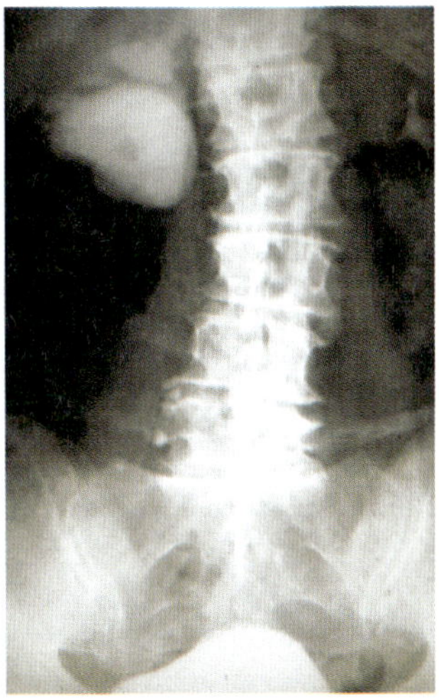

Figure 17-1 요로폐쇄의 초음파 및 경정맥 요로조영 소견. (위) 신장초음파에서 신우와 신배의 확장이 보이는 hydronephrosis. (오른쪽) right ureteropelvic junction obstruction.

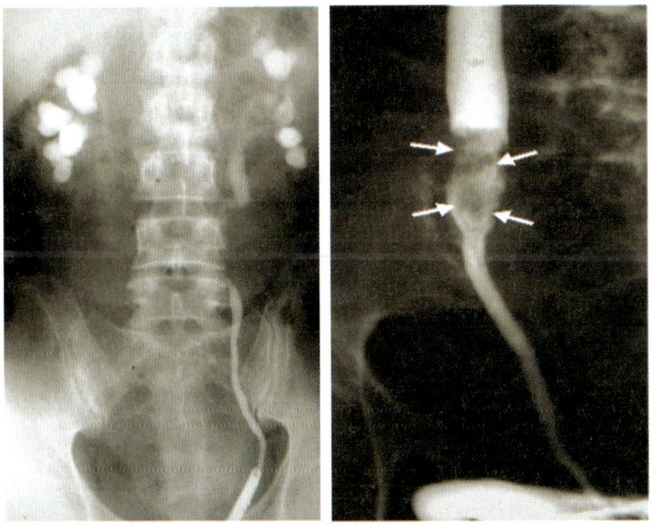

Figure 17-2
요로폐쇄의 retrograde pyelogram.
(왼쪽) retroperitoneal fibrosis 환자의 양측성 요로폐쇄 소견. 양측 pelvocalyceal system의 확장이 뚜렷하게 보이며, 양측 ureter는 retroperitoneal fibrosis에 의해 내측으로 이동되어 있다. (오른쪽) ureter tumor. 화살표로 표시된 종양의 위쪽 요관은 확장되어 있으며, 아래쪽 요관은 정상이다.

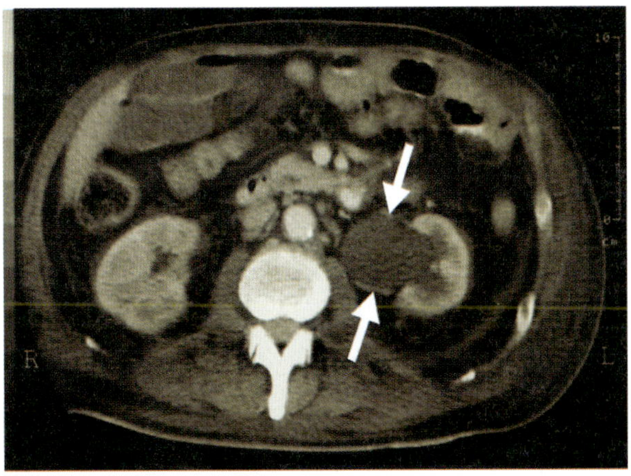

Figure 17-3
요로폐쇄의 CT 소견.
Left kidney의 hydronephrosis가 관찰되고, 동시에 소장의 확장이 관찰된다. 이 환자는 골반강에서 발생한 대장암에 의해 소장과 요로의 폐쇄를 보였다.

5. Retrograde or antegrade urography (RGP, AGP)

(1) 장점

① **요관 또는 신우의 폐쇄 부위 병변을 더 잘 보기 위해 시행**한다.

② **신기능 저하로 조영제 배설이 잘 안되는 환자에서 적합**한 방법이다.

③ **조영제에 의한 신독성을 피할 수 있고, 조영제 알레르기가 있는 환자에서 적합**

④ **Antegrade urography의 경우에는 일측성 요로 폐쇄에 대하여 즉각적인 decompression이 가능하다.**

(2) 단점

① IVU(IVP)에 비해 시행하기 어렵다.

② Retrograde urography : 방광경을 통해 ureteral catheterization을 시행하여야 한다.

③ Antegrade urography : 초음파 또는 투시의 도움을 받아 renal pelvis에 catheter를 삽입하여야 한다.

(3) 대부분의 경우 retrograde urography를 먼저 시행한다.

6. Voiding cystourethrography (VCU)

· Vesicoureteral reflux, bladder neck or urethral obstruction의 진단에 도움

7. Computed tomography (CT)

(1) Noncontrast CT : stone을 쉽게 찾을 수 있어 acute flank pain 환자에서 1차적 검사 방법으로 점차 많이 사용되고 있다.

(2) Paraaortic lymph node, retroperitoneal fibrosis 등의 복강내 또는 후복막내에 위치한 병변을 쉽게 발견할 수 있다.

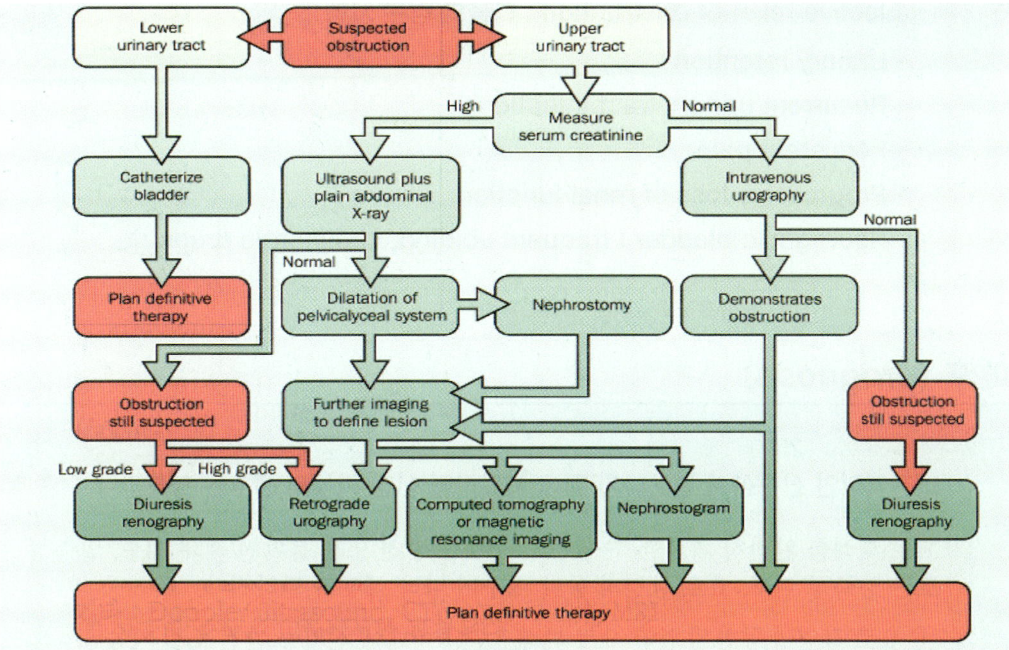

Figure 17-4 Urinary tract obstruction의 진단적 접근. 요검사, 혈청 전해질, 크레아티닌 검사를 시행하고, 신장 초음파는 널리 사용되는 1차적 영상 진단법이다.

치료 (treatment)

(1) **감염이 동반된 요로 폐쇄** : 패혈증 및 신기능 저하를 일으킬 수 있으므로 **즉각적인 치료가 필요**

① Drainage : percutaneous nephrostomy, ureterostomy, catheterization 등

② Antibiotics : 3~4주의 치료가 필요하다.

③ Chronic infection이 있고 신기능이 심하게 저하된 경우에는 nephrectomy 고려

(2) 감염이 동반되지 않은 요로 폐쇄 : 즉각적인 수술적 치료는 필요없다.

① 신기능의 저하가 심한 경우 투석 치료를 시작한다.

② 요로 폐쇄의 위치를 확인하기 위한 검사는 진행하여야 한다.

③ **Elective relief of obstruction : 다음의 경우 시행**

- Urinary retention
- Recurrent urinary tract infections
- Persistent pain
- Progressive loss of renal function
- Neurogenic bladder : frequent voiding, cholinergic drugs

예후 (prognosis)

(1) **비가역적인 신손상이 일어나기 전에 치료하면 신장 기능의 예후는 양호**하다.

(2) 요로 폐쇄를 완전히 치료할 수 없는 경우에는 완전 또는 불완전 폐쇄 여부, 일측성 또는 양측성 여부, 요로 감염의 동반 여부에 따라 예후가 달라진다.

① 요로 감염이 동반된 완전 요로 폐쇄 : 수일 이내에 신기능 완전 소실 가능

② 완전 요로 폐쇄의 경우 1~2주 내에 치료하면 GFR이 서서히 회복될 수 있으나, 8주 이후에는 회복 가능성이 거의 없다.

(3) **비가역적이라고 확실히 인정되지 않는 한, 신기능을 조금이라도 회복시키기 위해 요로 폐쇄를 적극적으로 치료하여야 한다.**

(4) Radionuclide scan : decompression 후 상당한 기간이 지난 후에 신기능의 회복을 예측하기 위해 시행할 수 있다.

폐쇄후 이뇨 (postobstructive diuresis)

(1) 양측성 완전 요로 폐쇄 치료 후 다뇨가 발생할 수 있다.

(2) Hypotonic urine이 대량으로 배설되며, Na, Cl, K, Mg 등이 다량 포함되어 있다.

(3) Massive natriuresis의 원인

① **Excretion of retained urea (osmotic diuresis)**

② **Impairment in net NaCl reabsorption (in terminal segments)**

③ **Natriuretic factors** : uremia 기간동안 체내에 축적되어 있다가 요량이 회복되면 NaCl의 재흡수를 방해한다.

(4) ECF volume이 정상으로 회복되면 diuresis도 대부분 소실된다. **따라서, hypovolemia, hypotension, 혈청 전해질의 이상 등이 있을 경우에만 urinary loss를 보충해 주어야 한다.**

(5) **소변으로 인한 volume loss의 2/3 가량을 보충**하면 위와 같은 합병증을 피할 수 있다. 지나치게 ECF expansion을 시키면 요량이 줄지 않고 diuresis가 지속된다.

(6) 대부분 **0.45% saline**을 사용한다.

(7) Electrolyte-free water가 손실되면 hypernatremia가 발생할 수 있다.

(8) 혈청 및 요 osmolality를 측정하여 fluid replacement의 지표로 삼아야 한다.

전립샘비대증 (benign prostatic hyperplasia)

A. 정의 (definition)

(1) 전립선 상피 세포와 stromal cell 모두의 증식

(2) Periurethral area에서 시작한다.

B. 역학 (epidemiology)

(1) Hyperplasia의 과정은 30대에 시작한다. 80대에는 85%에서 관찰된다.

(2) Risk factors : aging, functioning testes

(3) 40~79세의 남성 중 1/3에서 중등도 이상의 lower urinary tract symptom이 있다.

C. 병태생리 (pathophysiology)

(1) Testosterone : 5α-reductase에 의해 dihydrotestosterone (DHT)으로 변환된다. DHT는 전립선내의 남성호르몬의 대부분을 차지한다.

(2) 5α-reductase deficiency 또는 거세된 경우 BPH가 발생하지 않는다.

(3) DHT 및 다른 growth factor들의 작용에 의하여 전립선 세포의 증식과 apoptosis 사이에 불균형이 발생하고, 이로 인해 BPH가 발생하는 것으로 이해하고 있다.

D. 임상양상 (clinical manifestations)

(1) **방광 출구의 폐쇄에 의한 하부 요로 증상** : hesitancy, straining, sense of incomplete emptying, intermittency, weak stream, postvoid dribbling

(2) **2차적인 방광 근육의 수축에 의한 증상** : frequency, nocturia, urgency, urge incontinence

(3) **증상과 폐쇄의 정도와는 상관 관계가 없다.**

(4) 폐쇄가 지속되면 방광근육의 비대 및 섬유화가 진행됨

(5) 합병증

① Acute urinary retention

② Urinary tract infection

③ Stone formation

④ Chronic obstruction : hydroureter/hydronephrosis, renal failure

⑤ Hematuria : 전립선이 팽창하면 전립선 피막 위의 정맥이 늘어나 출혈이 발생할 수 있다. 그러나 다른 악성 종양이 같이 존재하는지 반드시 감별하여야 한다.

E. 진단 (diagnosis)

1. 병력 (history)

(1) 고령의 남성에서 증상이 있는 경우 하부 요로 증상만으로 진단이 되는 경우가 많다.

(2) International Prostate Symptom Score (IPSS) : 전립선 비대증의 증상 점수표로 증상을 평가한다.

① 0~7점 : mild symptoms

② 8~19점 : moderate symptoms

③ 20~35점 : severe symptoms

(3) **Voiding diary**

① 환자가 수일동안 소변량과 회수를 기록한다.

② 감별진단에 효과적이다. 예를 들어 환자가 nocturnal polyuria만을 기록했다면, BPH가 아닌 다른 원인을 감별하여야 한다.

(4) 고령의 남성에서 voiding symptom과 filling symptom이 동일하게 천천히 진행.

(5) 다음의 경우에는 BPH가 아닌 다른 원인을 고려하여야 한다("red flags").

① **발병이 빠른 경우**

② **50세 이전에 증상이 나타나는 경우**

③ **Filling symptoms만이 주로 나타나는 경우**

(6) 약물 복용력 : sympathomimetics, anticholinergics 등의 약물이 요로폐쇄를 일으킬 수 있다.

(7) Frequency, urgency 등의 요로 증상을 일으킬 수 있는 다른 질환

① **Diabetes mellitus**

② **Hypercalcemia**

③ **Urethral strictures** : 성병이나 비뇨기계 기구 삽입의 병력이 있다.

④ **Neurologic diseases** : stroke, Parkinson's disease, diabetic neuropathy

2. 신체진찰 (physical examination)

(1) Digital rectal examination (DRE) : 반드시 시행한다.

① 대칭적으로 커진 단단한 전립선을 만질 수 있다.

② 비대칭적이거나 nodule이 뚜렷하게 만져질 경우 prostatic cancer의 가능성↑

(2) Neurologic examination : peripheral neuropathy, saddle-area anesthesia 등 neurogenic bladder를 유발할 수 있는 신경 질환의 증거를 찾을 수 있다.

3. 검사실 검사 (laboratory tests)

(1) Urinalysis : pyuria, hematuria 등을 확인하기 위해 시행

(2) Uroflowmetry

① 간단히 측정할 수 있으나, 요량이 적을 경우에는 의미가 없는 경우가 많다.

② 최대 요량 〈 10 mL/sec인 경우 outlet obstruction을 강하게 시사한다.

(3) PSA

① Prostate cancer의 조기 진단을 위해 사용되지만, specificity가 낮다.

② 〉 4 ng/mL인 경우 ultrasonography-guided prostate biopsy를 시행해야 한다.

(4) Pressure-flow study : BPH 진단의 gold standard이지만 시행이 어렵다.

F. 치료 (treatment)

· 증상이 있는 환자에게는 우선 **α-blocker**를 사용하고, 전립선의 크기가 크거나 PSA 가 높은 환자에게는 **finasteride 또는 dutasteride**를 추가한다.

1. 내과적 치료 (medical therapy)

(1) α1-adrenergic blockers

① 증상 호전에는 효과적이지만, acute retention을 감소시키거나 전립선 수술로의 진행을 막아주지는 못한다.

② Doxazosin, terazosin : BPH 및 고혈압 치료에 효과적이지만, 고혈압 치료에 α-blocker만으로는 불충분하다.

(2) α1a-receptor blockers

① 전립선에 주로 분포하는 α 1a receptor에 대한 선택적 차단제로서, tamsulosin, alfuzosin 등이 있다.

② BP에는 영향이 거의 없다. 그러나 α-blocker의 부작용인 dizziness, asthenia 등은 저혈압과 직접적인 관련이 없으므로, 이 약제가 α-blocker에 비하여 다른 장점이 있는지는 불확실하다.

(3) 5α-reductase inhibitors

① Testosterone이 DHT로 변환되는 것을 막는다.

- Finasteride : type 2 isoenzyme을 억제
- Dutasteride : type 1, type 2 isoenzyme을 모두 억제

② 1년간 투여할 경우 전립선의 크기를 15~20% 감소시킬 수 있다. 2~4년간 투여할 경우 하부 요로 증상을 감소시킬 수 있다.

③ Acute urinary retention 및 전립선 수술의 필요성을 감소시킨다.

④ 증상 경감의 정도는 α-blocker보다 떨어진다.

⑤ 부작용 : 성기능/사정 장애(5%), PSA level의 감소 (PSA level 해석에 주의)

2. 외과적 치료 (surgical therapy)

(1) Transurethral prostatectomy (TURP)

① BPH 치료의 gold standard로 여전히 간주되고 있다.

② 치료가 빠르고, sexual dysfunction 또는 incontinence의 위험성이 적다.

18

Malignancies of the Genitourinary Tract

비뇨기계 악성 종양

방광암 (bladder cancer)

A. Uroepithelial tumor의 전반적 특징

(1) Renal pelvis로부터 urethra의 proximal 2/3에 이르는 부분은 모두 transitional cell로 덮여있다. 이 중 어느 부분에서도 종양이 발생할 수 있다.

(2) Uroepithelial tumor의 분포

① 90% : bladder

② 8% : renal pelvis

③ 2% : ureter or urethra

(3) M : F = 4 : 1

(4) **Polychronotropism**

① 시간이 경과할수록 요로계의 다른 곳에서 재발하는 경향이 있다.

② 따라서 요로계상피가 존재하는 한 요로계 전체에 대한 지속적인 감시가 필수적

B. 위험인자 (risk factors)

(1) **Cigarette smoking**

① Urothelial cancer의 50%(남성) 및 40%(여성)를 차지하는 원인

② 남성의 경우 비흡연자에 비하여 흡연자의 위험도가 2~4배

(2) 다른 위험 인자

① Aniline dyes

② Phenacetin, chlornaphazine

③ External beam radiation

④ Chronic cyclophosphamide exposure

⑤ *Schistosoma haematobium* : squamous cell carcinoma 및 transitional cell carcinoma 모두의 위험을 증가시킨다.

C. 병리 (pathology)

(1) Urothelial tumor의 95%는 transitional cell origin이다.

(2) Clinical subtypes

① 75% : superficial

② 20% : muscle invasion (+)

③ 5% : de novo metastatic disease

(3) Invasive tumor의 약 절반 가량은 superficial stage로부터 진행한 것이다.

(4) Carcinoma in situ (CIS) : 근육층을 침범하는 종양으로 진행하는 전구병변

(5) Histologic subtypes : grade I~III까지 나뉘며, grade III는 진행할 가능성이 높다.

D. 발병기전 (pathogenesis)

(1) Field defect in urothelium : 넓은 범위에서 다발성으로 발생할 수 있고 재발율이 높기 때문에 요로상피가 분포하는 영역 전체에 결손이 분포할 것으로 생각된다.

(2) 병변 초기에 나타나는 유전자 이상과 후기에 나타나는 유전자 이상이 구분된다.

① Deletions of 9q : 초기에 일어남

② Deletions of 3p and 5p : invasive lesion에서 더 흔하다.

③ Deletions at TP53 locus on 17p, DCC locus in 18q, RB locus on 13q24 : invasive lesion에서만 나타난다.

④ Deletions of 3p and 11p : superficial/invasive lesion 모두에서 보인다.

⑤ TP53 유전자의 변화가 있는 종양에서 전이 및 사망의 위험도가 높다.

E. 임상양상 (clinical manifestations)

(1) Hematuria : 80~90%의 환자에서 나타나며, exophytic tumor를 시사한다.

① Gross hematuria : 원인 병변은 bladder에 가장 많으나, benign cystitis(22%)가 bladder cancer (15%)보다 더 흔하다.

② Microscopic hematuria : prostate origin이 가장 흔하다(25%). Bladder cancer 중 2%만이 microscopic hematuria를 일으킨다.

(2) Irritative symptoms : in situ disease를 시사한다.

(3) Flank pain : mass에 의해 ureteric obstruction이 일어났음을 시사한다.

F. 진단 (diagnosis)

(1) Hematuria가 확인되면, urinary cytology, CT or IVP, cystoscopy가 필요하다.

(2) 무증상 환자들에 대한 선별검사 : 조기 진단에 도움을 주지만, 생존율 향상은 없다.

(3) Cystoscopy

① 보이는 병변의 수와 위치, 크기를 기록하고, 보이는 병변을 모두 제거한다.

② 근육 생검을 통해 침범의 깊이를 확인한다.

③ 정상 점막도 무작위로 생검하여 field defect 여부를 확인한다.

④ Cytology에서 양성일 경우 ureter 상방까지 catheterization하여 확인한다.

(4) CT and/or MRI : perivesical fat 침범 (T3 병변) 또는 nodal spread 여부 확인

G. 치료 (treatment)

Table 18-1 방광암의 치료.

Nature of Lesion	Management Approach
Superficial	Endoscopic removal, usually with intravesical therapy
Invasive disease	Cystectomy ± systemic chemotherapy
Metastatic disease	Curative or palliative chemotherapy ± surgery

신세포암 (renal cell carcinoma)

A. 특징

(1) Chemotherapy에 반응이 적다.

(2) IFN-α 및 interleukin-2 (IL-2) 등의 biologic response modifiers에 대해 반응이 있는 경우가 있다.

(3) 전이된 경우에도 임상 경과가 다양하며, 드물게 자연 관해되는 경우도 있다.

B. 역학 (epidemiology)

(1) Male : female ratio = 2 : 1

(2) Incidence peaks : 50~70대

(3) Environmental factors

① **Cigarette smoking (20 - 30%)**

② **Obesity**

③ **Acquired cystic disease associated with ESRD**

④ **Tuberous sclerosis complex (TSC)**

⑤ **Familial forms : von Hippel-Lindau (VHL) syndrome**

- Retinal hemangioma, hemangioblastoma (spinal cord and cerebellum), pheochromocytoma 등이 발생함.
- 35%에서 renal cell carcinoma 발생함.

C. 병리 (pathology)

(1) 대부분 proximal tubule의 epithelial cell에서 발생함.

(2) 97%에서 3p21-26 deletion이 발견됨.

D. 임상양상 (clinical manifestations)

(1) Triad (10~20%) : **hematuria, abdominal pain, flank or abdominal mass**

(2) Fever, weight loss, anemia, varicocele

(3) 우연히 발견되는 경우

① CT, USG, MRI의 사용이 늘어나면서 점차 증가

② 조기 발견이 늘어나면서 5년 생존율이 증가하고 있으며, partial nephrectomy로 충분한 경우도 늘어나고 있다.

(4) **Paraneoplastic syndrome이 흔하다.**

① Erythrocytosis (3%) cf. anemia (33%)

② Hypercalcemia

③ Nonmetastatic hepatic dysfunction (Stauffer syndrome)

④ Acquired dysfibrinogenemia

E. 진단 (diagnosis)

1. 진단적 평가 (standard diagnostic evaluation)

(1) CT scan of the abdomen and pelvis

(2) Chest radiograph

(3) Urinalysis

(4) Urine cytology

2. 감별진단 (differential diagnosis)

(1) Cysts

(2) Benign neoplasms (adenoma, angiomyolipoma, oncocytoma)

(3) Inflammatory lesions (pyelonephritis, abscess)

(4) Other primary or metastatic malignancies

① Primary : transitional cell carcinoma of the renal pelvis, sarcoma, lymphoma, Wilms' tumor

② Metastatic : melanoma

F. 병기 (staging)

1. Robson classification

(1) Stage I : confined to the kidney

(2) Stage II : extended through the renal capsule but confined to Gerota's fascia

(3) Stage IIIA : involvement of the renal vein or vena cava

(4) Stage IIIB : involvement of hilar lymph nodes

(5) Stage IV : local invasion (eg, adrenal gland) or distant metastases

G. 치료 (treatment)

1. 치료의 기본

(1) Localized tumors (stage I , II 및 III의 일부) : radical nephrectomy

(2) Partial nephrectomy : 적응증

① Bilateral synchronous RCC

② RCC in anatomically/functionally solitary kidney

③ Unilateral RCC with impaired contralateral kidney

(3) Advanced disease : 면역요법이나 화학요법은 효과 없음. 최근 새로운 molecular targeted agent가 사용됨.

2. Metastatic disease의 치료

(1) 예후는 다양하다.

(2) Poor prognostic factors

① No prior nephrectomy

② Karnofsky performance status 〈 80

③ Low Hb

④ High corrected calcium

⑤ Abnormal LDH level

(3) 1년 가까이 진행하지 않는 경우도 있다. 따라서 독성이 있는 치료를 시작하기 전에 진행 여부를 확실히 진단하는 것이 좋다.

(4) Surgery

① 통증을 감소시키거나 종괴로부터의 출혈을 막기 위해 시행하며, 다른 목적으로는 이득이 없다.

② Tumor regression을 유도하기 위한 nephrectomy는 불필요하며, cytokine 치료의 감수성을 높이기 위한 수술적 치료도 효과가 없다.

③ Nephrectomy 이후 재발한 환자에서 단일 병소로 재발한 경우 수술로 제거가 가능하면 수술할 수 있다.

(5) Molecular targeted therapy

① Sunitinib : multitargeted tyrosine kinase inhibitor(mTKI)로 RCC(특히 clear cell Ca)의 일차치료로 사용

② Sorafenib : sunitinib과 같은 mTKI로 IFN-α 에 실패한 RCC의 2차 치료로 사용

③ Temsirolimus : mTOR inhibitor로 poor-risk RCC 환자에서 효과적인 것으로 알려져 있음

④ Bevacizumab : VEGF inhibiting monoclonal antibody로 IFN-α 와의 병합요법으로 사용

(6) IFN-α 및 IL-2 치료

① 10~20%에서 tumor regression이 있으나 오래 지속되지 않는다.

② Surgery + IFN-α 가 IFN-α 단독 투여보다 효과가 더 좋다.

전립샘암 (prostate cancer)

A. 진단 및 치료 접근 : risk-adapted approach

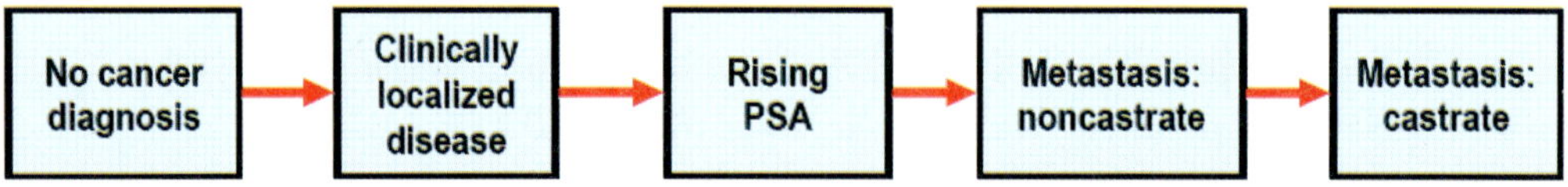

Figure 18-1 Risk-adapted approach in prostatic cancer.
전립샘암은 질환의 각 단계에 따라 치료 전략이 달라진다.

B. No cancer diagnosis

1. 임상양상 및 진단 (clinical manifestations & diagnosis)

(1) 증상 : symptoms of outlet obstruction, continence, potency, or change in ejaculatory pattern

(2) 신체 진찰 : digital rectal examination (DRE)

(3) **Prostate-specific antigen (PSA)**

① **Prostate-specific, but not prostate cancer-specific**

② Prostatitis, BPH, prostate cancer, prostate biopsy 후에 상승할 수 있다.

③ Cancer screening : **51~76세의 남성에게는 매년 DRE와 더불어 PSA 측정 권장**

④ Normal PSA level : 0~4 ng/mL

(4) Prostate biopsy

① Transrectal ultrasonography(TRUS)-guided needle biopsy로 확진한다.

② 최소 여섯 군데(오른쪽 3군데, 왼쪽 3군데)에서 생검 조직을 얻어야 한다.

2. 예방 (prevention)

(1) Finasteride

① Prostate cancer의 발생률은 감소, 그러나 조직학적으로 high-grade cancer ↑

② 생존율의 향상은 없었다.

C. Clinically localized disease

(1) Radical retropubic prostatectomy

(2) Radiation therapy

D. Rising PSA

(1) 수술 또는 방사선 치료 후 다른 증상이나 재발의 증거 없이 PSA만 상승하는 단계

(2) 대부분의 경우 systemic disease를 의미한다.

(3) 치료를 고려할 때 어느 시기에 재발할 것인지, 발견 가능한 질환이 있을 가능성이 어느 정도인지를 고려해야 한다.

E. Metastatic disease : noncastrate

(1) **Androgen 작용을 차단하거나 생성을 감소시키는 치료를 시행하여야 한다.**

(2) Castration은 환자들이 대부분 거부하므로 내과적 치료를 먼저 시행한다.

1. Androgen 생성의 감소

(1) Gonadotropin-releasing hormone (GnRH) analogues

① Leuprolide acetate, goserelin acetate

② 초기에는 LH, FSH가 상승하나 이후 수용체의 숫자가 감소하면서 chemical castration의 효과를 보인다.

③ 초기에는 testosterone 수치가 상승하여 일시적인 질환의 악화(flare-up)를 보일 수 있으므로, **심한 요로폐쇄 증상, 암에 의한 심한 통증, spinal cord compression 등이 있는 환자에서는 금기**이다.

(2) Estrogens : 거의 잘 사용되지 않는다.

(3) Progestational agents

(4) Ketoconazole : 부신에서의 androgen의 합성 감소

2. Androgen 작용의 차단 : antiandrogens

(1) Flutamide, bicalutamide, nilutamide

① Androgen 수용체 결합을 방해

② **GnRH analogue 투여 후 생길 수 있는 임상증상의 악화를 막기 위해** 사용된다.

③ **GnRH analogue 투여받는 대부분의 환자에 대해 첫 2~4주간 antiandrogen을 같이 투여**

④ Antiandrogen 단독 치료는 삶의 질을 다소 향상시킬 수는 있으나, 생존율은 떨어진다.

F. Metastatic disease : castrate

(1) Castration에 반응하지 않는 상태이지만, hormone 저항성을 의미하지는 않는다. 대부분 second-line 또는 third-line hormonal treatment에 반응이 있다.

(2) Castrate status에 따라 치료가 달라진다.

① Antiandrogen 단독 투여하던 환자 : GnRH analogue 투여 또는 orchiectomy

② Antiandrogen + GnRH analogue 투여하던 환자 : antiandrogen을 끊는다. 이후 질환이 다시 진행하면 다른 종류의 antiandrogen을 투여한다.

③ Estrogen, progestin, glucocorticoid, ketoconazole : 반응이 있을 수 있다.

(3) Cytotoxic agents : hormone response가 없어지면 고려할 수 있다.

(4) 통증의 치료

① 신경학적 증상이 동반되면 응급 치료를 요한다.

② Mitoxantrone : 통증을 경감시키고 환자의 운동성을 향상시킬 수 있다.

③ Bone-directed therapy : ^{89}Sr (metastron), ^{153}Sm-EDTMP (quadramet)

④ Zoledronate : 골통증 및 골절, 골병변의 방사선 치료의 필요성 등을 감소시킨다.

프리미어 내과

The Essence of Internal Medicine

PREMIER INTERNAL MEDICINE

혈액종양

Oncology and Hematology

혈액종양학

Oncology and Hematology

1

Approach to the Patient with Cancer

암환자에 대한 접근

서론 (introduction)

A. 암의 발생

(1) 발생 (incidence) : 미국의 경우 2007년 145만 여명의 신환이 발생하고, 56만 여 명의 환자가 사망함

(2) 가장 의미 있는 위험인자 : 연령 (age)

B. 우리나라 암 발생 현황

1. 우리나라 암 발생률 (1999~2001)

Table 1-1 우리나라 암 발생률 (1999~2001).

	남자	여자	계
연평균 발생건수	59,010	44,561	103,571
조발생률*	247.3	188.3	
연령표준화발생률	281.2	160.3	

*조발생률 및 연령표준화발생률은 인구 10만 명당 수치임(출처; 보건복지부, 2005 암발생통계 1999~2001)

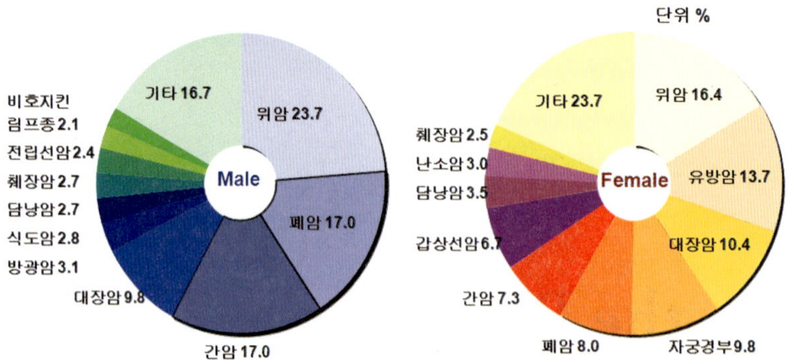

Figure 1-1 우리나라 성별 주요 암의 발생분율.
남성은 **위, 폐, 간**, 대장, 방광, 식도, 여성은 **위, 유방, 대장, 자궁경부**, 폐, 간이 주요 호발암 부위이다. 고연령층으로 갈수록 발생률은 증가하고 있으며, 향후 인구 고령화 추세로 미루어 볼 때 암발생률은 지속적으로 증가할 것으로 보인다(출처; 보건복지부, 2005 암발생통계 1999~2001).

2. 우리나라 5대암의 발생현황

Table 1-2 우리나라 성별 주요 암 발생현황 (1999~2001).

	남자			여자		
순위	부위	건수	조발생률	부위	건수	조발생률
1	위	41,927	58.58	위	21,886	25.77
2	폐	30,148	50.98	유방	18,249	21.74
3	간	30,007	44.95	대장	13,940	16.71
4	대장	17,352	27.31	자궁경부	13,084	15.50
5	방광	5,492	9.17	폐	10,695	12.39

3. 5년 생존율의 국제비교

Table 1-3 주요 암의 5년 생존율 국제비교.

	한국 (1995~2001)	미국 (1995~2001)+	일본 (1996)++
모든 암	**44.3**	**65.0**	**40.8**
위암	47.3	23.2	48.1
간암	13.1	9.7	14.4
폐암	13.0	15.3	15.0
대장암	58.0	64.1	53.5/51.3**
유방암	82.8	88.2	80.2
자궁경부암	79.8	73.3	65.4*

+ SEER, ++ 오사카 암등록본부, * 자궁암, **결장/직장
(출처; 보건복지부/국립암센터 National Cancer Screening Program)

C. 암환자들만의 특수성

(1) 암에 대한 치료 기술의 발전으로 완치율이 50%이 넘어섬.

(2) 그럼에도 불구하고, 암으로 진단받은 환자들은 많은 정신적 충격과 사회인식의 변화를 겪음.

(3) 췌장암 및 울혈성 심부전(congestive heart failure)으로 발전한 aortic stenosis 환자는 중앙 생존기간이 8개월로 암환자와 비슷하지만, 환자 자신 및 가족들이 느끼는 충격은 많은 차이를 보임.

환자에 대한 접근

※ 암환자에 대한 평가의 3단계 (매우 중요)
1. Histologic diagnosis
2. Extent of disease를 평가
3. 환자의 performance status를 평가 후 치료방침 결정

A. 진단 (diagnosis)

(1) 암의 진단 : 조직검사를 통해 반드시 조직을 얻어 병리학적으로 진단해야 함

(2) 조직검사(biopsy)를 통해 검사 가능한 항목

- 암의 조직형 및 등급 (histology and grade)
- 종양의 침습 정도 (invasiveness of tumor)
- 분자생물학적 정보 및 표식(molecular information and marker)

→ 이를 평가하기 위해서는 충분한 조직이 필요

(3) 원발부위 불명의 경우에도 나이, 성별, 침범부위, 조직형(histology), 종양 표지자(tumor marker)를 바탕으로 원발부위 규명을 위해 노력해야 한다.

※ 종양표지자의 임상적 이용-중요한 부분이니 잘 알아두세요

Table 1-4 각 종양에서의 종양표지자 역할.

Tumor	Marker	Screening	Prognosis	Monitoring	Recurrence
Colorectal	CEA	**No**	Yes	Yes	Yes
Ovary	CA-125	No[1]	No	Yes	Yes
Testis	hCG, αFP	No	In some studies[4]	Yes	Yes
Prostate	PSA	Yes[2]	Yes	Yes	Yes
Breast	CA 15-3,CEA	No	No	Yes	Yes
NHL	LDH	No	**Yes**	**No**	Yes
Myeloma	β_2-microglobulin	No	**Yes**	Yes	Yes
Hepatoma	αFP	Yes[3]	No	Yes	Yes

1) 일부 위험군에서는 CA-125, 자궁부속기 촉진, transvaginal USG가 사용될 수 있다
2) ACS(American Cancer Society)에서는 DRE(digital rectal exam)과 함께 screening으로 인정하고 있다
3) 간경변, B형 또는 C형 간염 보유자 등 고위험군에서 간초음파와 함께 사용
4) 조직형에 따라 다양하므로 일률적으로 적용하기는 어려움

*** 폐암의 경우 CEA가 증가하나 screening, recurrence의 표지자로 사용하지는 않는다.**

B. 병기 결정 및 예후 (defining the extent of disease and the prognosis)

(1) **진단 후에는 질환의 범위(extent of disease)를 평가해야 함**

(2) 완치 가능성 → 종양의 양(tumor burden)에 의해 결정. 따라서 종양의 양(tumor burden)이 적을 때 암을 조기 발견하려는 노력이 필요

(3) **암의 병기 (cancer stage) : 비침습적 또는 침습적 진단 방법을 통해 질환의 범위 (extent of disease)를 평가하는 것**으로 임상적 병기(clinical staging)와 병리학적 병기(pathologic staging)로 분류할 수 있다.

① 임상적 병기 : 신체검진, 영상학적 검사(imaging study)에 기초하여 평가하는 것

② 병리학적 병기 : 수술 과정 중 얻어진 정보나 수술로 얻어진 조직 결과에 근거하여 평가하는 것

(4) 병기(stage) 평가의 의의

① 질환의 범위를 평가하여 **치료 방침을 결정**한다.

② 범위에 따른 **예후를 예측**한다.

③ 환자 상태에 대한 **정보를 공유**한다.

(5) **TNM 병기 (TNM stage)** : 가장 널리 쓰이는 병기 시스템 (staging system)

① T staging : 원발 종양(primary tumor)의 크기 및 해부학적 구조에 의해 결정

② N staging : 림프절 침범(nodal involvement)의 여부에 따라

③ M staging : 전이(metastasis)의 여부에 따라

(6) 특수한 병기 (stage)

① Colorectal cancer : Duke staging

② Gynecologic cancer : FIGO staging

③ Hodgkin's disease : Ann-Arbor staging

(7) **치료 성적(treatment outcome)에 영향을 주는 요소**

① **병기 (stage)**

② **환자의 신체활동도 (physiologic status, performance status)**

- Karnofsky 활동도 (performance)
- ECOG

(8) 최근 분자생물학의 발달로 암유전자(oncogene)의 발현 여부, 약제 내성 유전자, apoptosis-related gene 등의 존재 여부가 치료반응과 예후에 많은 영향을 준다

C. 치료 계획의 수립 (making a treatment plan)

(1) 질환의 범위, 예후, 환자의 바램을 기초로 완치 또는 완화 등 치료 목적을 결정

(2) 치료 방침의 결정에는 외과, 치료방사선과, 종양내과 의사의 참여 및 협진이 매우 중요하다

예) locally advanced breast cancer의 경우 수술 전 neoadjuvant chemotherapy 또는 chemoradiation therapy가 성적을 향상시키므로 관련된 전문의사의 협진이 중요

D. 종양의 치료 및 치료와 관련된 합병증 (management of disease and treatment-related complications)

(1) 암의 치료는 여러 합병증을 수반하기 때문에 환자 치료 시 질환 자체 및 치료에 따른 합병증 뿐만 아니라 환자의 정신적, 사회적 문제까지 고려해야 한다

(2) 항암치료 때 흔히 나타나는 합병증 : 오심, 구토, 백혈구 감소 발열 (febrile neutropenia), 골수억제 (myelosuppression)

(3) 새로운 증상 발현 시 그것이 비가역적인 것으로 판명되기 전까지는 가역적인 것이라는 가정하에 회복할 수 있도록 최선의 노력을 다하는 것이 필요

(4) 우울증 (depression)

① 발병 : 전체 종양 환자의 25%, 전신쇠약이 동반된 환자에서는 더 흔해

② 진단

- 우울한 기분(depressed mood(dysphoria)이 있으면서 and/or
- Loss of interest in pleasure가 없는 경우가 2주 이상 지속 시

③ 치료

- 증상이 있는 환자는 반드시 치료 받아야
- Serotonin reuptake inhibitor : fluoxetine, sertraline, paroxetine
- Amitriptyline
- 증상 완화 후에도 6개월 이상 치료해야
- Support group, psychotherapy, guided imagery 등을 통한 psychosocial intervention도 도움

(5) 의사에게서 완치 가능성이 없다는 설명을 들으면 환자들은 비의학적 방법, 대체의학, 민간요법에 의지를 하게 됨. 이러한 것들은 환자에게 득보다 해를 끼치는 경우가 많으므로 담당 의사는 치료 초기부터 환자에게 이러한 사항에 대해 상담 및 권고하는 것이 필요.

E. 장기 추적 경과 관찰 (long-term follow-up)

(1) 치료 종료 후 영상학적 방법을 이용하여 종양에 대한 재평가를 실시해야 한다. 필요 시 조직검사도 시행

(2) 종양이 계속 존재 시 → multidisciplinary team을 통하여 새로운 구제요법을 수립

(3) 만약 존재하는 종양이 없다면 정기적인 추가 경과 관찰이 필요

(4) 경과 관찰을 위한 방문 시 혈액검사 및 영상학적 검사를 시행하나, breast, lung, colon cancer 및 lymphoma에서는 무증상 재발의 발견(조기발견)이 증상 발현 후 재발 발견보다 치료 결과가 더 좋다는 연구 결과는 없음. 따라서 최근에는 비용 대 효과의 문제로 방문 시기를 줄이며, 신체검진 및 병력평가만을 시행하는 경향도 나타남.

F. 완화요법 (supportive care)

1. 완화요법 (supportive care)

(1) 암치료 성공에 매우 중요한 요소

(2) 삶의 질을 결정하는 요소

2. 통증 (pain)

(1) 진단 당시 25~50%, 치료와 연관하여 33%, 병의 진행에 따라 75% 환자에서 통증이 발생

(2) 통증의 70%는 종양에 의해 직접적으로 발생하며 20%는 수술, 방사선치료 및 항암치료와 연관하여 발생하고, 나머지 10%는 종양 및 그 치료와는 연관이 없는 통증

(3) 통증의 평가 : 10-division visual analogue scale 사용. 환자의 임상증상은 계속 변화하므로 자주 평가하는 것이 중요

(4) **암성 통증의 치료 원칙 (중요)**

① 규칙적으로 투여 (By the **clock**)

② 간편한 투여 경로를 선택 (By the **mouth**)

③ WHO 3단계 진통제 지침에 따른 약제의 선택 및 추가 (By the **ladder**, **Figure 1-2**)

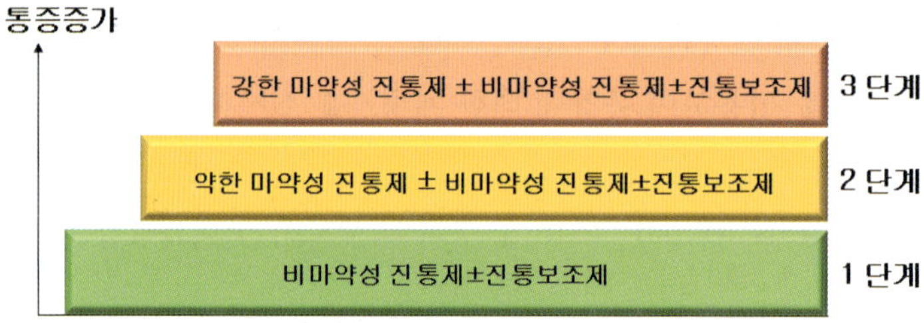
통증증가
강한 마약성 진통제 ± 비마약성 진통제±진통보조제
3 단계
약한 마약성 진통제 ± 비마약성 진통제±진통보조제
2 단계
비마약성 진통제±진통보조제
1 단계

Figure 1-2
WHO 3단계 진통제 사다리. 암성 통증의 치료는 3단계로 이루어지며 비마약성 진통제로부터 시작하여 통증이 증가함에 따라 강한 마약성 진통제까지 단계적으로 사용한다.

(5) 치료

① 대부분(70%)은 약물치료로 통증 호전

② **비스테로이드성 소염제 (NSAID)**

- 가벼운 암성 통증에 주로 사용되는 비마약성 진통제
- 소염작용이 있으므로 골 전이로 인한 통증 및 염증을 동반한 통증에 효과적
- **여러 종류의 NSAID를 사용하는 것은 부작용만 증가시키므로 피한다**
- **최대투여량에도 효과가 없으면 다음 단계로 넘어간다**

③ **마약성 진통제의 투여**

④ **신경병증 통증의 보조약제**

- 삼환계 항우울제 (eg, amitriptyline)
- **Gabapentin**, carbamazepine, dexamethasone 등

⑤ 그 외 방법 : 수술적 치료, neurostimulatory technique, regional analgesia, neuroablative procedure가 도움이 된다.

3. 오심 (nausea)

(1) 주로 항암화학요법 시행 시 많이 발생

(2) 시간에 따른 구토의 분류

① 급성 구토 (acute emesis) : 가장 흔한 형태로 항암치료 후 24시간 이내에 발생

② 지연 구토 (delayed emesis) : 항암치료 후 1~7일 후에 발생

③ 예기 구토 (anticipatory emesis) : 항암치료 전에 발생

(3) 급성 구토 (acute emesis)

① 기전 : chemoreceptor zone, cerebral cortex → vomiting center 자극 → motor center에서 secretory, muscle contraction유발 → emesis 발생

② 예방 (prevention)

- 경도의 구토 유발 항암제를 사용하는 경우 : prochlorperazine이 효과적
- 심한 구토 유발 항암제를 사용하는 경우 : **ondansetron** + dexamethasone 복합요법 사용

(4) 지연 구토 (delayed emesis)

① 항암화학요법으로 인한 장내 염증(bowel inflammation)이 원인

② 치료 : dexamethasone, metoclopramide

(5) 예기 구토 (anticipatory emesis)

① 치료 초반에 심한 구토(emesis)를 경험하지 못하게 하는 것이 중요

② 치료 시작 전 예방적 항구토제(prophylactic antiemetics) 사용

4. 삼출 (effusion)

(1) 체액이 비정상적으로 흉강(pleural cavity), 심낭(pericardium), 복강(peritoneum)에 축적되는 것

(2) 국소적 치료가 필요 없는 삼출의 경우

① 무증상

② 증상 있으나 전신적인 치료(systemic therapy)에 반응하는 종양과 관련된 경우 → 항암치료 등 전신적인 치료를 시행하면 되며 굳이 국소적 치료 안해도 됨

③ 증상 있으나 전신적인 치료에 반응하지 않는 경우에는 기대 생존기간이 6개월 이상일 때 국소적 치료 필요

(3) 흉수 (pleural effusion) → 호흡기학 chapter 15 참조

① 원인 (etiology) : **lung cancer, breast cancer, lymphoma에서 흔함**

② 치료 · 흉강천자 (therapeutic thoracentesis)
· 흉관 삽입 및 배액 (chest tube insertion & drainage)

③ 흉막유착술 (pleurodesis) : bleomycin, doxycycline 또는 talc이용

(4) 심낭 삼출 (pericardial effusion) : 심낭창(pericardial window)을 내어 drain

(5) 악성 복수의 치료 (treatment of malignant ascites)

① 반복된 복수 천사 (repeated paracentesis)

② 복강-정맥 단락 (peritoneovenous shunt)

* 합병증 : 폐색, 누수, 수분 과다 (fluid overload)

5. 영양 (nutrition)

(1) 종양 자체와 항암치료는 영양섭취의 감소를 초래하며, 대다수 진행성 암 환자는 체중감소와 식욕저하를 경험한다.

(2) 병인론 (etiology)

① 종양 인자 (tumor factor) : bombesin, adrenocorticotropic hormone

② 개체 인자 (host factor) : TNF, IL-1, IL-6, growth hormone

(3) 영양 공급(nutritional support)을 고려해야 할 상황

① 10% 이상의 아무 이유 없는 체중감소

② Serum transferrin level 〈 150 mg/dL

③ Serum albumin 〈 3.4 g/dL

(4) 비경구공급(parenteral supplementation)보다는 경구 또는 tube feeding이 선호

(5) 약물 치료 : **megestrol acetate (progestational agent)** → 영양 상태 개선 위해 사용

6. 심리적 지지 (psychosocial support)

(1) 암환자들이 겪는 심리적인 문제

① 못난 자화상에 대한 고통

② 일에 대한 욕구와 치료에 전념하기를 원하는 가족들과의 마찰

③ 성기능 저하

(2) Health care team은 동정심을 가지고 환자의 요구에 섬세히 다가가는 태도가 필요

(3) 생존한 암환자들이 겪는 어려움

① 치료 중단에 따른 두려움

② 수술 및 치료 과정 중 발생한 신체적 결함에 대한 적응 어려움

eg, breast cancer 환자에서 MRM (modified radical mastectomy), 탈모, rectal cancer 환자에서 Miles' 수술로 인한 항문 소실

③ 이전의 사회생활로 복귀하는 데 어려움

(4) 위의 어느 것보다도 제일 큰 두려움은 재발에 대한 두려움이다.

7. 사망

(1) 암환자에 있어서 제일 흔한 사망원인 : 감염, 신부전, 호흡부전, 간부전

(2) 암환자들의 암에 대한 반응의 단계 : denial → isolation → anger → bargaining → depression → acceptance → hope

(3) 환자 및 가족들에게 병의 경과에 대해서 사실 그대로 설명하는 것이 필요

(4) 환자를 편하게 할 수 있는 모든 것을 제공할 수 있다고 확신시키며, 포기하지 않도록 도와주는 것이 필요

8. End-of-life decision

(1) 가역적인 질환 또는 치료 부작용이 있는 환자의 경우 적극적, 집중적 치료 필요

(2) 하지만, 비가역적인 상태인 경우 환자의 뜻에 따라 치료 범위를 결정하는 것이 중요

(3) 위의 결정은 환자가 임종 직전의 상태가 되기 이전에 이끌어 내는 것이 필요

2

Early Detection and Prevention of Cancer

암의 조기진단과 예방

건강행태 및 교육

A. 금연

1. 서론

(1) 가장 회피 가능한 위험인자

(2) 흡연의 정도(일일 흡연담배 개수, 연기의 흡입 정도)는 폐암 사망의 위험도와 밀접한 관계

(3) 저타르 (low-tar) 담배도 더 깊고 많은 흡연을 유도할 수 있어 안전하다 할 수 없음

(4) **관련된 암 : 폐암, 후두암, 인두암, 식도암, 방광암, 췌장암**

2. 금연의 방법

(1) "흡연은 중독이다"라는 대전제 아래에서 금연이 이루어져야 함

(2) 한 번에 완전히 끊는 것이 천천히 줄여나가는 것에 비해 금연의 성공률이 높음

(3) 대부분 스스로의 노력으로 금연에 성공하나 중증의 흡연자(25개/일)에서는 금연 프로그램이 도움이 됨

B. 식생활 개선

(1) 일반적으로 고지방식이는 유방암, 대장암, 전립선암, 자궁내막암의 발생위험을 증가시키는 것으로 알려져 있음

(2) 하지만, 식이지방이 발암원인이라는 증거는 없음 (Table 2-1)

(3) 식이섬유의 항암효과에 대한 논란

Table 2-1 식이섬유의 항암효과에 대한 연구 비교.

Observational study	Polyp Prevention Trial
대장용종(colonic polyp) 및 침윤성 대장암(invasive colon cancer)의 예방에 효과가 있는 것으로 나타남	저지방 고섬유 식이와 일반식을 4년간 비교해 볼 때 용종 발생에 차이가 없음

(4) 비타민, 미네랄 및 기타 영양보조제가 균형잡힌 식사보다 우월하게 항암효과가 있다는 과학적 증거는 없음

C. 직사광선 회피

(1) **Basal cell 및 squamous cell skin cancer** : 자외선 노출에 비례하여 위험 증가

(2) 소아기 및 청소년기의 태양광에 의한 화상 : **성인에서 melanoma 증가와 연관**

(3) 태양광 노출의 감소 → skin cancer 위험도 감소시킴

암의 화학예방 (cancer chemoprevention)

A. 서론

1. 화학예방 (chemoprevention)

· 특별한 약물을 사용하여 침윤성 종양으로 발전하기 전에 병변을 억제, 정상으로 되돌리거나 또는 악성화를 억제시키는 것

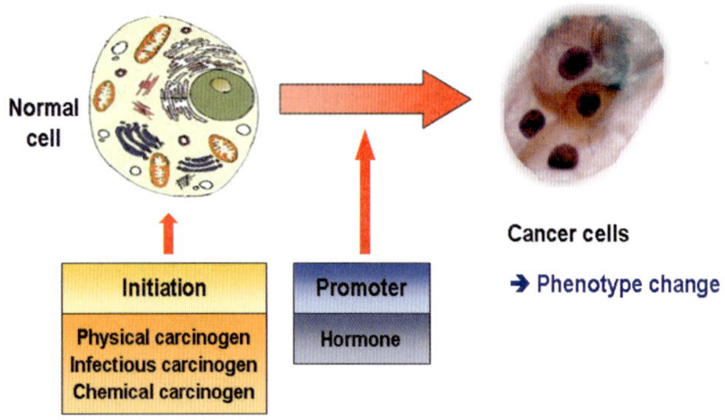

Figure 2-1 암의 발생 기전. 물리적, 생물학적, 화학적 발암물질에 의해 하나의 세포는 유전자 변형이 축적된다. 이렇게 유전자 변형을 축적시키는 요인을 **initiator**라고 한다. Initiation된 세포는 궁극적으로 형질변형을 통해 암세포로 발전하게 된다. 이렇게 유전자 변형이 축적된 세포를 악성화시켜 암세포가 되게 하는 요인을 **promoter**라고 하며 대표적인 것으로는 호르몬이 있다.

2. Initiator and promoter

(1) **Initiator** : 암으로 변화를 위해 유전자 변형을 축적시키는 요인 (eg, 물리적, 화학적 발암물질 등)

(2) **Promoter** : 변형된 유전자를 가진 세포에 대해 악성화 과정을 진행시켜 궁극적으로 형질이 변형된 암세포에 이르게 하는 것 (eg, 유방암, 전립선암 등에서 호르몬 등)

(3) Initiator와 promoter의 개념은 인위적인 것으로 쉽게 구분되는 것이 아니며, 특히 담배는 완전한 발암물질로 initiation과 promotion 두 군데 모두 관여한다.

B. 화학적 암예방을 위한 임상시험

1. Physicians' Health Trial

(1) 22,071명의 미국인 남자 의사들을 대상으로 β-carotene, aspirin vs placebo 비교

(2) **β-carotene의 경우 암발생 위험을 감소시키지 못함**

2. Women's Health Initiative

(1) 여성의 건강에 영향을 미치는 요소를 규명하기 위해 시행된 대규모 연구로 22개 그룹에 총 161,809명이 참여

(2) 호르몬 대체요법, 저지방식이, 칼슘 및 비타민 D 보충의 효과 평가

(3) 호르몬 대체요법의 경우 총 16,608명의 폐경 후 (postmenopausal) 여성 참여

(4) 결과

① 호르몬 대체요법 환자군이 위약군에 비해 심혈관계 질환 위험 높게 나와 조기종료

② 대장암의 위험도는 낮추는 것으로 나타났으나 **유방암의 위험도는 증가시킴.**

Table 2-2 Women's Health Initiative의 중요결과.

	Hazard ratio	CI (Confidence intervals)
대장암	0.63	0.43-0.92
유방암	1.26	1.00-1.59
심혈관계 질환	1.29	1.02-1.63

C. 특정 장기에 대한 암의 화학예방

1. 두경부 종양 및 식도암

(1) 흡연과 관련된 대표적 종양

(2) 완치된 암환자에서 금연 → 금연하더라도 2차 암의 발생을 줄이지는 못함

(3) **Isotretinoin (13-*cis*-retinoic acid)** : 치료한 두경부 종양 환자에서 2차 암의 발생은 감소시키나 1차 암의 재발에 의한 사망은 감소시키지 못해 전체적인 생존율의 증가는 없음

2. 폐암

(1) **Alpha-Tocopherol/Beta-Carotene (ATBC) Lung Cancer Trial**

① 50~69세의 남자 흡연자들에게 α-tocopherol과 β-carotene 또는 위약을 투여

② **β-carotene : 폐암의 발생과 사망률을 증가**

③ α-tocopherol : 폐암에 의한 사망률에 미치는 아무런 효과가 없음

(2) **Beta-Carotene and Retinol Efficacy Trial (CARET)**

① 17,000여 명의 흡연자 및 석면에 노출된 근로자들을 대상

② **β-carotene은 오히려 폐암의 발생을 높이는 것으로 나타남**

3. 대장암

(1) 대장암은 adenomatous polyp에서 발생하므로 polyp을 줄이는 것이 목표

(2) NSAID

① 초기 adenoma 형성을 억제하고 adenomatous polyp을 퇴화시킬 것으로 기대함

② Physician's Health Trial에서 아스피린 복용이 아무 효과가 없는 것을 나타남

(3) COX-2 inhibitor

① NSAID에 비해 더 좋은 예방효과가 있을 것으로 기대함

② 고용량 celecoxib : FAP 환자에서 대장내의 polyp 수를 감소시킴

(4) 역학적 연구에서 칼슘 섭취가 대장암 발생을 낮추는 것으로 제시되고 있음

(5) Women's Health Initiative 에서 호르몬 대체요법이 대장암의 발생을 낮춤

4. 호르몬과 연관된 종양

(1) 호르몬과 연관된 대표적인 종양

① 유방암

② 전립선암

(2) **Tamoxifen**

① 유방암에서 수술 후 보조요법(adjuvant)으로 사용 시 침범이 안된 반대쪽 유방의 암발생을 낮춤

② 고위험군에서 암발생 비율을 49% 감소시킴

③ 부작용 : 자궁내막암, 뇌졸중, 폐색전증 및 **심부정맥혈전(DVT) 증가**

(3) **Finasteride**

① 5α-reductase inhibitor : testosterone → dihydrotestosterone 전환 억제

※ dihydrotestosterone : testosterone보다 강력하게 전립선 세포 증식 자극

② 전립선암의 발생을 전체적으로 20% 감소시킴

(4) **Selenium and vitamin E**

① 전립선암 예방제로 현재 연구 중이며 몇몇 소규모 연구에서는 피부암에 대해 항암 효과가 있는 것으로 알려짐

② ATBC study에서는 비타민 E의 섭취가 전립선암 발생을 예방하는 것으로 나타남

암조기검진 (cancer screening)

A. 서론 (introduction)

(1) 무증상 환자에서 질환 초기에 진단하여 합병증과 사망률을 줄이는 것

(2) 암조기검진의 결과 및 효과 대해 주의할 점 : 여러 가지 교란변수를 고려해서 받아들여야 함. 예를 들어 lead-time bias 등 조기진단에 따른 사망까지의 시간 연장 등으로 실제로는 효과가 없어도 마치 효과가 있는 것처럼 보일 수 있음

(3) 암조기검진은 건강하고 무증상인 사람을 대상으로 시행하는 것이므로 **반드시 발생하는 위험보다 얻을 수 있는 이득이 커야**만 한다.

(4) 조기검진이 일반적으로 효과가 있다고 받아들여지는 종양

① **자궁경부암, 대장암, 유방암**

② 위의 질환들도 특정한 연령대에서만 이익이 있다고 여겨짐

B. 여러 종양의 조기검진

1. 폐암

(1) **단순 흉부방사선 촬영과 객담검사 → 사망률 감소의 효과는 없음**

(2) 흉부 CT

① 위양성(false-positive)이 높다.

② 때로는 진단 및 치료를 위해 추가적인 검사를 시행하게 한다.

③ 생존율 향상 여부는 불분명 : 현재 대규모 무작위 연구 진행 중

2. 난소암

(1) 조기검진 방법 : 자궁부속기 촉진, transvaginal ultrasound, serum CA-125

(2) CA-125

① 100,000명 시행 시 약 600명에서 상승 → 600명 중 난소암이 있는 경우는 20명

② 이 20명을 규명하기 위해서 600명에 대해 복강경 등 매우 침습적인 진단 방법이 사용될 수 있는 단점이 있음

(3) **NIH consensus (1994) : 보통 수준의 위험이 있는 여성에서 난소암에 대한 정기검진은 추천 안됨**

3. 전립선암

(1) 조기검진 방법 : 직장수지검사 (digital rectal examination), PSA (prostate-specific antigen)

(2) 전립선암에 대한 조기검진으로의 PSA는 여러 교란변수 때문에 그 효과 및 의의에 대해 많은 논란이 있음

(3) 아직까지 조기진단으로서의 PSA 효과에 대해서는 잘 디자인된 연구가 없음

C. 우리나라 5대 암의 조기 검진

Table 2-3 우리나라 5대암의 암 조기 검진.

Cancer	우리나라 국가 암조기검진사업*	미국 암협회(ACS)
유방암	40세 이상 여성** 2년 간격 유방촬영술(mammography)와 유방임상진찰	40세 이상이면 매년 유방촬영술과 유방임상진찰 20~40세는 3년에 한번씩 유방임상진찰
위암	40세 이상 남녀 2년에 한 번씩 위내시경 또는 위장조영술	없음
대장암	50세 이상 남녀 1년 간격으로 분변잠혈검사 (fecal occult blood) → 이상소견 시 대장내시경 (colonoscopy) 또는 조영바륨검사 (colon study)	50세 이상에서 직장내시경(sigmoidoscopy)은 3~5년에 한 번씩, 분변잠혈검사는 매년 시행
자궁경부암	30세 이상 여성 2년 간격으로 자궁경부질세포검사(Pap)	21세 이후 또는 첫 성경험 후 3년 이내에 시작 최소 3년에 한 번씩 Pap시행***
간암	40세 이상 남녀로서 liver cirrhosis나 HBsAg 또는 anti-HCV antibody 양성으로 확인된 사람인 경우에 6개월 간격으로 α FP와 간초음파 시행	바이러스 또는 알코올 등으로 인한 liver cirrhosis가 있는 경우 6개월 간격으로 α FP와 간초음파 검사를 시행

* 보건복지부/국립암센터 국가 암조기검진사업. 이 사업의 경우 검진비용과 치료비용 및 수검율 등을 고려하여 최대의 효과를 얻기 위해 설정된 것으로 우리나라 학회의 권고안과는 다소 차이가 날 수 있다.

** 30세 이상에서는 매월 유방 자가검진 할 것을 권고

*** ACS의 권고안 상세 : 첫 Pap 시행 후 매년 Pap smear 또는 2년에 한번씩 liquid-based cytology 시행. 30세 이후 연속 세 번 정상 또는 세포진 검사 음성이면 이후에는 매 2~3년에 한 번씩 시행

3

Cancer Genetics

암유전학

암 유전학 (cancer genetics)

A. 암(cancer)의 특징

(1) **Cancer는 유전적 질환(genetic disease)이다.**

(2) Cancer의 발생 : DNA 구조적 변화의 결과로 세포증식의 억제기능이 상실되어 발생

(3) DNA 변이 원인 : 무작위적 복제 에러, 발암물질에 노출, DNA repair system의 장애

B. Clonal origin and multistep nature of cancer

1. Clonal origin

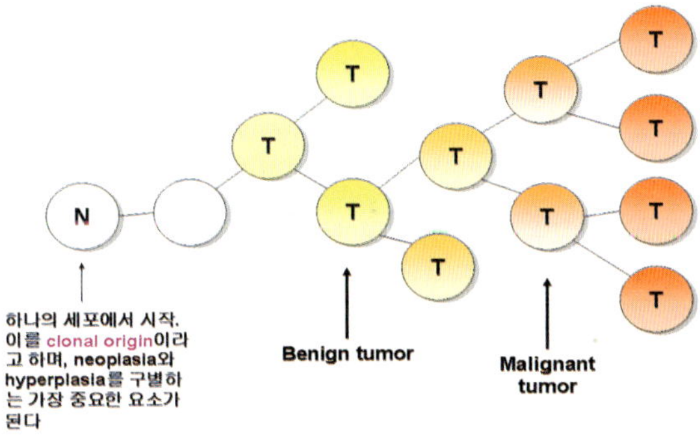

Figure 3-1 Clonal origin.
종양은 하나의 세포에서 기원하여 유전적 이상이 세대를 거치며 누적되면서, 양성종양을 거쳐 최종적으로 악성종양(malignant tumor)으로 변이(transformation)된다. 하나의 세포에서 시작한다는 점이 neoplasm과 hyperplasia를 구별하는 중요한 요소이다.

2. Multistep cancer development

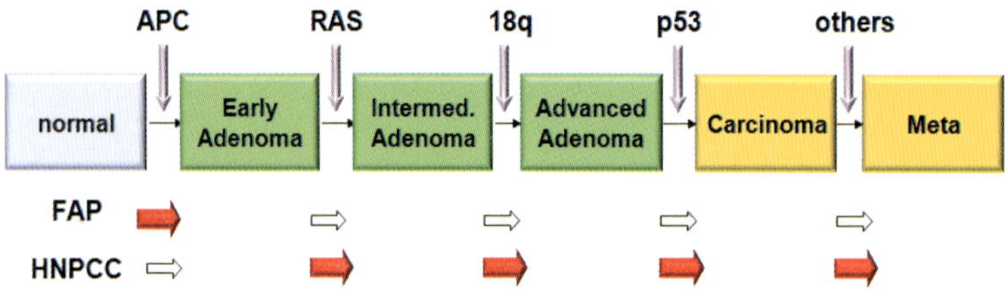

Figure 3-2 대장암 발생과정에서의 각 단계별 유전자 변이. 정상 상피세포에서 APC tumor suppressor gene이 억제가 되면 adenoma가 발생하고 이후 K-ras의 활성, TGFβII, p53의 비활성 등 축적되는 유전자 변이를 거쳐 암이 되고 전이(metastasis)를 하게 된다.

C. 암유전자의 분류 (general classes of cancer genes)

· 크게 세포성장에 직접 영향을 미치는 유전자와 caretaker로 나누어진다.

1. 세포성장에 영향을 미치는 유전자

(1) 종양유전자 (oncogene)

· 세포성장을 촉진한다.

· 정상세포에서는 엄격히 조절되나 암세포에서는 변이를 일으켜 유전자 발현이 증가한다.

(2) 종양억제 유전자 (tumor suppressor gene)

· 종양유전자와 달리 세포성장을 억제한다.

· 암세포에서는 이 기능이 억제되어 있는 경우가 많다.

2. Caretaker

(1) 직접적으로 세포성장에는 영향을 미치지 않지만 genome의 보존 및 유지에 중요한 역할을 한다.

(2) 이 기능을 상실하면 종양유전자, 종양억제 유전자를 포함한 모든 유전자의 변이가 증가한다.

D. 가족성 암 증후군 (familial cancer syndrome)

1. FAP (Familial Adenomatous Polyposis)

(1) Chromosome 5에 위치한 APC (adenomatous polyposis coli) 종양억제 유전자의 germline mutation이 원인

(2) 수 백~수 천 개의 adenoma가 대장에 발생

(3) 이들 중 일부 adenoma에서 유전적 변이가 계속 축적되어 악성종양(malignant tumor)로 변이(transformation)된다(**Figure 3-2**).

2. HNPCC (Hereditary Non-Polyposis Colon Cancer)

(1) FAP와는 달리 소수의 adenoma가 급속히 암으로 발전

(2) 관련된 gene (4가지) : *MSH2, MLH1, MSH6, PMS2*

3. 가족성 암 증후군의 발생 기전 (**Figure 3-3** 참조)

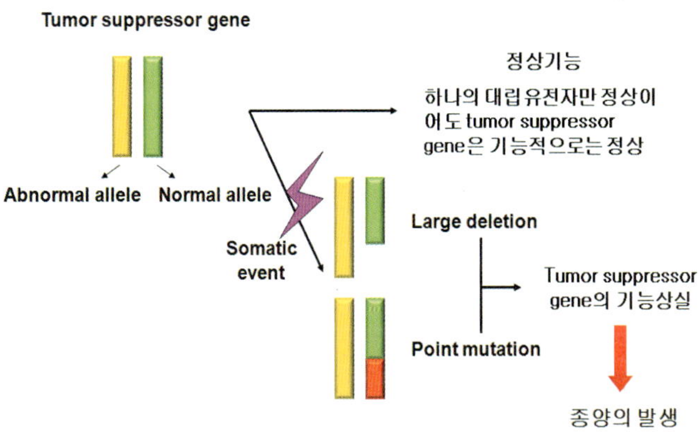

Figure 3-3
가족성 암 증후군의 발생기전. 한쪽 부모로부터 비정상 대립유전자를 물려받았다고 하더라도 종양억제 유전자의 경우 하나의 대립유전자만 정상이면 기능적으로 정상이다. 하지만, somatic event가 발생하면 성상 대립유전자에 large deletion, 또는 point mutation이 발생하고 종양억제 유전자의 기능상실이 초래되어 종양이 발생한다.

E. 가족성 암의 유전자 검사 (genetic testing for familial cancer)

(1) Cancer susceptibility gene의 발견 → 암환자 가족들을 대상으로 암발생 위험의 예측을 위한 DNA 검사 가능

(2) 현재 암유전자 검사(genetic cancer testing)가 도움이 되는 것으로 알려진 암과 해당 cancer susceptibility genes

① **Breast cancer : *BRCA1, BRCA2***

② Melanoma : *p16INK4*

③ **Colon Ca : *APC, HNPCC* gene**

(3) 암유전자 검사 시 주의점

① 반드시 숙련된 상담자가 상담 시행

② 암유전자 검진의 장·단점 및 그로 인한 관리, 정신적 충격에 대해 가족들의 확실한 이해가 필요

③ 검사 자체의 한계를 설명하고 "음성"이라는 표현은 쓰지 않는다. … 100% 찾아낼 수 없으므로 위음성이 존재

(4) 고위험 암환자 가족에 대한 위험도 평가 알고리즘 (**Figure 3-4**)

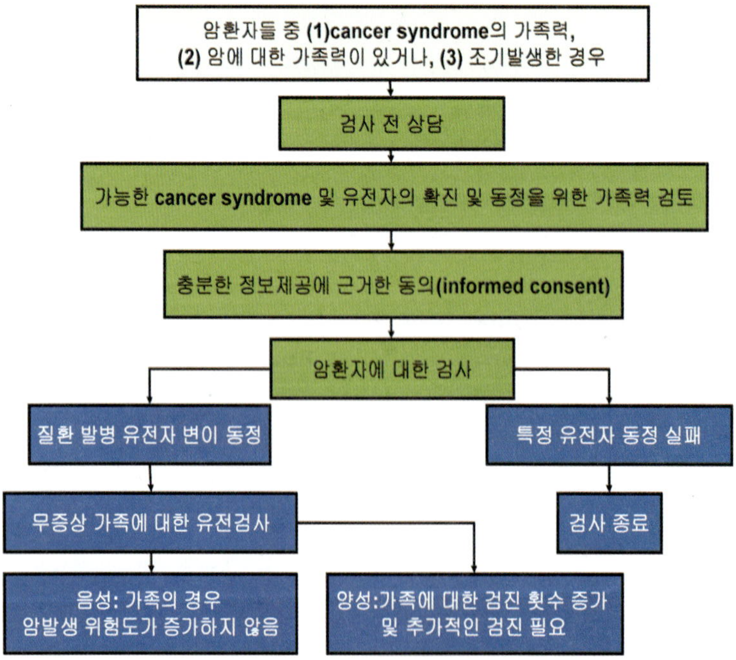

Figure 3-4
암환자 가족에 대한 평가 알고리즘.
음성으로 나오는 경우 유전적 요인으로 인한 암발생의 불안감을 줄이고, 암발생 위험도 증가가 없다는 정보제공 가능. 양성으로 나올 경우 검진 횟수를 늘이고, 예방적 수술 등의 조치가 가능하나 심리적 불안정(암에 대한 공포, 우울증)과 고용 및 보험에서 차별받을 가능성이 있으므로 주의해야 한다.

F. 종양유전자(oncogene) 활성화의 기전

1. Point mutation

(1) 종양유전자 변이(mutation)의 흔한 기전 중 하나

(2) *RAS* gene point mutation : 췌장암의 85%, 대장암의 50%에서 발견

2. DNA 증폭 (DNA amplification)

(1) DNA sequence 증폭 → gene product의 overexpression

(2) DNA 증폭의 확인방법

① CGH (comparative genomic hybridization)

② FISH (fluorescence in situ hybridization)

(3) DNA 증폭의 예

① ERB-B2/HER2 → breast cancer에서 발견

② N-MYC → neuroblastoma에서 발견

3. 염색체 재배열 (chromosomal rearrangement)

(1) 고형암에 비해 혈액암(leukemia, lymphoma 등)은 translocation이 흔하다.

(2) Burkitt's lymphoma에서 chromosome 8과 14의 translocation

→ Chr8의 MYC locus가 Ig heavy chain locus와 결합

→ MYC gene의 활성화

→ 활성화된 MYC gene 생성물은 악성화에 중요한 역할

(3) CML에서 **Philadelphia chromosome** (Figure 3-5)

Table 3-1 Chromosome translocation에 따른 유전자.

Gene	Translocation	Malignancy
BCR-ABL	(9;22)	CML
BCL2-IgH	(14;18)	Follicular lymphoma
MYC-IgH	(8;14)	Burkitt's lymphoma
RET	(10;17)	Papillary thyroid cancer

※ 왼쪽 표에서 gene-translocation-malignancy를 서로 연결시키는 문제는 자주 출제되므로 잘 알아두도록 합니다.

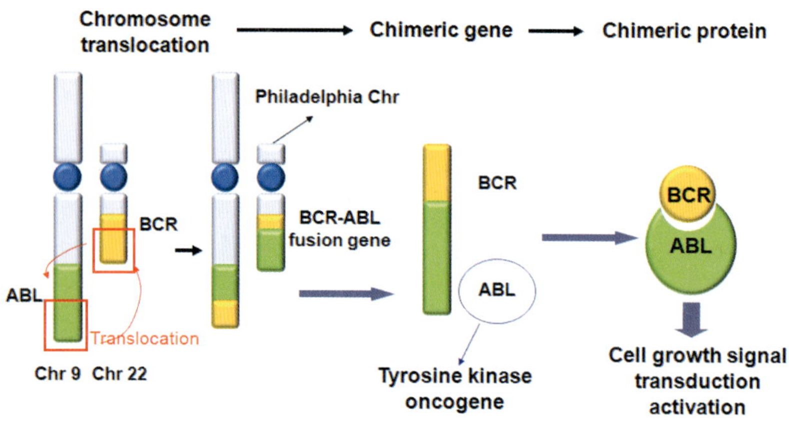

Figure 3-5 CML에서 Philadelphia chromosome. Chr9의 ABL gene과 chr22의 BCR gene 간의 translocation을 통해 만들어짐. ABL은 tyrosine kinase oncogene이다. BCR-ABL로 fusion 되면서 생성된 tyrosine kinase는 그 기능이 정상보다 활성화되어 세포성장을 매개하는 signal transduction을 차례로 활성화시켜 암발생을 일으킨다. **Imatinib(Gleevec)은 이 BCR-ABL tyrosine kinase의 inhibitor로 CML의 치료에 사용되는 molecular target 약제이다.**

G. 고형종양에서 염색체 불안정성 (chromosome instability)

(1) 많은 고형종양에서는 염색체 수에 이상(aneuploid)이 있음

(2) 이러한 이상(abnormal) 염색체는 translocation, deletion, amplification 등 구조적 이상을 보임

(3) 몇몇 종양에서는 분열기의 spindle check point(분열 전 spindle이 해당 염색체에 잘 부착되었는지 확인하는 과정)의 기능 이상을 보인다.

(4) 아직까지 chromosome instability에 관여하는 유전자나 그 원인에 대해서는 규명되지 못한 상태임

H. Virus와 연관된 암

(1) Burkitt's lymphoma : Epstein-Barr virus

(2) Hepatocellular carcinoma : hepatitis virus

(3) Cervix cancer : HPV (human papillomavirus)

(4) T-cell leukemia : retrovirus

I. 암에서 gene expression의 epigenetic regulation

(1) Epigenetics란?

· 일반적으로 DNA 염기서열의 변화와 재조합에 의해 형질(phenotype)이 결정되지만 DNA의 염기서열이 변하지 않더라도 (DNA methylation 등 이른바 epigenetic regulation에 의해) 유전자 기능이 변하고 형질이 달라질 수 있으며 이런 변화는 유전도 가능하다.

· Epigenetics란 DNA 염기서열 변화 없이 유전발현과 같은 기능의 변화여부를 알아보는 것.

(2) Epigenetic regulation은 DNA methylation 및 DNA를 둘러싼 histone의 acetylation, methylation 등을 통해 이루어진다.

(3) 사람의 암발생에 있어 epigenetic regulation 기전의 역할은 불분명함

(4) Epigenetic regulation이 암발생과의 연관을 시사하는 소견

① 암세포에서 DNA methylation level이 감소되어 있음

② 암발생 과정 중 몇 몇 tumor suppressor gene이 hypermethylation되어 그 기능이 저하되어 있음

4

Cancer Cell Biology and Angiogenesis

암세포 생물학과 혈관신생

암세포 생물학 (cancer cell biology)

A. 서론 (introduction)

(1) 암(cancer)을 정의하는 2가지 특징

① 무한 증식 (unregulated cell growth)

② 조직 침습 및 전이 (tissue invasion and metastasis)

(2) 암(cancer)은 악성종양(malignant neoplasm)과 동의어

① 암종 (carcinoma) : 상피 기원(epithelial origin)의 종양

② 육종 (sarcoma) : 비상피 (nonepithelial) 조직인 중간엽 기원의 종양

(3) **암은 유전질환 (genetic disease)**

① 세포 손상 회복 기전의 소실

② 세포 주기를 조절하는 유전자 (gene) 변이, 세포 증식의 경로 (pathway) 활성화, 세포 분화의 경로 억제

(4) 전통적인 암치료의 한계

① Gompertzian 유사 성장*을 하는 고형종양의 특징 * Chapter 5 참조

② 약제내성을 쉽게 획득하는 유전적 불안정성

B. 세포주기 (cell cycle)

1. 정상 세포주기

(1) 정상 세포주기는 M, S, G1, G2 4개의 phase로 나뉘어져 있음

① **M phase** : 증폭된 염색체 및 세포질이 2개로 분열되어 딸세포가 되는 과정

② **G1 phase** : 세포가 DNA 합성으로 들어갈 것인지 결정되는 시기

③ **S phase** : DNA가 합성되는 시기

④ **G2 phase** : DNA 합성의 정확성을 평가하고 에러를 수정하는 시기

(2) **각 단계는 CDK(cyclin-dependent kinase)에 의해 조절**

(3) **이들 세포주기 중 G1→S의 단계가 세포분열에 가장 중요한 과정**

(4) **세포주기를 조절하는 분자생물학적 결함이 암발생의 중요한 요인임**

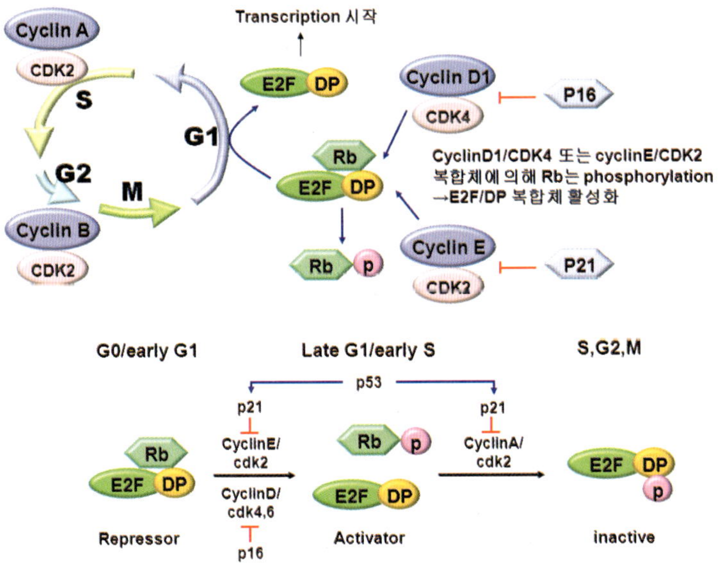

Figure 4-1
세포주기 모식도.
(A) 세포주기와 CDK. G1→S phase가 가장 중요하며 이를 위해서는 Rb의 인산화를 통한 E2F/DP의 활성화가 필요하다. 각 단계마다 cyclin/CDK complex가 조절자 역할을 한다. (B) cyclin/CDK complex와 조절자. Rb의 인산화에는 cyclin/CDK complex가 관여하며 이들 complex는 p21과 p16에 의해 억제된다. p53은 이들 p21과 p16의 활성화 시킨다.

2. p53

(1) 기능 : guardian of the genome

(2) 기전 (**Figure 4-2**)

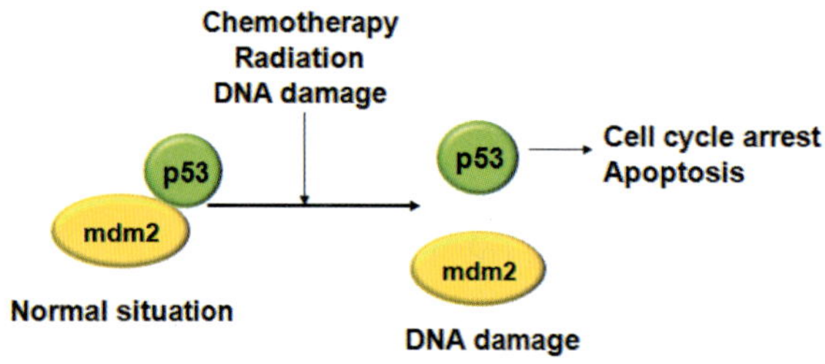

Figure 4-2 p53의 활성화 기전.
정상 시에 p53은 mdm2와 결합하여 낮은 농도로 유지되어 있다. 하지만, chemotherapy, radiation 및 기타 DNA 손상이 발생하는 상황이면 mdm2는 p53과 분리되어 높은 농도를 유지하게 된다. 높은 농도의 p53은 세포주기 정지 및 apoptosis가 이루어지도록 한다.

(3) 후천적 p53 mutation : 암에서 가장 흔한 유전자 변이

① p53에서 germline mutation : Li-Fraumeni familial cancer syndrome

② **p53 pathway 불활성화 : 세포주기 정지 및 DNA 손상에 따른 apoptosis가 이루어지지 않음**

③ chromosome instability가 증가

3. Rb

(1) Rb pathway 기능을 억제하는 유전자 이상은 거의 모든 암에서 발생할 것으로 생각

(2) Rb의 기능손실 → 외부 신호 없이도 세포분열기로 들어가게 한다.

C. 신호전달 경로 (signal transduction pathway)

1. Receptor tyrosine kinase

(1) **Receptor tyrosine kinase** : transmembrane glycoprotein으로서 ligand가 결합하게 되면 세포질 내의 tyrosine kinase를 활성화시킨다.

(2) 이러한 tyrosine kinase는 세포증식, 생존, 혈관신생, 이동에 관여하며 암치료에 매우 매력적인 표적

(3) **HER2/*neu***

① Epidermal growth factor receptor (EGFR) family의 하나로서 유방암 30%에서 과발현됨

② 과발현된 유방암의 경우 항암치료에 잘 안들으며 그렇지 않은 환자에 비해 생존율이 감소함

③ **Trastuzumab (Herceptin)**

- 종양세포 표면에 발현되어 있는 HER2/*neu*에 결합하는 **humanized monoclonal antibody**로서 수용체를 내재화시켜 그 기능을 감소
- 임상시험에서 이전에 치료받은 전이된 유방암 환자에서 15%의 반응률을 보임
- HER2/*neu*가 과발현된 유방암 환자에서 다른 항암제와 복합투여 시 통계적으로 유의한 생존율의 향상을 보임

(4) EGFR

① RTK(receptor tyrosine kinase)의 한 군으로 두경부 종양, 폐암, 식도암 등 많은 종양에서 과발현되어 있음

② 일반적으로 EGFR의 과발현이 있을 경우 불량한 예후를 가짐

③ **Gefitinib (Iressa), erlotinib (Tarceva)** : 대표적인 EGFR tyrosine kinase inhibitor로서 이전에 치료받은 폐암환자에서 항암효과가 있음

2. Ras pathway

(1) PI3K pathway와 더불어 가장 많이 연구된 신호전달 경로

(2) *RAS* protooncogene의 mutation은 암의 20%에서 발견

(3) 주로 췌장암, 대장암, 폐암 및 급성 골수성 백혈병에서 관찰됨. 85%는 K-RAS 이상

(4) RAS는 Raf serine/threonine kinase를 활성시키고 차례로 MAP (mitogen-activated protein) kinase pathway를 활성화시킴

(5) 활성화된 MAP kinase pathway는 최종적으로 세포질 및 핵 내에 세포증식과 관련된 transcription 활성화에 관여하는 단백질을 목표로 함

(6) **Farnesyl transferase inhibitor (FTI)** : RAS의 farnesylation 억제를 목표로 개발된 것으로 임상시험에서는 기대있는 성과를 내지 못하고 있음

3. PI3K pathway

(1) PI3K는 heterodimeric lipid kinase로 phosphatidylinositol bisphosphate(PIP2)를 phosphatidylinositol trisphosphate(PIP3)로 전환시킴

(2) PIP3는 pleckstrin homology(PH) domain에 결합하여 serine/threonine kinase AKT 및 PDK를 활성화시킴

(3) **활성화된 AKT는 여러 표적분자를 억제 또는 활성화시켜 apoptosis를 방해하고 세포증식 및 transformation에 관여**

(4) PI3K pathway의 활성은 인간 암의 30~40%에서 관찰

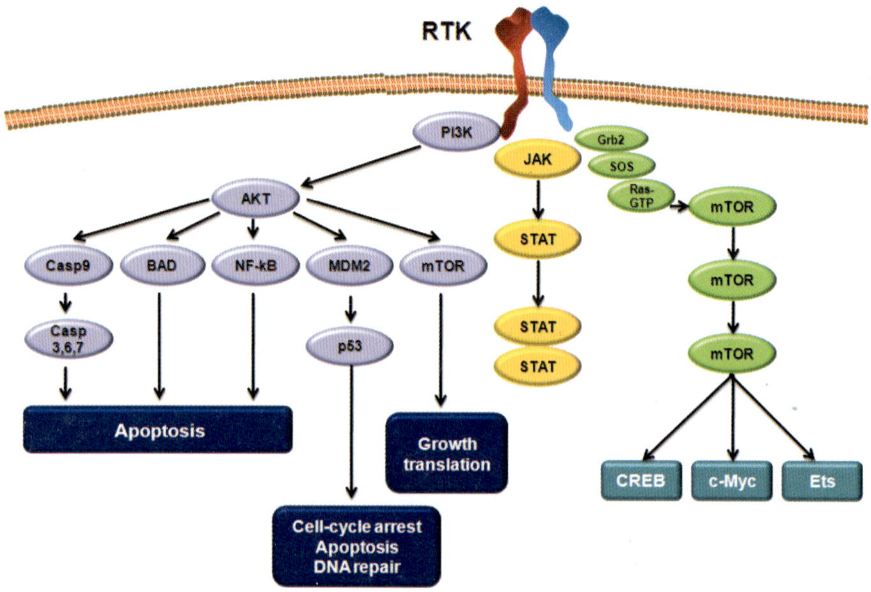

Figure 4-3 Signal transduction pathway의 모식도.
(1) activated PI3K는 PIP3를 생성하고 이는 Ser/Thr kinase AKT를 활성화시킨다. AKT는 apoptosis에 관여하는 BAD 및 caspase를 억제하며, NF-κB, mdm2, mTOR는 활성화시킨다. NF-κB는 암세포 분열, 증식에 관여하는 transcription factor이고, mdm2는 p53과 결합하여 그 기능을 억제한다. mTOR는 세포성장에 관여하는 downstream kinase의 하나로 cellular RNA의 translation을 증진시킨다. (2) RAS에 의해 활성화된 Raf는 차례로 MAP kinase pathway를 활성화시켜 차례로 Erk까지 활성화된다. 활성화된 Erk는 세포질과 핵 내의 세포증식과 연관된 표적분자를 활성화시켜 해당 유전자의 gene expression을 증가시키게 된다. (3) BAD와 caspase는 apoptosis와 연관된 분자로 apoptosis를 촉진시키며, AKT에 의해 억제된다.

D. Targeting Bcr-Abl with Imatinib

1. Bcr-Abl

(1) CML 환자 전체 및 ALL 환자의 30%에서 발현

(2) Bcr-Abl fusion protein : 세포질에 활성화된 tyrosine kinase domain이 있음

2. Imatinib mesylate (Gleevec)

(1) ATP binding site의 low-molecular weighted competitive inhibitor

(2) **작용하는 ATP binding site : Bcr-abl, c-Abl, PDGFR (platelet-derived growth factor receptor), c-kit**

(3) CML에서 효과

① chronic phase CML : interferon에 실패한 환자들도 95%에서 혈액학적 완전 관해 유도 가능

② Blast crisis : 반응률이 52%에 이르나 1년 재발률이 78%로 반응유지 기간은 짧음

③ 치료 중 재발 → *bcr-abl* gene의 mutation과 연관

(4) **GIST (gastrointestinal stromal tumor)**

① GIST의 pathogenic molecule : **c-Kit**

② imatinib은 c-Kit의 kinase domain을 억제하여 항암화학요법에 불응인 종양에서 50%이상의 반응률을 보임

(5) CMML (chronic myelomonocytic leukemia)

① Myeloproliferative disorder

② Tel-PDGFR translocation은 **PDGFR kinase domain**을 활성

③ imatinib은 이 kinase를 억제하여 효과를 나타냄

Epigenetics

A. 서론 (introduction)

(1) Chromatin structure : gene transcription의 계층적 순시를 조절. 만약 chromatin remodeling에 문제가 생기면 비정상적인 유전자 발현이 발생하며 이는 미분화세포의 증식을 초래하여 암세포로 분화되게 한다

(2) Epigenetics : **DNA 염기서열의 변화없이 유전자 발현과 같은 기능의 변화에 대해 살펴보는 학문**

B. Epigenetics와 종양억제 유전자 (tumor suppressor gene)

1. 종양억제 유전자의 에피제네틱 불활성(epigenetic silence)의 기전

(1) **여러 암세포에서 종양억제 유전자의 에피제네틱 불활성(epigenetically silenced) 되어 있음이 발견**

(2) 기전

① 종양억제 유전자의 promoter region에 대한 **hypermethylation**이 공통의 기전

② Promoter region의 CpG island에 hypermethylation이 일어날 경우 HDAC (histone deacetylase) 참여가 이루어짐

③ HDAC은 nucleosome의 histone에 대한 deacetylated 상태를 유지시켜 종양억제 유전자의 전사를 억제함

④ 만약 core histone에 대한 acetylation이 일어나거나 HDAC inhibitor를 첨가하면 chromatin이 개방되면서 전사가 시작됨

(3) 일차적 DNA 구조 변화와 달리 epigenetic change는 가역적이며 따라서 여러 치료적 시도의 좋은 모델

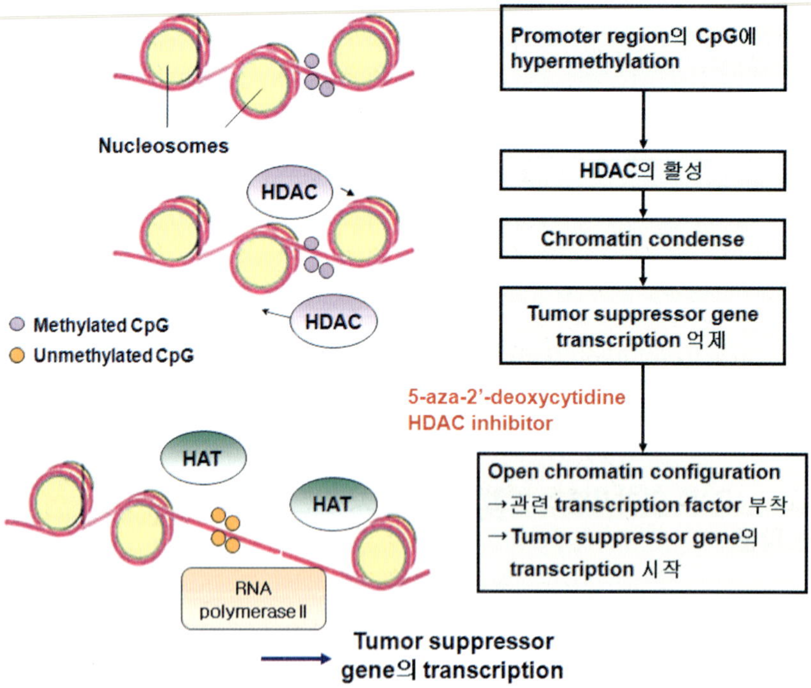

Figure 4-4 Epigenetics와 tumor suppressor gene의 epigenetic silence.
Tumor suppressor gene의 promoter에 hypermethylation이 일어날 경우 methyl-cytosine binding protein과 HDAC(histone deacetylase)이 결합한다. 이들은 chromatin을 응축시키며 tumor suppressor gene의 transcription을 억제. 여기에 5-aza-2'-deoxycytidine같은 demethylating agent 또는 HDAC inhibitor를 첨가할 경우 응축된 chromatin이 개방되어 transcription이 일어난다.

2. 인간 암세포에서의 epigenetics

(1) 췌장암, 다발성 골수종 : p16 promoter가 methylation에 의해 불활성화

* p16 : cell cycle에서 cyclin D1/CDK4를 억제하여 G1에서 S phase의 진행을 중단

(2) 신장암, 유방암, 대장암 : 각각 *VHL, BRCA1, STK11*(serine/threonine kinase) gene이 에피제네틱 불활성화되어 있음

(3) **PML-RARα fusion protein**

① **APL(acute promyelocytic leukemia)에서 흔하게 발견되며 t(15;17)에 의해 생성**

② PML-RARα fusion protein은 retinoic acid에 반응하는 promoter에 결합한 후 HDAC를 참여시켜 유전자 발현을 억제시킨다 → 이렇게 되면 promyelocyte stage에서 분화가 정지

③ **ATRA(RARα의 ligand)로 치료 시 HDAC의 활성이 감소되어 다시 분화가 유도되며 치료가 이루어진다.**

(4) 치료약제의 개발

① HDAC inhibitor의 개발 : 여러 약제가 연구 중에 있으며 이들 중 일부는 제1상 연구에서 항암효과가 있는 것으로 알려져 있음

② CpG의 hypermethylation의 환원 : 대표적인 약제로 **5-aza-2'-deoxycytidine**가 있음. 현재 몇몇 약제가 임상시험 중에 있음

C. Transcription factor and proteasome

1. Transcription factor

(1) 암세포의 증식 및 생존에 관여

(2) STAT(signal transducer and activator of transcription)-3, STAT5, NF-κB, β-catenin, c-myc 등이 있다.

2. Proteasome

(1) NF-κB는 IκB와 결합하여 억제되어 있음. 하지만 proteasome system 및 IKK(IκB kinase)에 의해 IκB가 분해되면 NF-κB는 활성화되고 핵 내에서 transcription의 기능수행

(2) Proteasome inhibitor는 이 IκB의 분해를 억제하여 NF-κB의 활성을 억제한다.

(3) **Bortezomib** : 대표적인 proteasome inhibitor로 다발성 골수종(multiple myeloma)에서 좋은 성적을 보이고 있다.

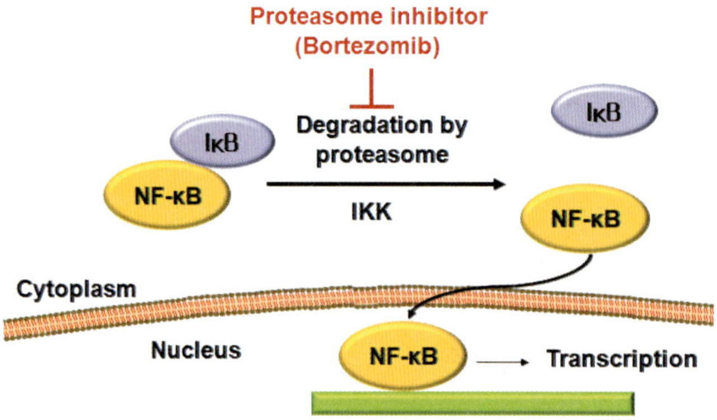

Figure 4-5
Proteasome inhibitor의 작용기전. NF-κB는 IκB에 의해 억제되어 있다. 이 IκB는 proteasome과 IKK에 의해 분해되고 free NF-κB는 핵내에서 transcription factor로 유전자 발현을 증가시킨다. Proteasome inhibitor는 IκB를 분해하는 proteasome을 억제하여 NF-κB에 의한 유전자 발현을 감소시킨다. 대표적인 proteasome inhibitor로는 bortezomib이 있다.

Apoptosis

A. 서론

(1) 세포 자연사 (apoptosis) : 정상적인 세포성장 조절기능이 상실될 경우 세포사망이 이루어지게 되어있는 유전적인 프로그램

(2) Extrinsic pathway와 intrinsic pathway의 2가지가 있다

B. Extrinsic and intrinsic pathway

(1) **Extrinsic pathway** : Trail(**T**NF-**r**elated **a**poptosis-**i**nducing **l**igand) 및 CD95L가 세포막의 death receptor(DR) 또는 TNF receptor에 결합하는 경우 이 receptor에 결합되어 있는 pro-caspase 8이 caspase 8로 활성화된다. 이 caspase 8은 차례로 caspase 3,6,7을 활성화시켜 apoptosis를 유발한다(**Figure 4-6**).

(2) **Intrinsic pathway** : DNA 손상, 방사선, oncogene-induced proliferation, ECM 부착의 소실 등의 스트레스는 mitochondria에서부터 **cytochrome C**를 유리시킨다. 유리된 cytochrome C는 APAF-1과 함께 pro-caspase 9를 caspase 9로 활성화시키며, 활성화된 caspase 9는 effector caspase를 차례로 활성화시켜 apoptosis를 유발한다.

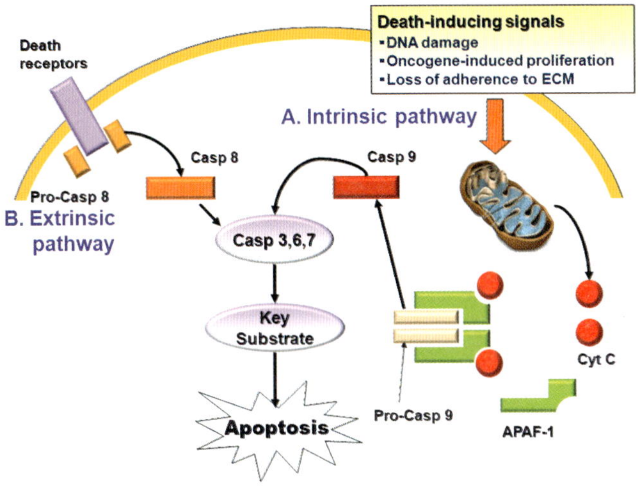

Figure 4-6 Intrinsic pathway와 extrinsic pathway.
A. Intrinsic pathway : DNA damage 등 세포에 대한 여러 스트레스는 mitochondria에서 cytochrome C를 유리시키고 유리된 cytochrome C는 APAF-1과 결합한 후 pro-caspase 9를 caspase 9로 활성화시키고 이것은 차례로 caspase 3,6,7을 활성화시켜 apoptosis를 유발한다. **B. Extrinsic pathway** : TRAIL 또는 CD95L은 death receptor와 결합 후 procaspase 8을 caspase 8로 활성화시키고 이것은 차례로 caspase 3,6,7을 활성화시켜 apoptosis를 유발한다.

※ **Caspase**란? 단백질 분해효소로 세포자연사 뿐 아니라 세포구조의 분해에도 영향을 미친다. 즉, apoptosis를 유도하기도 하지만, 세포유지에 필수적인 구조물도 분해하여 apoptosis를 유발한다.

C. Mitochondria에서의 apoptosis

(1) Intrinsic pathway에서 중요한 결정요인은 **cytochrome C의 유리여부**이다.

(2) Mitochondria에서 cytochrome C의 유리여부는 mitochondria membrane에 존재하는 Bcl-2 family에 의해 결정된다(Table 4-1).

(3) **즉, anti-apoptotic Bcl-2 family의 발현과 pro-apoptotic BH3-only protein의 발현 정도가 intrinsic pathway의 활성을 결정하는 가장 핵심적인 요소**이다.

Table 4-1 Bcl-2 family의 종류와 기능.

	Anti-apoptotic Bcl-2 family	pro-apoptotic BH3-only protein
종류	Bcl-2, Bcl-Xl	BAD, Bid, Bik
기능	Mitochondria membrane에 pore가 발생하는 것을 막아 apoptosis-inducing protein의 유리를 억제한다.	Mitochondria membrane에 pore를 내어 cytochrome C를 유리시켜 intrinsic pathway를 발생시킨다.

전이 (metastasis)

A. 서론

1. 암세포의 조직침범의 3가지 과정

(1) Basement membrane에 대한 cell adhesion

(2) Membrane에 대한 proteolysis

(3) Extracellular matrix 및 membrane으로의 이동

B. EMT (epithelial-mesenchymal transition)

1. Epithelial cell structure

(1) Epithelial cell sheet는 단단한 cell-cell adhesion이 특징

(2) Epithelial cell은 lumina layer와 basement membrane에 대한 polarity를 가짐

2. EMT (epithelial-mesenchymal transition)란?

※ 일종의 내재된 cellular program으로 polarized, immotile한 epithelial cell이 이동 가능한 mesenchymal cell로 전이가능하다는 이론 → epithelial origin tumor cell의 조직침범 및 전이에 대한 중요한 기전으로 이해

(1) Apical-basal polarity를 가진 epithelial cell이 spindle-shaped mesenchymal cell로의 형태학적인 변화

(2) Epithelial cell marker (cytokeratin 등)에서 mesenchymal marker (vimentin, fibronectin)로의 변화

(3) Stationary cell에서 motile cell로의 기능적인 변화

3. EMT의 기전

(1) TGF-β 및 hepatocyte growth factor/c-MET 등의 signal pathway로부터 시작

(2) Snail, Twist 및 SIP1같은 EMT-inducing transcription factor가 활성화됨

(3) Snail, Twist 및 SIP1은 cell-cell junction에 중요한 E-cadherin transcription을 억제하고 mesenchymal differentiation에 관여하는 FOXC2 등을 유도하여 epithelial cell의 mesenchymal transition에 관여함

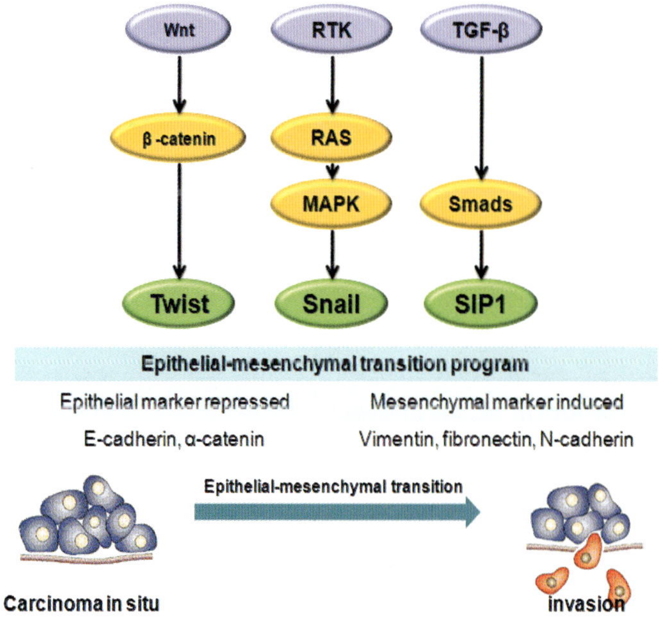

Figure 4-7
Mechanism of EMT.
Wnt, TGF-β 및 RTK는 각각의 pathway를 통해 EMT-inducing transcription factor인 Twist, Snail 및 SIP1의 발현을 증가시킨다. 이를 통해 cell to cell adhesion에 관여하는 E-cadherin의 발현이 감소되며, 아울러 mesenchymal marker인 vimentin, fibronectin 등의 발현이 증가된다. 이들의 과정을 통해 epithelial cell은 mesenchymal-like한 cell로 변화되며 이러한 형질을 획득한 암세포는 조직 내로의 침범 및 전이를 하게된다.

혈관신생 (tumor angiogenesis)

A. 서론 (introduction)

(1) 종양의 성장을 위해서는 대사기능을 지지해줄 혈관신생이 필수적임. 이는 종양의 성장과 전이에 필수적인 요소

(2) **Angiogenic switch** : 종양세포가 숙주의 혈관으로부터 새로운 모세혈관의 생성을 촉진하는 능력

(3) 종양 혈관신생의 자극요인

① 저산소증 (hypoxemia)

② 염증 (inflammation)

③ Oncogene 또는 tumor suppression gene의 유전적 이상

(4) 혈관신생의 과정

성장인자에 의한 내피세포(endothelial cell)의 자극

→ 단백질 분해효소에 의해 ECM(extracellular matrix)의 분해

→ 내피세포의 증식과 암세포의 이동

→ 새로운 모세혈관의 형성

(5) **종양에 의한 신생된 혈관의 특징**

① **정상적인 혈관이 아님**

② **비틀리고 확장되어 있으며 직경이 불균등한 혈관**

③ **과도한 가지치기 및 단락**

④ **혈관 안이 균질한 내피세포 층으로 이루어지지 않고 내피세포와 종양세포가 혼재된 모자이크 형태**

⑤ **종양세포도 혈관의 일부분을 형성**

(6) 불완전한 혈관은 백혈구-내피세포간 상호작용을 저해하며 이는 종양이 우리 몸의 면역 감시체계를 회피하는데 도움을 줌

(7) 얇은 basement membrane, 모자이크된 내피세포와 종양세포로 이루어진 비정상적인 혈관은 permeability를 증가시키고 따라서 tumor interstitial pressure의 증가를 초래 → tumor cell로의 chemo agent의 침투에 방해를 초래

B. 기전

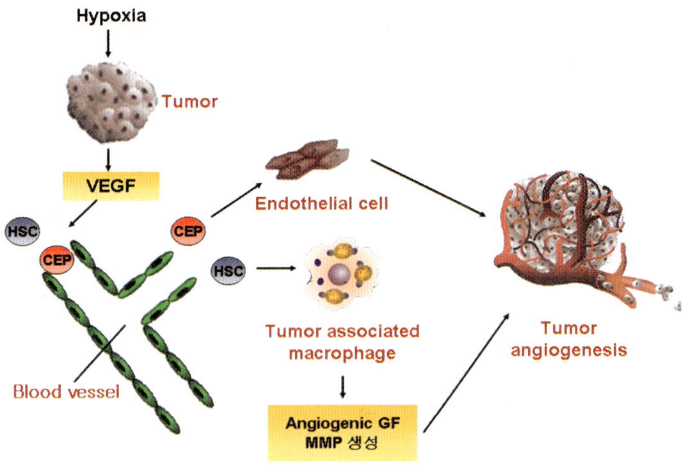

Figure 4-8
종양혈관 신생의 기전.
종양의 증식으로 저산소증 상태가 되면 암세포는 VEGF를 생성한다. 이는 circulating endothelial precursor(CEP)의 증식 및 종양으로의 이동을 촉진하며 CEP는 이후 endothelial cell로 분화한다. 또한 VEGF는 hematopoietic stem cell(HSC)의 tumor associated macrophage로의 분화를 촉진하며 이 macrophage는 angiogenic growth factor(GF) 및 matrix metalloproteinase(MMP)를 생성하여 tumor angiogenesis를 보조한다.

C. 혈관신생을 표적으로 하는 치료

1. 혈관신생을 표적으로 하는 치료의 장점

(1) 항암제에 대한 내성은 종양세포 내의 유전적 변이에 의해 발생함. 하지만 종양혈관을 구성하는 내피세포의 경우 유전적으로 안정적이며 종양세포와 유전적 변이를 공유하지 않음.

(2) 종양 신생혈관은 신생혈관을 촉진하는 여러 외부 자극에 의해 발생하나 VEGF 하나의 성장인자만을 억제해도 종양 신생혈관의 성장은 감소시킬 수 있음

2. Tumor vessel의 정상화 작용(normalization)

(1) Bevacizumab의 투여 시 비정상적 혈관의 변화가 초래

(2) abnormal vessel의 제거, 내피세포의 정상화 → cell-to-cell junction, adherence의 정상화 → abnormal permeability 감소 → chemo agent의 침투 향상

3. 전통적인 항암제와의 복합요법 (combination therapy)

(1) 전통적인 항암제와 함께 복합요법을 시행할 경우 종양혈관에 대한 apoptosis 유도에 상승적 효과가 있음

(2) 전통적 항암치료 후 일시적인 종양의 혈류상승과 이로 인한 종양의 성장에 대해 준비가 필요

Table 4-2 Bevacizumab과 conventional chemotherapy 병용요법의 효과.

Colon Ca	irinotecan+5-FU ± bevacizumab	Bevacizumab 군에서 OS 20.3 vs 15.6m (HR=0.66, p<0.001), PFS 10.6 vs 6.2m (HR=0.54, p<0.001)로 유의한 향상을 보임
Colon Ca	FOLFOX ± bevacizumab	Bevacizumab 군에서 PFS 9.4 vs. 8.0m (HR=0.83, p=0.0023)으로 유의한 향상을 나타냄.
NSCLC	TC ± bevacizumab	Bevacizumab군에서 OS 12.3 vs 10.3m로 유의한 향상을 보임
NSCLC	GC ± bevacizumab	Bevacizumab 군에서 PFS 6.7 vs 6.0m (HR=0.75, p=0.0026)으로 유의한 향상을 보임
Breast Ca	paclitaxel ± bevacizumab	PFS (11.0 vs 6.2m)로 bevacizumab군에서 유의한 향상을 보
Breast Ca	docetaxel ± bevacizumab	HER2 음성인 전이성 유방암환자에서 PFS 8.8 vs 8.0m (HR=0.72, p=0.0099)로 유의한 향상을 보임

4. Mechanism of Bevacizumab action

(1) Vascular permeability를 감소시켜 chemo agent의 전달을 촉진

(2) Chemotherapy 주기 사이에 발생하는 neoangiogenesis를 억제하여 tumor의 regrowth를 억제

(3) Tumor vasculature로의 proangiogenic BM-derived cell의 재진입을 억제

(4) Tumor vasculature 내의 endothelial cell의 증식 및 성장에 기여 → chemotherapy의 직접적인 효과를 증진

(5) Anti-tumor immunity의 증가

5. 종양 신생혈관을 목표한 치료의 한계

(1) 신생혈관 억제만 있는 경우 종양을 감소시키기 보다는 **안정상태(stable disease)로 유지**할 가능성이 많음

(2) 종양의 크기감소보다는 progression-free survival이 더 알맞은 endpoint가 됨

(3) 효과를 잘 측정할 수 있는 marker의 개발이 선행되어야 함

5

Principles of Cancer Treatment

암 치료의 원칙

서론 (introduction)

A. 암치료(cancer treatment)의 목표

(1) 암치료는 therapeutic index가 매우 좁아 치료 중 부작용 및 합병증의 위험이 높다.

(2) 완치(cure)를 목표로 할 경우 → 심각한 부작용 및 합병증의 가능성이 있어도 적극적으로 치료 시행

(3) 완화(palliation)를 목표로 할 경우 → 부작용을 최소화하는 것이 필요

B. 암치료의 분야

(1) 수술 (surgery)

(2) 방사선 (radiation, photodynamic therapy 포함)

(3) 항암화학요법(chemotherapy) : 호르몬 치료, 분자 표적 치료 (molecular target therapy) 포함

(4) 생물학적 요법(biotherapy)

· 국소적 치료법 (locoregional treatment) : 수술 및 방사선 치료
· 전신적 치료법 (systemic treatment) : 항암화학요법(chemotherapy), 생물학저 치료법(biotherapy)
→ 최근 이들 분야를 동시에 또는 순차적으로 시행하는 **다방면요법 (multidisciplinary treatment)** 이 사용됨

C. 암의 행동양식 (cancer behavior)

(1) 암세포의 특징 : **정상세포와는 달리 성장에 제한이 없음**

(2) 혈관신생 (angiogenesis) : 새로운 지지 기질(supporting stroma)을 증식시킴

(3) Protease로 기저막 및 정상 조직의 장벽을 뚫고 전이

D. Gompertzian tumor growth

(1) 암세포는 악성으로의 전환(transformation)이 시작 때는 모든 세포가 다 분열하여 성장분율(growth fraction)이 100%이나 종양의 크기가 증가함에 따라 **전체 암세포에 대해 분열하는 암세포의 비율은 감소하게 되는데 이를 Gompertzian tumor growth라 한다(Figure 5-1).**

(2) 암의 치료로 종양의 크기가 감소하면 성장분율(growth fraction)은 증가하고, 성장률 (growth rate) 역시 증가한다.

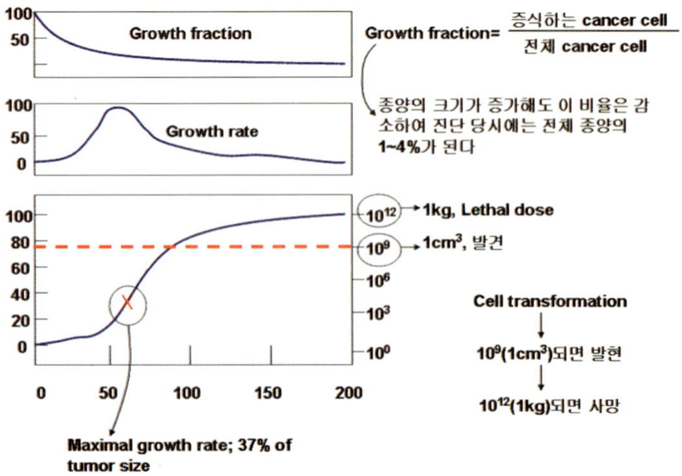

Figure 5-1
Gompertzian tumor growth. 성장분율(growth fraction)은 종양 크기의 증가에 따라 감소한다. 종양이 10^9(1 cm³)이면 임상적으로 발견가능하며, 10^{12}(1 kg)이 되면 개체는 사망하게 된다. 최대성장률(maximal growth rate)은 종양 최대 크기의 37%가 될 때 가장 크다.

수술적 치료 원칙 (principles of surgery)

A. 예방적 수술 (prevention)

(1) 전암 단계의 병변(premalignant lesion) 제거

(2) 기저 질환으로 인한 암위험의 존재 : 궤양성 대장염(UC)에서 예방적 전장절세술(colectomy)의 시행

(3) 유전적인 이상이 존재 : FAP, familial breast or ovarian syndrome

(4) 발달 이상(developmental anomaly)이 있을 경우 : 저류고환에서의 orchiectomy

B. 진단 (diagnosis)

(1) 암의 진단에서 가장 중요한 요소는 **충분한 양의 조직을 얻는 것**이다. 또한 분자생물학의 발전으로 병리학적 진단에 있어서도 기존의 광학현미경을 넘어서 면역조직화학염색 (immunohistochemistry), 유전자 발현(gene expression) 등 여러 방법이 사용되므로 조직을 충분히 얻는 것이 진단에 있어서 매우 중요하다.

(2) Excisional biopsy : 전체 종양을 다 제거하는 것으로 제일 좋은 방법

(3) Incisional biopsy : excisional biopsy가 어려울 때 사용

(4) Core-needle biopsy

(5) Fine-needle aspiration : 정위적 조직검사(stereotactic Bx) 등 뇌종양 및 갑상선 결절의 검진에 유용하나 세포만 얻어지므로 구조를 볼 수 없는 것이 한계

C. 병기 (stage)

(1) 임상적 병기 (clinical stage) : 신체검진 및 영상학적 검사를 통해서 시행

(2) 병리학적 병기 (pathologic stage) : 수술 과정을 통해 얻어진 원발 종양, 주위 구조물 및 주변 림프절에 대한 정확한 병리학적 평가를 통해 이루어 지므로 **정확한 질환의 범위(extent of disease)를 알기 위해서 필수적인 과정**이다.

D. 치료 (treatment)

(1) 수술은 암치료에 있어서 가장 효과적인 치료 방법이며 약 40%의 환자가 수술을 통해 완치됨.

(2) 수술을 통해 완치가 이루어지지 않아도 병기 결정, 증상완화, 장기 보존 등의 효과를 나타낼 수 있음.

(3) 복강경(laparoscopy)의 도입 : 복부 수술(abdominal surgery)에서 최소한의 침습만을 가할 수 있게 됨.

(4) **전초림프절의 평가 (sentinel lymph node evaluation)** : 종양에서 첫번째로 배액되는 림프절을 전초림프절(sentinel LN)이라고 하며, 이것을 제일 먼저 평가함으로 광범위한 림프절 절제로 말미암아 발생하는 림프부종(lymphedema)등의 합병증을 줄일 수 있게 됨.

(5) 보조적 항암화학요법(adjuvant chemotherapy) 또는 방사선(radiation)의 도입

- 유방암에서 lumpectomy로 유방보존 가능
- 방광암에서 방광의 보존가능

(6) 선행적 항암화학요법 (neoadjuvant chemotherapy) 또는 방사선치료 (radiotherapy)의 도입

- Stage III 유방암에서 종양크기 감소 후 수술 가능
- 골육종(osteosarcoma)에서 사지보존(limb-salvage) 가능

(7) **전이된 종양(metastatic tumor)에서 수술을 통한 완치가 가능**

- **골육종(osteosarcoma)에서 폐전이가 있는 경우, 폐병변의 절제를 통해 가능**
- **대장암에서 간전이(liver metastasis)의 숫자가 5개 미만이며, 한쪽 엽(lobe)에 국한되어 수술 가능한 경우 장기 생존을 기대할 수 있음**

항암화학요법의 치료 원칙 (principles of chemotherapy)

A. 항암화학요법의 궁극적 목적 (end points of drug action)

1. 항암화학요법으로 완치가 가능한 종양

(1) **급성 골수성 백혈병 (AML), 급성 림프구성 백혈병 (ALL)**

(2) **림프종 (lymphoma), 호지킨 병 (Hodgkin's disease)**

(3) **생식세포종 (germ cell tumor)**

(4) 여러 소아 종양 : Wilms' tumor, Embryonal rhabdomyosarcoma 등

2. 항암화학요법 및 방사선치료로 완치 가능한 종양

(1) **두경부 편평세포암 (head and neck squamous cell carcinoma)**

(2) **항문암 (anal cancer(squamous cell))**

(3) 유방암 (breast cancer)

(4) **자궁경부암 (uterine cervix cancer)**

(5) **소세포폐암 (small cell lung cancer)**

(6) 일부 (stage IIIA) 비소세포폐암(Non-small cell lung cancer)

3. 수술 후 보조적 항암화학요법(adjuvant chemotherapy)이 시행되는 종양

(1) 유방암 (breast cancer)

(2) 대장직장암 (colorectal cancer)

(3) 골육종 (osteogenic sarcoma)

(4) 연부조직 육종 (soft tissue sarcoma)

4. 골수이식 보조-고용량 화학요법 (high-dose chemotherapy with stem cell support)

(1) 재발된 백혈병, 림프종 (relapsed leukemia, lymphoma)

(2) 만성 골수병 백혈병 (CML)

(3) 다발성 골수종 (multiple myeloma)

5. 항암화학요법(chemotherapy)에 반응하지 않는 종양

(1) 췌장암 (pancreatic carcinoma)

(2) 신장암 (renal cell cancer)

(3) 담도계암 (biliary tract neoplasm)

(4) 갑상선암 (thyroid carcinoma)

(5) 비소세포폐암 (NSCLC)

(6) Melanoma, HCC

선행적 항암화학요법(neoadjuvant chemotherapy) 또는 방사선치료(radiotherapy)가 시행되는 종양
골육종(osteosarcoma), 후두암(laryngeal cancer), 항문암(anal cancer), 제3병기의 유방암(stage III breast cancer)

보조적 항암화학요법(adjuvant chemotherapy)이 시행되는 종양
유방암(breast cancer), 대장직장암(colorectal cancer), 비소세포폐암(NSCLC)

6. 반응(response) 평가 → 매우 중요

(1) **WHO criteria**

① **CR (complete remission)** : 모든 종양이 소실된 상태

② **PR (partial remission)** : 종양의 크기(bi-dimensional area)가 **50%이상 감소**

③ **PD (progressive disease)** : 종양의 크기가 **25% 이상 증가**

④ **SD (stable disease)** : 위의 어느 것에도 해당되지 않을 때

(2) **RECIST (Response Evaluation Criteria in Solid Tumor)**

① 최근 많은 임상연구에 사용되는 반응평가 방법

② Target lesion : response 평가를 위한 종양병변으로 최대 5개(하나의 organ당 최대 2개)까지 선정할 수 있다.

③ Response 평가

- **CR (complete remission)** : 모든 target lesion의 소실
- **PR (partial remission)** : 모든 target lesion 장경의 합이 최소 **30%이상 감소**
- **PD (progressive Ds)** : 모든 target lesion의 장경의 합이 최소 **20%이상 증가**
- **SD (stable disease)** : PR 및 PD를 만족하지 않을 때

④ Response 평가 시 WHO criteria와의 차이점

- WHO는 종양의 bi-dimensional area가 쓰이는 반면, RECIST의 경우 '**종양의 장경의 합**'이 사용
- Response 평가에서의 기준이 다르다.

7. 신체활동도 (performance status(ECOG))

※ **항암화학요법의 목적 :** 완치(cure) 불가능한 종양이라면, **항암화학요법(chemotherapy)은 완화(palliation)를 목적**으로 시행되어야 한다. 이를 위해서는 환자의 전신상태를 잘 평가해야 하며, 이것을 **신체활동도(performance status)**라고 한다.

(1) PS0 : 아무런 증상이 없는 상태

(2) PS1 : 치료를 필요로 하지 않는 경한 정도의 증상이 있는 상태

(3) PS2 : 어느 정도의 치료가 필요한 상태

(4) PS3 : 증상이 있으나 하루 중 50% 이상 ambulation 가능한 상태

(5) PS4 : 하루 일과 중 50% 이상 침상 생활을 해야하는 상태

→ PS0부터 PS2까지 환자를 대상으로 완화 목적의 치료가 시도되어야 한다.

B. Cancer Drugs

1. Cancer drug treatment의 종류 (4가지)

(1) Conventional chemotherapy agents

(2) Targeted agents → Chapter 6 참조

(3) Hormonal therapy : tamoxifen 등

(4) Biologic therapy : IL-2 등 cytokine

2. 항암제의 특징

(1) Therapeutic index : therapeutic dose와 toxic dose의 차

(2) 통상의 세포독성 항암제 (conventional cytotoxic antineoplastic agents) : 치료의 목표가 되는 인자가 정상세포와 암세포 간에 공통으로 존재하므로 therapeutic index가 매우 좁다.

C. 항암제의 생물학적 기초

1. Cell cycle active phase-specific agents

(1) S-phase 의존적 : antimetabolite (eg, cytarabine, 5-FU 등)

(2) M-phase 의존적 : vinca alkaloids (eg, vincristine 등)

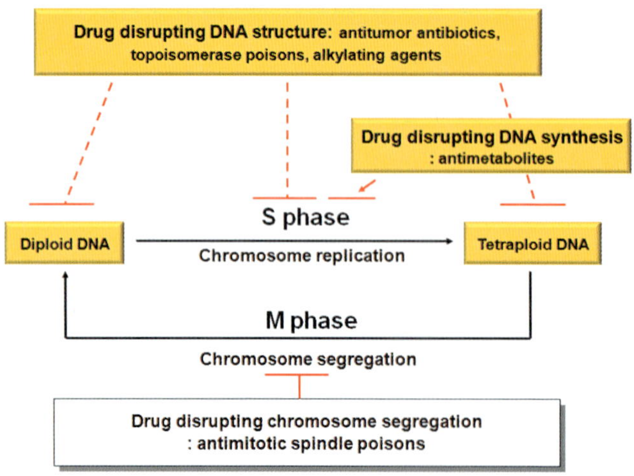

Figure 5-2 항암제의 생물학적 기초. DNA 구조 자체에 손상을 주는 antitumor antibiotics, alkylating agents는 세포주기와 무관하게 작용하며, DNA 합성 및 염색체 분화에 작용하는 antimetabolite 및 antimitotic spindle poison 등은 각각 S-phase 및 M-phase 등 세포주기에 특정하게 작용한다.

2. Cell cycle phase-nonspecific agents

(1) Alkylating : busulfan, melphalan 등

(2) Antitumor antibiotics : doxorubicin 등

(3) Nitrosoureas : BCNU 등

(4) 기타 : cisplatin, DTIC 등

3. 복합요법 (combination regimens)

(1) 서로 다른 작용기전으로 암세포(tumor cell)에 작용

(2) 동물실험에서 효과적인 것으로 나타남

D. 항암제의 작용기전 (mechanism of chemotherapeutic agents)

(1) 항암제는 작용기전에 따라 수용체(receptor)에 결합을 하거나(주로 cytokine 및 hormone) 또는 활성 라디칼(reactive radical)을 생성 후 DNA에 결합하여 신호전달(signal transduction)의 과정을 거쳐 궁극적으로는 세포자멸사(apoptosis)를 일으키게 된다.

(2) 이런 세포자멸사(apoptosis)에 중요한 매개체(mediator)로는 **caspase(cysteinyl aspartate-specific protease)**가 있으며, 이 caspase는 활성화(activation) 과정을 통해 DNA 복제, 핵 및 세포의 구조유지에 관련된 단백질을 파괴하거나, 관련된 단백질을 활성화시켜 세포자멸사를 유도한다.

(3) 항암제에 의한 세포자멸사는 크게 3가지 과정(pathway)이 있다(**Figure 5-3**).

① 사이토카인/호르몬(cytokine/hormone) 등이 세포막 수용체(membrane receptor)를 통해 caspase를 활성

② 항암제가 세포 안에서 자유라디칼(free radical)을 생성하여 이것이 미토콘드리아로부터 cytochrome C, APAF 등을 방출하여 caspase를 활성화

③ 항암제가 직접 DNA 구조 손상에 영향을 주어 p53을 활성화, 세포자멸사를 일으키는 유전자의 발현을 증가시켜 세포자멸사를 유발

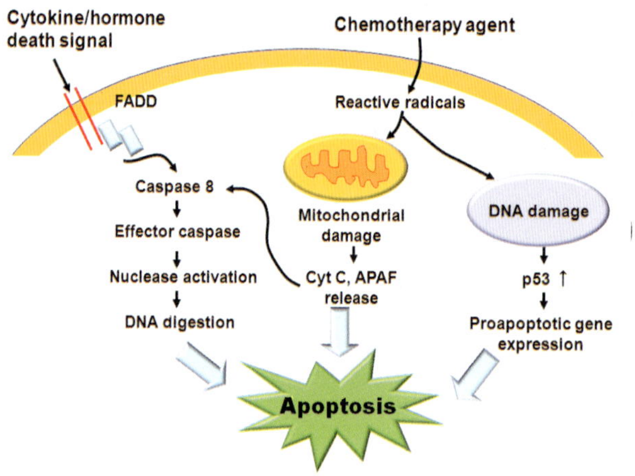

Figure 5-3 항암제의 기전 모식도. (1) 사이토카인(cytokine) 및 호르몬 등은 수용체를 통해 caspase를 활성화하여 세포자멸사를 유발, 항암제는 (2) 자유 라디칼(free radical)을 내어 미토콘드리아로부터 cytochrome C 등을 방출하여 caspase를 활성화시키거나 (3) DNA 구조에 손상을 주어 세포자멸사를 유발한다.

E. 암치료에 사용되는 항암제 (chemotherapeutic agents)

1. 분류 (classification)

(1) Direct DNA-interactive agents

- Alkylators : cyclophosphamide, nitrosourea, cisplatin 등
- Antitumor antibiotics

(2) Indirect DNA-interacting agents

- Antimetabolites
- Anti-mitotic agents
- Molecular targeted agents

2. Alkylators

(1) 대표적인 부작용 : 골수억제(myelosuppression), 탈모(alopecia), 생식기능저하(gonadal dysfunction), 점막염(mucositis), 폐섬유화(pulmonary fibrosis)

(2) Alkylator 사용 후 **백혈병 등 이차성 종양의 발생 위험**이 있다.

(3) 대표적 항암제

① **Cyclophosphamide : 부작용으로 hemorrhagic cystitis가 있음**

② Nitrogen mustard

③ Nitrosourea

④ **Cisplatin**

· **신독성(nephrotoxicity)**이 있어 투여 전 후 충분한 수액공급이 필요

· 부작용 : 신경병증, 구토, **이독성(ototoxicity)**

3. Antibiotics and topoisomerase poisons

(1) **Doxorubicin (Adriamycin)**

① 작용기전 : DNA에 삽입하여 DNA 구조, 복제, topoisomerase 기능을 변화

② 부작용 : 골수억제(myelosuppression), 탈모(alopecia), 오심(nausea), 점막염(mucositis), **심장독성(cardiotoxicity, cumulative dose 〉550 mg/m^2)**

③ 심장독성(cardiotoxicity)이 증가되는 경우(2가지)

· Herceptin(trastuzumab)과 동시 투여 시

· Radiation과 함께 투여 시

(2) **Bleomycin**

① 골수억제(myelosuppression)는 드물다

② 부작용 : 발열, 오한, 홍조, 레이노드 현상(Raynaud's syndrome)이 발생 가능

③ **심각한 합병증 : 폐섬유화증 (pulmonary fibrosis)**

④ 폐섬유화증(pulmonary fibrosis)의 가장 예민한 지표 : **PFT상 DLco의 감소**

(3) **Mitomycin C**

① 부작용 : 지연 기관지 수축(delayed bronchospasm), 심근병증(cardiomyopathy)

② **용혈성 요독증후군(hemolytic uremic syndrome)**이 일어나는 대표적 항암제

(4) **Etoposide**

① 기전 : topoisomerase II와 DNA에 결합하여 4중체 형성

② **Topoisomerase** : DNA 복제와 전사 시 DNA의 supercoiling에 관여하는 효소로 암세포에서는 topoisomerase가 증가되어 있다.

③ 부작용 : 골수억제, 오심, 일시적 저혈압

4. Antimetabolites

(1) 기전 : DNA합성에 필요한 purine 및 pyrimidine의 유사체로서 purine 및 pyrimidine 합성을 방해하여 종양의 증식 억제

(2) S-phase에 있는 세포에 제일 많은 독성을 줌

(3) 독성은 노출 시간과 연관

(4) 대표적 항암제

① **Methotrexate**

- 기전 : reduced folate를 유도하는 dihydrofolate reductase를 억제 → reduced folate가 없는 세포는 thymineless death 초래
- 고용량 요법 (with leucovorin rescue) : 골육종(osteosarcoma)에 사용
- 부작용 : 골수억제(BM suppression), 점막자극, 신독성(고용량에서)
- 신독성의 예방 : 고용량 투여 시 신세관에 결정이 침착되므로, 이의 예방을 위해서는 요알칼리화(urine alkalinization), 충분한 수액공급이 필요하다

② **5-fluorouracil (5-FU)**

- 이상적인 약제 : 정상세포보다는 암세포 DNA에 더 잘 삽입된다.
- Thymidylate synthetase(TS) 억제하여 dihydrofolate 생성을 저하
- 5-FU analogue인 capecitabine의 개발로 경구 투여 가능
- 부작용 : 단기 주입(short infusion, bolus)시 골수억제, 장기 주입(prolonged infusion)시 구내염(stomatitis)

③ **Cytosine arabinoside (ara-C)**

- 기전 : ara-CTP로 변환 뒤 DNA에 삽입되어 S-phase related toxicity유발
- 경막 내(intrathecal)로 투여 가능하다

④ **Gemcitabine**

- Cytosine 유도체로 각종 고형암에 사용된다

⑤ **Fludarabine**

- F-adenine arabinose 전구체
- DNA 삽입 후 지연 세포독성(delayed cytotoxicity)을 일으켜 성장분율(growth fraction)이 낮은 종양에 효과적
- Chronic lymphocytic leukemia, follicular B cell lymphoma에 사용
- 부작용 : 중추신경 기능이상, T-세포 결핍 → 기회감염의 증가

5. Mitotic spindle inhibitors

(1) **Vincristine**

① 기전 : tubulin dimer에 결합하여 microtubule을 분해 → M-phase 정지

② **강력한 vesicant로 extravasation시 heating, hyaluronidase사용**

③ 부작용 : 신경독성(neurotoxicity), 골수억제는 없다

(2) **Taxanes**

① 기전 : microtubule을 고정시켜 정상적인 cell cycle의 완성을 저해

② 매우 광범위한 고형종양에 사용 : 난소암, 유방암, 폐암 등

③ Paclitaxel : 과민반응이 있어 투여 전 steroid로 전처치

④ Docetaxel : 과민반응 외에 체액저류(fluid retention)가 있으므로 dexamethasone을 사용하여 부작용을 감소

⑤ 이외에 paclitaxel은 손발의 저린감(glove & stocking numbness)등의 신경독성이 있다.

6. Hormonal agents

(1) Steroid hormone receptor-related molecule : 암치료에 유용한 목표가 된다.

(2) Receptor ligand에 결합 → 유전자 전사 변화 → 세포자멸사(apoptosis) 유발

(3) **당코르티코이드 (glucocorticoid)**

① 백혈병, 림프종에서 사용

② 부작용 : 쿠싱 증후군(Cushing syndrome), 부신 억제(adrenal suppression), 면역억제(immunosuppression) → 특히 *Pneumocystis* pneumonia

(4) **Tamoxifen**

① Partial estrogen receptor antagonist로 유방암에 유용

② 부작용 : thromboembolism

(5) 전립선암 (prostate cancer)

① 안드로겐 억제(androgen suppression)가 치료에 있어서 매우 중요

② 치료 : 안드로겐 억제를 위해 LHRH agonist(leuprolide, goserelin) 및 androgen antagonist인 flutamide, bicalutamide 사용

(6) **아로마타제 억제제 (aromatase inhibitor)** : anastrozole, letrozole 등이 있다.

※ **항암제 부작용 정리 (매우 중요)**
· 신경독성 (neurotoxicity) : cisplatin, vinca alkaloid, taxane 등
· 심장독성 (cardiotoxicity) : doxorubicin
· 용혈성 요독증후군 (HUS) : mitomycin-C
· 폐섬유화증 (pulmonary fibrosis) : bleomycin

항암화학요법의 급성부작용

A. 골수기능억제 (myelosuppression)

1. 서론

(1) 대부분의 항암제는 골수 기능에 영향을 미침

(2) anthracycline, antifolate, antimetabolites : 투여 후 6~14일에 중성구감소증이 가장 심해짐

(3) Nitrosourea, DTIC, procarbazine : delayed marrow toxicity (투여 후 6주 후에 제일 감소함)

2. 백혈구 (WBC)

(1) 중성구 감소증에 의한 발열(febrile neutropenia) : 중성구 감소증 환자가 38.5℃ 이상 또는 3번 연속하여 38℃ 이상의 발열이 있는 상태 → 감염학 Chapter 6 참조

(2) 중성구 감소증에 의한 발열에서 사망률은 최저점(nadir)의 중성구 수에 의해 좌우됨

① Nadir ANC 〉 1000/uL → 위험성 낮음

② Nadir ANC 〈 500/uL → 사망 위험성 증가

(3) 중성구 감소증에 의한 발열의 치료(Figure 5-4)

① **경험적 항생제의 투여가 필수**적이다.

② 발열의 원인(fever focus)을 찾기 위해 철저한 신체검진 및 균배양 검사를 포함한 각종 검사 및 평가를 시행

③ 항생제의 사용

· 발열의 원인을 찾지 못한 경우 : antipseudomonal activity가 있는 항생제 사용
· 피부 및 도관이 원인일 경우 : vancomycin 고려
· 혐기성 세균에 대한 치료가 필요할 경우 : metronidazole, imipenem고려

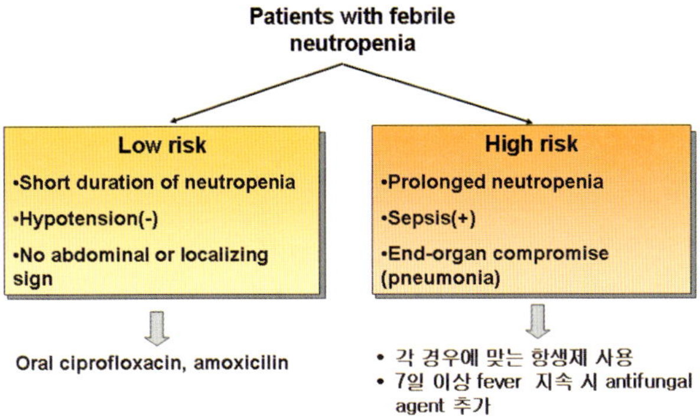

Figure 5-4
발열이 동반된 중성구 감소증 환자의 치료. 항암치료 중 발열이 동반된 중성구 감소증 환자는 중성구 감소증의 기간, 저혈압, 주요 장기의 이상 유무에 따라 고위험군과 저위험군으로 분류한 후 각 위험군에 따라 적절한 치료를 시행한다.

(4) 과립구 주입 (granulocyte transfusion) : 아직까지 역할은 없다.

(5) G-CSF의 예방적 사용

① 40% 이상에서 중성구 감소증이 예상될 때

② 특별한 상황

· 이전에 febrile neutropenia의 병력이 있을 때

· 이전 방사선 및 항암치료로 광범위한 골수 기능저하 시

· Active, open wound가 있을 때

③ Chemotherapy 종료 후 24~72시간 이후에 투여

3. 혈소판 (platelet)

(1) 위험한 정도의 혈소판 감소증(thrombocytopenia)은 고형종양에 대한 항암화학요법에서는 잘 나타나지 않는다.

(2) Platelet count 〈 20,000/uL이면, 혈소판 감소증과 연관된 출혈위험이 증가한다.

(3) 예방적 혈소판 수혈의 목표

· 백혈병 〉 20,000/uL

· 고형암 〉 10,000/uL

4. 빈혈 (anemia)

· 항암치료와 연관된 빈혈이 있을 시 농축 적혈구 수혈을 한다.

B. 오심과 구토 (nausea and vomiting)

(1) 항암치료와 연관된 가장 흔한 부작용

(2) 심하게 구토를 유발하는 약제 : nitrosourea, DTIC, cisplatin, actinomycin

(3) 중등도로 구토를 유발하는 약제 : doxorubicin, cyclophosphamide

(4) 구토의 기전 : chemoreceptor zone, cerebral cortex → vomiting center 자극 → motor center에서 secretory, muscle contraction 유발 → 구토 발생

(5) 치료

① 항도파민제 (antidopaminergic) : prochlorperazine, thiethylperazine

② Haloperidol

③ Lorazepam

④ Dexamethasone

⑤ Metoclopramide

⑥ Serotonin antagonist : **ondansetron (Zofran), granisetron (Kytril)**

C. 혈관 외 누출 (extravasation)

※ 혈관 외 누출을 잘 일으키는 항암제와 압박 방법, 해독제(antidote)를 정리하면 Table 5-1과 같다.

Table 5-1 대표적 혈관 외 누출 항암제.

Drug	Compression method	Antidote
Doxorubicin	Cold	DMSO
Dacarbazine	Hot	Isotonic thiosulfate
Vincristine	Hot	Hyaluronidase

6

Molecular Targeted Therapy

분자표적치료

Molecular pathway of cancer cell

A. 개요

(1) 최근 분자생물학의 발전으로 암의 발병기전 및 증식, 이동, 전이기전이 밝혀짐에 따라 이를 표적으로 하는 치료제의 개발이 이루어짐

(2) 생물학적 marker에 따라 개개인에 대한 맞춤치료가 가능해짐

① NSCLC에서 EGFR mutation: Tyrosine kinase inhibitor의 좋은 예측인자

② Colorectal cancer에서 K-ras mutation : mutation이 있는 환자에서는 효과가 거의 없음

③ Breast cancer에서의 HER-2 : HER-2양성 환자에서는 trastuzumab 사용

(3) EGFR, VEGF 등이 대표적인 표적

B. EGFR (Epidermal Growth Factor Receptor)

※ Chapter 4 참조

(1) 대표적인 transmembrane receptor tyrosine kinase임

(2) EGFR의 subfamily로는 EGFR itself (ErbB1/EGFR/HER1), ErbB2(HER/neu), ErbB3(HER3) 및 ErbB4(HER4)로 구성

(3) HER-2/neu/ERbB2는 breast cancer와 연관됨. EGFR-1은 NSCLC와 연관

(4) Receptor tyrosine kinase의 autophosphorylation으로 세포내 신호전달 체계가 negative feedback 없이 계속 활성화되어 cell proliferation, survival 및 transcription이 발생

(5) 발생기전 : receptor overexpression, gene amplification, gene mutation 및 negative regulatory 기전의 소실

(6) 대표적인 약제

① Receptor tyrosine에 작용하는 small molecule

- Gefitinib (Iressa™)
- Erlotinib (Tarceva™)

② Receptor에 binding하는 monoclonal antibody

- Cetuximab (Erbitux™)
- Panitumumab

C. VEGF (vascular endothelial growth factor)

(1) VEGF receptor : VEGFR-1, VEGFR-2 및 VEGFR-3가 있으며, VEGFR-2에 VEGF-A가 binding하여 cell signal transduction을 활성화시킴 (**Figure 6-1**)

(2) 대표적인 약제

① **Bevacizumab** : VEGF binding humanized monoclonal antibody

② **Sorafenib, sunitinib :** 이들 약제는 multi-targeted agent로 VEFGR에 작용하여 tumor angiogenesis를 억제함

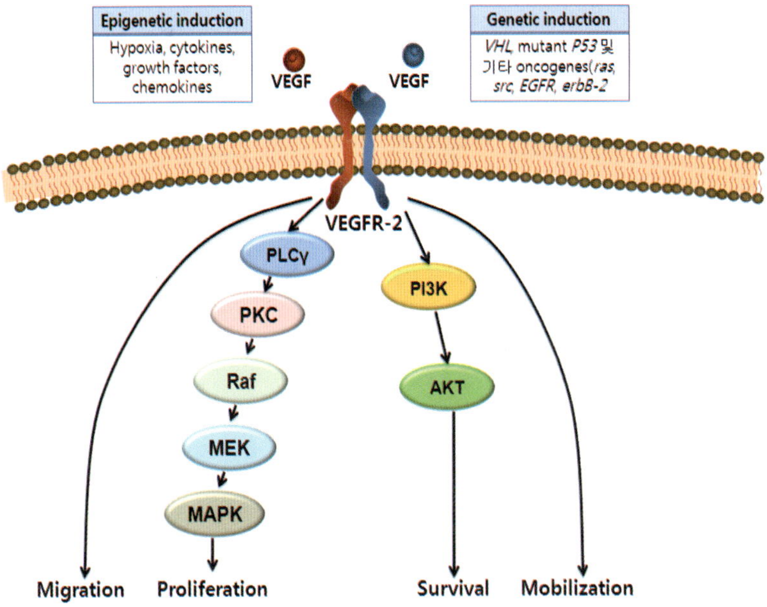

Figure 6-1 VEGF pathway. VEGF는 epigenetic 요소(hypoxia, cytokines, growth factor 및 chemokines) 및 VHL 같은 genetic 요소에 의해 증가한다. VEGF receptor로는 VEGFR-1, VEGFR-2 및 VEGFR-3가 있다. EGF가 VEGF receptor와 결합하게 되면 여러 세포신호전달 체계를 활성화시키며, 이는 세포의 이동, 증식 및 생존을 촉진시킨다.

작용기전에 따른 약제의 종류

A. Tyrosine Kinase Inhibitor (TKI)

1. BCR-ABL

(1) Imatinib (Gleevec^{TM})

① 가장 널리 알려진 molecular targeted therapy

② 작용기전 : **BCR-ABL tyrosine kinase inhibitor** (매우 중요)

③ Imatinib의 biologic target 및 연관된 종양

- Bcr-abl tyrosine kinase → CML, ALL
- c-kit → GIST (gastrointestinal stromal tumor)
- PDGFR (platelet-derived growth factor) → CMML

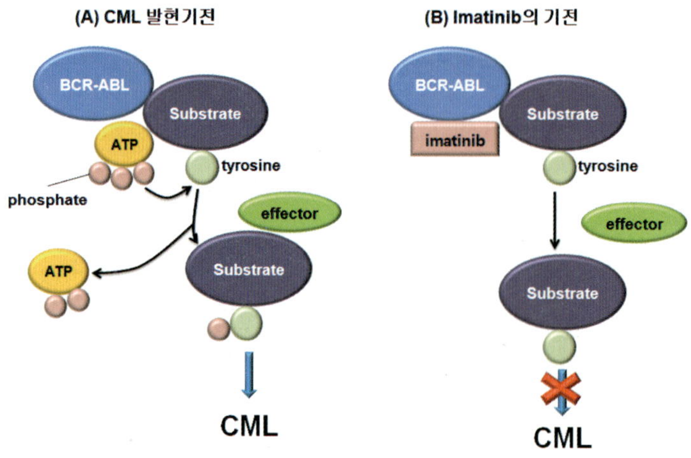

Figure 6-2 BCL-ABL 작용 및 imatinib 작용기전. 기질은 tyrosine residue의 phosphorylation을 통해 활성화된다. 하지만, imatinib은 tyrosine kinase의 억제를 통해 기질의 tyrosine residue의 phosphorylation을 방해하여 BCR-ABL 활성을 억제한다.

2. EGFR

EGFR TKI와 치료반응과 연관된 예측인자 : adenoCa, 여성, 비흡연자, 아시아인, EGFR mutation

(1) Gefitinib (Iressa™)

① Oral EGFR tyrosine kinase inhibitor

② NSCLC에서 효과가 있는 것으로 알려져 있음

③ S/E : skin rash, diarrhea, interstitial lung disease

(2) Erlotinib (tarceva™)

① Oral EGFR tyrosine kinase inhibitor

② NSCLC에서 생존을 향상시키며, 2nd 또는 3rd-line 치료제로 사용되고 있음

③ S/E : gefitinib과 비슷

3. Multi-targeted agents

(1) Sorafenib (Nexavar™)

① 경구용 multikinase inhibitor로 VEGFR-2, VEGFR-3, PDGFR-β, RAF 및 c-Kit을 target

② RCC, HCC에서 효과가 있는 것으로 알려져 있음

③ S/E : skin rash, diarrhea, hand-foot syndrome

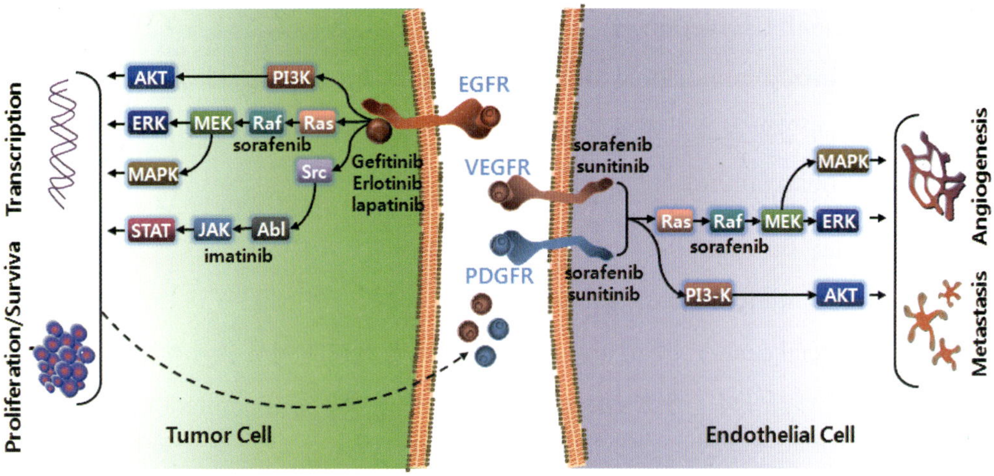

Figure 6-3 The target of molecular targeted agents.
EGFR의 tyrosine kinase에는 gefitinib, erlotinib등이 inhibitor로 작용하여 tumor cell에서의 PI3K, RAS-RAF-MEK-ERK 등의 signal transduction cascade를 억제한다. Sorafenib과 sunitinib은 multi-targeted agent로 VEGFR, PDGFR 등을 억제한다. 이를 통해 tumor cell의 proliferation, survival 및 angiogenesis를 억제한다.

(2) Sunitinib (Sutene™)

① 경구용 multikinase inhibitor로 VEGFR-2, VEGFR-3, PDGFR-β, FLT4 및 c-Kit을 target (sorafenib과의 차이는 RAF는 표적으로 하고 있지 않음)

② Renal cell carcinoma에서 효과가 있는 것으로 알려져 있음

③ S/E : fatigue, diarrhea, neutropenia

(3) Lapatinib (Tykerb™)

① 경구용 multikinase inhibitor로 HER2/neu 및 EGFR을 표적으로 함

② HER2 양성 유방암에서 사용

4. Monoclonal Antibody

(1) Rituximab

① Chimeric anti-CD20 IgG1 monoclonal Ab

② 천천히 진행하는(indolent) lymphoma에서 사용

③ DLBL에서 CHOP과 병용 시 CHOP 단독보다 우수

(2) Trastuzumab (Herceptin™)

① Humanized monoclonal antibody로 HER-2/neu receptor에 작용

② 조기유방암의 보조적 항암화학요법 및 전이성 유방암에서 사용

③ S/E : heart failure

(3) Cetuximab (Erbitux™)

① EGFR-binding monoclonal antibody

② Colorectal cancer, head and neck cancer 및 NSCLC에서 효과적임

③ 전이성 대장암의 경우 ***K-ras* mutation** 여부가 매우 중요 (mutation이 있으면 cetuximab의 효과는 거의 없음)

④ S/E : skin rash

(4) Panitumumab

① EGFR에 대한 monoclonal antibody

② 이전에 여러 치료를 받았던 환자에서 best supportive care보다 효과가 있는 것으로 알려짐

(5) Bevacizumab (Avastin™)

① VEGF에 대한 humanized monoclonal antibody

② Metastatic colorectal cancer, NSCLC, breast cancer 등에서 항암화학요법과 병용하여 사용

③ S/E : hypertension, bleeding 및 proteinuria

5. 기타

(1) Bortezomib → Chapter 5 참조

① 작용기전 : proteasome inhibitor

② 다발성 골수종(multiple myeloma)에서 사용된다.

※ 암의 종류에 따른 각각의 약물의 사용은 **Table 6-1**을 참조.

Table 6-1 Cancer and molecular targeted therapy.

Cancers	Agents	Descriptions
NSCLC	Erlotinib	BR21이라는 대규모 3상연구에서 best supportive care보다 유의하게 생존율 향상
	Gefitinib	ISEL이라는 대규모 3상연구에서 best supportive care에 비해 생존을 향상시키는데 실패하였으나 일부 subgroup(adenoCa, female, non-smoker 및 EGFR mutation)에서 사용
	Bevacizumab	Platinum-containing chemotherapy와 병용요법으로 사용시 생존기간을 향상시킴
	Cetuximab	Platinum-based chemotherapy와 병용요법으로 사용 시 생존기간을 향상시킴
Breast Ca	Trastuzumab	① HER-2(+) 조기 유방암에서 수술 후 adjuvant chemoTx 또는 병용투여하는 경우 재발률 ↓ ② HER2(+) 전이성 유방암에서는 chemoTx와 병용 시 생존기간 및 무병생존기간을 향상시킴
	Lapatinib	HER2(+) 전이성 유방암에서 Herceptin 사용 후 질환이 진행한 환자에서 capecitabine 등과 병용투여 시 무병생존기간을 향상시킴
	Bevacizumab	전이성 유방암 환자에서 Taxane 계 항암제와 병용하여 투여 시 생존을 향상시킴
Colorectal Ca	Bevacizumab	기존의 chemotherapy와 병용투여 시 생존을 향상시킴
	Cetuximab	Wild-type K-ras(+)를 가지는 전이성 대장암에서 irinotecan 포함 chemotherapy 등 기존의 chemotherapy와 병용투여 시 생존을 향상시킴.
	Panitumumab	Fluoropyrimidine, oxaliplatin 및 irinotecan 사용 후 질환이 진행한 환자를 대상으로 한 3상 연구에서 best supportive care에 비해 무병생존기간을 연장시킴
RCC	Sorafenib	이전에 IFN-α 치료받았던 환자를 대상으로 한 TARGET trial에서 sorafenib은 placebo에 비해 유의한 생존의 향상이 관찰됨
	Sunitinib	전이성 신장암 환자(clear cell Ca)에서 1차 치료로서 IFN-α와 비교하였을 때, 무병생존기간을 향상시킴
	Temsirolimus	mTOR inhibitor로 예후가 불량한 환자에서 IFN-α에 비해 생존기간 향상 (10.9 m vs. 7.3 m)
	Bevacizumab	AVOREN 및 CALGB 90206 trial에서 IFN-α와 병용요법 시 IFN-α 단독군에 비해 무병생존기간을 향상시킴
HCC	Sorafenib	SHARP trial : 진행성 간암에서 sorafenib은 placebo에 비해 생존기간의 향상을 나타냄
Head and neck	Cetuximab	① Recurrent 또는 metastatic squamous-cell carcinoma의 head and neck Ca 환자에서 1차 치료로서 platinum과 fluorouracil 복합 항암화학요법과 병용투여시 항암화학요법 단독에 비해 유의한 생존의 향상을 나타냄 ② 국소진행성 두경부종양에서 cetuximab과 방사선의 동시 치료는 방사선치료 단독보다 생존을 향상시킴
Pancreatic cancer	Erlotinib	Gemcitabine 단독과 gemcitabine + erlotinib을 비교한 3상연구에서 gemcitabine + erlotinib군이 유의한 생존기간의 향상을 나타냄
Glioblastoma	Bevacizumab	2상 연구이기는 하나 irinotecan과 bevacizumab의 병용요법 시 6-month overall survival 77%, response rate 57%을 나타냄
NHL	Rituximab	DLBL 및 follicular lymphoma에 효과
GIST	Imatinib	① Advanced GIST (gastrointestinal stromal tumor) 환자에게 투여 시 54%의 종양반응률을 나타냄 ② 재발의 위험이 큰 GIST의 경우 수술 후 adjuvant chemotherapy로 사용

7

Breast Cancer

유방암

서론 (introduction)

A. 역학 (epidemiology)

(1) 발생률

① 미국 : 18,510명 (2007년)

② 한국 : 전체 5위, 여자 1위 (장기별 16.8%) (2002년)

(2) 사망률

① 미국 : 40,910명 (2007년)

② 한국 : 전체 7위 (2002년), 여자 1,420명 (2003년)

B. 원인 (etiology)

1. "Hormone-dependent disease"

(1) 남 : 여 = 1 : 150

(2) "일생동안 월경 기간"이 중요한 위험인자 : 세가지 요인이 발생률의 차이의 70~80% 설명 가능

① 초경 : 초경이 16세 때 있었던 여성은 12세 때 초경을 한 여성에 비해 평생 유방암 발생이 50~60% 감소

② 폐경 : 폐경이 중앙값(52세)보다 10년 빨리 나타난 경우 유방암 발생 35% 감소

③ 첫번째 만삭 임신 : 18세까지 첫번째 만삭 임신 경험시 미분만 여성에 비해 유방암 발생 30~40% 감소

(3) 서양 〉〉 아시아, 아시아계가 estrogen/progesterone level이 낮다. 하지만 서양으로 이주해 온 아시아계는 발생률 같음 → 신장, 체중, 식이 등으로 인해 호르몬 레벨이 서양여성 수준으로 증가

(4) 호르몬 대체 용법 (WHI study)

① 유방암 위험 ↑

② 난소암, 자궁내막암 위험 ↓

2. 식이

(1) 고용량, 고지방 식이 → 유방암 위험도 증가 : 초경은 빠르게 하고 폐경은 늦추며 폐경 후 호르몬 레벨을 높임

(2) 알코올 → 위험도 증가 ↑ (이유는 불명)

3. 방사선 노출

4. 유전적 요인

(1) 종양억제 유전자

① Li- Fraumeni : p53 tumor-suppressor gene으로 breast Ca, osteogenic sarcoma의 incidence를 증가

② *PTEN*

③ *BRCA-1*

- Chromosomal locus 17q21에서 발견
- Gene repair와 연관이 있으며, mutation이 있는 경우 60~80% 정도의 breast Ca 발병가능성이 있음

④ *BRCA-2* (Chr.13q2) mutation

(2) Oncogene : c-erbB2 (HER-2/Neu) … EGFR

C. 병리 (pathology)

1. Invasive breast cancer (75%)

(1) Infiltrating ductal carcinoma (85%)

(2) Infiltrating lobular carcinoma (5~10%)

(3) Medullary carcinoma (5~7%)

(4) Mucinous or colloid carcinoma (3%) : "excellent prognosis"

(5) Tubular carcinoma (2%)

※ Histologic grade (high/intermediate/low) … 예후에 중요!!!
eg, inflammatory carcinoma … 95%에서 원격성 전이

2. Carcinoma in situ (CIS)

※ Table 7-1 참조.

Table 7-1 Carcinoma in situ의 비교 (LCIS vs DCIS).

	Lobular carcinoma in situ	Ductal carcinoma in situ
나이	Younger	Older
발견	조직검사에서 우연히(종괴형성 안함)	microcalcification (mammography)
암발생	25%	0.5%/ yr
치료	매년 mammography + BSE[¶]	Lumpectomy ± RT
예방	Tamoxifen	Tamoxifen (if ER+)

[¶] Breast self examination

임상양상 및 진단 (clinical manifestations & diagnosis)

A. 증상 및 징후 (signs and symptoms)

(1) 촉지되는 종양 (m/c manifestation)

① 불연속적인 종물 또는 무증상의 선조직 비후

② 모든 유방의 종물은 평가가 필요하다.

(2) 피부의 변화

① Paget's disease (adenocarcinoma) : 습진성 피부병변, 유두 분비물

(3) 유두 분비물

① 자발적 혈성/수양성 분비물 : 기저에 악성 유방암 가능 → 검사가 필요

② 모유의 분비 : 거의 모든 경우 양성

(4) 유방의 통증

① 유방암 환자의 10%에서 호소

② 감별진단 : 폐경 전 증후군

③ 악성종양을 의심해야 하는 경우

· 통증이 특정부위에 국한되고 월경주기 전체동안 발생

· 비주기적 통증

(5) 액와 종물 (axillary mass) : 일부에서 발견

B. 권고되는 선별검사 (screening)

(1) **"유방암 검진은 사망률 감소 효과 입증"**

(2) 미국 (American Cancer Society, Table 7-2)

Table 7-2 유방암 선별검사 권고안 (ACS).

나이	검사법	검사 간격
20~39세	유방 자가 검진 (BSE, breast self exam)	1개월 마다
	의사에 의한 임상 진찰	매 3년마다
40세~	유방 자가 검진 (BSE)	1개월 마다
	의사에 의한 임상진찰	매 1년마다
	유방촬영술	매 1년마다

(3) 한국 (국립암센터, http://www.ncc.re.kr, Table 7-3)

Table 7-3 유방암 검진 프로그램 (국립암센터 5대암 검진 프로그램).

나이	검사법	검사 간격
30세 이상	유방 자가 검진	1개월
35세 이상	의사에 의한 임상 진찰	매 2년
40세 이상	의사에 의한 임상 진찰 + 유방촬영술	매 1~2년

C. 진단을 위한 검사과정

1. 촉지되는 유방종물

(1) Benign feeling-lump

(2) 유방촬영술 상 음성

(3) 미세침흡인검사 음성 → 이 경우 악성위험 1% (결코 0%가 아니라는 점에 주의)

2. "Mammographical abnormality"

※ Figure 7-1 참조.

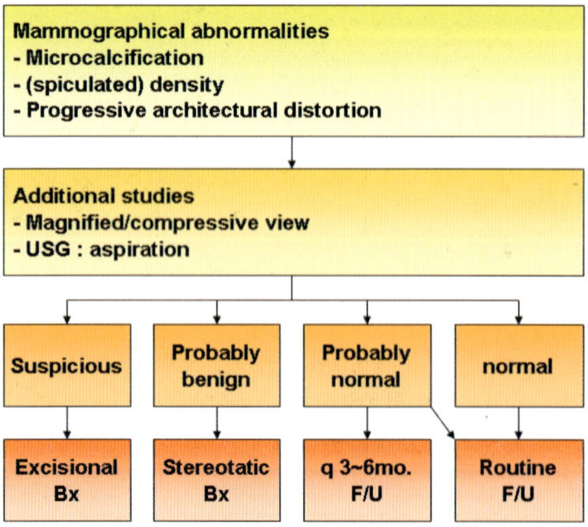

Figure 7-1 유방촬영술 이상 발견시 관리.
선별검사(유방촬영술)에서 microcalcification, density, architectural distortion 등 이상소견이 발견되면 magnified/ compression/ oblique 등 추가적인 mammography를 촬영하고 필요 시 초음파(cystic lesion 감별 우수)와 fine needle aspiration (mass가 있을 경우) 검사를 통해 malignancy 가능성에 대해 risk assess를 한다. 이에 따라 malignancy가 suspicious한 경우는 excisional biopsy를 시행한다. 가능성이 낮은 경우는 F/U할 수 있다.

D. 병기 (stage)

Table 7-4 TNM stage.

Primary tumor (T)	
T0	No evidence of primary tumor
TIS	Carcinoma in situ
T1	Tumor ≤ 2 cm
T2	2 cm 〈 Tumor ≤ 5 cm
T3	Tumor 〉 5 cm
T4	Extension to chest wall, inflammation, satellite lesions, ulcerations
Regional lymph node (N)	
N0	No regional lymph node
N1	Metastasis to 1~3 ipsilateral axillary nodes
N2	Metastasis to 4~9 ipsilateral axillary nodes or internal mammary nodes without axillary nodes
N3	Metastasis to 〉10 ipsilateral axillary nodes or internal mammary nodes with axillary nodes or supraclavicular/ infraclavicular nodes
Distant metastasis	
M0	No distant metastasis
M1	Distant metastasis present

Table 7-5 TNM staging group.

	T0	T1	T2	T3	T4
N0		I	IIA	IIB	IIIB
N1	IIA	IIA	IIB	IIIA	IIIB
N2	IIIA	IIIA	IIIA	IIIA	IIIB
N3	IIIB	IIIB	IIIB	IIIB	IIIB
M1	IV	IV	IV	IV	IV

Table 7-6 병기별 5년 생존율.

Staging	5년 생존율%
0	99
I	92
IIA	82
IIB	65
IIIA	47
IIIB	44
IV	14

치료 (treatment)

A. Primary breast cancer

1. Breast conserving Op. (including lumpectomy)

(1) 수술 후 방사선 치료를 시행할 경우 재발률을 낮출 수 있음

(2) 장점

① Mastectomy와 비슷한 생존율 및 국소재발률을 보임.

② 유방보존이 가능함

(3) 금기증 : 다음의 경우 mastectomy 또는 MRM(modified radical mastectomy)해야

① Size 〉 5 cm

② Nipple-areolar complex involvement

③ Extensive intraductal disease involving multiple quadrants

④ History of collagen vascular disease

⑤ RT를 받을 수 없는 경우

⑥ 환자가 거부하는 경우

2. 수술 후 방사선 치료 (postoperative radiation)

(1) 생존향상, 국소재발률을 감소시킨

(2) 적응증

① Breast-conserving Op.

② T3 이상 병기 (크기 ≥ 5 cm)

③ 4개 이상의 림프절 침범

④ 절제 경계부위 (resection margin) 양성

3. 보조적 치료 (adjuvant therapy)

(1) 유방암 환자의 위험도 분류 : Table 7-7

Table 7-7 유방암 환자의 위험도 분류 (St. Gallen 2007)

Risk category	Description
Low risk	**Node negative AND all of the following features** pT $\leq$2 cm, AND Grade 1, AND Absence of extensive peritumoral vascular invasion AND ER and/or PgR expressed, AND HER2/neu gene neither overexpressed nor amplified, AND Age$\geq$ 35 years
Intermediate risk	**Node negative AND at least one of the following features** pT$>$2 cm, OR Grade 2~3, OR Presence of extensive peritumoral vascular invasion, OR ER and PgR absent, OR HER2/neu gene overexpressed or amplified, OR Age $<$35 years **Node positive (1~3 involved nodes) AND** ER and/or PgR expressed, AND HER2/neu gene neither overexpressed nor amplified
High risk	**Node positive (1~3 involved nodes) AND** ER and PgR absent, OR HER2/neu gene overexpressed or amplified Node positive (4 or more involved nodes)

(2) 림프절 침범 음성인 유방암 환자의 치료

① Small size(0.5 cm 미만)인 경우 tamoxifen 단독

② Size $>$1 cm일 경우 : systemic chemotherapy가 권유

- ER 및 PgR 음성인 경우 전신적인 항암화학요법 (chemotherapy) 시행
- ER 및/또는 PgR 양성 : endocrine therapy 및 chemotherapy 권유
- 병합요법의 경우 수용체 표현 정도, HER2 overexpression 존재 시, tumor grade가 높거나 증식률이 높은 경우 조금 더 선호된다

(3) 림프절 침범 양성인 유방암 환자의 치료 (Table 7-8)

① 림프절 침범이 있는 경우 재발률 및 사망률 증가

② 일차적으로 항암화학요법이 권유됨

③ ER 및 PgR 양성인 경우 항암화학요법 후 추가적으로 호르몬 치료가 시행

Table 7-8 유방암환자의 보조적 전신 치료 (systemic adjuvant treatment).

	Highly endocrine responsive	Incompletely endocrine responsive	Endocrine non-responsive
HER2-negative	Endocrine therapy (risk에 따라 CRx 추가 고려)	Endocrine therapy (risk에 따라 CRx 추가 고려)	Chemotherapy
HER2-positive	ET+CRx+trastuzumab	ET+CRx+trastuzumab	CRx+trastuzumab

ET, endocrine therapy; CRx, chemotherapy
· Highly endocrine responsive ; ER 또는 PgR이 높은 수준으로 발현되어 있는 경우
· Incompletely endocrine responsive; ER 또는 PgR이 어느 정도 발현되어 있는 경우
· Endocrine non-responsive; ER 및 PgR이 전혀 발현되지 않은 경우

(4) 항암치료의 종류

① 5-FU, cyclophosphamide, anthracycline 및 taxane 계열의 항암제들이 병합하여 사용됨

② superior efficacy : anthracycline이 추가되는 경우 또는 taxane계열이 추가되는 경우 보다 생존기간을 향상시키는 것으로 알려져 있음

③ 림프절 양성인 경우 AC 4회 후 paclitaxel(또는 docetaxel) 4회 용법이 AC 단독보다 효과적

(5) 호르몬 치료

① 표준적인 치료는 전신적 항암화학요법 종료 후 tamoxifen 5년 사용하는 것으로 호르몬 수용체 양성 환자의 경우 재발률과 사망률을 각각 47% 및 26% 감소시키는 것으로 나타나 있음

② **최근 aromatase inhibitor(letrozole, anastrozole)의 등장**으로 치료 방법이 다양해지고 있는 추세임.

③ 여러 3상 연구를 통해 postmenopausal 환자의 경우 AI가 tamoxifen보다 우월하다고 밝혀지고 있음

(6) **Trastuzumab (Herceptin)**

① **HER2(tyrosine kinase)에 대한 humanized monoclonal antibody**

② HER2 양성 전이성 유방암에서 항암제와 복합 투여 시 그 효과가 인정됨

③ NSABP B-31, N9831, HERA 및 BCIRG 006 같은 여러 3상 연구에서 adjuvant chemotherapy와 병합 또는 chemotherapy 후 추가로 시행할 경우 무병생존기간을 향상시키는 것으로 보고되고 있음

B. 전신적 치료 (systemic treatment)

1. 개요

(1) 국소유방암 환자 (stage I-III) 의 1/2에서 전이성 병변 발생.

(2) 초기 재발의 절반은 초치료 5년 이후 발생

(3) 전이성 유방암의 평균 생존기간은 약 2년

(4) 항암치료나 호르몬 치료에 반응할 경우 생존 증가

(5) 전이성 질병의 진단은 타 질환과의 감별을 위해 "조직검사"에 근거해야

※ **Metastatic breast cancer의 치료 : "palliative therapy"**
- 필요하면 국소적 치료를 시행
- 호르몬 수용체 상태에 따라 endocrine therapy를 시행
- 위험 및 이익을 고려하여 항암치료를 시행

2. 국소 치료

(1) Bone metastasis

① 방사선 치료 및 수술 → 증상완화에 효과적

② 전신적 치료 : 항암화학요법의 경우 효과가 미미 → 방사선 치료가 더 효과적

③ **Bisphosphonate** : 병적골절과 척수압박 증후군 감소

(2) 국소치료가 도움이 되는 다른 전이성 병변

① 내분비 기관의 침범

② 담도계 폐색

3. 호르몬 치료

(1) **호르몬 수용체 상태 확인**

① 정상적인 유방조직에는 호르몬 수용체가 있으며 암세포 또한 수용체가 남아 있는 경우가 많음

② 호르몬 수용체 상태는 암세포가 호르몬 의존적(hormone-dependent)인지 확인하는데 가장 좋은 방법

③ 호르몬 치료에 대한 치료 반응
- ER/PgR(+/+) : 70%
- ER/PgR(+/-) : ~30%
- ER/PgR(-/-) : ⟨ 10%

cf. ER/PR(-/+)는 거의 없으며 이 경우도 hormone therapy 가능.

(2) **순차적 치료**

① 한가지 치료 후 실패하면 다른 치료법 적용

② 복합치료(combination therapy)가 보다 우월하다는 증거 없음

③ 초치료에 반응이 좋으면 2차 및 3차 치료에서도 반응이 좋은 경우 많음.

(3) Treatment options

① **Aromatase inhibitor (anastrozole, letrozole) : 일차적 선택 약제**

② Anti-estrogen
- Tamoxifen : 과거 1st choice
- Pure anti-estrogen : tamoxifen-resistant의 경우

③ Castration : 폐경 전 여성에서
- LHRH agonist
- Surgical oophorectomy

4. 항암화학요법

(1) 다른 상피기원 종양에 비해 항암치료에 반응하는 편 → 환자의 상태 등 risk/benefit을 잘 저울질해서 결정해야

(2) 약제 선택은 adjuvant chemotherapy를 시행했는지, 했으면 어떠한 약제로 했는지에 따라 다름

(3) 약제 선택

① 초치료는 다약제 복합요법(multidrug combination)으로 시행

② 다약제 복합요법에 반응이 없으면 한 가지 약제 씩 사용 → anthracycline과 paclitaxel(탁솔)

③ **Trastuzumab (Herceptin)** : erbB2 과발현된 환자에서 항암화학요법과 함께 사용 시 반응률 및 생존률 증가

5. Stage III 유방암의 치료

(1) 선행적 항암치료가 고려될 수 있음

(2) 선행적 항암치료의 대상 환자

① 수술적 치료가 어려운 환자

② inflammatory breast cancer

③ 동측 쇄골하 (subclavicular) 또는 쇄골상 (supraclavicular) 림프절 침범

④ Chest wall involvement

(3) 치료 효과의 상승

① 5~25% 의 완전관해

② predictive factor : response 좋으면 survival도 좋다.

③ 보조적 치료(adjuvant therapy)보다 더 우월하지는 않다.

(4) 'Shrinking tumor(downstaging)' 효과

① 국소 진행형 (Stage III) 유방암의 경우 downstaging 후 수술하는 경우 많아 (randomized trial은 없다)

② 30~50% 환자에서 장기 생존 기대

8

Testicular Cancer

고환암

서론 (introduction)

A. 일차성 생식세포종 (primary germ cell tumor, GCT)

(1) 원시 생식 세포에서 기원하는 악성종양으로 고환암의 95%를 차지

(2) 고환외 생식세포종 (extragonadal GCT) : GCT 중 생식기 외의 부분에서 발생하는 것으로 신체의 장축 부위인 종격동, 후복막강, 송과체(pineal gland)에 주로 발생

(3) **완치 가능한 종양이라는 것이 중요**

B. 역학 (epidemiology)

(1) 미국에서 남성의 악성종양 중 1%를 차지

(2) 발생률 : 2004년 9000여명의 신환발생 (USA)

(3) 20~40세의 남성에서 가장 흔하게 발생

(4) 50세 이상에서 고환종괴가 있을 경우 반드시 림프종을 고려

C. 생태학 및 유전

(1) **잠복고환증 (cryptorchidism)** : 10~40배 고환암(testicular cancer)의 위험성이 증가. 따라서 가능하면 고환고정술 (orchiopexy) 시행하여 예방

(2) **Testicular feminization syndrome**

(3) **Klinefelter's syndrome** : 종격동 생식세포종(mediastinal GCT)과 연관

(4) 세포유전학적 이상 : **12번 염색체의 단완(short arm)의 isochromosome(i12p)**으로 생식세포종에서 발견된다.

임상양상 및 진단 (clinical manifestations & diagnosis)

A. 임상양상 (clinical manifestations)

(1) **무통성 고환 종괴 : 매우 특징적인 소견**

(2) 림프절 전이 → 후복강내 림프절 → 요통 유발

(3) 혈행성 전이 → 폐에 전이 → 흉통, 호흡곤란, 기침

(4) β-hCG : 여성형유방증을 유발한다.

B. 병리 (pathology)

· 크게 **nonseminomatous GCT**와 **seminoma**로 나누며, 이렇게 구분하는 이유는 치료, 추적경과 관찰 방법 및 예후에서 차이가 있기 때문이다.

1. Nonseminomatous GCT : 주로 20대에 발병

(1) 조직학적 분류

① **배아세포종 (embryonal carcinoma)** : α FP↑ 또는 hCG↑ 또는 둘 다↑

② **기형종 (teratoma)**

③ **융모막암종 (choriocarcinoma)** : hCG↑

④ **난황종양 (endodermal sinus tumor)** : α FP↑

(2) Nonseminomatous GCT의 특징

① 이른 시기에 이미 후복막강, 폐에 전이를 한다. 이에 비하여 seminoma는 진단 당시 초기 상태가 많고, 임상 경과 역시 서서히 진행한다.

② 진단 당시 1/3은 stage I으로 testis에 국한되며, 1/3은 stage II로 후복막강 전이를 이미 한 상태이며, 나머지 1/3은 횡격막위 림프절 및 visceral metastasis를 한 상태이다.

2. Seminoma : 생식세포종(GCT)의 50% 차지, 40대에 호발

(1) 서서히 진행하는 임상경과를 가지며 진단 당시 70% 환자가 stage I, 20%가 stage II 이며, **폐 및 내장 전이가 드물다.**

(2) Stage I 또는 node 크기가 5cm 미만이면 방사선 치료가 첫번째 치료방법으로 고려된다.

(3) **Seminoma와 nonseminomatous component가 공존할 시에는 nonseminomatous GCT에 준해서 치료한다.**

3. 종양표지자 (tumor marker)

(1) 생식세포종의 종양표지자 : **α-FP**과 **β-hCG**

(2) 70%의 nonseminomatous GCT 환자 : α FP ↑ and/or hCG ↑

Table 8-1 생식세포종의 종양표지자.

α-FP	· Nonseminomatous GCT (특히 embryonal carcinoma, yolk sac tumor)에서만 상승. Seminoma에서는 상승 안함 · Seminoma에서의 상승 → occult nonseminomatous GCT가 있는 것으로 판단
β-hCG	· Nonseminoma와 seminoma에서 모두 상승가능

(3) Half-life

① **β-hCG : 24~36 hours, αFP : 5~7 days**

② 치료(orchiectomy) 전 후 평가 시 half-life를 고려해야 하며, α FP의 경우 1000이상에서 정상화까지 1개월 넘게 소요

치료 (treatment)

A. Early stage nonseminomatous GCT

1. Stage I nonseminomatous GCT

(1) 고환절제 후 잔존 종양이 없고, αFP 및 hCG의 종양표지자가 정상화되면 병리결과에 따라 nerve-sparing retroperitoneal lymph node dissection(이하 RPLND) 또는 추적경과만을 함

※ **RPLND :** 주된 부작용으로 retrograde ejaculation, 불임이 있다. 하지만, nerve-sparing RPLND를 시행하면 90%의 환자에서 정상적인 사정기능의 보존이 가능

(2) 수술 후 고환에만 국한된 경우(clinical stage I) : 혈관 및 림프관 침범 여부가 중요

① 혈관/림프관 침범이 없는 경우

- 이 경우 RPLND 를 통해 후복막강 림프절을 침범했을 경우(pathologic stage II)는 20~30% → RPLND 없이 추적 경과관찰 가능
- RPLND와 추적 경과관찰을 비교한 무작위적 임상시험은 없으나, 여러 대규모 연구에서 두 가지 모두 같은 장기생존율을 보임.

② 혈관/림프관 침범이 있는 경우

- 임상적으로는 stage I이라 하더라도 pathologic stage II인 경우가 50%에 달하므로 RPLND가 선호됨
- 재발 시기 : 중앙값 7개월이며 2년 후 재발은 드물다.

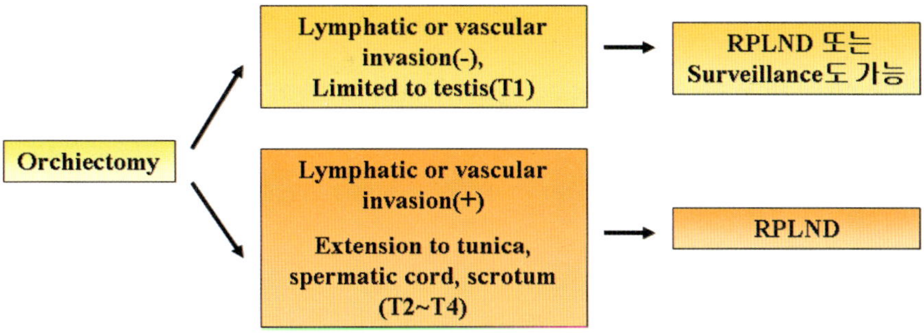

Figure 8-1 Stage I Nonseminomatous GCT의 치료 흐름도.
고환절제술 후 혈관 및 림프관 침범 여부에 따라 방침이 달라진다. 침범이 없는경우 RPLND 또는 추적경과관찰 모두 가능하나 침범이 있을 경우 RPLND를 시행한다.

2. Stage II nonseminomatous GCT

(1) 일차치료 : Modified RPLND

(2) Modified RPLND 후

① Low-volume (종양크기 ≤2 cm 그리고 침범 림프절 〈 6 개) → 경과관찰

② High-volume (종양크기 ≥2 cm 또는 침범 림프절 〉 6 개) → 보조적 항암화학요법

알아두어야 할 사항

· Seminoma는 poor-risk group이 없다.
· Seminoma에서 tumor marker는 risk와 관계가 없다.

B. Early stage seminoma

1. Stage I seminoma

(1) 서혜부 고환절제술(inguinal orchiectomy) → 후복막강 방사선치료 (retroperitoneal radiation) : 98%의 환자에서 완치

(2) 중앙재발기간 : 12~15개월, 5년 후 재발은 nonseminomatous GCT보다는 흔함

2. Stage II seminoma

(1) 크기가 적은 seminoma (stage IIA, IIB) : 방사선 치료

(2) 크기가 큰 seminoma (stage IIC) : 1/3 환자에서 재발하므로 항암화학요법이 선호

C. 진행성 생식세포종 (advanced germ cell tumor)

(1) 병리결과에 관계없이 stage IIC 및 stage III는 항암화학요법을 시행한다.

(2) 항암제 약제 : BEP (bleomycin/etoposide/cisplatin) 또는 EP without bleomycin

(3) Complete remission (CR) : 신체검진 및 영상학적 검사 (radiologic image) 상 잔존 종양(residual tumor)의 증거가 없고 종양표지자(tumor marker)가 모두 정상

(4) 60%의 환자가 항암화학요법만으로 CR에 도달하며, 10~20% 환자는 잔존 종양의 수술적 제거로 무병상태에 도달

D. 위험도에 근거한 항암화학요법

(1) 항암화학요법의 독성 때문에 환자의 위험도에 따라 치료 목표를 설정

(2) 위험도가 낮은 환자 : 독성이 최소화가 되도록

(3) 위험도가 높은 환자 : 더 나은 효과를 위해 관용 가능한 독성까지 감수

Table 8-2 생식세포종의 치료 요약 및 5년 생존기간.

Stage	Extent of Ds	Treatment		5-year survival
		Seminoma	Nonseminoma	
IA	T1	RT	RPLND or observation	99%
IB	T2~T4	RT	RPNLD	
IIA	Nodes 〈 2 cm	RT	RPLND or CTx→RPLND	98%
IIB	Nodes 2~5 cm	RT	RPLND± adj.CTx or CTX→RPLND	
IIC	Nodes 〉 5 cm	Chemotherapy	CTx, often followed by RPLND	80%
III	Distant meta	Chemotherapy	CTx, often followed by surgery	

Table 8 3 IGCCG Risk for Advanced Germ Cell Tumor.

Risk	Nonseminoma	Seminoma
Good	Gonadal or retroperitoneal primary site Nonpulmonary visceral metastasis (-) α FP 〈 1000 ng/mL, β-hCG 〈 5000mIU/mL LDH 〈 1.5 × upper limit or normal	Any primary site, **Nonpulmonary visceral metastasis (-)**, Any LDH, hCG
Intermediate	Gonadal or retroperitoneal primary site, Nonpulmonary visceral metastasis(-) α FP 1000~10,000 ng/mL, β-hCG 5000~50,000 mIU/mL LDH 1.5~10 × ULN	Any primary site, **Nonpulmonary visceral metastasis (+)**, Any LDH, hCG
Poor	Mediastinal primary site Nonpulmonary visceral metastasis (+) α FP ≥10,000 ng/mL, β-hCG 〉 50,000mIU/mL LDH 〉 10 × upper limit or normal	No patients classified as poor prognosis

E. 항암치료 후 수술 (postchemotherapy surgery)

1. Nonseminoma

(1) 종양표지자가 정상화되면 모든 남아있는 종양을 수술적 제거

(2) 제거한 조직의 병리를 보면 viable tumor가 15%에서 발견

2. Seminoma

(1) 대부분 괴사성 조직파편

(2) 항암치료 후 광범위한 섬유화가 진행되어 RPLND가 어려움

(3) 3 cm 미만이면 암세포를 발견할 수 없고 단지 3%만 재발하므로 경과 관찰 (observation)이 권장

(4) 3 cm 이상이면 이견이 있으나, 조직검사 또는 방사선치료 등을 고려

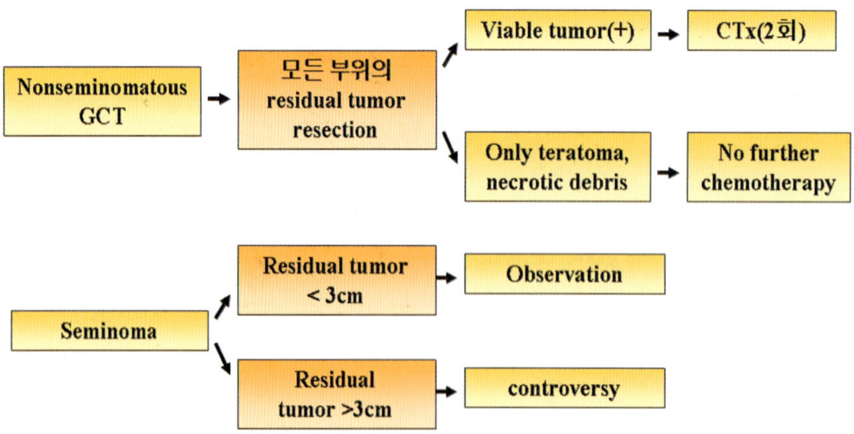

Figure 8-2 항암치료 후 수술에 대한 흐름도. Nonseminoma와 seminoma가 서로 다르다. Nonseminoma의 경우 모든 잔존종양을 제거한 후 병리결과에 따라 다음 치료 방침을 결정하나, seminoma의 경우 잔존종양이 있더라도 그 크기에 따라 3 cm미만이면 경과관찰만 해도 가능하다.

F. 구제적 항암치료 (salvage chemotherapy)

(1) 진행성 생식세포종 환자의 20~30%는 일차 항암화학요법에도 지속적 CR에 도달×

(2) 2차 항암화학요법 : ifosfamide를 포함한 치료방법 → 완치 : 25%

(3) Ifosfamide-containing chemotherapy에 실패한 환자들의 경우 말초조혈모세포 이식의 도움을 받는 dose-intensive chemotherapy를 시행할 수 있음

(4) 2차 항암화학요법에 잘 반응하는 군

① 일차 치료에서 CR에 도달했던 환자

② 고환 생식세포종

(5) 2차 항암화학요법에 잘 반응하지 않는군

① Mediastinal nonseminoma

② 일차 치료에서 지속적인 CR에 이르지 못한 환자

G. 고환 외 생식세포종 (extragonadal GCT)

(1) 예후와 치료는 병리와 발병위치에 따라 결정

(2) 반드시 **고환초음파를 시행**하여 고환의 이상유무를 확인

(3) **Seminoma** : 후복막강, 종격동에 관계없이 항암화학요법으로 거의 모든 환자들이 지속적 CR에 도달 가능

(4) **Retroperitoneal nonseminoma** : 임상경과가 일차 고환암과 유사

(5) **Mediastinal nonseminoma**

① 예후가 매우 불량 (1/3에서만 완치에 도달)

② AML, MDS, ET 등의 혈액학적 질환과 연관

③ Rhabdomyosarcoma, adenocarcinoma 등으로 malignant transformation 가능

H. 불임 (infertility)

(1) GCT 치료 후 발생하는 가장 중요한 부작용

(2) 원인 : RPLND와 연관된 사정기능의 장애, 항암치료에 의한 생식세포의 손상

(3) 예방 : nerve-sparing technique (retroperitoneal sympathetic nerve 보존), sperm banking

9

Head and Neck Cancer

두경부 암

서론 (introduction)

(1) 두경부 상피암 (head and neck epithelial carcinoma) : 두경부 점막 표면(mucosal surface)에서 기원한 것으로 주로 편평세포형(squamous cell type)

(2) 부비동 (paranasal sinus), 구강 (oral cavity), 비인두 (nasopharynx), 구인두 (oropharynx), 하인두 (hypopharynx) 및 후두 (larynx) 포함

(3) 발생률 : 미국의 경우 2004년 한 해 38,530여명 신환이 발생하였고, 전체 성인암의 3%를 차지

(4) 병인론

① 위험요인 : 알코올, **담배**

② 바이러스 원인

- Human papilloma virus : 구강암 및 설암과 연관
- **EBV : 비인두 종양(nasopharyngeal cancer)과 연관**

(5) 병리, 암발생학 및 분자생물학

① 두경부 편평세포암 (head and neck squamous cell carcinoma)

- 분화가 좋은 편평세포암 (well-differentiated)
- 중등도 분화를 가지는 편평세포암 (moderately well differentiated)
- 분화가 나쁜 편평세포암 (poorly differentiated) → **예후가 불량**

② 침샘종양 (salivary gland tumor)

· 대부분의 귀밑샘 종양(parotid gland tumor)은 양성(benign)

· 하악종양(submandibular tumor) 및 설하종양(sublingual tumor)의 절반, 대부분의 minor gland tumor의 경우는 악성.

③ 염색체 결손 및 변화 : chromosome 3p, 9p, 17p, 3q

④ Tumor suppressor gene인 *p53*의 mutation 관찰

⑤ PRAD-1/bcl-1, bcl-2, TGF-b, EGFR의 과발현이 관찰

임상양상 (clinical manifestations)

(1) 주로 50세 이상에서 발생하며, 증상은 병기 및 발병위치에 따라 매우 다양하다.

(2) 비인두암 (nasopharyngeal cancer) : 편측 중이염, 유스타키오관(Eustachian tube)의 폐색, 비폐색, 비출혈 (epistaxis)

(3) 구강암 (oral cavity cancer) 및 설암 (tongue cancer)

① 치유가 안되는 구강 내 궤양, 통증이 동반된 병변

② 혀의 움직임 둔화, 말의 변화

(4) 후두암 (laryngeal cancer)

① 애성(hoarseness, 목쉰 소리)이 흔하다.

② 애성 지속 시에는 이비인후과 진문의 방문 및 후두경(laryngoscopy)을 통한 철저한 검사를 시행해야 한다.

(5) 진행성 두경부암(advanced head and neck cancer)의 경우 위치에 상관없이 이통(otalgia), 기도 폐색(airway obstruction), 뇌신경병증(cranial neuropathy), 개구장애(trismus), 혀의 움직임 감소, 샛길(fistula)이 발생할 수 있다.

(6) 원발성 병변없이 발생한 경부 림프절 종대 (cervical lymphadenopathy)

① 원발부위 불명의 암(carcinoma of unknown primary)에 준하여 검사를 시행

② Upper cervical lymphadenopathy이고, 편평세포암(squamous cell cancer)인 경우 → 두경부 점막 기원의 가능성이 크므로 panendoscopy 등 두경부에 대한 철저한 검진이 필요

③ Supraclavicular lymph node → 폐 및 소화기계 기원 가능성이 높으므로 흉부 및 복부 CT 시행을 시행하고 필요 시 내시경 등을 시행

진단 (diagnosis)

1. 신체검진 (physical examination)

(1) 관찰 가능한 점막에 대해 철저한 시진이 행해져야 하며, 입천장, 혀, 경부에 대해서는 세밀한 촉진이 시행되어야 한다.

(2) 보이는 모든 병변(all visible lesion)에 대해서는 조직생검을 시행한다.

2. 병기 결정 (staging W/U)

(1) 두경부 CT

(2) 내시경 : laryngoscopy, esophagoscopy, bronchoscopy

(3) 진단 당시 전이가 발견되는 비율은 10% 미만. 단, 부검 결과를 보면 임상적으로 발견이 안되었지만, 폐, 뼈, 간 등에 microscopic metastasis는 흔한 것으로 보고됨

치료 (treatment)

두경부 암은 크게 국소 질환(localized disease), 국소 진행성 질환(locally advanced disease), 재발 또는 전이된 질환(recurrent and/or metastasis)으로 나누어 지며, 각각의 경우에 따라 치료 방법이 다르다.

1. 국소적 질환 (localized disease)

(1) T1 또는 T2(stage I, II)로 림프절 침범 및 원격 전이가 없는 경우

(2) 전체 두경부암 환자의 1/3을 차지

(3) **가장 좋은 치료법 (treatment of choice) : 수술 또는 방사선 치료**

(4) 성대보호를 위해 **후두암(laryngeal cancer)에 대해서는 방사선치료가 선호**

(5) 병변이 작거나 방사선에 따른 장기 합병증(xerostomia, dental decay 등)을 예방하기 위해서는 수술이 시행됨

(6) 5년 생존율 : 60~90%

2. 국소 진행성 질환 (locally or regional advanced disease)

(1) 국소 진행성 질환의 경우 완치가 치료의 목표가 될 수 있으나 수술, 방사선 치료 단독으로는 어렵고 수술, 방사선 치료 및 항암화학요법 등 복합적인 치료 방법이 시행되어야 한다

(2) Induction chemotherapy

① 항암화학요법(5-FU+cisplatin) → 수술 또는 방사선 치료

② 많은 환자에서 induction chemotherapy 3회 시행 후 종양 크기의 감소가 관찰되며, 절반 가량은 완전관해(complete remission)에 도달한다

③ 후두암(laryngeal cancer) 또는 하인두암(hypopharyngeal cancer)에서 장기 보존(organ preservation)에 유리하다

(3) 항암방사선 동시치료 (concomitant chemoradiation)

① 국소 진행성 질환에서 가장 효과적인 치료 방법으로 알려져 있다

② 순차적(sequential) 치료보다는 항암화학요법과 방사선 요법의 동시적(concomitant)치료가 더 효과적이다

③ 항암방사선 동시치료(concomitant chemoradiation)에서 항암화학요법의 역할

- 방사선에 저항성을 가지는 암세포의 제거
- Radiosensitizer로 방사선 효과 증대

(4) 결과

① 5년 생존율 : 34~50%

② 후두암(laryngeal cancer)의 경우 장기보존(organ preservation) 증가

3. 재발 또는 전이된 질환 (recurrent and/or metastasis)

(1) 완화(palliation)가 목적이며 항암화학요법이 시행된다

(2) 항암화학요법 시행 시 반응률은 30~50%정도이나 반응유지기간(response duration)이 3개월에 불과하며 중앙생존기간은 6~8개월 정도이다

(3) **Cetuximab :** 재발 또는 전이성 두경부 종양의 치료에 사용된다.

4. 원발부위 불명의 경부 림프절 종대 (cervical LN enlargement without primary origin)

(1) 원발 부위 불명암(carcinoma of unknown primary)에 준하여 검사를 시행

(2) 경부 림프절의 위치 및 병리에 따라 치료 방침을 결정한다(**Figure 9-1**).

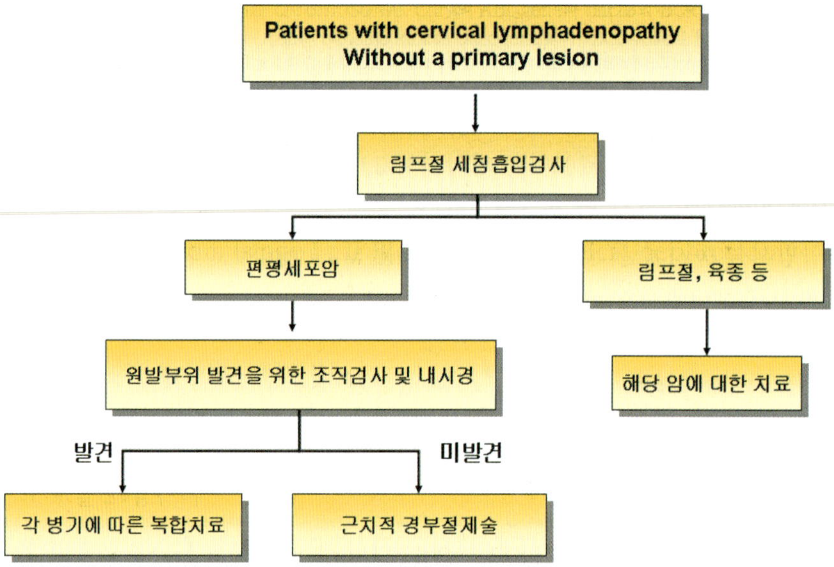

Figure 9-1 원발부위 불명의 경부 림프절 종대로 내원한 환자의 치료.
세침흡입 검사에서 편평세포암(squamous cell Ca)이 나온 경우 원발 부위 병변 규명을 위해 철저한 신체검진 및 내시경 검사가 시행되어야 한다. 여기에서 원발부위가 규명되면 병기결정 및 원발부위에 적절한 치료를 시행하고, 만약 원발부위를 찾을 수 없으면 림프절에 대해서는 근치적 경부절제술을 통해서 제거한 후 수술 후 방사선 치료 또는 항암화학요법을 시행한다.

10

Soft Tissue and Bone Tumors

연부조직 및 골종양

Sarcoma에 대해
- 발생률 (incidence) : 전체 종양의 1%로 매우 드물지만 소아에서는 매우 흔한 종양 중의 하나임
- 기원 : 중간엽 기원(mesenchymal origin)으로 상피 (epithelial) 기원 종양과는 매우 다른 생물학적 특성을 보임.

연부조직 육종 (soft tissue sarcoma)

A. 서론 (introduction)

1. 연부조직 육종 (soft tissue sarcoma)

(1) 근육, 인대, 지방조직, 섬유조직, 활막조직, 혈관, 신경으로부터 기원하는 모든 종양

(2) 사지(extremities)에 약 60%가 분포. 하지의 발생빈도는 상지의 3배이다.

2. 발생률 (incidence)

(1) 10만 명 중 2명이 발생하는 비교적 드문 종양

(2) 전체 종양의 0.7%를 차지하나 소아에서는 6.5% 차지

3. 원인 (etiology)

(1) 양성 연부조직 종양으로부터의 악성화(malignant transformation)는 드물다

예외) malignant peripheral nerve sheath tumor(neurofibrosarcoma 또는 malignant schwannoma)는 neurofibroma로부터 기원

(2) 환경적 요인 (environmental factor)

① 이전의 수술, 화상, 골절, 이물질 삽입 등의 흉터(scar)

② 화학적 발암물질 : polycyclic hydrocarbon, asbestos, dioxin 등

(3) 바이러스 (virus)

① HIV에 의한 classic Kaposi's sarcoma

② HIV 음성 동성애자들 중 HHV-8에 의한 Kaposi's sarcoma

(4) 유전적 요인 (genetic factor)

① Li-Fraumeni syndrome : *p53* gene 이상으로 연부조직 육종 외에 기타 다른 종양이 발생

② Neurofibromatosis

· 특징 : multiple neurofibroma 및 cafe-au-lait spot

· NF-1 : 염색체 17에 위치한 유전자종양 억제단백질(tumor suppressor protein). GTPase-activating activity가 있어 Ras 기능을 억제한다.

· Neurofibroma가 악성화되어 neurofibrosarcoma 같은 malignant peripheral nerve sheath tumor가 됨.

③ *Rb-1* mutation : retinoblastoma 및 osteosarcoma에서 관찰

④ t(X;18)(p11;q11) : synovial sarcoma의 90%에서 관찰

B. 분류 (classification)

(1) 정상조직으로부터의 분화 패턴에 따라 약 20여 가지 군으로 분류 가능

(2) 같은 종류의 sarcoma라도 매우 다양한 임상상을 보임

eg, liposarcoma의 경우를 살펴보면

· Pleomorphic liposarcoma : high-grade sarcoma

· Well-differentiated liposarcoma : 전이가 거의 없다

· Myxoid liposarcoma : 전이는 드물다. 하지만, 전이가 발생하면 종격동, 지방조직 등 비교적 흔치 않은 부위로 한다.

C. 진단 (diagnosis)

(1) 사지(extremities), 몸통(trunk), 두경부(head and neck)에 새로 생기거나 또는 지속되는 종괴에 대해서는 조직검사가 필요

(2) 육종은 림프절에 따른 전이보다는 **혈행성 전이**(hematogenous metastasis)가 흔하다. 하지만 synovial epithelioid sarcoma, clear cell sarcoma(연부조직의 melanoma), angiosarcoma, rhabdomyosarcoma 등은 림프절 전이가 흔하다.

(3) **폐실질(lung parenchyma)은 가장 흔한 전이 부위**

(4) 중추신경계로의 전이는 드물다.

(5) 방사선학적 평가

① 사지 및 두경부에 대한 MRI

② **Chest**, abdomen, retroperitoneal CT (**특히 chest CT는 폐전이 여부를 확인하는데 가장 중요**)

D. 치료 (treatment)

1. 수술적 치료 (surgery)

(1) 경계 음성(margin negative)인 광범위 절제(wide excision)가 표준적인 치료

(2) 보조적 항암치료(adjuvant chemotherapy) 또는 방사선 치료로 사지 보존 수술(limb-sparing surgery)이 가능

2. 방사선 치료 (radiation therapy)

(1) 사지 보존 치료 후 국소적 재발 방지에 중요한 역할

(2) 수술 상처 부위의 합병증 증가가 단점

3. 보조적 항암화학요법 (adjuvant chemotherapy)

(1) **Ewing sarcoma/PNET(primitive neuroepithelial tumor), rhabdomyosarcoma에서는 치료의 근간**이 된다.

(2) 최근에는 수술 전 항암화학요법 시행 후 반응군에서 수술 후 항암화학요법을 시행하는 방법이 도입되고 있다.

4. 진행성 질환 (advanced disease)

(1) 전이된 연부조직 육종의 경우 대부분 완치 불가능하며 20%에서만 장기생존 기대

(2) 따라서 전이된 환자의 경우 치료로 얻을 수 있는 이익과 치료에 따른 전신적 부작용을 비교하여 치료 목적을 결정해야 한다.

뼈의 육종 (bone sarcoma)

A. 발생(incidence) 및 역학(epidemiology)

(1) 뼈의 육종은 soft tissue sarcoma보다 더 드물다

(2) 전체 종양의 0.2%를 차지

(3) 양성 종양의 악성화 (malignant transformation) 가능

① Enchondroma, osteochondroma → chondrosarcoma

② Fibrous dysplasia, bone infarct, Paget's disease는 malignant fibrous histiocytoma(MFH) 및 osteosarcoma로의 악성화 가능

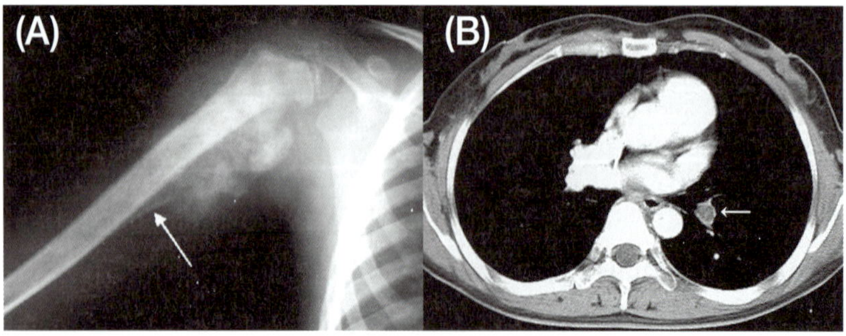

Figure 10-1 Osteosarcoma의 영상학적 소견.
(A) Osteosarcoma의 plain film. 상완에 종괴를 형성하고 있으며 periosteal reaction의 한 종류인 Codman's triangle이 관찰된다(화살표). **(B) Osteosarcoma의 chest CT**. Lt. lung parenchyma에 전이된 병변이 관찰된다.

B. 분류 (classification)

(1) 양성종양 (benign tumor) : enchondroma, osteochondroma (연골 기원), osteoid osteoma (골 기원) 등이 흔함

(2) 악성종양 (malignant tumor) : Plasma cell tumor가 가장 흔하다. 고형종양 중에서는 osteosarcoma, chondrosarcoma, Ewing's sarcoma 및 malignant fibrous histiocytoma(MFH)의 네 가지가 가장 흔함

C. 골육종 (osteosarcoma)

1. 개요 및 역학 (epidemiology)

(1) 뼈의 육종(bone sarcoma)의 40%를 차지

(2) Osteoid 및 bone을 생성하는 spindle cell neoplasm

(3) 소아 및 청소년기에 흔하고 남자가 여자의 1.5~2배

2. 임상양상 및 진단 (clinical manifestations and diagnosis)

(1) 호발부위 : 장골(long bone)의 골단부(metaphysis)로 대퇴골의 원위부, 경골의 근위부, 상완골의 근위부이다.

(2) 증상 : 해당부위의 종창과 통증

(3) 진단

① 단순방사선 촬영 : moth-eaten appearance, sunburst appearance, Codman's triangle

② CT, MRI : 골파괴 정도 및 연부 조직의 침범 정도를 파악하는데 유리

③ Chest CT : 폐전이 여부를 확인

3. 치료

(1) 가장 중요한 예후인자 : 항암치료에 대한 반응 정도

(2) 치료방법 : 선행적 항암화학요법 → 사지보존 수술(limb-sparing surgery) → 수술 후 (보조적) 항암화학요법

(3) 항암요법 : doxorubicin, ifosfamide, cisplatin 및 고용량 methotrexate

(4) 치료성적 : 60~80%에서 장기 생존

D. 연골육종 (chondrosarcoma)

1. 개요

(1) 전체 뼈의 육종의 20~25% 차지

(2) 주로 flat bone에 호발하고 어깨뼈와 골반뼈에 흔함

(3) 발생 : de novo 및 enchondroma의 transformation

2. 임상양상 및 진단 (clinical manifestations and diagnosis)

(1) 서서히 진행하는 임상경과를 가지며 해당 부위의 종창과 통증 유발

(2) 조직학적 및 방사선학적 소견만으로 양성 병변과 low-grade chondrosarcoma와의 구별은 어려움 →임상경과와 신체검진이 중요

3. 치료 (treatment)

(1) 대부분 항암화학요법에 저항성을 가짐

(2) 수술이 치료의 근간 : 재발성 종양 및 폐전이도 수술한다.

E. Ewing's sarcoma

1. 개요

(1) 전체 bone sarcoma의 10~15%

(2) 호발부위 : 장골의 뼈몸통(diaphysis), flat bone

(3) 매우 침습적인 종양이다. 폐, 골, 골수로 전이가 흔하다.

2. 병리소견 (pathology)

(1) Monotonous, small, round cell : 림프종, small cell carcinoma, embryonal rhabdomyosarcoma와의 감별 필요

(2) Ewing sarcoma의 세포 표면 표시자 : *mic*-2 gene에서 생산된 p30/32

(3) 세포유전학적 이상 : t(11;22)

3. 치료 (treatment)

(1) 전신적 항암화학요법이 치료의 근간

(2) 국소치료는 사지보존적 수술, 방사선 치료 사용

(3) Ewing sarcoma는 명백한 전이가 있어도 완치가능한 종양

(4) 병변이 팔꿈치 이하인 경우 5년 생존율이 80%에 달함

골전이성 종양 (tumors metastatic to bone)

A. 서론 (introduction)

(1) 가장 흔한 전이 장기

(2) 대표적인 골전이 암 : 전립선암, 유방암, 폐암으로 전체 골전이의 80%를 차지

(3) 전이 부위 : 척추, 대퇴골 근위부, 골반뼈, 갈비뼈, 흉골, 상완골 근위부, 두개뼈 순

B. 임상양상 (clinical manifestations)

(1) 통증이 가장 흔함 → 수 주에 걸쳐 점차적으로 진행. 국소적이며 밤에 더 악화

(2) 요통과 함께 신경학적 증상이 있는 경우 → 척수압박 증후군을 반드시 의심

(3) 병적 골절 (pathologic fracture), myelophthisis 유발

(4) 골파괴에 의한 고칼슘혈증 증상이 나타날 수 있음

C. 골전이성 종양의 특징

(1) 대부분 종양은 osteolytic lesion과 osteoblastic lesion을 둘 다 가지고 있음

(2) 고령의 여성에서는 전이성 골병변과 골다공증을 잘 구별해야 한다

Table 10-1 전이성 골종양의 기전.

	Osteolytic lesion	Osteoblastic lesion
관여 물질	Vitamin D-like steroid, PG, PTHrP, cytokines (IL-1, TNF)	Osteoblastic activating cytokines(예; PDGF)
발견	Plain radiography	Bone scan
검사소견	Hypercalcemia 동반 가능	ALP 증가, 심하면 hypocalcemia 발생 가능
대표적 질환	신장암	전립선 암

PG, prostaglandin; PTHrP, parathyroid hormone-related peptide; IL-1, interleukin-1, ;TNF, tumor necrosis factor; PDGF, platelet derived growth factor

D. 치료 (treatment)

(1) 기저질환을 치료

(2) 국소적인 통증 완화 → 방사선 치료

(3) 호르몬 치료 : 전립선암 또는 유방암처럼 호르몬 치료에 잘 반응하는 종양에서 사용

(4) **Bisphosphonates**

① **Pamidronate가 대표적**

② 통증을 완화시키며 bone resorption 억제

③ 유방암에서 월 1회 투여 시 뼈와 관련한 합병증을 예방하고 골전이의 빈도를 감소

11

Metastatic Cancer of Unknown Primary Site

원발부위 불명의 종양

서론 (introduction)

A. 정의 (definition)

(1) 원발부위 불명암 (Cancer of Unknown Primary Site, 이하 CUPS) : 원발 부위가 밝혀지지 않았지만, 조직학적으로 진단된 전이성 암

(2) 전체 악성 종양의 2~5% 차지

B. 미세 종양(occult neoplasm)의 기준 (아래의 조건을 모두 만족)

(1) 조직검사에 악성종양으로 증명

(2) 병력, 신체검진, 흉부 X-선, 복부 및 골반 CT, CBC, 일반화학검사, 유방촬영술 (mammography), 종양표지자 등을 통해서 원발부위가 밝혀지지 않음

(3) 생검 부위의 병리 소견이 원발암으로는 합당하지 않음

(4) 검사 소견 및 병리학적 검토 등 추가적인 검사에도 원발부위를 밝혀내지 못함

C. 제일 흔한 원발부위

· CUPS 환자 부검 시 폐, 위, 대장, 신장, 췌장이 가장 흔한 원발 부위

D. 생물학적 고려 사항

(1) 25% : 임상 경과 중 원발부위를 발견

(2) 57% : 부검 통해 원발부위 진단 가능

(3) 20% : 부검을 시행해도 원발부위를 발견 못함

임상양상 및 진단 (clinical manifestations & diagnosis)

A. 임상양상 (clinical manifestations)

(1) 증상 및 징후 : 전신쇠약, 체중감소, 통증, 비정상적인 출혈, 림프절 종대, 피하종양 등 매우 다양

(2) 따라서 자세한 문진과 철저한 신체검진이 필수적임

(3) 특수한 상황

① 상복부 통증을 호소 → 췌장암 및 위장관 악성종양을 고려

② 국소적 증상(기침, 혈변, 객혈 등) 발생 시 증상에 합당한 진단적 접근이 필요

③ 비흡연자 : 폐암의 위험도가 감소하나, 배제조건은 아님

B. 진단 (diagnosis)

※ CUPS에서 원발 부위를 밝히기 위해 어디까지 검사해야 하나?
일반적으로 CUPS는 중앙생존기간이 4~11개월로 불량하며, 부검을 통해 밝혀진 원발부위가 폐, 위, 신장 등 항암화학요법에 반응이 적은 종양으로 원발부위의 진단이 치료에 미치는 영향이 적다. 하지만, **림프종 (lymphoma), 유방암, 난소암 등** 원발 부위를 찾아낼 경우 생존을 향상시킬 수 있는 종양도 있다. 따라서 원칙적으로 원발 부위를 찾기 위해 불필요한 검사는 하지 말아야 하며, 다만 좋은 예후가 예상되는 환자는 적극적으로 찾아내 진단 및 치료하는 것이 필요하다.

1. 병리결과의 검토 (pathologic review)

· 항암화학요법에 반응하는 종양과 원발부위 규명에 필수적인 과정

2. 면역조직화학 (Immunohistochemistry)

· 보통의 병리검사에서 원발부위를 밝혀내지 못할 때 도움

(1) **LCA (leukocyte common antigen, CD45)** : lymphoid neoplasm

(2) **Cytokeratin (CK)** : carcinoma

① CK20-/CK7+ : 폐암, 난소암

② CK20+/CK7- : 대장암

(3) **Desmin** : sarcoma

(4) **αFP, hCG, placental alkaline phosphatase** : 생식세포종 (germ cell tumor)

(5) **S-100, HMB45** : melanoma (S-100은 neuroendocrine에서도 가능)

(6) **Factor VIII** : Kaposi's sarcoma

(7) **Thyroid transcription factor-1 (TTF-1)** : 폐암, 갑상선암

Table 11-1 CUPS의 원발부위 증명을 위한 검사.

기본적인 검사
병리결과 검토 및 면역조직화학검사 (pathology review & immunohistochemistry)
CBC, routine chemistry, urinalysis, stool occult blood
Chest & abd(pelvic) CT : 35%에서 원발부위를 발견, 하지만 임상경과에 미치는 영향이 거의 없음
특수상황에서 권장되는 검사
유방촬영술(mammography) : 전이성 선암(metastatic adenocarcinoma) 및 poorly differentiated adenocarcinoma가 있는 여성 (특히 촉지되는 액와림프절 종대가 있을 때)
Prostate-specific antigen (PSA) : osteoblastic bone metastasis가 있는 남성
두경부에 대한 내시경 : 경부림프절에서 전이성 편평상피세포암(metastatic SqCC*)이 나올 경우
기관지 내시경 : 방사선상 폐 및 종격동 침범이 있을 때
Anoscopy, colposcopy : 서혜부 림프절을 침범한 전이성 편평상피세포암
hCG, αFP : poorly differentiated carcinoma가 있는 50세 미만의 남성
효과에 논란이 있는 검사
CEA, CA125, CA19-9, CA15-3 : 비특이적 검사로 진단 및 예후에 논란
효과가 입증되지 않은 검사
무증상자에 대한 UGIS, barium enema, 각종 endoscopy
기타
PET : 가격이 비쌈

*SqCC, squamous cell carcinoma

치료 (treatment)

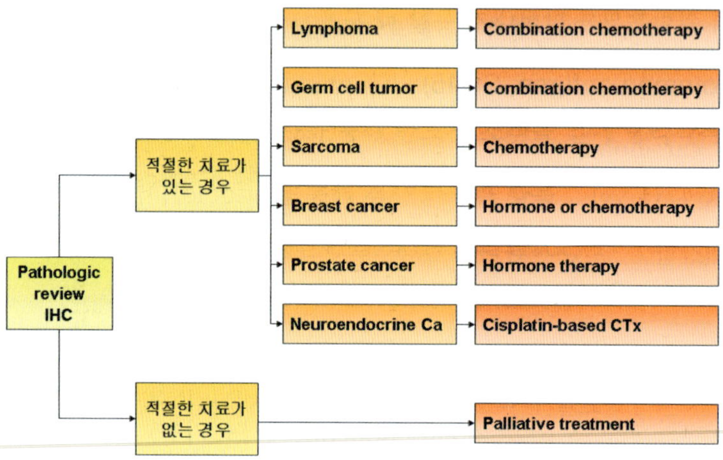

Figure 11-1
CUPS의 치료 개요.
조직에 대한 병리학적 검토 및 면역조직화학검사를 시행하고 결과에 따라 적절한 치료방법이 있는 경우와 없는 경우로 나눈다. 이후 각자 합당한 치료방법에 의해 치료를 시행하면 된다.

A. 예후에 따른 환자군

(1) 치료/완치 가능한 환자들을 구분하여 적절하고 올바른 치료하는 것이 매우 중요

(2) 좋은 예후 : 간전이가 없으면서 좋은 performance status를 보이는 경우

B. 선암종 (adenocarcinoma)

1. 액와림프절 침범이 있는 여성 (women with axillary LN metastases)

(1) 철저한 유방신체검진과 유방촬영술(mammography) 시행

(2) 유방신체검진 및 유방촬영술에서 정상이라도 stage II breast cancer에 준해서 치료

(3) 치료 방법 : MRM → 보조적 항암화학요법 후 방사선 치료

2. 복막 암종증(peritoneal carcinomatosis)이 있는 여성

(1) 유방암, 위장관암도 가능성이 있겠으나 가장 많은 원인은 난소암

(2) 일명 primary peritoneal papillary serous carcinoma 또는 multifocal extraovarian serous carcinoma라고 불림

(3) 치료 : maximum surgical cytoreduction 후 항암화학요법 (paclitaxel/cisplatin)

3. 골전이와 PSA 상승이 는 경우

(1) Osteoblastic bone metastasis: 전이성 전립선암(metastatic prostate cancer) 의심

(2) 치료: 진행성 전립선암에 준하여 호르몬 치료 (leuprolide와 flutamide)

※ **Leuprolide와 flutamide**
진행성 전립선암의 주된 치료는 androgen을 차단하는 것이며, 이의 과정이 바로 호르몬 치료이다. 전립선암의 호르몬 치료는 **화학적 거세**(chemical castration)와 **androgen의 수용체 결합을 억제**하는 두 가지 방법으로 이루어져 있으며 화학적 거세는 GnRH analogue를 이용하며 androgen 수용체 결합은 anti-androgen을 이용한다. **Leuprolide**는 goserelin(zoladex)과 함께 대표적인 GnRH analogue이며, **flutamide**는 bicalutamide(Casodex)와 함께 대표적인 antiandrogen이다.

4. 단일 전이 병변 (single metastatic lesion)

(1) 피하, 골, 간, 폐, 뇌, 부신 등에 단일 병변이 있을 경우

(2) 치료

① 국소적 치료(수술적 제거 및 방사선)이 주된 치료

② 국소적 치료 후 전신적 항암화학요법 : 아직 정립 안됨

C. 편평상피세포암 (squamous cell carcinoma)

1. 경부 림프절 종대 (cervical lymphadenopathy)

(1) 상부 또는 중간부위 림프절을 침범했을 경우 두경부 종양을 의심

(2) 철저한 평가에도 원발부위를 찾는 경우는 15%

(3) 치료

① 국소치료 : 방사선 또는 방사선 및 경부림프절 절제술의 복합 치료

② 확실한 국소치료 후 platinum에 기반을 둔 항암화학요법

2. 서혜부 림프절 종대 (inguinal lymphadenopathy)

(1) 원발부위는 회음부 또는 직장항문 근처의 가능성이 큼

(2) 치료

① 서혜부 림프절 절제술 (inguinal node dissection)

② 최근 항암방사선 동시요법(concurrent chemoradiation)으로 완치율이 향상됨

D. 분화가 나쁜 암종 (poorly differentiated carcinoma)

1. 고환 외 생식세포종 (extragonadal germ cell cancer syndrome)

(1) 특징적인 소견

① 나이 <50

② 신체 중심부의 침범 (tumor involving midline structure)

③ α FP 또는 hCG 상승

④ 빠른 종양의 성장

(2) 치료 : 통상의 생식세포종(germ cell tumor)에 준해서 platinum-based chemotherapy (Bleo/etoposide/cisplatin) 시행

(3) 25~40% 환자가 CR 도달하고 장기생존을 보임

2. 역형성 림프종 (anaplastic lymphoma)

(1) 진단 : immunoperoxidase staining(*Ki-1*, CD30) 및 Ig gene rearrangements

(2) 치료 : 침습적 NHL(aggressive NHL)에 준하여 치료

E. 기타의 종양

(1) 경험적 항암화학요법 : 반응률 20~25%, 중앙생존기간 5~7개월로 성적이 안좋음

(2) 최근 paclitaxel을 포함한 항암화학요법의 등장으로 성적향상

(3) 복합 항암화학요법 전에 항암제의 독성과 치료로 얻어지는 효과를 비교한 후 결정

(4) 초치료에서 실패한 경우 2차 치료는 효과가 없으므로 고식적 환자 보살핌(palliative care)을 해야 함

Table 11-2 조직 종류에 따른 치료와 예후.

Type	Subsets	Therapy	Prognosis
Adenocarcinoma (well or mod. Diff)	1. Women : axillary node involvement	Treat as primary breast cancer	Poor
	2. Women : peritoneal carcinomatosis	Surgical cytoreduction+ CTx(as ovarian Ca)	Better for subsets
	3. Men : bone meta, PSA ↑	Hormonal Tx for prostate cancer	
	4. Single metastatic lesion	LND± RTx	
Squamous carcinoma	1. Cervical adenopathy : NP Ca	RTx ± neck dissection ± Chemotherapy	25~50% 5YS
	2. Supraclavicular	RTx ± CTx	5~15% 5YS
	3. Inguinal adenopathy	Inguinal node dissection ± RTx ± CTx	15~20% 5YS
Poorly differentiated carcinoma 또는 adenocarcinoma	1. Atypical germ cell tumor	Treatment for germ cell tumor	40~50% cure rate
	2. Predominant tumor location in retroperitoneum, pph nodes	Cisplatin/etoposide	Prolongation survival ;10~20% cure
Neuroendocrine carcinoma	1. Low-grade	Treat as advanced carcinoid	Indolent biology
	2. Small cell carcinoma	Paclitaxel-carbo-etoposide or platinum-etoposide	High response rate
	3. Poorly differentiated		Prolongation of survival; rarely cured

CTx , chemotherapy; LND, lymph node dissection; 5YS, 5-years survival; RTx, radiation; Tx, treatment; NP, nasopharyngeal

12

Paraneoplastic Syndrome

부종양 증후군

· **가장 흔한 paraneoplastic syndrome**
고칼슘혈증, SIADH, ectopic ACTH에 의한 쿠싱증후군이므로 이들에 대해서는 잘 알아둔다.

· **소세포폐암(SCLC)에서 나타나는 paraneoplastic syndrome**
SIADH, Cushing's syndrome(ACTH), acromegaly(GHRH), gynecomastia(hCG)

· **비소세포폐암(NSCLC)에서 나타날 수 있는 paraneoplastic syndrome**
PTHrP(주로 SqCC), ADH, hCG

서론 (introduction)

A. 부종양 증후군(paraneoplastic syndrome)이란?

(1) 종양의 조직침윤(tissue invasion)과 종괴효과(mass effect)의 직접적인 영향이 아닌, 종양세포로부터 직접 생산이 되는 다양한 종류의 peptide에 의해 여러 가지의 내분비적, 혈액학적, 피부 및 신경학적 증후군이 발생하는 것을 의미.

(2) Paraneoplastic syndrome과 연관된 증상, 징후는 악성종양과 그 치료 사이의 연관성에 대해 나타내기도 한다.

(3) 암환자에게 비전형적인 증상이 발현된 경우 paraneoplastic syndrome을 항상 염두해 두고 환자를 처치해야 한다.

B. Hormonal paraneoplastic syndromes

(1) 호르몬은 eutopic 또는 ectopic(atypical cell에서의 생산) source에 의해 생산됨.

(2) Ectopic expression : tissue expression의 변화라기 보다는 양적인 변화

(3) 분자생물학적 기전

① 유전자 재조합 (genetic rearrangement) : eg, 난소암에서 PTH gene translocation

② 세포의 탈분화 (cellular dedifferentiation) : eg, 분화가 안 좋은 종양세포에서 발생 초기에 생산되는 hCG, αFP 등 분비

③ Transcriptional 억제의 변화

부종양증후군 각론

A. 고칼슘혈증 (hypercalcemia)

1. 병인론 (etiology)

(1) 흔한 종양 : **폐암, 유방암**, 두경부암, 소화기암, 피부암, **다발성 골수종**, 림프종

(2) 대부분 PTHrP(PTH-related peptide)의 과생산으로 발생 → 부갑상선기능항진승(hyperparathyroidism)과 비슷한 생화학적 특성을 보임.

(3) PTHrP 과생산 : oncogene의 변이, transcription factor의 expression 변화, 국소 성장인자로 발생

(4) 1,25-dihydroxyvitamin D의 과생산 → 소화기관에서 calcium 흡수 촉진

2. 임상증상 (clinical manifestations)

(1) 종양이 있던 환자의 정기적인 혈액검사에서 발견되는 것이 전형적인 발현. 하지만, 암의 초증상으로 발현하는 경우도 있다.

(2) 심한 고칼슘혈증(〉14 mg/dL)이 있으면, 피로, 의식저하, 탈수, 신석증(nephrolithiasis) 발생

3. 진단 (diagnosis)

(1) Primary hyperparathyroidism과 구별되는 특징

① 기존의 암환자에서 발생, 비교적 최근에 발현하고 비교적 높은 혈청 칼슘농도

② PTH : **일차성 부갑상선 기능항진증에서는 증가, paraneoplastic hypercalcemia에서는 억제되어 감소.**

③ PTHrP : 확진검사로 약 80%의 paraneoplastic hypercalcemia 환자에서 증가

4. 치료 (treatment) : 충분한 수액공급 및 bisphosphonate 투여

(1) **Saline hydration**

(2) 이뇨제 : 주로 furosemide 등 loop diuretics를 사용하며, 탈수되지 않도록 체액상태를 모니터링하면서 조심스럽게 사용

(3) Bisphosphonate : **pamidronate** 또는 zoledronate

(4) **Calcitonin** : 심한 고칼슘혈증에서 급격한 조절 시 사용

(5) Glucocorticoid : multiple myeloma, lymphoma 등의 고칼슘혈증에서 사용

B. Ectopic vasopressin : tumor-associated SIADH

1. 병인론 (etiology)

(1) Vasopressin (AVP) : posterior pituitary gland에서 분비되는 항이뇨호르몬

(2) 소세포폐암 또는 신경내분비 종양(neuroendocrine tumor)에서 흔하게 발생함

(3) AVP 증가 → aldosterone 억제, ANP 생산 → 저나트륨혈증 발생

2. 임상증상 (clinical manifestations)

(1) 대부분의 환자에서는 무증상, 대개는 일반화학검사에서 발견.

(2) 증상 : 위약, 기면, 오심, 착란, 의식저하, 경련

(3) 증상의 정도는 발생 속도 및 hyponatremia 정도에 의해 결정.

3. 진단 (diagnosis)

(1) Hyponatremia와 hypoosmolality가 있으면서

(2) Uosm의 비정상적 증가(> 100 mOsm/kg)

(3) Urine Na의 증가(> 40 mEq/L)

(4) Normovolemia이며,

(5) 신기능, 갑상선기능, 부신기능은 모두 정상이고,

(6) 산염기 이상이 없으며 및 포타시움이 정상일 때

4. 치료 (treatment)

(1) 원발종양의 치료가 우선적으로 이루어져야 한다.

(2) **엄격한 수액 제한(fluid restriction)**을 시켜야 함

(3) **Demeclocycline** : renal distal tubule에서 vasopressin 억제

(4) 심한 hyponatremia 및 의식의 변화가 있을 경우 → 3% hypertonic saline 또는 normal saline infusion이 필요.

(5) **교정속도는 시간 당 0.5~1 mEq/L가 되도록 주의한다.**

→ 신장학 Chapter 3 참조

C. Ectopic ACTH producing Cushing's syndrome

1. 병인론 (etiology)

(1) Ectopic ACTH에 의한 쿠싱 증후군은 전체의 10~20% 차지

(2) 주로 신경세포종양(neuroendocrine tumor)에서 발생 : SCLC (> 50%), thymic carcinoid (15%), islet cell tumor (10%), bronchial carcinoid (10%), 기타 종양 (5%)

(3) Ectopic ACTH 생산 : 세포분화에 관여하는 transcription factor의 발현과 연관, POMC gene이 대표적임

2. 임상증상 (clinical manifestations)

(1) 주된 증상 : 체액 저류, 고혈압, 저칼륨혈증, 대사성 알칼리증, 포도당 불내성 (glucose intolerance), 과다색소침착(hyperpigmentation)

(2) 부신(adrenal) 또는 뇌하수체 선종(pituitary adenoma) 등 다른 원인의 쿠싱 증후군과 달리 ectopic ACTH에 의한 쿠싱 증후군 환자는 급격히 발현하므로 몸무게 증가 및 central fat distribution이 적다.

3. 진단 (diagnosis)

(1) 스테로이드의 과잉이므로, ① urine free cortisol level이 정상보다 2~4배 증가, ② ACTH 과분비이므로, plasma ACTH level > 100 pg/mL

(2) 만약 혈중 ACTH 농도가 감소되어 있다면, 이는 스테로이드 과잉에 따른 negative feedback에 의한 억제 때문이므로, ectopic ACTH와 연관된 쿠싱 증후군은 배제되고 다른 원인을 고려해야 함

(3) High-dose dexamethasone suppression test에서 pituitary ACTH-producing adenoma는 억제가 되나, ectopic ACTH-생산 쿠싱 증후군의 경우 억제가 되지 않으므로 구별이 가능하다.

4. 치료 (treatment)

(1) 기저질환인 암의 치료가 선행되어야 한다.

(2) 암치료 다음으로는 스테로이드의 감소를 위한 치료 시행.

(3) 수술(adrenalectomy) : 실용적이지 못함.

(4) 내과적 치료 : ketoconazole, metyrapone, mitotane 등을 사용하여 스테로이드 합성을 감소시킴→ 가장 실용적인 방법

(5) Adrenal insufficiency 예방을 위해 glucocorticoid 보충을 반드시 고려.

D. 종양의 과다한 IGF-II 생성에 의한 저혈당증

(1) 중간엽 종양(mesenchymal tumor), 간암, 부신암, 기타 여러 종양에서 발생

(2) 인슐린과 비슷한 작용을 하는 IGF-II(insulin-like growth factor)의 증가로 발생.

(3) 진단 : 혈액검사상 저혈당, 혈중 인슐린 농도의 감소(IGF-II의 negative feedback으로 인슐린 생성이 억제됨)

(4) 치료 : 기저질환(암)의 치료, 자주 식사하며, 필요에 따라서 포도당의 정주 공급.

E. Human chorionic gonadotropin

(1) 주로 testicular embryonal tumor, germ cell tumor, extragonadal germinoma에서 발생 그 외 폐암, 간암, 췌장암에서도 가능

(2) 남성에게 있어서 높은 농도의 hCG → 에스트로겐 상승 및 여성형 유방증(gynecomastia) 초래

(3) 치료 : 기저질환(암)의 치료

F. 적혈구 증가증 (erythrocytosis)

(1) Paraneoplastic erythrocytosis : erythropoietin의 이소성 생산(ectopic production)에 의함

(2) 신장암 환자의 3%, 간암 환자의 10%, 소뇌 hemangioblastoma 환자 15%에서 발생

(3) 진단

① 신장암, 간암, 중추신경계 종양 환자에서

② Red cell mass가 증가(Hct 〉52% in men; 〉48% in women)

③ 혈청 erythropoietin 농도 상승

④ 적혈구 증가증(erythrocytosis)을 설명할 다른 질환이 없을 때

(4) 치료

① 기저질환인 암의 치료

② 적혈구 증가증과 관련된 증상이 있으면 정맥절개술

G. 백혈구 증가증 (granulocytosis)

(1) 30%의 고형암 환자에서 발견

(2) 약 반수에서는 원인이 paraneoplastic이 아닌 감염, 종양 괴사, 스테로이드 투여이므로 감별진단이 필요

(3) 치료 : paraneoplastic granulocytosis는 특별한 치료가 필요 없다.

H. 혈소판 증가증 (thrombocytosis)

(1) 혈소판 증가증 환자 35%에서 암이 동반되어 있음

(2) 원인 : 확실하지는 않으나 IL-6, thrombopoietin이 제시

(3) 치료 : paraneoplastic thrombocytosis는 특별한 치료가 필요 없음

I. 호산구 증가증 (eosinophilia)

(1) 전체 암환자 중 1%에서 관찰

(2) IL-5가 중요한 역할을 할 것으로 여겨짐

(3) 림프종, 폐암 환자에서 주로 발생함

(4) 치료 : 기저질환(암)에 대한 치료가 이루어져야 하며, 호산구 증가증으로 호흡곤란이 발생하면 스테로이드 사용

13

Oncologic Emergencies

종양 환자에서 응급

구조적-폐쇄성 응급 (structural-obstructive emergency)

A. 상대정맥 증후군 (superior vena cava syndrome)

1. 병인론 (etiology)

(1) 종양으로 인한 상대정맥(SVC)의 폐색으로 두경부 및 상지로부터의 정맥 환류가 감소하여 발생

(2) 폐암, 림프종 (lymphoma), 전이성 암(metastatic tumor)이 90%이상을 차지하며, 특히 폐암 중 소세포폐암 (SCLC), 편평상피암(squamous cell cancer)이 전체의 85%를 차지

2. 임상증상 (clinical manifestations)

(1) 두경부의 부종, 호흡곤란, 기침

(2) 신체검진 소견 : 경부정맥의 확장, cervical collateral vessel의 증가, 청색증, 경부 및 상지, 흉부의 부종, 후두 부종 및 애성 (hoarseness)

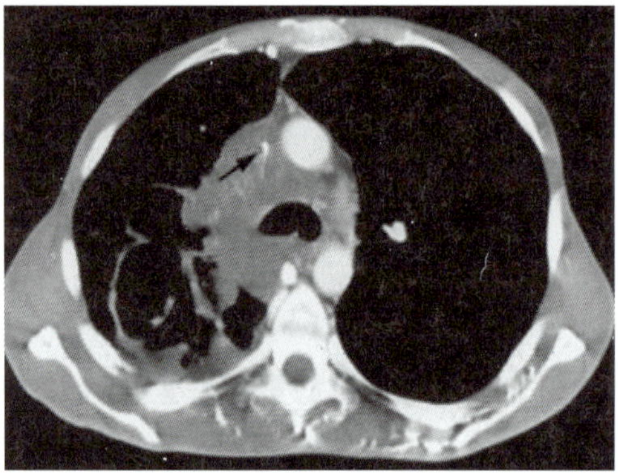

Figure 13-1 소세포폐암에서의 상대정맥 증후군. 기관을 둘러싸고 있는 폐암이 관찰되며 이 종괴에 의해 SVC가 압박되어 흉부 CT상 잘 관찰되지 않는다. (화살표가 눌린 SVC를 가리키고 있다)

3. 진단 (diagnosis)

(1) 상대정맥 증후군은 임상적 진단

(2) Chest PA상 상부 종격동의 확대

(3) **Chest CT** : 종격동 평가에 가장 중요한 검사

(4) MRI는 chest CT 이상의 이점이 없다.

(5) 이미 암으로 진단받은 사람은 세부적인 검사는 필요 없다.

4. 치료 (treatment)

(1) 가장 위급한 경우는 종양에 의한 기관 폐색으로 빠른 치료가 요구된다.

(2) 증상완화 : 이뇨제, head elevation, 산소 공급, 저염식

(3) **방사선 치료 (radiation therapy) : 비소세포폐암(NSCLC), 전이성 암**

(4) **항암화학요법 (chemotherapy) : 소세포폐암(SCLC), 림프종(lymphoma)**

(5) 재발의 경우 intravascular self-expanding stent 삽입

B. 심낭삼출 및 압전 (pericardial effusion/tamponade)

1. 병인론 (etiology)

(1) 폐암, 유방암, 백혈병, 림프종에서 흔함

(2) 심낭압전(cardiac tamponade)이 초증상으로 발현되는 것은 드물다

(3) 암환자에서 심낭삼출이 있다고 전부 암에 의한 것은 아니다 → 50%에서는 방사선조사, 갑상선 기능저하증 (hypothyroidism), 약제에 의한 심낭염 등 암과 관계없는 원인에 의한 것이다

2. 임상증상 및 진단 (clinical manifestation & diagnosis)

(1) 대부분 무증상

(2) 흔한 증상 : 호흡곤란, 기침, 흉통, 기좌호흡 (orthopnea)

(3) 신체검진 : sinus tachycardia, 경부 정맥의 확장, 간비대, 사지부종

(4) **심초음파 : 진단에 가장 확실한 검사**

(5) 세포진 검사 (cytology) : 대부분 진단에 도움이 되나 림프종, 악성중피종 (mesothelioma)은 위음성이 나올 수 있다.

3. 치료 (treatment)

(1) **심낭천자술 (pericardiocentesis)** ± **경화요법 (sclerosis)**

(2) Pericardial window, 심낭제거, 방사선 조사, 전신적 항암화학요법

C. 장폐색 (intestinal obstruction)

1. 병인론 (etiology)

(1) 진행된 대장직장암, 난소암에서 자주 발생하나, 폐암, 유방암, 흑색종에서도 가능

(2) 여러 군데에 폐색을 발생시킴

(3) 종양의 장간막(mesentery), 장근육 침범 또는 복강 신경얼기(celiac plexus) 침입, paraneoplastic neuropathy로 인해 발생

2. 임상증상 및 진단 (clinical manifestations & diagnosis)

(1) 폐색은 서서히 진행

(2) 통증 : 가장 흔한 증상이며 산통 (colicky) 양상. 복부팽만, 간비대 (hepatomegaly)가 원인이 됨.

(3) 구토, 변비가 동반

(4) 신체검진 : 복부팽만, 가스팽만음 (tympany), 복수 (ascites), 고음의 장음 (high-pitched bowel sound)

(5) 단순 복부촬영 : erect view에서 multiple air-fluid level, intestine 확장

(6) 12~14cm 이상의 급성확장은 천공의 가능성 때문에 응급수술

(7) 장폐색 발생 시 중앙생존기간은 3~4개월로 불량

3. 치료 (treatment)

(1) 치료는 기저암의 정도와 주요장기 상태에 영향

(2) 치료에서 수술을 반드시 고려 → 모든 환자가 수술 가능한 것은 아니며, 10~20%의 사망 위험 있음

(3) Self-expanding metal stent : 수술 불가 시 폐색증상 완화

(4) 비위관(nasogastric(NG) tube)을 통한 배액

(5) 항구토제, 항경련제, 진통제

(6) Somatostatin analogue (octreotide) : 장분비액을 감소시켜 증상 완화

D. 요로 폐색 (urinary obstruction)

1. 병인론 (etiology)

(1) 전립선암 또는 각종 부인과 암에서 주로 발생

(2) 골반 방사선 조사 및 요로 섬유화로 인한 폐색

2. 임상증상 및 진단 (clinical manifestation & diagnosis)

(1) 옆구리 통증 (flank pain) : 가장 흔한 증상

(2) 암환자에서 지속되는 요로감염 (UTI, urinary tract infection), 혈뇨 또는 단백뇨가 있을 시 요도폐색(ureteral obstruction)을 반드시 의심해야 한다.

(3) 진단 : 신장초음파, 신장스캔, 복부 CT

3. 치료 (treatment)

(1) 옆구리 통증, 패혈증 (sepsis), 샛길 (fistula) 형성 등 폐색으로 인한 합병증 발생 시 즉각적인 요로전환술 (urinary diversion) 시행

(2) 요로전환술 (urinary diversion) : 요도 내 스텐트 삽입 (internal urinary stent), PCN (percutaneous nephrostomy), suprapubic cystostomy

E. 척수압박 증후군 (spinal cord compression)

1. 병인론 (etiology)

(1) 암환자의 5~10%에서 발생

(2) 척수압바 발생 시 경막외 종양(epidural tumor)은 10%밖에 안되므로 다른 원발부위 종양에 대한 평가가 필요

(3) 척수압박이 흔한 종양 : 폐암,유방암, 전립선암

(4) 압박위치 : 흉추부 (70%) 〉 요추부 (20%) 〉 경추부 (10%)

2. 임상증상 (clinical manifestation)

(1) 주요 증상 : 국소화된 요통과 종양 침범에 의한 압통, 위약

(2) 운동 및 기침, 재채기에 의해 악화되며 앙와위시 통증이 악화된다는 점에서 추간판 탈출증과 구별

(3) Radicular pain : 국소화된 요통에 비해 드물며, 후기에 나타남.

3. 신체 검진 (physical examination)

(1) SLR (straight leg rising) test, neck flexion, 척추타진 등을 통해 압박 부위의 위치(level) 확인.

(2) 감각소실 (sensory loss) : pin-prick이 vibration 또는 position 소실보다 더 흔함

(3) 자율신경계 이상 (autonomic dysfunction) : 항문긴장도 (anal tone) 및 회음부 감각 (perineal sensibility) 감소, 방광 확장 (bladder distension) 초래

(4) Anal wink reflex 및 bulbocavernosus reflex 소실 → 마미증후군(cauda equina syndrome)을 의미함

- **Anal wink reflex** : 항문주위의 피부를 긁으면 외측 항문조임근(external anal sphincter)이 수축하는 현상. 반응이 없으면 천추부 척수신경의 기능이상을 의미
- **Bulbocavernosus reflex** : 귀두(glans penis)를 잡았을 때 항문조임근의 수축이 일어나는 현상

4. 진단 (diagnosis)

(1) 암환자에서 허리통증 발생 시 척수압박 증후군을 고려한 신속한 평가가 이루어져야 함.

(2) 치료 초기에 보행 및 조임근 긴장도(sphincter tone)가 유지되는 상태이면, 신경학적 예후가 좋음

(3) 단순 척추 촬영술 : 피판(pedicle)의 미란 (종양으로 인한 척추의 초기 변화)

(4) **Full-length spine MRI : 가장 유용한 검사**

(5) 원발부위 불명의 종양이 척수압박 증후군으로 처음 발현하는 경우 → chest & abdominal CT, PSA, 유방촬영술(mammography) 시행

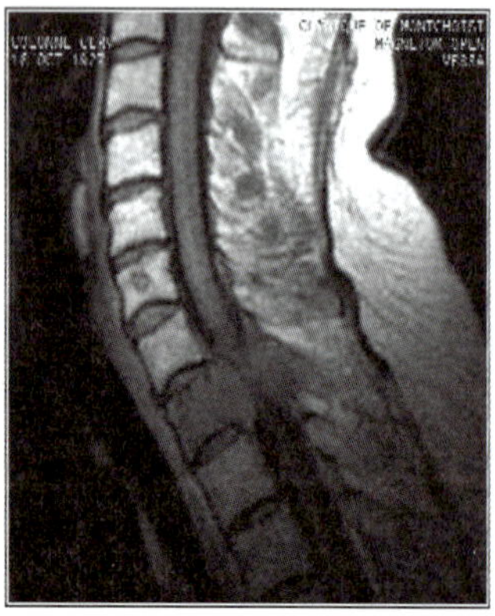

Figure 13-2 척수압박 증후군.
T-spine MRI로 흉추에 전이된 종양이 척수를 압박하고 있는 소견이 관찰된다.

5. 치료 (treatment)

(1) 목표 : 통증완화, 신경기능의 회복

(2) 초기치료 : 방사선치료와 스테로이드

(3) 예후

① 치료 시작 시 보행 가능한 환자 : 75%에서 호전

② 치료 시작 시 하지마비(paraplegia) 환자 : 10%만이 보행가능 → **신속한 진단 및 초기에 적극적인 치료가 필요**

(4) 수술의 적응증

① 원인을 모르는 경우

② 방사선 치료의 실패

③ 방사선에 잘 안 듣는 종양(melanoma, renal cell carcinoma 등)일 때

④ 급격한 신경학적 증상의 악화

⑤ 병적골절(pathologic fracture) 및 이로 인한 탈구 및 전위가 있을 때

(5) 항암화학요법의 사용 - 이전에 방사선 조사를 하였던 환자로 수술의 적응증이 안되며, 항암화학요법에 민감한 종양인 경우

(6) 종양의 조직형(histology)이 회복 및 예후에 제일 중요하다.

F. 두개내압의 증가 (increased intracranial pressure)

1. 병인론 (etiology)

(1) 25%의 환자에서 두개 내 전이(intracranial metastasis)가 발생.

(2) 흔한 종양 : 폐암, 유방암, 흑색종 (melanoma)

2. 임상증상 및 진단 (clinical manifestations & diagnosis)

(1) 증상 : 두통, 오심/구토, 경련, 국소적 진행하는 신경학적 기능 손실

(2) 급격한 증상의 발현 : 종양 내 출혈 (hemorrhage into tumor) 의심해야

(3) 뇌척수액 순환의 장애 : hydrocephalus 발생

(4) IICP → papilledema, neck stiffness 발생 → 뇌탈출까지 가능

(5) 진단 : brain MRI, brain CT

3. 치료 (treatment)

(1) 뇌탈출 (brain herniation) 발생 시
① 기관삽관과 과호흡 (hyperventilation ; PCO_2를 25~30 mmHg로 유지)
② Mannitol 투여

(2) **Dexamethasone** : 증상 완화에 가장 좋은 일차 치료

(3) 다발성 병변 : whole brain radiation therapy(WBRT)

(4) 단일 병변 : 수술적 제거 후 WBRT, 또는 stereotactic radiosurgery (gamma knife 등)

(5) 내과적 치료에 반응하지 않은 경우 : ventriculotomy 또는 craniotomy

G. Pulmonary and intracranial leukostasis

1. 병인론 (etiology)

(1) Hyperleukocytosis 또는 leukostasis : 생명을 위협하는 급성 백혈병의 합병증

(2) 주로 blast cell count가 100,000/ml 초과시 발생

(3) AML에서 5~13%, ALL에서 10~13%에서 발생

(4) Blast cell count 증가 → 혈류의 점액 증가 →혈류 흐름 감소

2. 임상증상 (clinical manifestations)

(1) 뇌 및 폐가 증상을 흔히 일으키는 기관

(2) brain leukostasis : 혼미, 두통, 어지러움, 이명, 의식혼란

(3) pulmonary leukostasis : 호흡부전, 저산소증, 호흡곤란

3. 치료 (treatment)

(1) Brain leukostasis

① 전뇌 방사선조사 (whole brain irradiation)

② 백혈병에 대한 빠른 치료

(2) Pulmonary leukostasis

① 백혈구성분채집술 (leukapheresis)

② 혈관내 체액 부족 및 불필요한 수혈→혈액 점도를 악화시키므로 주의해야 한다.

치료와 연관된 응급 (treatment-related emergency)

A. 종양융해 증후군 (tumor lysis syndrome)

1. 병인론 (etiology)

(1) 대량의 종양세포들의 급격한 파괴로 인하여 발생

(2) **hyperuricemia, hyperkalemia, hyperphosphatemia, hypocalcemia, lactic acidosis**를 유발하여 **급성 신부전**에 이르게 함

(3) 흔한 종양 : ALL, Burkitt's lymphoma, high-grade lymphoma 등

(4) 발생시기 : 항암치료 후 1~5일 이내에

2. 임상증상 (clinical manifestations)

(1) Acute uric acid nephropathy : hyperuricemia → 요산이 신세관 내 결정 형성

(2) 신경근골격계의 흥분과 강직 : hyperphosphatemia → **혈중 칼슘 농도의 감소**를 초래하여 발생

(3) 신부전 : calcium phosphate의 신장 침착 및 hyperphosphatemia로 발생

(4) 심실 부정맥과 급사 : hyperkalemia로 발생

3. 예방 (prevention)

(1) 계속적인 수액공급 : 생리식염수 또는 half saline 3.0 L/m^2/day

(2) 요 알칼리화 (urine alkalinization) : urine pH 7.0 이상으로 유지

(3) Allopurinol 300 mg/m^2/day

4. 치료 (treatment)

(1) 종양융해 증후군의 발생 위험을 인지하고 예방하는 것이 가장 중요

(2) **Rasburicase (recombinant urate oxidase)** : 표준적 예방법에도 불구하고 계속되는 uric acid 상승이 있을 때 사용

(3) **투석(dialysis)을 고려해야 할 때**

① Serum K^+ 〉 6.0 mEq/L

② Serum uric acid 〉 10 mg/dL

③ Serum Cr 〉 10 mg/dL

④ Serum phosphate 〉 10 mg/dL or increasing

⑤ Symptomatic hypocalcemia

B. 용혈성 요독증후군 (HUS, hemolytic uremic syndrome)

1. 원인 (etiology)

(1) 주로 항암제 사용과 관련하여 발생 **(mitomycin : HUS와 관련하여 m/c 항암제)**

(2) 주로 위암, 대장직장암, 유방암에서 흔하게 발생

2. 임상증상 (clinical manifestations)

(1) 주로 항암치료 4~8주 후에 발생하지만, 수개월 후에도 발생 가능

(2) **특징적인 임상소견**

① Microangiopathic hemolytic anemia

② Thrombocytopenia

③ Acute renal failure

(3) 증상

① 호흡곤란, 위약, 전신쇠약, 핍뇨 및 자반이 초기증상으로 흔함

② 고혈압과 폐부종도 흔하게 발생

3. 검사소견 (laboratory findings)

(1) 빈혈

① 중등도~중증도의 빈혈

② 말초혈액 도말검사 상 **RBC fragment**와 **schistocyte**가 관찰

③ 용혈성 빈혈의 특징적인 소견 : reticulocytosis, plasma hemoglobin의 감소 및 LDH의 상승

④ Coombs' test가 음성이며 bilirubin의 상승

(2) 혈소판감소증 〈100,000/uL이 항상 관찰됨

(3) 혈청 creatinine의 상승

(4) 병리 : 모세혈관과 세동맥 벽의 fibrin 침착

4. 치료 및 예후 (treatment and prognosis)

(1) 치명율은 높아서 대부분의 환자는 수 개월 이내에 사망

(2) **Plasmapheresis, plasma exchange** → 혈액학적 이상은 교정되나 신부전은 정상화되지 않는다.

(3) Immunoperfusion : Staphylococcal protein A column을 통한 것이 가장 좋은 치료방법

Oncology and Hematology

14

Approach to the Patient with Anemia

빈혈 환자에 대한 접근

서론 (introduction)

A. 적혈구 (red blood cells)

(1) Erythron : 골수의 적혈구 전구세포 + 말초혈액에 순환하는 적혈구(역동적인 장기의 개념)

(2) 수명 : 120일

(3) 적혈구생성인자(erythropoietin, EPO)에 의해 생산 조절

① 신장(peritubular capillary-lining cells)에서 주로 생산, 간에서도 일부 생산

② 정상 농도 : 10~25 IU/L

③ $T_{1/2}$: 6~9 시간

④ 혈색소(Hb) 10~12 g/dL ↓ → 저산소증 → EPO 생산 ↑

⑤ EPO와 영양분이 충분한 경우 적혈구 생산이 1~2주내에 4~5배까지 증가 가능

B. 빈혈 (anemia)

(1) 정의 : RBC mass가 감소

① 혈색소와 헤마토크릿이 빈혈을 잘 반영하나 체액의 상태 등에 따라 약간 오차가 발생

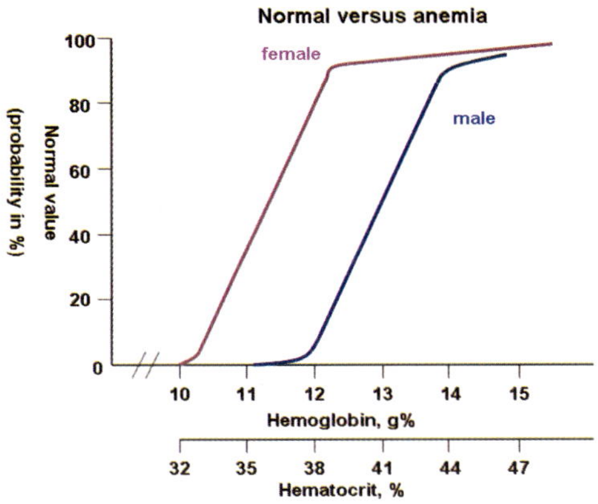

Figure 14-1 헤마토크릿에 따른 빈혈 확률.
예를 들어 여자는 35% 이하인 경우 정상(빈혈이 아닐)일 확률이 25%이다.

② 빈혈의 가능성과 정도는 연령과 성별에 따른 Hb/Hct의 분포에 따라 판단(**Figure 14-1**)

③ 정상 성인 남자는 Hct이 47% ± 7%, 여자는 42% ± 5% 이다.

(2) WHO의 빈혈 진단기준 (15세 이상)

· **남 : 혈색소 13g/dL**

· **비임신여성 : 혈색소 12g/dL**

· **임신여성 : 혈색소 11g/dL**

(3) 빈혈의 분류 (**classification of anemia** 참고)

· **적혈구 생산의 장애 (hypoproliferation)**

· **적혈구 전구세포의 성숙 장애 (ineffective erythropoiesis)**

· **적혈구 생존기간의 감소 (blood loss/hemolysis)**

C. 적혈구증가증 (polycythemia)

(1) 정의 : circulating RBC의 증가 cf. erythrocytosis : circulating RBC mass의 증가

(2) 비정상적인 혈색소의 증가 의심 : 남자 Hb 〉17 g/dL, Hct 〉50%; 여자 Hb 〉15 g/dL, Hct 〉45%

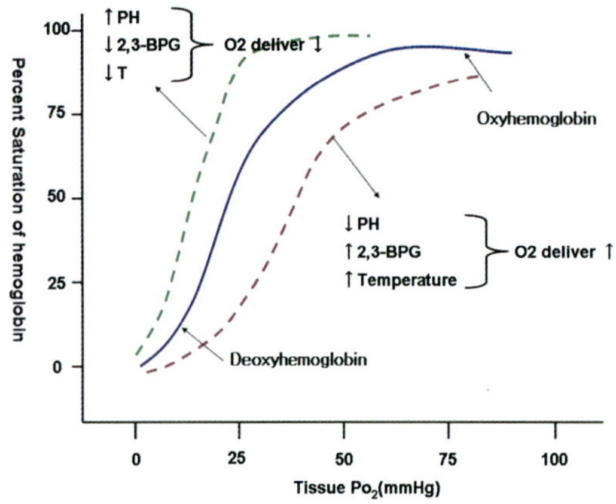

Figure 14-2 산소-해리곡선.
산증이 있는 조직, 2,3-BPG의 증가시, 체온이 상승하면 산소 해리가 증가하게 된다. 특히 pH 감소와 CO2 증가에 따라 적혈구의 산소 배출이 증가하는 것을 보어(Bohr)효과라고 한다. 만성빈혈의 존재 시 세포 내 2,3-BPG은 증가하여 산소-해리곡선이 우측으로 이동시키며, 산소 배출이 증가하게 된다.

임상양상 (clinical manifestations)

A. 증상 및 징후 (symptoms and signs)

(1) 무증상이 가장 흔함 (검사에서만 이상)

(2) 급성 빈혈

① 급성 출혈

· 경도의 출혈 : O_2-Hb dissociation curve의 변화 (Bohr effects, **Figure 14-2**)

· 총혈액량의 10~20% 출혈 : 혈액학적 이상 발생, 산소공급 감소

· 총혈액량의 30% 출혈 : 저혈압, 빈맥

· 총혈액량의 40% 이상(2 L 이상) 출혈 : 저혈압성 쇼크 (의식혼란, 호흡곤란, 발한, 저혈압)

② 용혈 : 혈색소가 혈액내로 배출되면 급성요통, 신부전 등이 올 수 있다.

(3) 만성 빈혈

① 보상 기전의 작동

· 산소-혈색소해리곡선의 우측이동, 세포내 2,3-bisphosphoglycerate ↑

· 신장, 위장관, 피부 등에서 뇌, 심장 등으로의 혈액공급 이동

② 중등도의 빈혈 증상 : 피로감, 기력 감퇴, 호흡곤란, 빈맥

진단을 위한 접근 방법

A. 병력 및 신체검진 (history & physical examination)

(1) 병력 : 약물 복용, 음주, 가족력, 출혈력, 발열, 체중감소, 야간 발한, 혈변 등

(2) 신체 검사

- 림프절 종대, 비장종대. 점출혈
- 혈색소 8~10 g/dL : 피부와 점막이 창백
- 혈색소 〈 8 g/dL : 손금이 주변 피부보다 창백

B. 검사소견 (laboratory findings)

- Table 14-1, Table 14-2, Table 14-3 참조.

1. 적혈구 지수

(1) MCV : 적혈구의 크기 (microcytosis : MCV 〈80, macrocytosis 〉100)

(2) MCH, MCHC : 혈색소량을 나타냄 (hypochromia: MCH 〈30)

(3) RDW : MCH보다 크기 변화에 민감

2. 말초혈액도말 (peripheral blood smear, PBS)

(1) **Anisocytosis** : 적혈구의 크기가 서로 다른 것 (예; IDA, megaloblastic anemia)

(2) **Poikilocytosis** : 적혈구의 모양이 서로 다른 것. 성숙과정에 문제가 있거나 파괴된 조각이 존재할 경우 생김 (예; myelofibrosis에서의 tear-drop cell, MAHA에서의 helmet cell 등)

(3) **Polychromasia** : Wright-Giemsa 염색에서 회청색의 RBC가 관찰(Figure 14-3)

(4) 기타 : nucleated cell, Howell-Jolly body, target cell 등 관찰

Table 14-1 빈혈의 진단에 이용되는 검사.

I. 전혈구검사 (Complete blood count, CBC)
- A. 적혈구 : 혈색소 (Hb), 헤마토크릿 (Hct)
- B. 적혈구 지수 (RBC index)
  - (1) Mean cell volume (**MCV**) = (Hct × 10)/(red cell count × 10^6)
  - (2) Mean cell hemoglobin (MCH) = (Hb × 10)/(red cell count × 10^6)
  - (3) Mean cell hemoglobin concentration (MCHC) = (Hb × 10)/Hct = MCH/MCV
  - (4) Red cell distribution width (**RDW**)
- C. 적혈구 모양 : 크기, 혈색소량, anisocytosis, poikilocytosis, polychromasia
- D. 백혈구, 혈소판

II. 세망적혈구 수 (Reticulocyte count)

III. 철분
- A. Serum iron, total iron-binding capacity (TIBC)
- B. Serum ferritin, marrow iron stain

IV. 골수 검사
- A. Aspirate : E/M ratio[a], cell morphology, Iron stain
- B. Biopsy : Cellularity, morphology

[a] E/M ratio, ratio of erythroid to myeloid precursors.

Table 14-2 빈혈의 진단에 중요한 말초혈액도말 소견.

RBC 형태	해석
Target cell	Thalassemia, liver disease, postsplenectomy
Basophilic stippling	Lead poisoning, hemolytic anemia
Heinz bodies	Post-splenectomy
Howell-Jolly bodies	Splenic hypofunction or absence
Tear-drop cell	BM infiltration(leukoerythroblastosis)
Spherocytes	Hereditary spherocytosis
Schistocytes	Microangiopathic process(DIC)
Polychromasia	"shift" cells

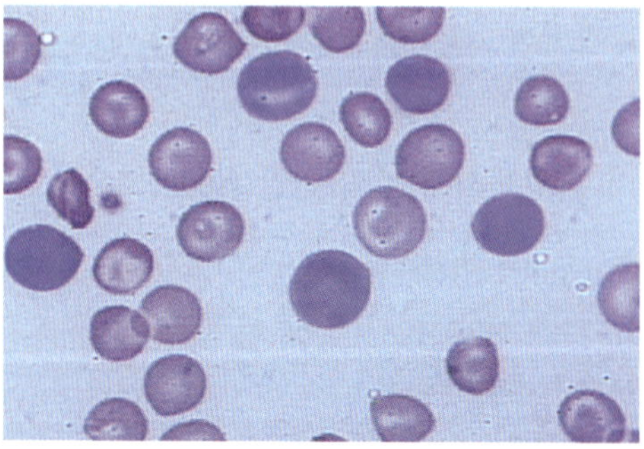

Figure 14-3 Polychromasia.
Wright-Giemsa염색. 보통의 적혈구보다 크고 회청색을 띈 적혈구가 가운데 보인다. 이는 골수 손상이나 EPO에 의한 골수 자극시 reticulocyte가 미리 말초혈액으로 나오게 된 것으로 회청색은 ribosomal RNA에 의한 것이다.

3. 세망적혈구 수 (reticulocyte count)

(1) 빈혈의 감별진단에 필요한 가장 중요한 검사 중 하나

(2) 정상적으로 reticulocyte는 1~2%가 존재 (하루에 전체 RBC중 0.8~1% 정도가 바뀌는 것을 의미)

(3) 빈혈이 있으면 정상의 경우 reticulocyte 생성이 정상의 2~3배 정도로 증가 → 환자의 실제 reticulocyte 반응과 기대치를 비교하여 골수에서 적혈구 생성을 평가

(4) Reticulocyte production index (RPI)를 이용하여 표준화(**Table 14-3**)

- RPI 〈2.5 : 적혈구의 생성이나 성숙에 문제 → hypoproliferation이나 maturation disorder
- RPI ≥2.5 : 적혈구 생성 이외의 문제 → blood loss, hemolysis

*Shift correction factor
Hct: 45 → 1.0
Hct: 35 → 1.5
Hct: 25 → 2.0
Hct: 15 → 2.5
대개 환자가 Hct 25%정도에서 내원하게 되므로 흔히 2를 사용

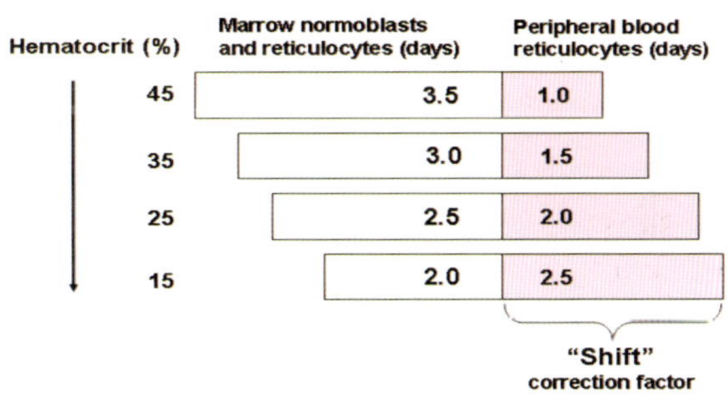

Table 14-3 Reticulocyte Production Index (RPI)의 계산.

(1) absolute reticulocyte count → hemoglobin correction : 빈혈시 순환하는 적혈구 수가 감소되므로 이를 보정
예) 만약 세망적혈구 (reticulocyte count)가 9%, 혈색소 7.5g/dL (헤마토크릿 23%)이라면, absolute reticulocyte count = 9 × (7.5/15)[or × (23/45)] = 4.5%

(2) Reticulocyte production index → maturation time correction : 말초혈액도말에서 polychromasia가 보이는 경우에 세망적혈구가 조기에 배출되어 적혈구의 수명이 증가되므로 이를 보정
예) 만약 세망적혈구 (reticulocyte count)가 9%, 혈색소 7.5g/dL (헤마토크릿 23%)이라면, reticulocyte production index = (absolute reticulocyte count) × 1/2*= 2.25

4. 철 검사

(1) 혈청 철 (**serum iron**) : 50~150 μg/dL

(2) 총철결합능 (Total iron binding capacity, **TIBC**) : 300~360 μg/dL

(3) 혈청 페리틴 (**ferritin**) : 체내 철 저장량을 나타내는 정확한 지표이나 급성반응에서 상승

· 10~15 μg/dL : 저장철의 결핍 상태 (depletion of iron store)

· 성인 여성에서 30 μg/dL 미만 : 저장철의 감소 상태 (lower iron store)

· 〉 200 μg/dL : 급성 염증상태가 아니라면 조직 내 철침착이 있음을 의미

5. 골수 검사

(1) M/E ratio (myeloid vs. erythroid)

① hypoproliferative anemia (RPI 〈2) → M/E 2:1 ~ 3:1

② hemolytic anemia (RPI 〉3) → M/E 1:1

빈혈의 분류 (classification of anemia)

A. 빈혈의 진단 흐름도

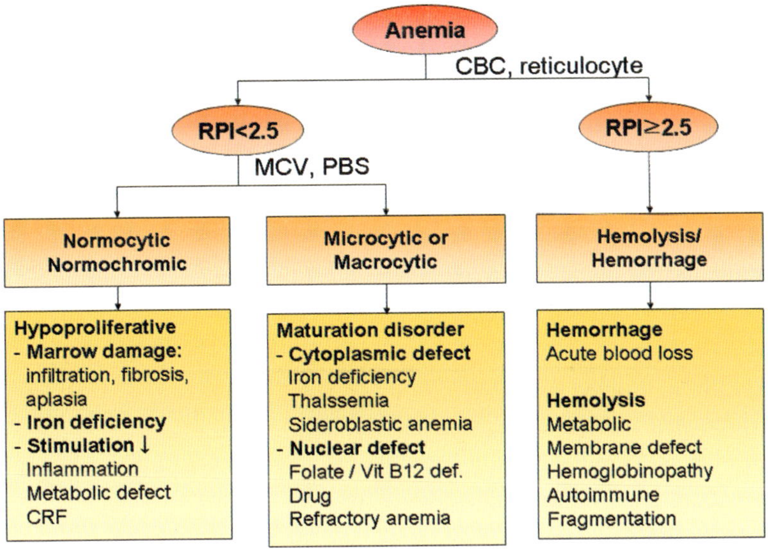

Figure 14-4
빈혈의 분류.
RPI, Reticulocyte production index.

Iron deficiency anemia는 어디에 속하나요?
Mild to moderate의 anemia인 경우는 헴(heme)합성의 장애로 hypoproliferative anemia가 되지만 장기간의 심한 철결핍이 있는 경우에는 적혈구 생산 및 성숙에 전반적인 문제가 생겨서 ineffective erythropoiesis with cytoplasmic maturation defect에 속한다.

Sideroblast란?
골수에서 정상적으로 적혈구모세포(erythroblast) 중 20~40%에서 small ferritin granule이 관찰되는 데 이를 sideroblast (철적모구)라고 한다.

Ringed sideroblast란?
철이 헴의 합성에 이용되지 못하고 mitochondria내에서 침착되어 염색하면 핵주위에 고리모양으로 관찰되는데 이를 ringed sideroblast 라고 한다. Acquired maturation defect는 대개 myelodysplasia와 연관되는데 이 질환에서 ringed sideroblast가 자주 관찰된다.

B. 저증식성 빈혈 (hypoproliferative anemia)

(1) **가장 흔한 빈혈의 원인**

(2) 원인 : **Figure 14-4** 참조

(3) 필요한 검사

· Serum iron, TIBC, serum ferritin

· 신장기능검사, 갑상선기능검사

· 골수검사

(4) 감별진단 (**Table 14-4**)

Table 14-4 철결핍성 빈혈과 만성염증에 의한 빈혈의 감별.

	혈청 철	TIBC	% TSAT	혈청 ferritin
만성염증 빈혈	↓	정상 또는 ↓	↓	정상 또는 ↑
철결핍성빈혈	↓	↑	↓	↓

% TSAT : percents of transferrin saturation (= iron/TIBC)

C. 성숙 장애 (maturation disorder)

1. 핵성숙 이상 (nuclear maturation defect)

(1) 주로 macrocytosis

(2) 원인 : **Figure 14-4** 참조

2. 세포질 성숙의 이상 (cytoplasmic maturation defect)

(1) 주로 microcytosis

(2) 원인 : 주로 hemoglobin synthesis의 장애

(3) erythroid hyperplasia가 있으므로 M/E ratio 〈1:1

D. 출혈 및 용혈 (blood loss/hemolysis)

1. 출혈

(1) 급성 출혈 : EPO가 증가될 시간적 여유가 없으므로 세망적혈구가 증가하지 않음

(2) 아급성 출혈 : 중등도의 세망적혈구 증가

(3) 만성 출혈 : 철결핍성 빈혈

2. 용혈

(1) 가장 드문 빈혈의 원인

(2) 원인

① 급성 용혈 : 자가면역성 용혈, 적혈구 대사 장애

② 만성 용혈 : 혈색소나 적혈구막의 이상

Polycythemia

A. 분류

(1) 가성(spurious) 적혈구증가증 : 체액(혈장)의 감소에 의한 현상

(2) 1차성 적혈구증가증 : polycythemia vera

(3) 2차성 적혈구증가증 : 저산소혈증이나 EPO의 증가와 관련

B. 증상

(1) 대개는 무증상

(2) 과다점도(hyperviscosity)에 의한 혈액응고 : digital ischemia, abdominal thrombosis, neurologic symptoms

(3) 출혈 : easy bruising, epistaxis, GI bleeding

C. 진단적 접근

(1) 병력 (1,2차성 감별) : 흡연, 고지대 거주, 선천성 심장병, 수면무호흡증, 만성폐질환

(2) 검사실 검사

① 혈색소/헤마토크릿 : 남자 Hct 〉60%, 여자 Hct 〉55%은 거의 RBC mass의 증가와 관련

② RBC mass 측정 : ^{51}Cr-labeled autologous RBC

③ EPO level

- 저하 → polycythemia 가능성 ↑
- 증가 → 이차적원인 감별 (저산소증 또는 비정상적인 생산)

④ O_2 saturation

- 저하 → heart 및 lung disease에 대한 진단적 검사 시행
- 정상 → 흡연력 및 EPO-producing tumor에 대해 검사

15

Enlargement of Lymph Nodes and Spleen

림프절 종대 및 비장종대

림프절병증 (lymphadenopathy)

1. 정의

· Enlargement of the lymph node (림프절의 비대=종대)

2. 원인

(1) 2/3 : 비특이적 원인 (대부분 상기도 감염과 연관)

(2) 1/3 : 양성 질환 (감염성단핵구증, 결핵 등)

(3) <1% : 악성 질환 (전이암, 림프종)

3. 림프절종대의 특징

(1) 범위 (extent) : 전신성(generalized) 및 국소성(localized)으로 구분하나 원인 추정에 그다지 유용하지는 않음

① 전신성 림프절종대

· 3개 이상의 연속적이지 않은 (non-contiguous) 림프절 구역 종대

· 대개 비종양성 질환(감염성단핵구증, AIDS, 기타 바이러스 감염, 루푸스 등)이 원인

· 드물게 acute, chronic leukemia/lymphoma가 원인

② 국한성 림프절종대

- 하나의 림프절 구역에 국한
- 부위에 따른 원인이 중요(악성 전이의 경우 원발병소 파악에 중요, Table 15-1)

(2) 크기 (size)

① 〈1.0 cm^2 (1.0 cm × 1.0 cm) : 거의 양성 (nonspecific cause)

② 〉2.25 cm^2 (1.5cm × 1.5 cm) 또는 최대지름 〉2 cm : 악성, 육아종성 질환의 가능성 높아짐

③ 크기가 〈 1.5 cm^2 인 환자는 전신증상이 없는 경우 전염성단핵구증 등을 감별한 후 추적 관찰

(3) 질감 (texture)

① 질감의 종류 : soft, firm, rubbery, hard, discrete, matted

② 단단한 경우 악성종양의 가능성 높음

(4) 압통 (tenderness)

① 림프절의 크기가 증가하면서 림프절 피막이 신장되어서 발생

② 주로 림프절이 급속히 비대되는 염증성 질환에서 생기나 급성 백혈병에서도 생김

(5) 움직임 (mobility)

① Fixed : 악성종양이 주위로 침윤하거나 섬유화를 일으켜 움직이지 않음을 시사

Table 15-1 림프절종대의 부위에 따른 원인.

Occipital	Scalp infection
Preauricular	결막염과 동반된 경우 cat-scratch disease
Cervical	· 양성 : URI, oral/dental lesions, infectious mononucleosis, other viral illness · 악성 : 두경부 종양 (드물다)
Supraclavicular / scalene node	악성종양(폐, 복막뒤공간)의 전이 가능성 매우 높음
Virchow's node (left supraclavicular node)	소화기암 전이
Axillary	· 양성 : 같은 쪽의 상지의 감염이나 염증 · 악성 : 상지의 흑색종, 림프종, 유방암
Mediastinal/hilar	· 양성 : 결핵, 사르코이드증, 전염성단핵구증 (젊은 사람) · 악성 : 폐암, 림프종, 전이암 (주로 노인)
Abdominal/retroperitoneal	악성(림프종, 생식세포종) 흔함
Inguinal lymphadenopathy	· 양성 : 같은 쪽 하지의 감염이나 손상, 성병 · 악성 : 직장, 생식기, 하지의 암종, 림프종

4. 진단적 접근 (diagnostic approach)

(1) 우선 림프절종대가 정상인지 아닌지를 판정

① 부드럽고(soft), 편평하고(flat)한 턱밑(submandibular) 림프절비대 : 소아나 청소년에서는 정상

② 서혜부 림프절 : 성인에서 2 cm까지 정상으로 커질 수 있음

(2) 비정상적 림프절비대인 경우 악성인지 아닌지를 감별

(3) 병력과 신체검진에서 먼저 원인을 의심

① 병력

- 소아, 청년 : 양성일 가능성이 높음
- 50세 이상 : 악성의 가능성이 높아짐

② 신체검진

- 림프절의 특징 : 범위(국소적 또는 전신적), 크기, 질감, 압통, 염증의 동반여부, 움직임
  - 림프종 : large, discrete, symmetric, rubbery, firm, mobile, nontender
  - 전이암 : hard, nontender, non-movable (fixed)
- 동반 이상소견 : splenomegaly 등

(4) 의심되는 원인 확인 검사 : CBC, 인후두 배양, 흉부방사선 사진, 기타 영상학적 검사

(5) 림프절 생검 : 확진 방법

① 전체적으로 5% 미만의 림프절 비대가 생검이 필요

② 결정하기 어려운 경우 hematologist나 medical oncologist에 의뢰

림프절 생검의 적응증은? 악성질환이 의심될 때

(1) 예로, 흡연자에서 단독의, 단단하고(hard) 압통이 없는 경부 림프절 또는 쇄골상부림프절이 만져질 때
(2) 단독 또는 전신성의 림프절 비대로 굳고(firm) 유동성의 림프절이 만져질 때
(3) 젊은 환자에서 말초의 림프절 비대가 있을 때는 림프절 크기 2 cm 이상, 흉부방사선 사진상 이상소견 등이 있을 때
※ 주의할 점은 두경부 암종이 의심되면 먼저 이비인후과적 검사를 통해서 병변을 발견하여 그 병변에 대한 조직검사를 먼저 시행하여야 한다. 림프절 생검을 먼저 하게 되면 나중에 근치적 종양절제술이 어려워지는 경우가 있다.

세침흡인(fine needle aspiration)의 적응증은?

(1) 갑상선 결절의 진단
(2) 암이 진단된 환자에서 림프절비대 (재발을 확인하기 위해)
※ 기타의 경우 세침흡인은 진단만 늦어질 가능성이 높기 때문에 암이 의심되는 상황에서 1차로 생검을 실시한다.

5. 치료 (treatment)

(1) 악성의 가능성이 낮으면 2~4주 간격으로 추적관찰

(2) 경험적 항생제요법은 추천되지 않음

(3) 전염성단핵구증에서 인두편도의 비대로 호흡곤란이 생기는 경우는 스테로이드 치료도 추천

비장종대 (splenomegaly)

A. 비장 (spleen)

(1) Reticuloendothelial organ

(2) 정상적 기능

① 수명이 다하거나 문제가 있는 적혈구의 제거

② White pulp에서 항체의 생산

③ 항체에 의해 코팅된 박테리아나 적혈구의 제거

(3) 적응 (adaptation) : 신체에 이상이 생기면 다른 기능을 수행

① 골수외조혈 (extramedullary hematopoiesis)

② 저장기능 : 혈소판(1/3)과 중성구 저장 → 출혈이나 감염이 있으면 배출

(4) 문맥 순환과 연결되어 혈류 속도가 느림

B. 비장비대 (splenomegaly)

1. 정의와 원인 (definition and etiology)

(1) 비장비대 : 비장크기의 증가(명확한 기준은 없음)

① 신체검사에서 비장이 만져지면 비대

② 초음파검사에서 cephalocaudal distance가 13 cm 이상이면 비대

(2) 과대 비장비대 (massive splenomegaly)

① 좌측 갈비뼈 경계 밑으로 8 cm 이상 촉지 and/or 1000 g 이상.

② 원인질환이 몇 가지로 국한됨(Table 15-3)

(3) 비장기능항진증 (hypersplenism)

① 비장기능의 항진상태를 의미

② 특징 : splenomegaly, cytopenia of one or more cell type, normal or hyperplastic bone marrow

③ splenectomy에 의해 교정가능 (교정되지 않는 경우도 있음)

(4) 비장비대의 원인 (etiology) : Table 15-2, Table 15-3 참조.

Table 15-2 기전에 따른 비장비대의 원인.

비장기능의 항진으로 인한 비장비대
Reticuloendothelial system hyperplasia (for removal of defective erythrocytes)
· Spherocytosis, thalassemia major, hemoglobinopathies
· Paroxysmal nocturnal hemoglobinuria
Immune hyperplasia
· Response to infection : Infectious mononucleosis, AIDS, Viral hepatitis, CMV, subacute bacterial endocarditis, tuberculosis, malaria
· Disordered immunoregulation : RA(Felty's syndrome), SLE, Immune hemolytic anemias, drug reactions, sarcoidosis
· Extramedullary hematopoiesis : myelofibrosis, marrow damage or infiltration
비정상적인 비장혈류 또는 문맥혈류로 인한 비장비대
Cirrhosis, hepatic vein obstruction, portal vein obstruction,
Congestive heart failure
Portal hypertension (any cause including the above) : "Banti's disease"
비장의 침윤성 질환
Intracellular or extracellular depositions
· Amyloidosis, Gaucher's disease, Niemann-Pick disease
Benign and malignant cellular infiltrations
· Leukemias (acute, chronic, lymphoid, myeloid, monocytic)
· Lymphomas, Hodgkin's disease
· Myeloproliferative syndromes (e.g., polycythemia vera)
· Metastatic tumors (melanoma is most common)
기타
Idiopathic splenomegaly, Berylliosis, Iron-deficiency anemia

Table 15-3 Massive splenomegaly의 원인 질환.

Chronic myelogenous leukemia	Gaucher's disease
Lymphomas	Chronic lymphocytic leukemia
Hairy cell leukemia	Sarcoidosis
Myelofibrosis with myeloid metaplasia	Autoimmune hemolytic anemia
Polycythemia vera	Diffuse splenic hemangiomatosis

C. 진단적 접근 (diagnostic approach)

1. 병력 (history)

(1) 대개 무증상

(2) 좌상복부에 통증이나 무거운 느낌, 조기 포만감

① 통증은 피막의 신장, 경색, 염증에 의해서 발생

② 파열되어도 통증이 없을 수 있음

2. 신체검사 (physical exam)

(1) **시진 (inspection)** : fullness

(2) **청진 (auscultation)** : hum, friction rub이 들릴 수 있음

(3) **촉진 (palpation)**

① 정상적인 경우 무게 <250 g으로 늑골에 가려져 만져지지 않음

② Palpable spleen : 비장비대

③ 방법 : bimanual palpation(부정확), Ballotment, Middleton maneuver (palpation from above)

④ 민감도 : 56~71%, 비만한 환자나 식후에는 부정확

(4) **타진 (percussion)** : 민감도 59~88%, 비만한 환자나 식후에는 부정확

① **Nixon's method** : 환자를 오른쪽을 아래로 옆으로 눕혀서 비장이 대장, 위장의 위쪽에 오도록 한다. Posterior axillary line에서부터 타진을 시작하여 low midanterior costal margin 쪽으로 수직으로 진행한다. 정상적으로 6~8 cm의 탁음이 들린다. 8 cm이 넘으면 비장비대가 있을 것으로 가정한다.

② **Castell's method** : 환자는 드러누워있고, anterior axillary line에 8번째나 9번째 intercostal space에 타진을 할 경우 비장이 정상크기이면 공명음이 들린다. 이것은 흡기시에나 호기시에도 마찬가지이다. 탁음이 들리면 비장비대를 시사한다.

③ **Percussion of Traubes semilunar space** : Traube's space는 6번째 늑골을 윗면, left midaxillary line을 외측면, left costal margin을 아랫면으로 하는 공간이다. 환자는 왼팔을 약간 abduction한 상태로 드러눕고, 정상적인 호흡을 하는 중에 안쪽에서 바깥쪽으로 타진할 때 정상적으로 공명음이 난다. 탁음이 있으면 비장비대를 시사한다.

3. 방사선 검사 (radiologic tests)

(1) **USG** : 비장비대의 평가에 있어서 표준적인 방법 (cephalocaudal : 13cm)

(2) **Liver-spleen radionuclide scan** : 비장절제후 부비장(accessory spleen)의 존재 여부 확인

(3) **CT, MRI** : 구조의 이상(기형), mass, infarct, cyst, infiltration

D. 비장절제술 (splenectomy)

1. 적응증

(1) Hodgkin's disease에서 병기결정 (clinical stage I, II로 방사선 단독치료가 가능할 때 확인)

(2) Massive splenomegaly에서 증상조절

(3) 외상에 의한 비장파열시 출혈을 막기 위해

(4) 몇몇 혈액종양에서의 2차 또는 3차 치료법

① Chronic B cell leukemia (hairy cell leukemia, prolymphocytic leukemia)

② Splenic mantle cell (marginal zone) lymphoma

※ **Abscopal effect :** splenic irradiation에 의해서도 chronic lymphocytic leukemia, prolymphocytic leukemia의 regression을 유도하는 데 이와 같이 splenectomy나 splenic irradiation후에 전신적 질환이 퇴행되는 것을 abscopal effect라고 하며 이는 spleen에서 hormone 이나 growth factor가 생산되는 것을 시사한다

(5) Hypersplenism으로 인한 혈구감소증(pancytopenia)의 교정

2. 금기증

· Bone marrow failure (비장이 조혈모세포를 제공하는 유일한 장기)

3. 영향

(1) 비장절제 직후 백혈구증가증(25,000/μL까지), 혈소판증가증 (1×10^6/μL까지)이 생기나 2~3주 내로 정상화

(2) 적혈구의 크기와 모양의 심한 변화 (anisocytosis, poikylocytosis)

(3) **Howell-Jolly body**(nuclear remnant), Heinz body(denatured hemoglobin), basophilic stippling, nucleated erythrocyte 등이 혈액도말에서 관찰

(4) 피막이 있는 세균의 감염에 대한 감수성 증가

① ***S. pneumoniae, H. influenzae,*** Gram (-) enteric bacteria

② 25%에서 심각한 감염증이 발생, 비장절제 후 3년 내에 호발

③ 기전 : 세균 협막의 polysaccharide에 대한 항체생성 능력의 장애 → opsonized bacteria를 혈중에서 제거할 수 있는 능력이 저하

④ 임상양상 : *S. pneumoniae* sepsis(20세 이하 호발), polymicrobacterial infection (폐, 피부, 혈중 감염, 15%)

⑤ 예방 : **비장절제 2주 전 pneumococcal vaccination, 이후 5년마다 추가접종**

⑥ 치료 : 비장절제술 환자에서 원인모르는 발열은 즉각적인 항생제 투여

(5) Asplenism : 좌측 장기(coelomic cavity)의 생성이 되지 않는 치명적인 선천성 기형의 병명이므로 비장절제된 경우는 hyposplenism이라는 용어를 사용하는 것이 적절

(6) Splenosis : Portal circulation과 연결되지 않는 비장조직들이 다수 존재하는 것으로 주로 외상에 의하거나 의인성(비장절제술 등)으로 비장이 파열되면 비장조직이 복강에 퍼져서 생긴다.

16

Disorders of Granulocytes and Monocytes

과립구와 단핵구의 이상

호중구 (neutrophil)

A. 호중구 (neutrophil)

1. 생산(production)과 성숙 (maturation)

(1) 골수(bone marrow)에서만 생산된다.

(2) 성숙과정 : **Figure 16-1** 참조.

2. 동원 (recruitment)

(1) 분포 (distribution)

① ~90% : 골수

② 2~3% : 순환계 (2 dynamic compartments)

- Freely flowing compartment (1/2) : 내피세포와 접촉 없음
- Marginated compartment (1/2) : 내피세포와 물리적으로 접촉

③ 나머지 : 조직에 분포

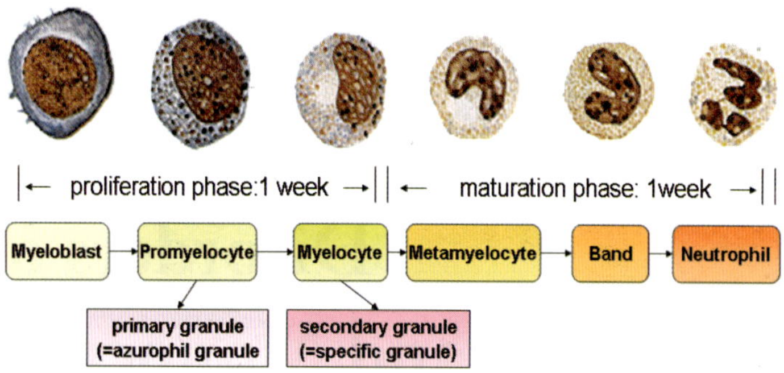

Figure 16-1
중성구의 성숙과정.
Myeloblast로 시작하여 promyelocyte, myelocyte, metamyelocyte를 걸쳐 neutrophil에까지 이른다.

(2) 혈관내피세포에 접촉 (margination) : 혈관내에서 내피세포에 부착(integrin에 의해) 및 구름(selectin에 의해)

(3) 혈구누출 (diapedesis)

3. 염증 (inflammation)

(1) O_2 → (NADPH oxidase) → O_2^- (superoxide) → H_2O_2 (hydrogen peroxide) → (myeloperoxidase) → HOCl (hypochlorous acid)

(2) 기타 살균작용 물질 : defensin, nitric oxide, lysozyme, acid protease

※ 백혈구에 작용하는 사이토카인

- G-CSF, IFN-γ : 호중구의 세포자멸사(apoptosis) 억제
- Chemokine (chemoattractant cytokine) : 대식세포 및 단핵구의 동원과 활성화에 관여

4. 제거 (removal)

(1) 혈중 반감기 : 6~7 시간

(2) 대개 호중구는 위장관의 점막을 통해서 체내에서 빠져나감

(3) 오래된 호중구는 폐나 비장에서 대식세포에 의해서도 제거

B. 호중구감소증 (neutropenia)

(1) 정의 : neutrophil count 〈1,500 cell/μL

① 〈 1000 cell/μL : 감염에 대한 감수성이 급격히 증가

② 〈 500 cell/μL : endogenous flora에 대한 조절이 곤란

③ 〈 200 cell/μL : 염증반응이 없음

(2) 감염의 위험은 호중구감소증이 장기간 지속된 경우보다 갑자기 생긴 경우(acute neutropenia)가 더욱 높음

(3) 원인 (**Table 16-1**) : 치료관련(iatrogenic)인 경우가 가장 흔함

(4) 면역기전에 의한 파괴

① 원인 : 주로 약물이 hapten으로 작용하여 항체를 생성

② 주로 항생제와 관련 (sulfa drugs, penicillins, cephalosporins)

③ 임상양상

· 약물투여 후 7일 이내에 발생, 이전에 폭로된 적이 있는 경우 수 시간내에도 가능

· 발열 및 호산구증

④ 치료 : 약물 중단 후 일주일 내 회복, 약물의 재투여는 금기

Table 16-1 호중구감소증의 원인.

Decreased Production (BM suppression)
· Drug-induced
Alkylating agents (busulfan, chlorambucil, cyclophosphamide)
Antimetabolites (methotrexate, 6-MP, 5-flucytosine)
Antibiotics (chloramphenicol, penicillins, sulfonamides)
Anticonvulsants (carbamazepine), antipsychotics (clozapine)
Diuretics, NSAIDs, PTU
· Hematologic diseases : Idiopathic, cyclic neutropenia, Chediak-Higashi syndrome, aplastic anemia
· Tumor invasion, myelofibrosis
· Nutritional deficiency - vitamin B12, folate
· Infection - TB, typhoid fever, brucellosis, measles, infectious mononucleosis, malaria, viral hepatitis, AIDS
Peripheral Destruction
· Antineutrophil antibodies and/or splenic or lung trapping
· Autoimmune disorders - Felty's syndrome (RA), SLE
· Drugs as haptens - aminopyrine, α-methyl dopa, phenylbutazone
Peripheral Pooling (Transient Neutropenia)
· Overwhelming bacterial infection, Hemodialysis, Cardiopulmonary bypass

C. 호중구증가증 (neutrophilia)

(1) 정의 : 호중구수가 정상인의 평균보다 2표준편차 이상 증가한 경우 (대략 11,000 cell/μL이상)

① 10,000~25,000 cell/μL : 감염이나 급성 염증에 의해 marginated pool과 골수에서 배출

② 〉50,000 cell/μL : leukemoid reaction (leukemia 이외의 원인에 의한 백혈구의 증가)

(2) 원인 : Table 16-2 참조.

D. 호중구 기능의 비정상 (abnormal function)

(1) 구분

① disorders of adhesion

② disorders of neutrophil granule

③ chronic granulomatous disease

④ disorders of phagocyte activation

(2) **Disorders of adhesion** : LAD (leukocyte adhesion deficiency), integrin 등의 분자 이상으로 margination이 되지 않음

Table 16-2 호중구증가증의 원인.

Increased Production
Idiopathic
Drug-induced - glucocorticoids
Infection - bacterial, fungal, rarely viral
Inflammation - thermal injury, tissue necrosis/infarction, hypersensitivity states, collagen vascular diseases
Myeloproliferative diseases - myelocytic leukemia, polycythemia vera
Increased Marrow Release
Glucocorticoids, acute infection (endotoxin), thermal injury
Defective Margination
Drugs - epinephrine, glucocorticoids, NSAIDs
Stress, excitement, vigorous exercise
Leukocyte adhesion deficiency type 1 & II
Miscellaneous
Metabolic disorders - ketoacidosis, ARF, eclampsia, acute poisoning
Drugs - lithium
Other - metastatic carcinoma, acute hemorrhage or hemolysis

(3) **Disorders of granules** : Myeloperoxidase deficiency, Chediak-Higashi syndrome (defect in lysosomal transport protein), specific granule deficiency

(4) **Chronic granulomatous disease**

① 호중구/단핵구의 산화기전(oxidative mechanism)에 이상이 있는 질환군 → OH^- production ↓ → OH^-를 분해할 수 있는 catalase-positive microorganism (특히 *S. aureus* 등)에 의한 감염이 증가

② 70% X-linked recessive, 30% autosomal recessive

③ 자가면역성 질환이 잘 합병됨 : ITP, JRA

E. 호중구 관련 질환의 진단적 접근

(1) 백혈구 수 및 감별계산 (differential count), 골수검사

(2) Steroid challenge test : BM reserves 측정

(3) Epinephrine challenge test : marginated circulating pool 측정

(4) Endotoxin challenge test : marginating ability 측정

(5) *In vivo* assessment of inflammation (Rebuck skin window test, in vivo blister test)

(6) *In vitro* test of phagocyte (phagocyte aggregation, adherence, chemotaxis, phagocytosis, degranulation)

(7) Oxidative metabolism : NBT dye test, DHR oxidation test

Mononuclear phagocyte system (MPS)

A. 단핵구(monocyte) 및 대식세포(macrophage)

(1) 성숙 : monoblast → promonocyte → monocyte → macrophage

(2) 단핵구

① 호중구보다 느리게 혈구누출(diapedesis)이 되어 조직도달

② 조직에서 대식세포로 분화

③ 혈중반감기 : 12~24 hr

(3) 대식세포

① 종류 : alveolar macrophage, liver Kupffer cells, splenic macrophage, peritoneal macrophage, bone marrow macrophage, lymphatic macrophage, brain microglial cells, dendritic macrophage

② 기능

- 미생물 및 기타 이물질의 탐식, 세포내 미생물 제거
- TNF-α , IL-1, lysozyme 등 많은 물질 분비
- 항원 제시 (antigen presenting)

B. 기능 이상 및 이상소견

(1) 많은 호중구 이상에 관련된 질환(LAD, Job's syndrome, Chediak-Higashi syndrome, chronic granulomatous disease)은 단핵구/대식세포계에도 이상(+)

(2) 단핵구감소증 (monocytopenia) : acute infections, AA, hairy cell leukemia, AML, myelotoxic drug, glucocorticoid (일시적), stress (일시적)

(3) 단핵구증가증 (monocytosis) : tuberculosis, brucellosis, subacute bacterial endocarditis, malaria, leukemia, myeloproliferative syndromes, hemolytic anemia, granulomatous disease

호산구 (eosinophil)

A. 호산구 (eosinophil)

(1) 생산 : eosinophil colony stimulating factor (**IL-5**)

(2) 성숙 : 호중구 참고

(3) 수명 : 호중구보다 길고, 조직에서 다시 혈액으로 나와 순환이 가능

(4) 기능

① 잘 알려져 있지 않음

② 침습성 기생충감염, 천식, 알레르기 및 기타 과민성 반응과 관련

(5) 호산구과립 : major basic protein (MBP), eosinophil peroxidase (EPO), eosinophil-derived neurotoxin (EDN), eosinophilic cationic protein (ECP)

B. 호산구 감소증 (eosinopenia)

(1) 스트레스, 급성 세균성 감염, 스테로이드에 의해서 감소

(2) 호산구감소증으로 인한 특별한 문제는 없음 (알려지지 않음)

C. 호산구 증가증 (eosinophilia)

(1) 정의 : 〉500 cell/μL

(2) 원인

① **기생충 감염**

② **약제에 의한 알레르기 반응**

③ **알레르기 반응** (건초열, 천식, 습진, serum sickness)

④ **Collagen vascular disease** (RA, eosinophilic fasciitis, allergic angiitis)

⑤ 악성종양 (Hodgkin's disease, mycosis fungoides, 만성골수성 백혈병, 폐암, 위암, 췌장암, 난소암, 자궁암)

⑥ Job's syndrome, chronic granulomatous disease

⑦ 치료적 IL-2, GM-CSF 투여 → 일시적

⑧ Hypereosinophilic syndromes (Loeffler's syndrome, tropical pulmonary eosinophilia, Loeffler's endocarditis, eosinophilic leukemia, idiopathic hypereosinophilic syndrome)

(3) **Idiopathic hypereosinophilic syndrome**

① 지속적인 호산구 증가증과 장기의 기능이상을 특징으로 하는 질환군

- 원인불명의 호산구증가증 지속 : 50,000~100,000 cell/μL
- 장기의 기능이상 : 주로 심장, 중추신경계, 신장, 폐, 위장관, 피부, 골수
- 가장 위험한 합병증으로는 심장의 혈전증 및 섬유화, 제한성 심근병증(restrictive cardiomyopathy), 중추신경계의 침범 등이 있음

② 병리 : 조직에 호산구 침윤 및 호산구단백질(ECP, MBP)의 침착

③ 치료 : glucocorticoid(1차 치료제), hydroxyurea, IFN-α

17

Iron Deficiency Anemia

철결핍성 빈혈

서론 (introduction)

A. 저증식성 빈혈 (hypoproliferative anemia)

(1) 정의 : 골수에서 적혈구모세포의 증식과정의 이상으로 발생하는 빈혈

(2) 특징

① 정구성 정색소성(normocytic, normochromic) 이거나 소구성(microcytic)

② Low reticulocyte response (RPI <2.5)

(3) 원인에 따른 구분

① Early iron deficiency (진행하면 hypochromic, microcytic anemia 발생)

② Acute and chronic inflammation : 가장 흔함

③ Renal disease

④ Hypometabolic state (protein malnutrition, endocrine deficiency)

⑤ Anemia from marrow damage

B. 저증식성 빈혈의 감별

Table 17-1 Diagnosis of Hypoproliferative Anemia.

Tests	Iron Deficiency	Inflammation	Renal Disease	Hypometabolic
Anemia	Mild to severe	Mild	Mild to severe	Mild
MCV (fL)	70~90	80~90	90	90
Morphology	Normo-microcytic	Normocytic	Normocytic	Normocytic
SI	〈30	〈50	Normal	Normal
TIBC	〉360	〈300	Normal	Normal
Saturation (%)*	〈10	10-20	Normal	Normal
Serum ferritin (mg/L)	〈15	30~200	115~150	Normal
Iron stores	0	2~4+	1~4+	Normal

NOTE: MCV, mean corpuscular volume; SI, serum iron; TIBC, total iron-binding capacity
* Saturation (transferrin saturation) = SI × 100 ÷ TIBC
normal range : SI (50~150㎍/dL), TIBC (300~360㎍/dL), saturation (25~50%)

철결핍성 빈혈 (iron deficiency anemia, IDA)

A. 철대사 (iron metabolism)

(1) 세포유지에 필수적 기능 (heme, cytochrome, myoglobin)

(2) 적혈구 1 mL 당 1 mg elemental iron이 포함

(3) 일일 필요량 : 남자 1 mg, 여자 1.4 mg, 임신시 5~6 mg

(4) 철의 순환

- 대개 식품으로 섭취 (육류의 heme iron이 가장 잘 흡수) → 섭취한 iron은 근위부 소장에서 흡수 → transferrin에 결합하여 골수로 이동 → 적혈구계 세포의 transferrin 수용체를 통해 세포내로 이동 → 남는 철은 ferritin으로 세포에 저장

(5) 한번 흡수된 철은 특별한 배설기전이 없고, 오직 출혈이나 피부, 소화기 상피의 탈락에 의해서만 체외로 제거

(6) 성장기나 임신 시에 철 결핍이 가능

B. 철 결핍의 3단계 (3 stages of iron deficiency)

※ 철결핍은 negative iron balance → iron deficiency → iron deficiency anemia의 단계의 순서로 진행한다(**Figure 17-1**).

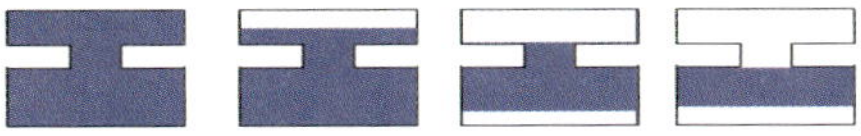

	Normal	Negative iron balance	Iron-deficient erythropoiesis	Iron-deficiency anemia
Iron stores / Erythron iron				
Marrow iron store	1-3+	0-1+	0	0
Serum ferritin (ug/L)	50~200	<20	<15	<15
TIBC (ug/dL)	300-360	>360	>380	>400
SI (ug/dL)	50-150	NL	<50	<30
Saturation(%)	30-50	NL	<20	<10
Marrow sideroblasts (%)	40-60	NL	<10	<10
protoporphyrin (ug/dL)	30-50	NL	>100	>200
Morphology	NL	NL	NL	Microcytic/ hypoplastic

Figure 17-1 철결핍의 3단계. 철결핍은 negative iron balance → iron deficiency → iron deficiency anemia의 단계의 순서로 진행하며 각각의 단계에서 나타나는 이상 소견이 사각형 안에 나타나 있다.

C. 임상양상 (clinical manifestations)

(1) 병력 (history)

① 임신이나 성장기, 청소년기

② 출혈의 과거력 (intermittent history of blood loss)

(2) 증상 및 징후 (symptoms and sign)

① 빈혈의 급성도 및 중증도에 따라 다양하다.

② 빈혈의 일반적 증상 : 피로, 창백함, 운동능력 감소

③ 철결핍성 빈혈에 특징적인 증상 (**Figure 17-2**)

- Cheilosis : fissures at the corners of the mouth
- Koilonychia : spooning of the fingernails

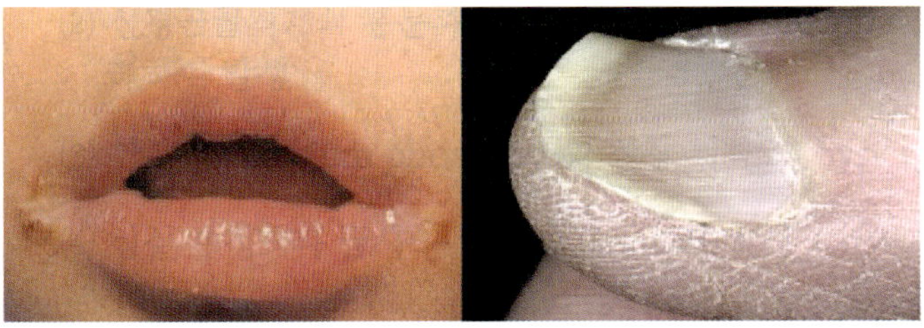

Figure 17-2
입술증(cheilosis)과 숟가락 손톱 (koilonychia).

D. 검사소견 (laboratory findings)

※ **철결핍성 빈혈의 검사실 소견**
① MCV 〈 85 fL
② RDW 〉 14%
③ Serum ferritin ≤15 ug/L
④ Transferrin saturation 〈 16%

1. 혈청 철 (serum iron)

(1) Transferrin과 결합하여 순환하는 철의 양

(2) 참고치 : 50~150 μg/dL

2. 총철결합능 (total iron binding capacity, TIBC)

(1) 순환하는 transferrin을 간접적으로 측정하는 지표

(2) 참고치 : 300~360 μg/dL

(3) Transferrin saturation (TSAT) = serum iron/TIBC × 100
① 〈18% : iron deficiency
② 〉50% : iron overload

3. 혈청 페리틴 (serum ferritin)

(1) **체내 철의 총저장량을 나타내는 가장 좋은 지표**

(2) 나이와 성에 따라 평균치가 다름
① 남자 평균 : 100 μg/L
② 여자 평균 : 30 μg/L
③ 〈15 μg/L : 체내 저장철이 없다는 증거

4. 골수 검사

(1) 대부분의 경우 저장철에 대한 검사는 간편하고 정확한 ferritin으로 대치되었으나 골수로의 철운반 및 이용에 대한 정보를 얻을 수 있음

(2) Sideroblast가 관찰되지 않으면 철이용의 장애 (정상적으로 20~40%의 sideroblast가 관찰)

(3) ABGA : hypoxemia, hypocapnia (←hyperventilation)

5. 말초혈액 도말검사 (PBS)

(1) 진행된 경우 hypochromic, microcytic anemia, poikilocytosis 보임(**Figure 17-3**)

(2) Pencil cell in advanced anemia (poikilocytosis)

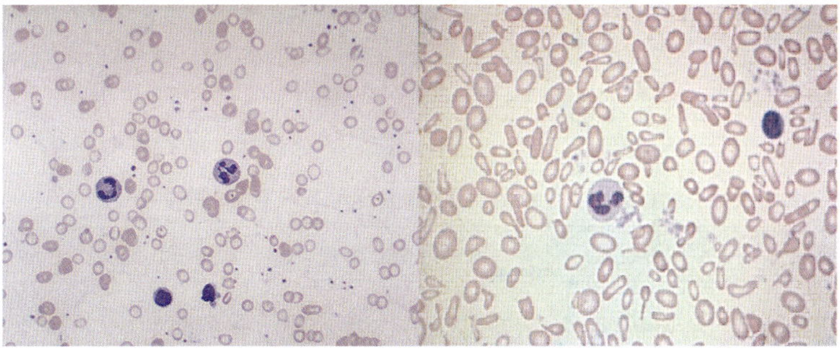

Figure 17-3
철결핍성 빈혈의 말초혈액 도말 소견.
좌측 그림은 hypochromic, microcytic RBC가 잘 관찰되고 우측 그림에서는 pencil cell이 잘 관찰된다.

6. 기타 검사

(1) RBC protoporphyrin

① 헴합성의 중간산물→헴합성이 저해되면 농도가 증가

② 납중독에서도 증가

(2) Serum transferrin receptor protein (TRP)

① Total erythroid marrow mass를 반영

② 철결핍에서 증가

E. 소구성 빈혈의 감별진단

Table 17-2 소구성 빈혈의 감별.

Tests	철결핍	염증	Thalassemia	Sideroblastic Anemia
Smear	Micro/hypo	Normal, micro/hypo	Micro/hypo (targeting)	Variable
SI (μg/dL)	〈30	〈50	Normal to high	Normal to high
TIBC (μg/dL)	〉360	〈300	Normal	Normal
Percent saturation	〈10	10-20	30-80	30-80
Ferritin (mg/L)	〈15	30-200	50-300	50-300
Hemoglobin pattern	Normal	Normal	Abnormal	Normal

NOTE: SI, serum iron; TIBC, total iron-binding capacity

IDA와 ACD (anemia of chronic disease)의 감별
가장 좋은 지표는 ferritin이며, IDA에서는 ferritin이 감소하고, ACD에서는 증가되어 있다.

F. 치료 (treatment)

1. 중등도 및 원인에 따라 치료

(1) **원인을 찾는 것이 중요**

(2) **성인에서의 철결핍성 빈혈은 다른 원인이 밝혀지기 전까지는 위장관출혈로 간주 (악성질환 감별)**

2. 수혈

(1) 적혈구 및 철분의 공급

(2) 적응증

① 빈혈과 관련된 증상이 있거나 심혈관계가 불안정한 경우

② 지속적이고 과다한 출혈이 있는 경우

③ 즉각적인 중재술이 필요한 경우

3. 경구용 철분제

(1) 다양한 제제가 있으나 효과는 비슷

(2) 경구 철분제제는 2가 철제제(ferrous)와 3가 철제제(ferric)의 두가지 형태가 있으나 일반적으로 2가 철제제의 흡수율이 높아서 더 선호됨

(3) 용법 : 300 mg elemental iron/day (= 3~4 iron tablet : 50~65 mg per tablet) → 50 mg/day이 흡수

(4) 주의점

① 음식물에 의해 철의 흡수가 저해되므로 **공복에 복용**

· 철분 흡수 감소 : 음식, antacid, H2-blocker, PPI

· 흡수촉진 : ascorbic acid, succinate, fructose

② **위수술을 받은 경우 제제가 위에 잔류되지 않아 용해, 흡수되기 어려우므로 주사제 고려**

③ **빈혈이 교정된 이후에도 저장철을 충분히 공급하기 위해 6~12개월간 치료를 지속 (치료의 목표 : 빈혈교정 + 0.5~1.0 g 정도의 충분한 저장철의 공급)**

④ 15~20%에서 위장관부작용 발생 (복통, 구역, 구토, 변비 등)

(5) 치료 반응 : 치료 4~7일 후에 세망적혈구가 증가하기 시작, 10일경에 최고에 달함

4. 주사용 철분제

(1) 적응증

① 경구용 제제의 심한 부작용

② 철분을 긴급하게 보충해야 할 경우

③ 출혈이 지속적으로 있는 경우

(2) 용법

① 한번에 빈혈 교정량 + 저장철 보충량(0.5 ~ 1.0 g)을 공급

※ 철필요량 = 체중(kg) × 2.3 × (15-Hb) + 500 mg (또는 1,000 mg)

② 장기간 소량을 반복 투여 (혈액투석 등 지속적인 철공급이 필요한 경우)

(3) 부작용

① Iron dextran : anaphylaxis (0.7%) → 생기면 즉시 투약중단, 다른 제형에서는 거의 없음

② 전신증상 (투여 수일 후) : 관절통, 피부발진, 경도의 발열

기타 저증식성 빈혈 (other hypoproliferative anemias)

A. 만성질환에 의한 빈혈 (anemia of chronic disease, ACD)

(1) 기전 : proinflammatory cytokines의 분비

① IL-1, TNF → IFN-γ → 골수의 기능 저하

② Hepcidin → 철흡수와 저장철이용을 저해함

(2) 원인

① 악성종양 : normocytic and normochronic

② 만성염증 (RA, tuberculosis 등) : microcytic, hypochromic

③ 급성감염 : 초기에 노쇠한 적혈구의 용혈로 경도의 빈혈이 발생하나 (1~2일 내에 2~3 g/dL Hb↓) 시간이 지나면서 심해짐

(3) 진단

① 철결핍성빈혈과의 감별이 중요

② **Serum ferritin : 철결핍성 빈혈과 만성질환에 의한 빈혈의 감별에 가장 중요**

B. 만성콩팥병에 의한 빈혈 (anemia of chronic kidney disease)

(1) 주로 **erythropoietin (EPO) deficiency**에 의해 발생 (당뇨에 의한 신부전에서는 EPO deficiency가 더욱 심함→신기능에 비해 더 심한 빈혈이 생긴다)

(2) 급성인 경우보다 만성인 경우 더욱 심함

(3) 양상 : normocytic, normochromic anemia

(4) 검사 : **정상 serum iron, TIBC, ferritin level**

C. 대사저하에 의한 빈혈 (anemia in hypometabolic state)

(1) 금식, 단백질 부족, 갑상선기능저하증 → O_2 의 요구량 감소에 따른 혈색소 감소

(2) 내분비계의 장애

① Estrogen, castration : ↓ erythropoiesis

② Hypothyroid or pituitary disease : mild anemia

③ Addison's disease

④ Hyperparathyroidism

D. 치료 (철결핍성 빈혈 제외)

(1) 기저질환의 치료

(2) 빈혈의 치료

① 적혈구 수혈 : 환자의 임상증상에 따라 수혈

- 심, 폐질환이 있는 경우는 Hb 〉 11 g/dL 유지
- 질환이 없는 경우는 Hb 〉 8 g/dL이면 이상 없음

② EPO : 치료 전에 반드시 iron 상태를 평가하여 부족하면 보충한 후에 EPO 투여

- 만성콩팥병 : 50~150 U/kg 주 3회 (90%에서 반응을 보임)
- 만성콩팥병에서 EPO 치료에도 불구하고 빈혈이 지속되는 경우 : 감염, 철결핍, 알루미늄중독, 2차성 부갑상선기능항진증 등 감별
  → 신장학 Chapter 8 참조
- 악성종양 : 300U/kg 주 3회 (60%에서 반응)

18

Hemoglobinopathies

혈색소병증

서론 (introduction)

A. 혈색소병증이란?

(1) 정의 : 혈색소(hemoglobin, Hb)의 구조, 기능 또는 생산에 문제가 생기는 질환

(2) 대개 유전성이고 임상적으로 용혈성 빈혈과 합병증인 담도계 질환 등을 보이고, 또한 각 혈색소병증에 따라 다양한 증상을 보인다.

B. 혈색소의 구조와 기능

1. 구조

(1) Globin polypeptide의 사중합체(tetramer)로 구성되어 있는데 대개 α chain 2개(유전자는 16번 염색체에 2개씩 존재), β chain 2개(유전자는 11번 염색체에 1개 존재)로 구성되는 $\alpha 2\beta 2$의 구조임

① Major adult Hb : HbA ($\alpha 2\beta 2$)

Minor adult Hb : HbA2 ($\alpha 2\delta 2$)

Fetal Hb : HbF ($\alpha 2\gamma 2$)

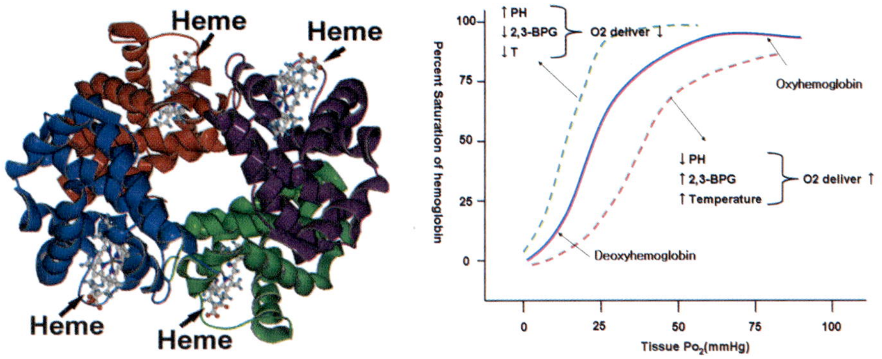

Figure 18-1 혈색소의 구조(좌)와 산소해리곡선(우).
혈색소는 2개의 알파사슬, 2개의 베타사슬 및 4개의 heme으로 구성되어 있다. 산소해리곡선에서 pH가 증가할수록, DPG와 온도가 감소할수록 산소와의 결합력이 증가하여 조직으로의 산소전달이 감소함을 알 수 있다.

② 하나의 globin에 하나의 heme(protoporphyrin IX + iron)이 결합하여 1개의 산소분자 운반, 즉 하나의 Hb에는 globin이 4개이므로 산소 4분자가 결합.

③ Hb tetramer는 수용성이지만 각각의 Hb는 불용성임. 과다한 globin이 생성되면 세포내에 침착하여 세포손상을 일으킴.

2. 기능

(1) Cooperativity (heme-heme interaction) : 산소와 결합한 Hb은 tetramer의 다른 Hb이 산소와 더욱 잘 결합하도록 만든다.

(2) 결과적으로 가파른 경사의 S자 모양의 산소결합(해리)곡선이 생김 → 산소 결합과 해리가 좁은 산소분압차에 의해서도 이루어짐

(3) 산소와의 결합에 영향을 주는 다른 인자들

① Bohr effect : deoxyHb은 수소이온(proton)이 잘 결합하여 낮은 pH에서 산소친화도가 낮아짐 → 조직으로의 산소 운반이 촉진됨

② 2,3 bisphosphoglycerate (2,3-BPG, 이전에는 2,3-DPG로 불림) : 농도가 증가하면 산소친화도가 낮아짐. 특히 HbA가 2,3-BPG와 잘 결합함.

C. 발생단계별 주요 혈색소의 변화

(1) 6주 : Hb Portland, Hb Gower I, Hb Gower II

(2) 10~11주 : fetal Hb (HbF)

(3) 38주 : adult Hb (HbA)

※ 성인에서도 erythroid stress(적혈구 생산증가가 요구되는 상태, 즉 severe hemolytic anemia, BM transplantation, chemotherapy)에서는 F-potent BFU-e의 동원이 증가되어 HbF가 생성됨

D. 검사 (laboratory tests)

(1) 혈색소 전기영동 (Hb electrophoresis) : 우선적인 선별검사

(2) 기타의 보조적 검사 : isoelectric focusing, high pressure liquid chromatography (HPLC)

(3) Hb profile의 정량 : HbA2, HbF, HbS (치료경과 모니터링)

(4) 기능적 검사 : solubility, O_2 affinity, sickling test, P50

(5) Spectrophotometric test for carboxyHb, metHb

(6) 아미노산 서열이나 DNA 염기서열 분석

구조적 혈색소병증 (structural hemoglobinopathy)

A. Sickle cell syndrome

1. 서론 (introduction)

(1) 원인 : β globin의 돌연변이 (6번째 아미노산인 glutamic acid가 valine으로 치환 → HbS).

(2) 기전 : 산소가 없으면 HbS는 가역적으로 중합체를 형성하여 낫형 적혈구가 됨. 이것은 세정맥의 내피세포에 잘 부착하여 **허혈 증상(ischemia)이 잘 발생함** (특히 reticulocyte가 잘 부착)

2. 임상양상 (clinical manifestations)

(1) Sickle cell trait : 간헐적인 혈뇨 외 무증상

(2) 용혈성 빈혈, 뚜렷한 세망적혈구증(reticulocytosis), 과립구증가증(granulocytosis)

(3) **Painful crisis (vasoocclusive episode)**

① 기전 : 혈관의 폐쇄에 의해 발생

② 증상 : 갑작스러운 통증, 발열, 빈맥, 불안증상을 보이는 상태가 수 시간~약 2주까지 지속됨

③ 유발인사 : 감염, 발열, 과도한 운동, 불안, 온도의 급격한 변화, 저산소증, hypertonic dyes

④ 1년에 3회 이상 발생하면 생존율 감소

(4) 반복적인 미세경색(microinfarct)으로 인한 장기손상

① Autosplenectomy : 생후 18개월에서 36개월 사이에 비장의 기능이 상실

② 기타 : splenic sequestration crisis, 망막혈관의 폐색, renal papillary necrosis, 신부전, 골관절 허혈성 괴사, 만성 관절병증, hand-foot syndrome (painful infarct of the digit), 뇌졸중, 지속발기증(priapism), chronic lower leg ulcer

(5) Acute chest syndrome

① 기전 : *in situ* sickling within the lung → pulmonary dysfunction

② 증상 : 흉통, 빈호흡, 발열, 기침, 동맥혈의 O_2 desaturation

3. 진단 (diagnosis)

(1) 용혈성 빈혈 및 PBS소견

(2) 간헐적으로 발생하는 허혈성 통증의 임상양상

(3) 확인검사 : Hb electrophoresis, sickling test

(4) 다른 혈색소증과의 동반여부 확인하기 위해 Hb profile 검사

4. 치료 (treatment)

(1) 유전적인 상담 (genetic counseling)

(2) 일반적 관리

① 예방접종(hyposplenism), 시술 전 예방적 항생제 사용

② 운동 전 수분섭취 및 악화인자 회피 (저온, 스트레스, 감염 등)

③ 장기생존자의 경우 말기신질환, 폐동맥고혈압 등이 문제됨

④ Hydroxyurea (〉3회/년 crisis) : HbF 증가, RBC hydration, reticulocyte 감소, vascular wall adhesion감소 등

(3) Acute painful crisis

① 수액공급, 진통제, 산소공급, 유발인자 및 기저질환의 치료

② NO gas : 통증 완화, 산소친화도증가, 조직에 산소운반 감소

③ 상기 치료법으로 대개 1~7일 내에 호전됨

(4) Acute chest syndrome

① 내과적 응급으로 중환자실에서 관리

② 수액 및 산소공급, Hct 〉30%까지 수혈 (PaO_2 〈90% → 응급수혈)

B. Unstable Hb

(1) 원인 : Hb의 아미노산 변화로 용해성 감소, 산화에 대한 감수성 증가

→ Hb이 세포내에 침착하여 inclusion body(Heinz body) 생성

→ RBC 세포막에 손상을 주고, 비장에서 제거 (hemolytic anemia)

(2) 종류 : Hb Philly, Hb Genova, Hb Kolen 등 다양한 질환

(3) 임상양상 : 용혈성빈혈, 황달, 비장비대, 담도계 질환

(4) 진단

① PBS : anisocytosis, punctate inclusion, poikilocytosis

② Heinz body preparation, isopropanol (또는 heat) stability test

③ Electrophoresis에서는 정상으로 나오는 경우가 많다.

(5) 치료 : 3세 이전에는 transfusion, 3세 이후에는 splenectomy

C. Hb with altered oxygen affinity

(1) High affinity Hb

① O_2를 조직에 적게 운반

② mild tissue hypoxia → erythrocytosis

③ Hct 60~65%인 경우 hyperviscosity 증상 때문에 phlebotomy 필요

(2) Low affinity Hb

① 폐에서는 충분한 산소와 결합가능 → 조직에 전달

② 진단 : P50 test

③ 임상적으로는 청색증이 있으나 치료 불필요 (reassurance)

D. Methemoglobinemia

(1) 원인 및 기전

① Ferrous → ferric state (oxidation)의 상태로 혈색소(헴)가 존재

② Congenital, acquired (nitrate compound 등)

③ 사실상 조직에 운반되는 산소는 거의 없음

(2) 임상양상 : 허혈성 증상, bluish-brown muddy color (cyanosis와 혼동)

(3) 진단 : Met Hb 측정 (〉15% cerebral ischemia, 〉50% lethal ischemia)

(4) 치료 : iv (or oral) methylene blue, ascorbic acid

Thalassemia syndrome

A. β-thalassemia syndromes

1. 분류 (classification)

(1) 임상적 중증도에 따라 major, intermedia, minor(trait)로 나눔

(2) β^+(β-chain의 생산이 감소), β^O(β-chain의 생산 못함)의 두 종류 유전자의 조합에 따라 달라짐

(3) 유전형과의 관계 : major (β^O/ β^O), intermedia (β/β^O, β^+/β^+, β^+/β^O), minor(trait) (β/β^+)

2. 임상양상 (clinical manifestations)

(1) Major

① α globin 축적 → 적혈구모세포에 독성을 나타내어 적혈구의 생산이 잘 되지 않고 생산된 적혈구도 용혈됨

② 골수 및 골수외(간, 비장) 조혈작용이 활발 → 소아에서 성장장애 발생, 하악골의 비대로 특징적인 다람쥐 (chipmunk) 얼굴 보임

③ 간비종대, 하지 궤양, 담관계 질환, 심부전, 영양실조

(2) Intermedia : 비교적 심한 빈혈에 비해, 적혈구 생성 장애(ineffective erythropoiesis)는 경하다.

(3) Trait : hypochromia, microcytosis, minimal anemia

3. 진단 (diagnosis)

(1) 병력 등 임상양상 : β-thalassemia major (심한 빈혈, 심각한 적혈구 생성 장애, 특징적인 말초혈액도말)

(2) HbA2, HbF level 증가

(3) 유전자 분석

4. 치료 (treatment)

(1) major : 수혈, 비장절제 및 예방접종, 철 과다축적에 의한 내분비 장애 검사 및 치료

(2) intermedia : 보존적 치료(수혈 불필요), 소수에서 비장절제 고려

(3) minor(trait) : IDA로 오진하여 불필요한 치료를 하는 것을 예방

B. α-thalassemia

(1) 분류 : 사람마다 α globin 유전자가 4개 존재함

① α-thalassemia-2 trait : 1개의 α globin 유전자의 이상

② α-thalassemia-1 trait : 2개의 α globin 유전자의 이상

③ HbH disease : 3개의 α globin 유전자의 이상

④ hydrops fetalis (Hb Bart's) : 4개의 α globin 유전자의 이상

(2) 임상양상

① α-thalassemia-2 trait : 무증상 carrier

② α-thalassemia-1 trait : 무증상의 microcytosis

③ HbH disease : HbA 생산이 정상의 22%~ 30%

· β globin tetramer는 용해성이 높아 inclusion body가 안 생김
· 중등도~중증의 용혈성 빈혈, 적혈구 생성 장애

④ Hydrops fetalis

· Total absence of α globin → γ tetramer (γ4, Hb Bart's)
· 태아 조직으로의 O_2 전달이 없음

(3) 치료

① α-thalassemia-1, 2 trait without anemia : only genetic counseling

② HbH disease : splenectomy고려

일반적인 치료 (general management)

A. Transfusional hemosiderosis

(1) packed RBC 1 unit : 250~300mg iron (0.5~1 year intake of iron)

(2) **〉100 unit RBC transfusion → hemosiderosis**

(3) **Vitamin C는 철분의 흡수를 촉진하므로 금기**

(4) 증상

① endocrine dysfunction (내당장애, 사춘기 지연)

② cirrhosis

③ cardiopathy : pericarditis, dysrhythmia, cardiomyopathy

(5) 치료 : 장기간 수혈이 필요시 항상 **chelating agent (deferoxamine) 치료를 고려**

B. Aplastic & Hypoplastic crisis

1. Hypoplastic crisis

(1) 급성 질환 후에 골수 억제(Hct의 감소)가 나타나는 것으로 용혈성 빈혈이 있는 환자 거의 모두에서 발생가능

(2) 일시적이고 저절로 회복됨

2. Aplastic crisis

(1) 용혈성 빈혈이 있는 환자에서 Parvovirus B19A의 감염증에 의해 발생함

(2) 장기간 적혈구 조혈이 일어나지 않음

(3) Usually self-limiting (1~2주 이내에 저절로 호전)

19

Megaloblastic Anemia

거대적아구성 빈혈

서론 (introduction)

A. 거대적아구성 빈혈 (megaloblastic anemia)

(1) 적혈구모세포단계에서 DNA합성의 장애가 생길 경우 세포 분열은 느려지는 반면 세포질의 발달은 정상적으로 진행하여 크기가 크고 핵이 덜 성숙한 세포 (거대적아구, megaloblastic cell)가 생성

(2) 거대적아구는 말초혈액에 나오기 전에 골수에서 잘 파괴되어 (ineffective erythropoiesis) 빈혈을 초래

(3) 원인별 구분

① 엽산 결핍 (folic acid deficiency)

② 코발라민 결핍 (cobalamin (vitamin B12) deficiency)

③ 기타 원인 : 약물, 대사성 질환, 원인불명

(4) 섭취(diet)와 거대적아구성 빈혈과의 관계

① 엽산 : 섭취량이 비교적 소량이고 체내저장량도 소량이어서 결핍되기 쉬움

② 코발라민 : 완벽한 채식주의자 또는 젖먹이 아이를 제외하고는 대개 식이로 충분히 섭취 가능, 체내저장량만으로 수년간 사용가능

③ 엽산과 코발라민은 하나가 부족하면 장점막에 영향을 주어 다른 것의 흡수장애를 유발하기 때문에 둘다 부족한 경우도 드물지 않음

(5) 거대적아구성 빈혈은 지역별로 흔한 원인이 있음

① 온대지방 : 알코올 중독, 악성빈혈(pernicious anemia), 무위산증(achlorhydria)

② 적도지방 : tropical sprue

③ 북유럽 : *Diphyllobothrium latum* (광절열두조충)

B. 생리학 및 생화학 (physiology and biochemistry)

1. 엽산 (folic acid, pteroylmonoglutamic acid)

(1) 주로 과일, 야채에서 섭취되나 조리과정 중 쉽게 파괴

(2) 일일 최소요구량 50 μg (임신, 대사항진상태에서는 요구량 증가)으로 체내에 5~20 mg의 엽산이 저장(50%는 간에 저장)되어있어서 수 개월간 섭취나 흡수에 장애가 생기면 결핍증 발생

(3) 체내에서의 주된 활성형은 **tetrahydrofolate(THF)**이다(**Figure 19-1**).

(4) 체내에서의 형태 및 기능

① **Purine, dTMP, methionine 의 합성**에 중요

② Dihydrofolate (DHF) → tetrahydrofolate (THF, 체내에서 이용) 과정에 참여

2. 코발라민 (cobalamin)

(1) 체내에서 합성되지 않고 음식으로 섭취해야 함 주로 고기, 유제품 등 동물성 식품에만 함유

(2) 일일 최소요구량은 2~5 μg로 체내에 4 mg 정도가 저장(50%는 간에 저장)되어 있어서 섭취하지 않아도 다 소비하려면 3~6년 소요

(3) 체내에서의 기능

① Methionine의 합성에 cofactor로 작용

② 지방산 합성에 관여하는 methylmalonyl-coenzyme A(CoA) synthase의 cofactor로 작용

(4) Vitamin B12 제제는 cyanocobalamin으로 구성되어 섭취한 후 체내 이용형태인 methylcobalamin, adenosylcobalamin으로 전환이 필요

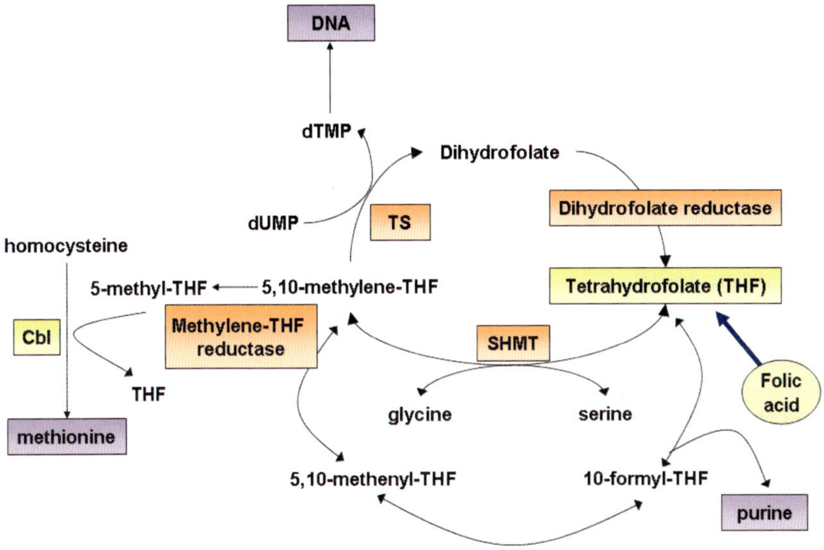

Figure 19-1 엽산(folic acid)의 대사.
엽산이 체내에서 활성화 형태인 tetrahydrofolate가 된다. 이 tetrahydrofolate는 5,10-methylene-THF로 되며 이는 dUMP에 methyl기를 전해주어 dTMP를 생성시키며 dihydrofolate가 된다. 이 때 관여하는 효소가 **thymidylate synthase(TS)**이다. dTMP는 DNA합성에 사용이 되며, 생성된 dihydrofolate는 dihydrofolate reductase에 의해 다시 tetrahydrofolate가 된다. 또한 5,10-methylene-THF는 5-methyl-THF로 변환 후 homocystein과 결합하여 **methionine이 생성**되며 이 때 cobalamin(vit B12)이 촉매제로 작용한다. 또한 엽산은 formyl-THF를 거쳐 purine을 생성에 관여한다.
Abbreviations. Cbl; cobalamin, THF; tetrahydrofolate, SHMT; serine hydroxymethyltransferase

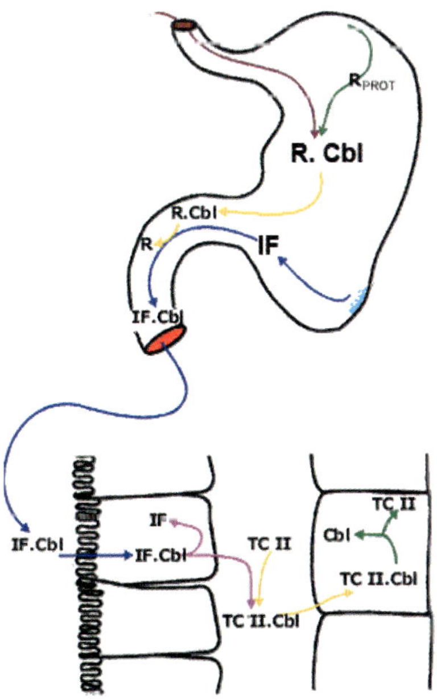

Figure 19-2
체내에서 코발라민(cobalamin)의 흡수과정.
위에서 R 결합단백질 (R binding protein)과 결합하였다가 벽세포(parietal cell)에서 분비된 고유인자(intrinsic factor)와 결합하여 분해되지 않고 소장(말단회장)에 도달하여 흡수됨. Cbl, cobalamin; IF, intrinsic factor; TCII, transcobalamin II

C. 병리기전 (pathophysiology)

(1) dTMP 생산 장애 → dUMP가 과다하게 DNA에 축적

- Figure 19-1에서와 같이 엽산은 dUMP으로부터의 dTMP 생성, homocysteine으로부터의 methionine 생성에 관여한다. 따라서 엽산의 부족이 발생하면 dUMP 및 homocysteine의 과다축적 및 dTMP, methionine의 감소가 초래된다.

(2) Plasma homocysteine 증가

- Homocysteine level이 증가할 경우 혈전증이 증가하나 megaloblastic anemia에서는 혈전증이 증가하는지는 불확실

(3) Methionine 합성의 장애 및 adenosylcobalamin (methylmalonyl CoA → succinyl CoA의 지방산 합성에 관여)의 결핍으로 신경계 손상

D. 원인 (etiology)

1. 엽산 결핍

(1) **섭취장애**

① 알코올중독자 : 술에는 거의 엽산이 없고, 알코올 자체가 엽산대사의 장애를 초래

② 마약중독자 : 영양부족으로 엽산이 결핍되기 쉬움

③ 통조림 음식이나 인스턴트 식품(junk food)만 먹는 사람

(2) **요구량 증가**

① 용혈성 빈혈 및 기타 조혈작용이 증가된 상태

② 임신 : 결핍되면 신경관 결손 (neural tube defect) 초래

③ 소아나 청소년의 성장기

④ 혈액투석시 투석액으로 제거

(3) **흡수장애** : 소장질환에서 흡수장애 발생

2. 코발라민 결핍

(1) **음식에서 코발라민 분리 장애**

① 육류의 효소에 결합된 코발라민은 위에서 염산과 pepsin에 의해서 방출되어야 흡수가 가능한데 이 과정에 장애가 생기면 결핍이 발생

② 무산증 (achlorhydria, 70세 이상), 산분비억제제

(2) **악성빈혈 (pernicious anemia)**

① 벽세포가 파괴되어 intrinsic factor(IF)의 부족 → 코발라민이 효소에 의해 분해

② 자가항체의 존재

- 90%에서 anti-parietal cell (H^+,K^+-ATPase) antibody, 60%에서 anti-IF antibody가 존재
- 진단에 특이적이지는 않음

③ Gastric atrophy, hypergastrinemia가 특징적

④ Gastric polyp, stomach cancer의 위험이 증가, 자가면역성 질환과 자주 동반

(3) **위절제술후 (postgastrectomy)**

① 위전절제술을 받거나 위점막이 광범위하게 손상되면 IF의 생산이 장애

② 위부분절제술(partial gastrectomy)후에도 발생할 수 있으나 전절제술보다 발생률 낮음. 산이 부족하여 코발라민의 분리가 잘 이루어지지 않고, 소장에서 세균의 과도한 증식때문으로 생각됨.

(4) **장관내 미생물**

① 소장에 장내세균이 증식하면 코발라민이 흡수되기 전에 소모하거나 담즙대사의 장애로 흡수장애가 발생 → steatorrhea

② 광절열두조충도 장에서 코발라민을 소모하여 결핍을 일으킴

(5) **소장의 질환**

① 말단회장을 침범하는 모든 질환에서 흡수 장애 : Tropical sprue, regional enteritis, Whipple's disease, tuberculosis, after ileal resection

(6) 기타 : NO(nitric oxide)는 저장된 코발라민을 파괴하므로 장시간 노출, 반복 노출되면 특히 노인에서 심한 빈혈이 올 수가 있음

3. 기타 원인

(1) 약물

① 직접적인 DNA 합성 억제 약물

- Purine analog(6-thioguanine, azathioprine, 6-mercaptopurine)
- Pyrimidine analog (5-fluorouracil, cytosine arabinoside)
- 기타 (zidovudine, hydroxyurea, procarbazine)

② 엽산 길항제 (folate antagonist) : methotrexate (most toxic), pentamidine, trimethoprim

③ 기타 : phenytoin, phenobarbital

(2) 유전성 질환 : orotic aciduria, congenital folate malabsorption 등

(3) 골수 이상 : refractory megaloblastic anemia (myelodysplasia의 한 형태)

임상양상 (clinical manifestations)

A. 거대적아구성 빈혈 (megaloblastic anemia)

1. 엽산 결핍

(1) 빈혈 이외에 설사, 입술증 (cheilosis), 설염 (glossitis) 등을 동반

(2) 신경계 증상은 발생하지 않음

2. 코발라민 결핍

(1) 주로 혈액, 소화관, 신경계에 이상을 초래

(2) 혈액 : 빈혈의 증상(쇠약감, 어지러움 등), 혈소판감소증 (자반증)

(3) 소화기계 : sore tongue (smooth and beefy), 식욕부진, 체중감소, 설사 및 기타 위장관 증상

(4) 신경계

① 말초 신경 및 척수(posterior and lateral column)를 주로 침범

② 손발 저림 및 감각이상(최초의 증상), 쇠약감, 조화운동불능(ataxia), 괄약근 장애, Romberg sign 양성, Babinski sign 양성, 위치/진동감각 감소, 치매 및 정신병증

③ Demyelination → axonal degeneration → neuronal death (비가역적)

④ **Megaloblastic anemia에서 신경학적 증상은 오직 cobalamin 부족 (pernicious anemia)때만 일어난다.**

⑤ **신경학적 증세는 때에 따라서는 비가역적일 수도 있다.**

⑥ **신경학적 증세는 빈혈의 정도와는 상관없이 일어난다.**

B. 빈혈을 동반하지 않는 거대적아구성 질환 (megaloblastic disease)

1. 급성 거대적아구성 질환 (acute megaloblastic disease)

(1) NO(일산화탄소), trimethoprim 등의 약제 투여 후 수일내에 발생

(2) 중환자실에 입원할 정도의 중증질환, 노인, 투석, 대량 수혈, 영양실조 등의 경우 주로 발생

(3) 임상양상 : 급격한 thrombocytopenia, leukopenia 발생, 빈혈은 없고, 말초혈액도 말은 정상이지만 골수에서는 megaloblastic change

(4) 치료 : folate와 cobalamin의 공급

2. 빈혈을 동반하지 않는 코발라민 결핍 (cobalamin deficiency without anemia)

(1) 엽산이 충분할 경우 빈혈이 나타나지 않음

(2) 주로 신경학적인 증상으로 나타나며 노인에서 잘 발생

(3) 혈청 코발라민 정상 또는 ↓, 혈청 methylmalonyl acid ↑

(4) 치료 시 신경학적인 증상이 완전히 호전되지는 않음

진단 (diagnosis)

A. 일반혈액 및 말초혈액/골수검사 (CBC & PBS/BM)

(1) **Macrocytosis**

① **MCV : 〉 100 *fL*이면 의심, 〉110 *fL*이면 가능성 높음**

② Macrocytosis의 감별진단 : 용혈, 간질환, 알코올 중독, 갑상선기능저하, 재생불량성 빈혈

③ 철결핍이 동반된 경우 macrocytosis가 심하지 않음

(2) **Reticulocyte index ↓**

(3) 백혈구↓, 혈소판 ↓

(4) 말초혈액도말 : macroovalocyte, **hypersegmented neutrophil** (≥ 6 lobes, **Figure 19-3**), anisocytosis, poikilocytosis, **basophilic stippling**, nucleated RBC, bizarre platelet

(5) 골수검사 : hypercellular, M:E ratio↓, nuclear-cytoplasmic asynchrony(핵이 덜 성숙함), **거대한 백혈구 전구세포(giant band, giant metamyelocyte) 관찰**

(6) 90%의 적혈구 전구세포가 골수에서 파괴 → unconjugated bilirubin상승

B. 혈청 엽산 및 코발라민

(1) 코발라민 : 300~900 pg/mL

① 〈200 pg/mL이면 임상적으로 유의한 결핍 시사

② transcobalamin II과 결합한 코발라민의 측정이 보다 생리적인 측정방법임

(2) 엽산 : 6~20 ng/mL

① ≤4 ng/mL : 엽산 결핍에 진단적 가치

② 식이에 영향을 많이 받으므로 최근 RBC folate를 측정

C. Schilling test

1단계 : 흡수능력 검사

Saturating dose of Vit B12 1 mg IM

→ 0.25~2.0 μg radioactive iodine Vit B12 PO

→ 24시간 요에서 radioactive Vit B12 측정

(미리 주사한 Vit B12가 간과 혈장내의 Vit B12의 결합장소를 모두 포화시켜서 경구 흡수된 radioactive Vit B12는 모두 소변으로 배설되며 보통 40-70%가 되는 것으로 알려져 있다. 하지만 IF 결핍은 경우 흡수가 안되므로 소변에서 검출되는 양은 정상보다 감소한다.)

2단계 : IF (intrinsic factor) 확인

1주일 지나서 60 mg IF를 첨가하여 재검사

① 정상화되면 pernicious anemia 의심

② 비정상이면 blind loop syndrome, ileal disease를 의심

3단계 : 췌장 기능 평가

췌장 효소를 첨가하여 검사 (R binder에서 cobalamin의 분리되는지 확인)

→ 췌장의 기능 (pancreatic insufficiency)를 알 수 있음

4단계 : 항균제 치료

5일간 항생제 치료 후 검사 → 세균의 증식에 의한 경우는 정상화

D. 엽산 결핍과 코발라민 결핍의 감별

Deficiency	methylmalonic acid	homocysteine
Cobalamin	↑	↑
Folate	Normal	↑

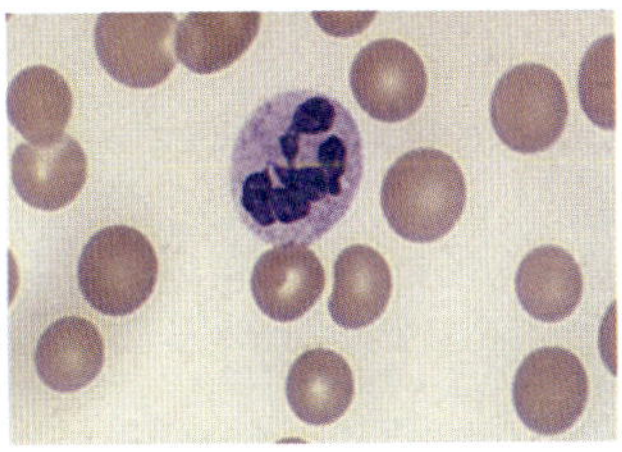

Figure 19-3 Hypersegmented neutrophil.

치료 (treatment)

A. 엽산 결핍

→ **엽산 보충**이 주된 치료

(1) 1 mg/day PO를 투여

(2) 흡수장애에서는 높은 용량 투여 필요

(3) 충분한 영양을 섭취하는 것이 중요

(4) 치료에 대한 반응은 코발라민 결핍과 유사 (아래 참고)

B. 코발라민 결핍

(1) 코발라민 보충

① 거의 대개의 경우 흡수장애이므로 비경구적 투여(parenteral therapy)가 필요

- 1000 μg cyanocobalamin IM/주(8주간) 후 1000 μg IM/월
- 치료 초기에 hypokalemia, salt retention 생길 수 있다

② 치료에 대한 반응

- 수시간 내에 골수에서 조혈작용이 정상화
- 수일 내에 혈액학적 호전(reticulocytosis) 및 근력 증강
- 수주에 걸쳐서 빈혈이 호전

(2) Pernicious anemia에서는 위암 발생의 위험성이 증가되므로 유의

(3) 코발라민 결핍에서는 신경학적인 문제는 치료해도 잘 호전되지 않고 특히, 엽산만 보충될 경우 빈혈은 교정되나 신경학적인 문제는 호전되지 않음.

(4) **알아두면 좋은 사항**

① 신경학적 증세가 있는 환자에서 **folate를 cobalamin 대신 먼저 투여하면 안된다** (오히려 증상이 악화).

② Gastrectomy를 시행한 환자들은 IF deficiency로 cobalamin에 의한 megaloblastic anemia이다.

C. 기타 원인

(1) 약물 : 용량을 줄이거나 중단

(2) 엽산길항제(eg, methotrexate)의 경우 folinic acid(5-formyl tetrahydrofolate, THF)를 투여하여 길항작용을 우회

20

Hemolytic Anemias

용혈성 빈혈

서론 (introduction)

A. 용혈성 빈혈의 접근

(1) 적혈구의 평균 수명 : 90~120일

(2) 적혈구가 자체나 외부 환경의 이상으로 적혈구가 파괴되어 생기는 질환

(3) 주요 증상 및 징후 : 피로, 빈혈, 황달, 헤모글로빈뇨, 비장비대

(4) 문진 시 확인해야 할 것 : 가족력, 약물 및 독성 물질에 대한 노출력 등

B. 분류 (classification)

※ **Table 20-1** 참조.

Table 20-1 용혈성 빈혈의 분류.

Intracorpuscular	**1. Abnormalities of RBC interior** a. Enzyme defects b. Hemoglobinopathies (Chapter 18 참조) **2. RBC membrane abnormalities** **a. Hereditary spherocytosis 등**	Hereditary
	b. Paroxysmal nocturnal hemoglobinuria	Acquired
Extracorpuscular	c. Spur cell anemia **3. Extrinsic factors** a. Hypersplenism b. Antibody: immune hemolysis c. Microangiopathic hemolysis d. Infections, toxins, etc.	Acquired

* Hereditary spherocytosis 및 paroxysmal nocturnal hemoglobinuria가 중요
* **intracorpuscular이면서 acquired hemolytic anemia를 일으키는 것은 PNH가 유일**

C. 검사 (laboratory tests)

(1) **용혈의 존재 : 세망적혈구↑, indirect bilirubin↑, LDH↑**, AST↑ (ALT 정상), **haptoglobin↓**

(2) 용혈의 분류 : intravascular vs. extravascular (Table 20-2, Table 20-3 참조)

① Intravascular hemolysis → 혈중으로 혈색소(hemoglobin)가 유리

② 유리된 혈색소는 haptoglobin과 결합 → **haptoglobin의 감소**

③ Haptoglobin과 결합 가능한 양 이상의 혈색소가 생기면 사구체에서 여과된 후 근위세관에서 재흡수되어 저장단백질(ferritin, hemosiderin)과 결합 → urine에서의 hemosiderin 검출 → 혈중 free Hb 존재를 의미

④ 근위세관에서 재흡수할 수 있는 양 이상의 혈색소가 생기면 혈색소뇨(hemoglobinuria) 발생

(3) 용혈의 원인 파악 : 아래의 각 질환 참조

Table 20-2 용혈의 검사실 소견.

	Extravascular	Intravascular
HEMATOLOGIC		
Routine blood film	Polychromatophilia	Polychromatophilia
Reticulocyte count	↑	↑
Bone marrow examination	Erythroid hyperplasia	Erythroid hyperplasia
PLASMA OR SERUM		
Bilirubin	↑ Unconjugated	↑ Unconjugated
Haptoglobin	↓, Absent	Absent
Plasma hemoglobin	N-↑	↑↑
Lactate dehydrogenase	↑ (Variable)	↑↑ (Variable)
URINE		
Bilirubin	0	0
Hemosiderin	0	+
Hemoglobin	0	+ in severe cases

NOTE : N, normal.

Table 20-3 Comparison intravascular with extravascular hemolysis.

	Extravascular hemolysis	Intravascular hemolysis
Location	RE system(liver, spleen, BM) cell 내에서	혈관에서 용혈 발생
Mechanism	· 용혈 후 발생하는 철은 transferrin과 결합, 또는 ferritin으로 저장 · Indirect bilirubin은 간을 거쳐 장으로 배설되며 장내세균에 의해 일부는 urobilinogen이 되어 소변을 통해 배설	· 주로 mechanical mechanism에 의해 Hb이 혈중으로 유리→haptoglobin과 결합(hapto 감소) · Haptoglobin과 결합하지 못한 free Hb은 신장으로 들어가 prox. tubule에서 hemosiderin 생성
Features	Indirect bil↑, urine bilinogen ↑ Reticulocytosis	혈중 free Hb, haptoglobin↓, indirect bil↑ 및 urobilinogen ↑, urine hemosiderin
Examples	Hereditary spherocytosis Warm autoimmune hemolytic anemia	PNH*, major blood group transfusion reaction, MAHA**

* Paroxysmal nocturnal hemoglobinuria ** Microangiopathic hemolytic anemia

Inherited hemolytic anemias

A. 원인별 분류 (classification)

(1) RBC membrane, enzyme, hemoglobin의 결함에 따라

(2) 적혈구 세포막의 이상 : **hereditary spherocytosis, hereditary elliptocytosis, hereditary stomatocytosis**

(3) 적혈구 효소의 결함 : Embden-Meyerhof pathway 결함, hexose monophosphate shunt의 결함, **glucose-6-phsphate dehydrogenase (G6PD) deficiency**, etc.

(4) 혈색소 이상 : **hemoglobinopathy**

B. 유전 둥근적혈구증 (hereditary spherocytosis)

1. 원인 (etiology)

※ **세포의 구조단백질의 이상**

(1) 원인 단백질 : **ankyrin, protein 3, spectrin**의 이상

(2) 저혈구의 모양 및 경도(rigidity)의 이상 → 비장에서 오랫동안 머무르며 세포막 손실 → spherocyte가 됨

(3) **75%는 상염색체 우성유전 (AD)**, 20%는 AR 또는 spontaneous mutation

2. 임상양상 (clinical manifestations)

(1) **빈혈** 및 **비장 비대**

(2) 혈색소의 대사가 증가하여 담즙색소(bile pigment)의 생산 증가 → **pigmented gallstone 생성증가**, **황달**

(3) 골수외 조혈 (extramedullary erythropoiesis)

3. 진단 (diagnosis)

(1) 말초혈액에서 **구상적혈구 관찰 (Figure 20-1)**

(2) MCV : 정상 또는 ↓

(3) **Osmotic fragility test (Figure 20-2)**

(4) autohemolysis test : 48시간 incubation 시 자가용혈 발생

(5) **Coombs' test 결과는 음성이다.**

※ 말초혈액에서 작은 구상적혈구가 보일 경우 감별진단은 유전 둥근적혈구증과 면역성 용혈(immune hemolytic anemia), 간경변증 등이다.

4. 치료 (treatment)

(1) 중등도~심한 용혈이 있는 경우 **비장절제술 (splenectomy)**

(2) 비장절제술 후 적혈구 생존기간은 거의 정상이 됨 → 만약 정상이 안되면 **accessory spleen**을 반드시 고려

(3) 소아에서는 비장절제술 후 감염의 위험이 있으므로 4세 이후에 시행

(4) 담낭절제술을 먼저 시행하면 간내담석이 생기므로 비장절제술후에 담낭절제술 시행

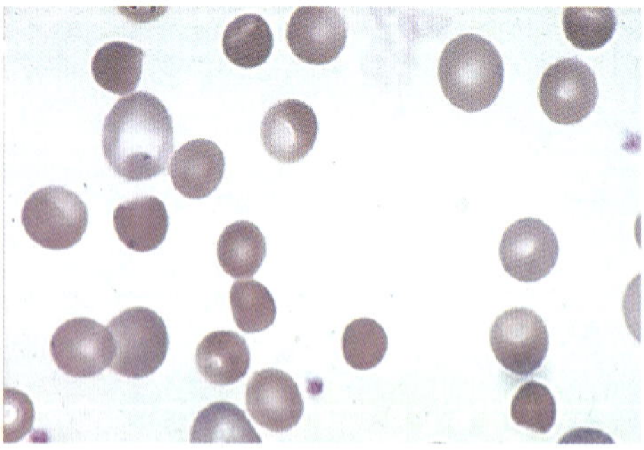

Figure 20-1 둥근적혈구증(spherocytosis).

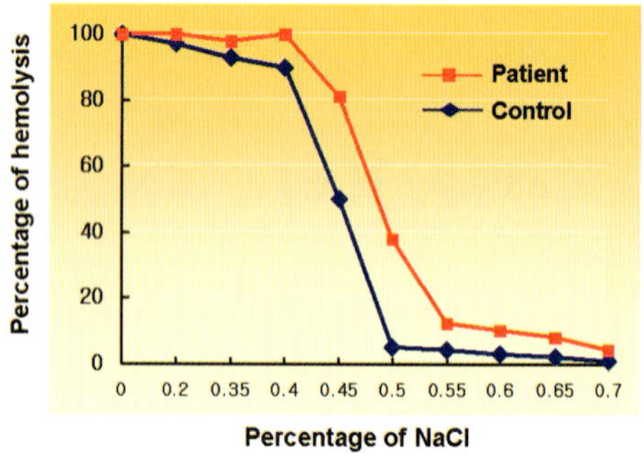

Figure 20-2 Osmotic fragility test 결과. 정상 적혈구와 spherocyte 적혈구 모두 NaCl 농도가 낮아짐에 따라 용혈이 일어난다. 하지만, 같은 NaCl 농도에서는 정상 적혈구보다 spherocyte 적혈구에서 훨씬 더 많은 용혈이 발생함을 알 수 있으며 이것이 spherocytosis에 특징적인 osmotic fragility test 소견이다.

C. 기타 적혈구막의 이상질환

1. 유전 타원적혈구증 (hereditary elliptocytosis)

(1) spectrin, protein 4.1 등의 이상

(2) 상염색체 우성유전 (AD)

(3) 경도의 용혈이 있고 빈혈이 나타나는 경우는 거의 없음 (**Figure 20-3**)

2. 유전 입모양적혈구증 (hereditary stomatocytosis)

(1) 세포막의 투과성 증가 → 이온(Na, K)과 물의 이동으로 세포의 부피 증가

(2) 상염색체 우성유전 (AD)

(3) Cup-shaped RBC with central zone of pallor (**Figure 20-4**)

D. G6PD (glucose-6-phosphate dehydrogenase) 결핍

1. 원인 (etiology)

(1) G6PD는 정상적으로 산화를 방어하는 역할을 함 → 부족할 경우 용혈

(2) 성염색체 유전 (X-linked trait)

※ Lyon hypothesis : 두 개의 X chromosome 중 하나는 불활성 → heterozygote는 2종류의 RBC (normal / G6PD deficient)를 가진다.

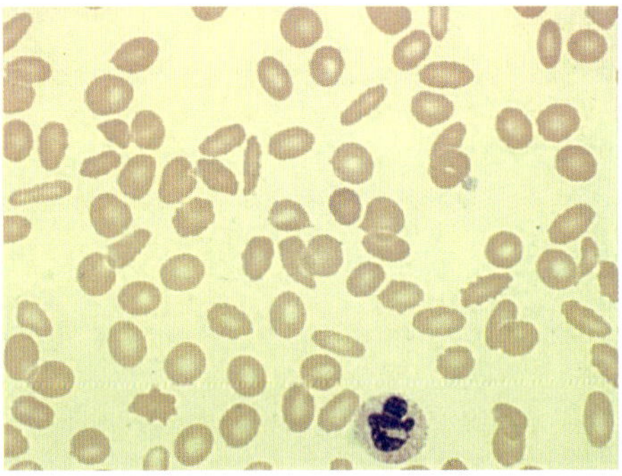

Figure 20-3 타원적혈구 (elliptocytosis).

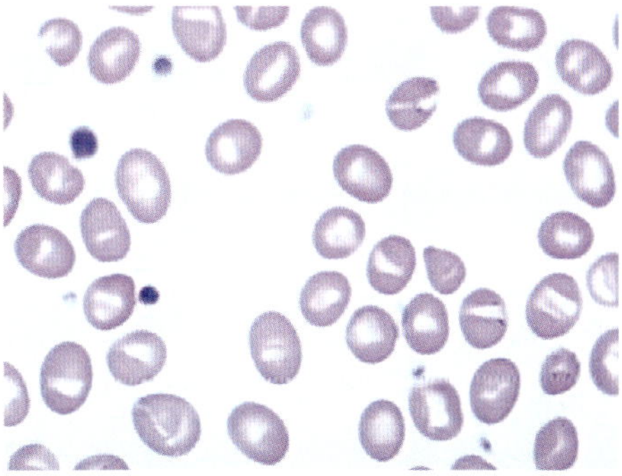

Figure 20-4 입모양적혈구 (stomatocytosis).

2. 임상양상 (clinical manifestations)

(1) 감염이나 oxidant stress를 주는 약물 (sulfa drug, **antimalarial drug 특히 primaquine**, nitrofurantoin), naphthalene, metabolic acidosis에 의해 용혈 유발

(2) oxidative stress에 노출 후 수시간 내 급성 용혈 → 혈색소뇨증 및 말초혈관허탈

(3) Favism : 지중해지역의 일부 환자들은 콩(fava bean) 섭취 후 급성의 용혈 발생

3. 치료 (treatment)

(1) 대개 저절로 회복되므로 특별한 치료는 필요없음

(2) 급성기에 요량(urine flow)를 유지시키는 정도의 치료가 필요

(3) 유발요인을 피하도록 교육

Acquired hemolytic anemias

A. 원인별 분류

Table 20-4 후천성 용혈성 빈혈의 원인.

I. 비장기능항진 (hypersplenism)
II. 면역성 (immune hemolytic anemia)
  A. Warm-reactive (IgG) antibody
  B. Cold-reactive IgM antibody (cold agglutinin disease)
  C. Cold-reactive IgG antibody (paroxysmal cold hemoglobinuria)
  D. Drug-dependent antibody
    1. Autoimmune
    2. Hapten
III. 외상성 (traumatic hemolytic anemia)
  A. Impact hemolysis
  B. Macrovascular defects due to prostheses
  C. Microvascular causes
    1. Thrombotic thrombocytopenic purpura/hemolytic-uremic syndrome
    2. Other causes of microvascular abnormalities
    3. Disseminated intravascular hemolysis
IV. 독소 (hemolytic anemia due to toxic effects on the membrane)
  A. Spur cell anemia
  B. External toxins
    1. Animal or spider bites
    2. Metals (eg, copper)
    3. Organic compounds
V. 발작한랭혈색소뇨증 (paroxysmal nocturnal hemoglobinuria)

B. 비장기능항진 (hypersplenism)

(1) 비장에서 deformability에 문제가 있는 RBC를 제거

(2) 어떤 원인에 의해서든 비장비대가 있으면 혈액이 비장내에 정체되어 파괴가 증가

C. 면역학적 원인[자가항체]에 의한 용혈 (immune hemolytic anemia)

1. 개요

(1) 분류 : Table 20-5

(2) 검사

① 적혈구를 응집할 수 있는 IgG 또는 C3 검사

② **Direct Coombs' test** : 환자의 적혈구에 부착된 IgG, C3 검사 → 양성인 경우 면역성 용혈을 시사 (Table 20-6)

③ **Indirect Coombs' test** : 환자 혈청 내에 정상 적혈구와 반응하는 항체 존재 여부 검사, cold reacting antibody, drug-related antibody, transfusion-related hemolysis 검사할 때 사용

④ **Anti-IgG (+), anti-C3(+)인 것은 SLE 밖에 없음을 기억 (Table 20-6)**

Table 20-5 항체에 의한 용혈.

WARM-ANTIBODY IMMUNOHEMOLYTIC ANEMIA	COLD-ANTIBODY IMMUNOHEMOLYTIC ANEMIA
1. 특발성 **2. 종양** : chronic lymphocytic leukemia, non-Hodgkin's lymphomas, Hodgkin's disease (infrequent), 기타 **3. 자가면역질환 : SLE 등** **4. 약물** a. α-Methyldopa type (autoantibody to Rh antigens) b. penicillin type (stable hapten) c. quinidine type (unstable hapten) **5. 바이러스 감염증**	**1. 저온응집병 (cold agglutinin disease)** a. 급성 : *Mycoplasma* infection, infectious mononucleosis b. 만성 : 특발성, 림프종 **2. 발작한랭혈색소뇨증 (paroxysmal cold hemoglobinuria)**

Table 20-6 직접 쿰스 검사의 결과에 따른 원인 항체 감별.

Reaction with		Causes
Anti-IgG	Anti-C3	
Yes	No	Antibodies to Rh proteins, α-methyldopa or penicillin
Yes	Yes	Antibodies to glycoprotein antigens, **SLE**
No	Yes	Cold-reacting antibodies (= agglutinins or Donath-Landsteiner antibody), most drug-related antibodies, IgM antibodies, IgG antibodies of low affinity, activation of complement by immune complexes

2. 온난항체 (warm antibody)에 의한 용혈

(1) 온난항체 : 체온에서 반응하는 항체, **주로 IgG**

(2) 원인

① 성인의 1/4에서 림프구계 종양, 자가면역질환, 선천성 면역결핍증과 연관

② 소아는 주로 바이러스 감염과 연관

(3) 임상양상

① 대개 중등도~심한 빈혈

② 둥근적혈구증, 세망적혈구 증가, 비장비대

(4) 진단 : **direct Coombs' test (IgG)에서 98% 이상이 양성**

(5) 치료

① 동반질환의 치료

② **Glucocorticoid**, 비장절제술, 면역억제

③ 수혈

· 용혈항체는 모든 사람의 적혈구와 반응하므로 완벽한 cross-matching은 불가능.

· 환자 혈청과 정상 적혈구를 반응시켜 항체를 제거한 후, 그 혈청으로 검사하여 matching한 후 수혈.

· 수혈반응에 주의

3. 힌랭항체(cold antibody)에 의한 용혈

(1) 한랭항체 : 체온이하의 온도에서 잘 반응하는 항체

① 대개 **IgM** (= cold agglutinin이라고도 함)

② 드물게 IgG항체 : PCH(paroxysmal cold hemoglobinuria)에서 Donath-Landsteiner 항체

(2) 원인

① Monoclonal antibody : lymphoma, Waldenstrom's macroglobulinemia

② 감염 (polyclonal antibody) : *Mycoplasma pneumoniae*, infectious mononucleosis

(3) 임상양상 : 혈관내 응집(agglutination) → 말단청색증(acrocyanosis), 용혈

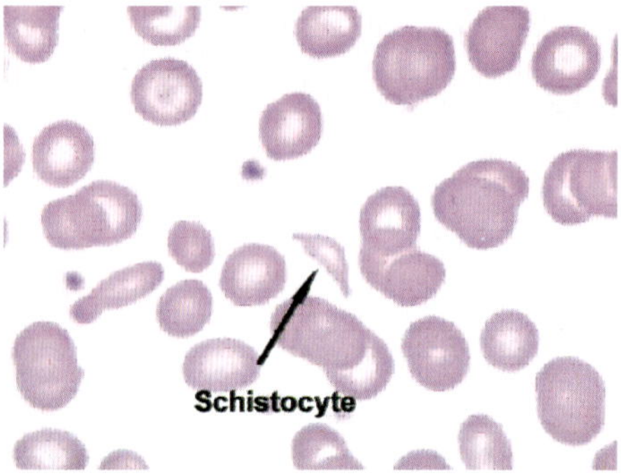

Figure 20-5 분열적혈구 (schistocyte).

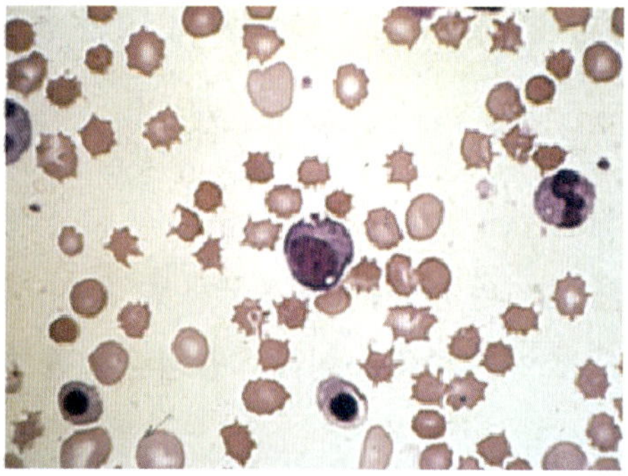

Figure 20-6 가시적혈구 (spur cell).

(4) 진단 : 적혈구에 부착된 IgM / C3 검출, direct Coombs' test에서는 C3만 검출

(5) 치료

① 말단청색증은 피부를 따뜻하게 하는 것이 중요

② 비장절제술이나 glucocorticoid는 효과없음

③ 기저질환의 치료가 중요

※ Cold agglutinin disease는 한랭항체에 의한 용혈 중 가장 흔한 증후군임. 만성적으로 수년간 지속되면 림프종 발생

4. 약물 (drug-induced hemolytic anemia)

(1) 원인 및 기전

① α-methyldopa : 온난항체에 의한 용혈과 유사

② Penicillin, quinidine : hapten으로 작용하여 적혈구-약물 복합체에 대한 항체 생성

(2) 진단 (direct Coombs' test)

① α-methyldopa : 10% 양성

② penicillin : 때때로 양성, indirect도 때때로 양성

③ 기타 약물 : 항체가 검사과정 중 제거되어 IgG 음성, C3 양성

(3) 치료 : 약물 중단

5. 발작한랭혈색소뇨증 (paroxysmal cold hemoglobinuria)

(1) 원인

① 과거에 주로 3차 매독, 현재는 바이러스 감염, 자가면역질환과 연관

② Donath-Landsteiner antibody : P항원에 대한 IgG, 보체 반응 유발

(2) 임상양상 : 추위에 노출 → hemoglobinuria, hemoglobinemia, 발열, 오한, 요통, 하지통, 두통

(3) 치료 : 기저질환 치료, chronic autoimmune PCH의 경우 Pd, cytotoxic drug

D. 물리적 파괴에 의한 용혈 (traumatic hemolytic anemia)

1. 원인 (etiology)

(1) 외부적 충격 : 장기간 행군이나 장거리 달리기

(2) Macrovascular : 대동맥 인공판막(10%에서 발생), endocardial cushion defect의 patch repair후, 승모판 인공판막, 석회화 대동맥 협착증, 대동맥-대퇴정맥 우회술

(3) Microvascular : malignant hypertension, eclampsia, renal allograft rejection, HUS, TTP, DIC, hemangioma

2. 임상양상 (clinical manifestations)

(1) RBC의 손상 → intravascular hemolysis, schistocyte (RBC fragments)

(2) 대개 빈혈은 경미함

3. 진단 (diagnosis)

(1) 용혈성 빈혈에서 특징적인 임상적 상황으로 의심

(2) **말초혈액도말에서 분열적혈구(schistocyte) 관찰**

4. 치료 (treatment)

(1) 외부적 충격으로 인한 경우 특별한 치료가 필요 없음

(2) 대혈관성인 경우 혈색소를 높여서 심박출량을 낮추면 용혈속도가 감소, 용혈이 심하면 재수술. 소혈관성인 경우 기저질환 치료가 중요

E. 가시적혈구 빈혈 (spur cell anemia)

1. 원인 (etiology)

(1) 심한 간질환자의 5%에서 발생

(2) 세포막에 정상보다 50~70%가 더 많은 콜레스테롤이 포함되어 세포의 형태 변화(인지질(phospholipid)의 양은 정상, target cell은 둘다 많이 포함)

(3) 적혈구막의 deformability가 변화하여 비장에서 파괴

2. 임상양상 (clinical manifestations)

· 간경변증에서 통상적으로 보는 것보다 심한 용혈성 빈혈

3. 치료 (treatment)

(1) 수술이 가능하고 용혈이 심한 경우에는 splenectomy

(2) 대개 간질환 때문에 수술이 불가능하고 1년내 사망

F. 발작야간혈색소뇨증 (paroxysmal nocturnal hemoglobinuria)

1. 원인 (etiology)

(1) **줄기세포수준의 이상 (stem cell defect)**

(2) X염색체에 있는 pig-A유전자 이상

→ glycosylphosphatidylinositol(GPI) anchor의 합성에 이상

→ 세포막단백질이 세포막에 부착되지 못함

(3) 세포막단백질 중에 **CD 55 (PNH decay accelerating factor(DAF)), CD 59(MIRL)**는 보체의 활성화를 억제시킴 → 이들이 결핍되면 보체에 대한 민감도가 증가되어 용혈 유발

(4) 수면중 호흡 저하 → 호흡성 산증 → 보체 활성화 → 수면중 용혈 및 혈전증

2. 임상양상 (clinical manifestations)

(1) **특징적인 소견 (3가지)**

① **Hemolytic anemia** (intermittent), granulocytopenia, thrombocytopenia

② **Venous thrombosis** (← 혈소판 응집, 주로 간동맥, 간문맥, 장간정맥에 발생)

③ **Deficient hematopoiesis** (→ cytopenia, 골수는 normocellular)

(2) 15~30%에서 수 년 후 aplastic anemia로 진행

(3) 종종 MDS, MPS가 동반

3. 진단 (diagnosis)

(1) 설명이 되지 않는 intravascular hemolysis에서 의심 (plasma Hb↑, hemoglobinuria, urinary hemosiderin, LDH↑, indirect bil↑)

(2) 과거에 Ham's test(acidified normal serum을 같이 넣어 incubation→보체 활성화 되어 용혈발생), Sucrose lysis test를 시행

(3) **최근 flowcytometry로 RBC, granulocyte의 세포막에 있는 CD59(MIRL), CD55(DAF) 측정**

4. 치료 (treatment)

(1) **수혈 (washed RBC, 세척적혈구)** : 골수에서 적혈구의 생산을 억제

(2) **철 보충 (iron replacement)**

① PNH에서는 urinary Hb loss로 인해 철결핍이 발생 → 철보충이 필요

② 그러나 전처치 없이 철보충을 할 경우 보체에 민감한 CD55, CD59의 결핍이 있는 RBC 생성

③ 따라서 수혈 또는 Pd 사용으로 골수에서 적혈구 억제 및 전처치 시행 후 철보충을 해야 한다.

(3) 약물 : androgen, glucocorticoid, antithymocyte globin (marrow hypoplasia)

(4) **골수 이식** : 젊고, pancytopenia/thrombocytopenia 증상이 있으며, sibling donor 있을 경우

(5) 보조적 치료 : 혈전증에 대한 치료 (혈전용해제 사용)

5. 예후 (prognosis)

(1) 10년 내에 사망

(2) **transformation : AML (1~3%), aplastic anemia (10~20%), MDS, MPD(myelofibrosis, SA) 로 진행**

Anemia of acute blood loss

Table 20-7 급성 실혈시 증상 및 징후.

실혈량		증상	징후
〈20%[a]	〈1000 mL	안절부절	+/- 혈관미주신경 반응
20~30%	1000~1500 mL	불안, 운동시 호흡곤란	기립성 저혈압, 운동시 빈맥
30~40%	1500~2000 mL	실신	기립성 저혈압, 휴식시 빈맥
〉40%	〉2000 mL	Confusion, 호흡곤란	쇼크, 순환장애

[a] 70kg의 성인에서 혈액량을 5000 mL로 간주하였을 때

Atlas of hematology : 비정상적 RBC를 중심으로

Table 20-8 Abnormal RBCs.

RBC shape	Figure	Morphology	Related disorders
Schistocyte	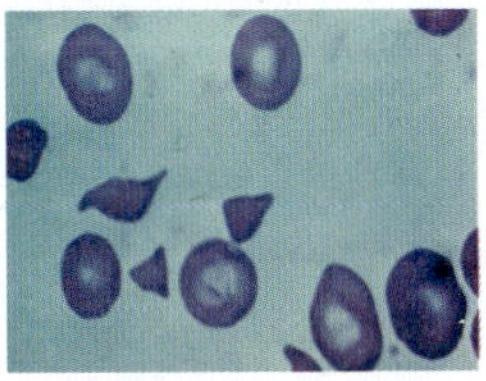	쪼개진 RBC (fragmented RBC)	**MAHA, severe burns, HUS, TTP, renal graft rejection,** etc.
Target cell	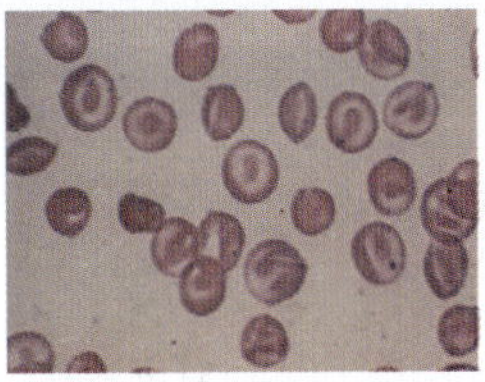	일명 bull's eye로 불림. 중심에 Hb concentration으로 이루어짐	**Hemoglobinopathy,** thalassemia, IDA, splenectomy, etc.
Tear drop cell	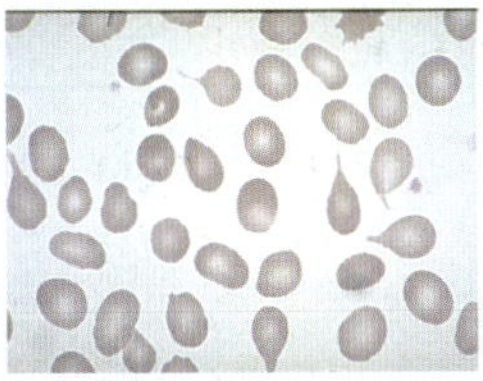	눈물 모양의 RBC	Myeloid metaplasia를 동반한 myelofibrosis, **myelophthisic anemia**, extramedullary hematopoiesis
Burr cell	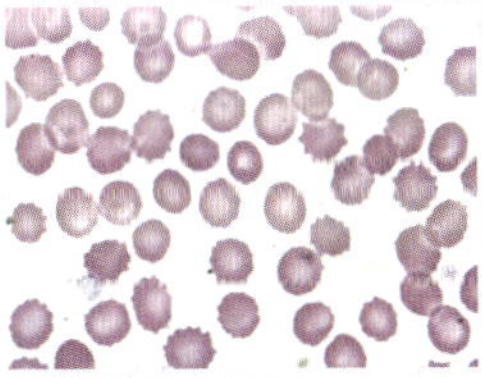	Burrlike erythrocyte	**uremia**, pyruvate kinase deficiency, MAHA
Rouleaux formation	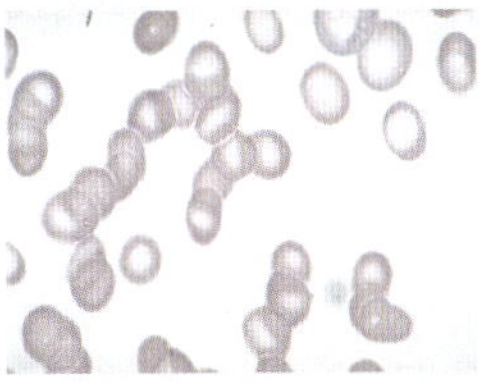	동전 쌓아올린 모양	주로 globulin 농도 증가 시 발생하며 **multiple myeloma**에서 잘 나타나는 소견
Howell-Jolly body	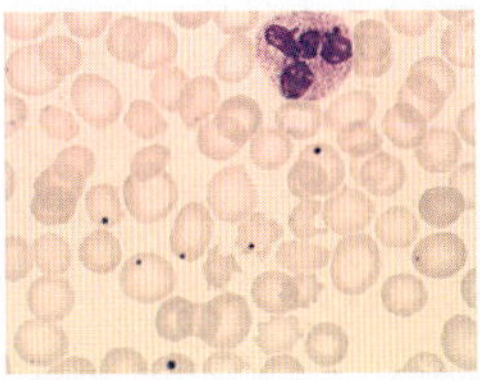	Inclusion of nuclear chromatin remnant (▲)	남아 있는 chromatin으로 정상인에서는 수 분 내에 spleen에서 제거. 따라서 PBS상 Howell-Jolly body가 관찰되는 것은 **splenectomy state를 의미**

21

Aplastic Anemia

재생불량성 빈혈

서론 (introduction)

A. 재생불량성 빈혈(aplastic anemia)

(1) 정의 : 골수의 세포충실도의 감소가 동반된 범혈구세포감소증 (pancytopenia)

(2) 골수 손상에 의한 저증식성 빈혈(hypoproliferative anemia with marrow damage)중의 하나

(3) 항암치료 등에 의한 의인성(iatrogenic) 골수 무형성과 구별

B. 골수 손상에 의한 저증식성 빈혈

(1) 종류 : 재생불량빈혈, MDS, pure red cell aplasia, myelophthisis

① 골수의 morphology를 기준으로 구분

② 서로 밀접하게 연관되어서 2-3개의 질환이 동시에 존재하기도 하고, 시간이 지나면서 다른 질환으로 변화하기도 함

(2) 기전 : 면역학적 기전과 유전자 불안정성으로 인해 골수 손상→전혈구 감소증(pancytopenia)이 발생

C. 역학 (epidemiology)

(1) 발생률 : 2/100만명 (유럽), 5~7/100만명 (중국, 태국)

(2) M = F

(3) 주로 10~20대와 노인에서 발병

D. 병인론 (etiology)

1. 원인

(1) 원인불명 (idiopathic) : 가장 흔함

(2) 방사선 : 급성 합병증으로 재생불량빈혈이 발생 (혈액학적 만성합병증은 MDS, leukemia 등)

(3) 약물 : NSAIDs, sulfonamide, thyrostatic drugs, psychotropics, penicillamine, allopurinol, gold, chloramphenicol 등

(4) 감염 : hepatitis, EBV(?), Parvovirus B19 (transient aplastic crisis)

(5) 면역학적 이상 : transfusion-associated GVHD, aplastic anemia with eosinophilic fasciitis, SLE

(6) 유전적 이상 : Fanconi's anemia, dyskeratosis congenita, Shwachman Diamond syndrome

(7) PNH (paroxysmal nocturnal hemoglobinuria)

① aplastic anemia의 일부환자에서 pig-A mutant stem cell과 GPI deficient cell (PNH cell)이 보임

② PNH 환자들 중 일부가 aplastic anemia로 진행

2. 기전

(1) 약물의 경우 idiosyncrasy 또는 dose-response relationship (대사에 의해 골수독성을 가지는 대사물 생성)

(2) cytotoxic T cell response

임상양상 및 진단 (clinical manifestations & diagnosis)

A. 증상 (signs)

(1) 갑자기 발생하거나 점차적으로 발생

(2) 증상은 대개 혈액계통의 이상에 국한됨.

(3) 혈소판 감소 증상 (가장 흔함) : 멍이 잘 생김, 피가 잘 멎지 않음, 비출혈, 월경 과다

(4) 빈혈 증상 : 쇠약감, 호흡곤란, 무기력(lassitude)

(5) 감염 : 대개 초기에 나타나지 않음

B. 징후 (symptoms)

(1) 혈소판 감소 : 점상출혈, 자반, 망막 출혈 등

(2) 빈혈 : 창백 (pallor)

(3) 림프절 종대 및 비장비대는 동반되지 않음

C. 검사소견 (laboratory findings)

1. 혈액검사

(1) CBC : MCV ↑, reticulocyte ↓

(2) 도말검사 : 혈구가 거의 관찰되지 않음, 비교적 큰 적혈구 관찰 (**Figure 21-1**)

2. 골수검사

(1) 골수가 지방조직으로 대치되어 있음 (**Figure 21-2**)

(2) 골수흡인에서 골수가 희석된 것처럼 관찰

(3) 골수와 임상양상(혈구감소증의 정도)는 상관관계가 약함

(4) 경도의 megaloblastic erythropoiesis외에 세포 형태는 정상

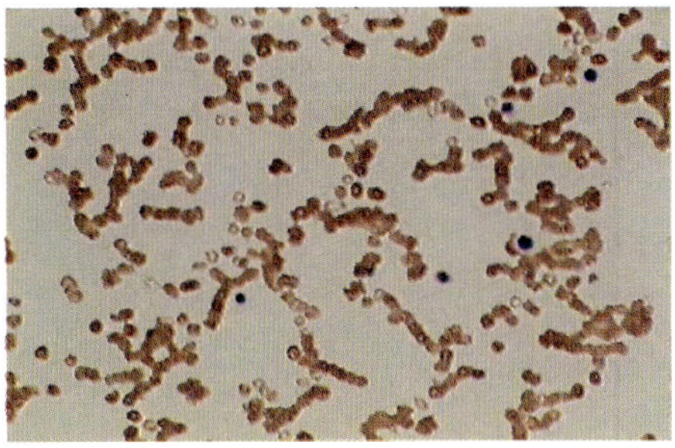

Figure 21-1 재생불량빈혈의 말초혈액소견 (x1000). 백혈구 (특히 중성구) 및 혈소판이 거의 관찰되지 않으며 적혈구도 적어 보인다.

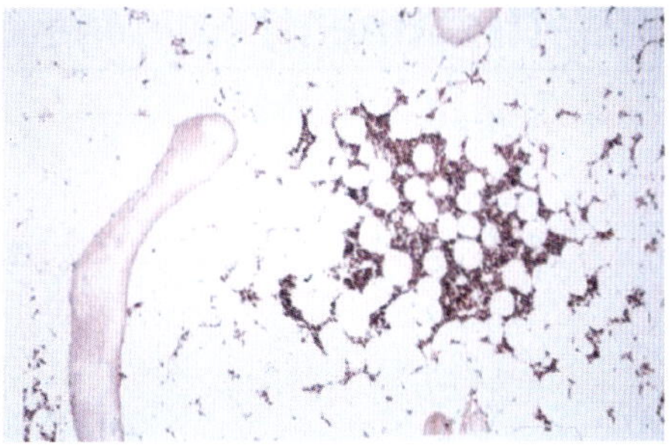

Figure 21-2 재생불량빈혈의 골수소견. 가운데 일부를 제외한 거의 모든 골수조직이 지방조직으로 대치되어 있다.

3. 보조적 검사

(1) 염색체손상 검사 (chromosomal breakage study) : Fanconi's anemia 감별

(2) 세포유전학적 검사 : MDS 감별

(3) Flow cytometry : PNH 감별

(4) Serology : EBV, HIV 감염 감별

D. 진단 (diagnosis)

1. 개요

(1) **Pancytopenia + fatty empty bone marrow**

(2) 경우에 따라서 처음에는 monocytopenia, bicytopenia만 있다가 나중에 pancytopenia로 진행하는 경우도 있다.

2. 진단 기준

(1) **Severe aplastic anemia : 다음 3가지 중 2가지 이상 만족**

① **절대호중구수 (absolute neutrophil count, ANC) 〈 500 μL**

② **혈소판 수 〈 20,000μL**

③ **수정된 세망적혈구수 (corrected reticulocyte count) 〈1% 또는 절대세망적혈구 수 〈 60,000 μL**

(2) **아주 심한 재생불량빈혈 (Very severe aplastic anemia) : severe aplastic anemia 중에 ANC가 200 μL 미만인 경우**

치료 (treatment)

A. 치료의 원칙 (principles of management)

(1) 자발적으로 회복되는 경우가 드물기 때문에 경과를 기다리지 않고 바로 치료.

(2) **골수이식과 면역억제치료(ATG+cyclosporine)의 생존율은 유사**

① 골수이식은 완치되는 반면, 면역억제치료는 재발하거나 백혈병 등으로 전환 가능

② 대개 노인에서는 ATG+cyclosporine으로 치료

③ 호중구감소증이 심한 경우는 골수이식이 더 양호

(3) 예후는 나이, 호중구감소증의 정도가 결정

B. 골수이식 (bone marrow transplantation)

(1) 대상 : HLA가 동일한(HLA-matched) 형제자매 골수공여자(sibling donor)가 있는 젊은 환자

(2) 예후

① 소아에서 생존율 80%이상

② 성인은 GVHD와 심한 감염으로 위험이 증가

③ 골수이식의 예후의 주요인자는 이식실패(graft failure)임 (수혈을 많이 받은 경우 alloimmunization으로 이식실패가 발생할 위험이 높아짐)

④ 형제자매가 아닌 HLA 동일한 공여자(unrelated, HLA full-matched donor)인 경우는 생존율이 sibling donor의 1/2 정도

C. 면역억제치료 (immunosuppression)

(1) 대상 : 적당한 골수 공여자가 없는 경우, 노인

(2) **치료법 : Antithymocyte globulin (ATG) + cyclosporine**

① 생존율 : 70%

② 치료 후 호중구가 회복되기까지 약 2개월이 걸림

③ 재발 가능성이 높으나 재치료하면 대개 반응함

④ 치료받은 환자의 15%에서 MDS 발생, 급성백혈병도 발생함

⑤ **ATG 부작용 : 아나필락시스, 치료 후 혈구감소증 악화, 혈청병 (serum sickness)**

⑥ Cyclosporine 부작용 : 신독성, 고혈압, 경련, PCP 등 기회감염증

D. 보존적 치료 (supportive care)

(1) 감염증 : 항생제 정맥주사, 심한 감염증의 경우 호중구 수혈

(2) 수혈

① 동종면역(alloimmunization)의 우려로 수혈은 최소화

② 혈소판 〉 10,000/μL로 유지

③ Hb 〉 7.0 g/dL로 유지, 철 제거 (iron chelation therapy)

(3) 월경 억제

(4) 출혈가능성이 높으므로 aspirin, NSAIDS는 금기

E. 예후

(1) 치료하지 않을 경우 급격하게 진행하여 사망하며 자연적으로 회복되는 경우는 거의 없음

(2) 주요 예후 인자 : blood count

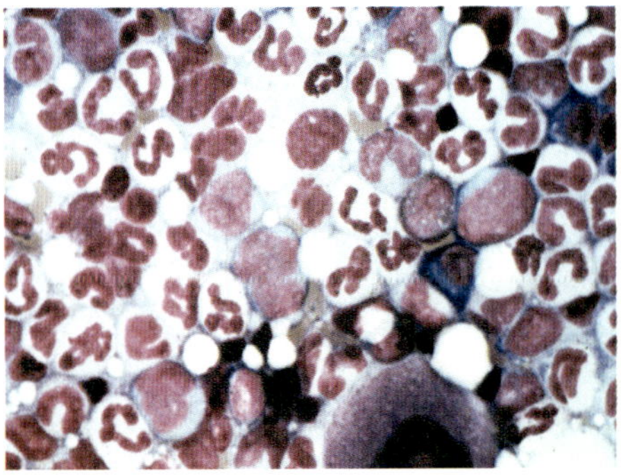

Figure 21-3 순적혈구무형성의 골수소견.
적혈구 전구세포가 2시 방향에 일부가 관찰되는 것을 제외하고 거의 백혈구 전구세포만 관찰된다. 정상적으로 M:E ratio는 3:1이다.

Pure red cell aplasia

A. 개요

(1) 빈혈, 세망적혈구 감소증, 골수 적혈구 전구세포의 감소 또는 부재 (Figure 21-3)

(2) 성인에서는 대부분 후천성, 소아에서는 선천성 경우(Diamond-Blackfan syndrome)가 있음

(3) 기전 : 항체나 림프구, 면역결핍상태에서 parvovirus B19 지속감염 등 면역학적 기전에 의해 적혈구의 생성에 장애 발생

※ 적혈구이외의 다른 계열의 세포에 이상이 생긴 경우 : Amegakaryocytic thrombocytopenia(혈소판), Pure white cell aplasia(백혈구)

※ AA나 MDS와는 달리 영향을 받지 않는 세포들은 양적, 질적으로 정상

B. 임상양상 (clinical manifestations)

(1) 빈혈

(2) 범혈구감소증(pancytopenia), 백혈병으로의 진행은 드물다.

(3) 일부에서 면역계 질환과 연관 : **thymoma**, large granular lymphocytosis, CLL, hypogammaglobulinemia

C. 치료 (treatment)

(1) 보존적 치료로 장기간 생존이 가능

(2) 주요 치료법 : 적혈구 수혈 + 과도한 철의 제거 (iron chelation)

(3) Idiopathic PRCA는 면역억제치료(glucocorticoid, cyclosporine, ATG, azathioprine 등)에 잘 반응

(4) **Thymoma가 있는 경우는 수술적 제거**

(5) 지속적인 Parvovirus 감염은 IVIG

22

Myelodysplasia

골수이형성증

서론 (introduction)

A. 골수이형성증(myelodysplastic syndrome, MDS)이란?

(1) 정의 : 다음의 특징을 보이는 다양한 후천성 골수질환군

① 골수의 전구세포들의 이형성 성장 (dysplastic growth)

② 골수 세포충실도(cellularity)는 정상, 말초혈액에는 혈구 감소증

③ 급성백혈병으로 진행하는 경향

(2) **Clonal hematopoietic stem cell disorder !!**

(3) 분류 (**Table 22-1, Table 22-2, Table 22-3**)

※ 기존 FAB 분류에서는 refractory anemia(RA), RA with ringed sideroblast(RARS), RA with excess of blast(RAEB), RAEB–t, chronic myelomonocytic leukemia(CMML)로 구분하였으나 2002년 WHO에서 다음과 같은 새로운 분류를 제안 (CMML은 제외됨)

※ **Table 22-1**에 나오는 질환의 blood finding 및 BM 소견을 모두 다 외울 필요는 없다. WHO의 분류 상 이러한 질환의 category만 있음을 알면 충분하다. 다만, **RAEB는 BM blast 〉 5%임은 잘 기억하는 것이 좋겠다.**

Table 22-1 WHO classification and criteria for the myelodysplastic syndromes.

Disease	Blood findings	Bone marrow findings
Refractory anemia (RA)	Anemia No or rare blasts	Erythroid dysplasia only 〈 5% blasts 〈 15% ringed sideroblasts
Refractory anemia with ringed sideroblasts (RARS)	Anemia No blasts	Erythroid dysplasia only ≥ 15% ringed sideroblasts 〈 5% blasts
Refractory cytopenia with multilineage dysplasia (RCMD)	Cytopenias (2 or 3 lineages) No or rare blasts No Auer rods 〈 1×10^9/L monocytes	Dysplasia in 10% of cells in ≥ 2 myeloid cell lines 〈 5% blasts in marrow No Auer rods 〈 15% ringed sideroblasts
Refractory cytopenia with multilineage dysplasia and ringed sideroblasts (RCMD-RS)	Cytopenias (2 or 3 lineages) No or rare blasts No Auer rods 〈 1×10^9/L monocytes	Dysplasia in 10% of cells in ≥ 2 myeloid cell lines ≥ 15% ringed sideroblasts 〈 5% blasts No Auer rods
Refractory anemia with excess blasts-1 (RAEB-1)	Cytopenias 〈 5% blasts No Auer rods 〈 1×10^9/L monocytes	Unilineage or multilineage dysplasia 5% to 9% blasts No Auer rods
Refractory anemia with excess blasts-2 (RAEB-2)	Cytopenias 5% to 19% blasts Auer rods ± 〈 1×10^9/L monocytes	Unilineage or multilineage dysplasia 10% to 19% blasts Auer rods ±
Myelodysplastic syndrome, unclassified (MDS-U)	Cytopenias No or rare blasts No Auer rods	Unilineage dysplasia in granulocytes or megakaryocytes 〈 5% blasts No Auer rods
MDS associated with isolated del (5q)	Anemia 〈5% blasts Plt normal or increased	N or ↑ megakaryocytes with hypolobulated nuclei 〈 5% blasts No Auer rods Isolated del (5q)

Table 22-2 WHO classification of the myelodysplastic/myeloproliferative diseases.

Chronic myelomonocytic leukemia
Atypical chronic myeloid leukemia
Juvenile myelomonocytic leukemia
Myelodysplastic/myeloproliferative disease, unclassifiable

Table 22-3 MDS Categories of FAB Classification Versus WHO Classification.

FAB	WHO
RA (<5% blasts)	RA Refractory cytopenia with multilineage dysplasia MDS-unclassified MDS with isolated del (5q)
RARS (<5% blasts plus >15% ringed blasts)	RARS Refractory cytopenias with multilineage dysplasia and ringed sideroblasts
RAEB (5-20% blasts)	RAEB-1 (5-9% blasts) RAEB-2 (10-19% blasts)
RAEB-T (21-30% blasts)	Acute myeloid leukemia (〉20% blasts)

FAB 분류와 WHO 분류의 가장 중요한 변화는 **RABE-t가 없어지고 그 기준에 속하는 것이 AML로 바뀌었다는 점이다.**

B. 역학 (epidemiology)

(1) 나이가 증가할수록 발병률이 증가 : 평균나이 68세

(2) 발생률 : 미국에서 일년에 35~100/100만명 발생 추정

(3) Therapy-related MDS : 항암치료를 받은 후 시간이 지날수록 발생 증가

C. 병태생리 (pathophysiology)

1. 원인 (etiology)

(1) 벤젠이나 살충제, 유기 용매 등에 노출

(2) 림프종이나 다른 암종의 항암화학요법 : busulfan, nitrosourea, procarbazine 등 (치료 5~7년 후)

(3) 재생불량빈혈의 면역억제요법

2. 세포유전학적 이상 (cytogenetic abnormality) : 환자의 50%에서 발견

(1) sideroblastic anemia : 미토콘드리아 유전자의 돌연변이와의 관련성

(2) CMML : t(5;12), chimeric tel-PDGF-β gene과 관련

(3) leukemic transformation과 연관된 gene : *N-ras* (oncogene), *p53* (tumor suppressor gene), *Bcl-2* (anti-apoptotic gene)

임상양상 및 진단 (clinical manifestations & diagnosis)

A. 증상 및 징후 (symptoms and signs)

1. 증상 (symptoms)

(1) 빈혈은 경과 초기에 두드러짐

(2) 주요증상 : 피로, 전신쇠약, 호흡곤란, 창백. 그러나 1/2은 무증상이며 혈액검사에서 우연히 발견

(3) 발열, 체중감소가 있는 경우 myeloproliferative disease등 의심

2. 징후 (signs)

(1) 20%에서 비장비대

(2) Sweet's syndrome (febrile neutrophilic dermatosis) 등의 피부병변

B. 검사소견 (laboratory findings)

1. 혈액 : bi- or pancytopenia, macrocytosis

(1) 빈혈 45~93%, 호중구감소증 24%~39%, 혈소판감소증 28~45%

(2) 단독적인 백혈구감소증, 혈소판감소증은 드물다.

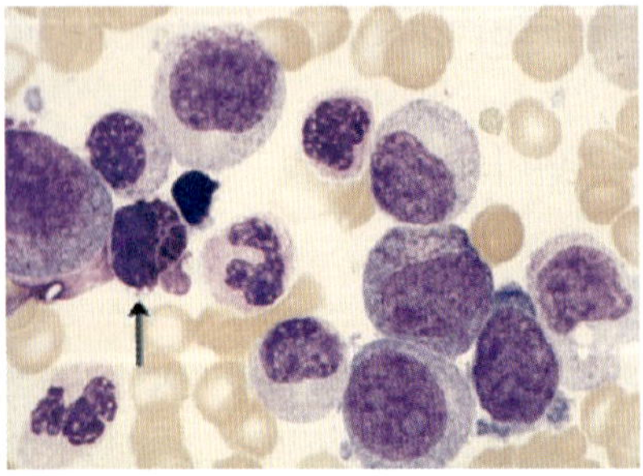

Figure 22-1 RAEB의 소견.
agranular myelocytes, agranular poorly segmented neutrophil, abnormal basophil with dense nuclear chromatin(화살표)이 관찰됨

2. 말초혈액도말 (PBS)

(1) 적혈구 : dysmorphic, large RBC (MCV 100~110)

(2) 혈소판 : 과립이 없는 거대 혈소판

(3) 백혈구 : hyposegmented에서부터 hypogranulated neutrophils까지 다양, Dohle body, circulating myeloblast (**Figure 22-1**)

3. 골수 : 진단적 검사 (dysplastic change를 확인)

(1) 세포충실도 : 보통은 normo- or hypercellular, hypocellular type은 20%에서 관찰되며 aplasia와 혼동되므로 주의

(2) 적혈구 : dyserythropoietic change, ringed sideroblast

(3) 백혈구

① hypogranulation / hyposegmentation in granulocyte precursor

② myeloblast의 증가 (20% 이상이면 WHO 기준 급성백혈병)

(4) megakaryocyte : 핵(nuclei)수의 감소, disorganized

C. 감별진단 (differential diagnosis)

(1) 거대적아구성 빈혈 : Vitamin B12 결핍, 엽산결핍

(2) 골수이형성 (marrow dysplasia) : 급성바이러스 감염, 약물, 화학물질 등에 의해 발생, 대개 일시적

(3) 저세포성 (hypocellular) 골수이형성증은 재생불량빈혈과의 감별이 중요

치료 및 예후 (treatment & prognosis)

A. 치료 (treatment)

1. 조혈모세포 이식 (hematopoietic stem cell transplantation)

(1) 완치 가능성이 있는 유일한 치료

(2) 3년 생존율은 50%로 알려져 있으나 노인에서는 치료와 연관된 사망/합병증 많다.

2. 세포독성 치료 (cytotoxic chemotherapy)

(1) 항암화학치료에 잘 반응하지 않으나 AML보다는 잘 반응

(2) 저용량 항암화학요법 (분화를 유도, differentiating potential)

① 5-azacytidine → DNA methylation 억제 → 유전자 발현 유도

② Amifostine : apoptosis를 억제

③ ATG

3. 보존적 치료 (supportive care)

(1) Hematopoietic growth factor : 심한 pancytopenia 환자에서 혈액수치 회복에 도움을 줌

(2) G-CSF 단독으로는 생존 기간 연장은 어려움

(3) erythropoietin 투여는 hemoglobin level을 상승시킴

(4) 재생불량빈혈과 유사한 보존적 치료 시행 - RBC transfusion with iron chelation

(5) 최근 **lenalidomide(thalidomide analogue)**가 low-risk MDS에서 효과가 있다는 보고도 있다 (*NEJM 352;549-557*)

Table 22-4 International Prognostic Scoring System (IPSS).

	Score				
	0	0.5	1	1.5	2
Marrow myeloblast (%)	〈5%	5~10%	-	11~20%	21~30%
Karyotype [1)]	Good	Intermediate	Poor	-	-
Peripheral blood cytopenias [2)]	0 or 1	2 or 3	-	-	-
Risk Group	**Total score**	**Median survival (years)**			
Low risk	0 point	5.7			
Intermediate-1 risk	0.5~1 point	3.5			
Intermediate-2 risk	1.5~2 points	1.2			
High risk	≥ 2.5 points	0.4			

1) Karyotype
good : normal karyotype, -Y, del(5q), del(20q)
intermediate : all karyotypes not good or poor risk
poor : abnormal chromosome 7, complex karyotype (≥3 anomalies).
2) Peripheral blood cytopenias : hemoglobin 〈10 g/dl; absolute neutrophil count 〈1500/mm^3; platelet count 〈100,000/mm^3.

B. 예후 (prognosis)

(1) 5q deletion과 sideroblastic anemia의 경우 수 년이상 생존, refractory anemia with excess blast는 수개월 생존하는 등 다양함

(2) 예후는 골수의 blast숫자와 연관

(3) 불량한 예후인자 : 점점 심해지는 pancytopenia, 새로운 염색체의 이상, blast 증가

(4) Therapy-related MDS는 예후가 매우 불량

(5) **International Prognostic scoring system (IPSS) : Table 22-4**

(6) 사망 원인

① 대개는 pancytopenia의 합병증인 출혈, 감염 등으로 사망

② 급성백혈병으로의 전환은 드물게 발생

③ 1/3의 환자는 다른 질환으로 사망

Myelophthisic anemia

A. Myelophthisis (secondary myelofibrosis)

(1) 2차성 원인에 의한 골수의 반응성 섬유화 및 leukoerythroblastosis를 특징으로 하는 질환

(2) 원인

① 종양 (breast, lung, prostate, neuroblastoma cell등이 자주 관련)

② Mycobacterium, fungi, HIV 감염증

③ 기타 (osteopetrosis, Gaucher's disease)

(3) 1차성으로 발생한 경우는 myelofibrosis 또는 myeloid metaplasia (→ myeloproliferative syndrome 참고)라고 함

B. 병태생리 (pathophysiology)

다음의 3가지 주요 특징을 갖는다.

(1) 골수의 fibroblast의 증식 (myelofibrosis)

(2) 골수 외 조혈 (extramedullary hematopoiesis)

(3) ineffective erythropoiesis

C. 임상양상 및 치료 (clinical manifestations and diagnosis)

(1) 주로 빈혈에 의한 증상

(2) 말초혈액에서 혈액전구세포가 관찰되는 **특징적인 leukoerythroblastic smear** (abnormal RBC, nucleated RBC, circulating myelocyte, promyelocyte, myeloblast, giant platelet 등)

(3) 골수 흡인에서 dry tap

(4) 치료 : 기저질환의 치료가 중요

23

Chronic Myeloproliferative Diseases

만성 골수증식성 질환

서론 (introduction)

A. 만성 골수증식성질환 (chronic myeloproliferative disease)

(1) 공통점 : 조혈세포의 클론 증식(clonal expansion)으로 인해 혈액세포가 과다하게 생성

(2) 이전에는 polycythemia vera, chronic idiopathic myelofibrosis, essential thrombocytosis, chronic myelocytic leukemia(CML)의 네 질환을 포함하였으나 최근 WHO의 분류에서는 다음과 같은 질환을 포함함(**Table 23-1**).

(3) CML은 유전적으로 다른 질환과는 뚜렷하게 구별 → Ph' chromosome 또는 *Bcr/Abl* gene 존재

(4) 급성 백혈병으로 발전하는 경우가 있음

Table 23-1 WHO classification of chronic myeloproliferative diseases.

Chronic myelogenous leukemia [Ph chromosome, t(9;22)(q34;q11), BCR/ABL-positive]
Chronic neutrophilic leukemia
Chronic eosinophilic leukemia (and the hypereosinophilic syndrome)
Polycythemia vera
Chronic idiopathic myelofibrosis (with extramedullary hematopoiesis)
Essential thrombocythemia
Chronic myeloproliferative disease, unclassifiable

Polycythemia vera (PV)

A. 개요 및 병인론 (etiology)

1. 개요

(1) 조혈세포의 클론 증식으로 인해 정상적인 형태의 적혈구, 과립구, 혈소판 과다 생성

(2) 발생률 (incidence) : 1년에 2/10만 명

2. 병인론

(1) 염색체 이상(20q-, trisomy 8 or 9)이 일부의 환자들에서 관찰되지만 일관성있는 세포유전학적 이상은 없다.

(2) 유전자의 이상

① Mpl(thrombopoietic receptor)의 posttranslational processing 이상

② PRV-1의 mRNA 과다발현

(3) PV는 적혈구가 더 빨리 생산되는 것이 아니라 progenitor cell이 정상적으로 죽지 않으므로 축적되어 RBC 생산이 증가

(4) PV의 progenitor cell

① IGF-1에 매우 민감하여 erythropoietin없이도 성장

② Upregulating of Bcl-XL(anti-apoptotic protein) → apoptosis에 저항성

(5) 비정상 클론에 의해 정상적인 클론이 억제되어 거의 존재하지 않음

B. 임상양상 (clinical manifestations)

(1) 심한 비장비대

(2) 신경학적 증상 : 현훈, 이명, 두통, 시력 장애

(3) 혈전증

① 복강 내 정맥 혈전증 : 흔한 형태이며 간정맥을 침범할 경우 심각한 상황 초래

② Budd-Chiari syndrome 시 PV를 의심해 볼 것

(4) 손가락의 허혈(digital ischemia), 위장관 출혈, 비출혈

(5) hyperuricemia(hypermetabolic state)에 의한 이차성 통풍, 요로 결석 등

C. 진단 (diagnosis)

1. Red cell mass determination

(1) ^{51}Cr-tagged red cell을 이용하여 측정

(2) 절대적 적혈구증가증과 혈장량 감소에 의한 상대적 적혈구증가증을 구별

(3) 정상값 : 남자 〈36 mL/kg, 여자 〈32 mL/kg

(4) 비장비대가 있는 경우 PV가 있음에도 불구하고 정상 hematocrit일 수 있음 → hepatic vein thrombosis가 있는 경우 불현성의 골수증식성 질병인지를 꼭 의심

2. Erythropoietin level

(1) PV에서는 거의 측정되지 않음

(2) 저산소증, erythropoietin의 자율적(autonomous) 생산에 의한 적혈구증가증 시에는 증가되어 있음→ 적혈구증가증에서 erythropoietin이 증가되어 있는 경우 PV를 배제 가능

3. 일반혈액검사 및 일반화학

(1) 소구성 적혈구증가증(microcytic erythrocytosis)은 단 3개만 있음.

→ Beta-thalassemia trait, hypoxic erythrocytosis, polycythemia vera

(2) LAP 증가, uric acid 증가

(3) serum vitamin B12 또는 B12-binding capacity 증가

4. BM exam

(1) 특별한 진단적 가치는 없다.

(2) PV에 특이적인 세포유전학적 이상(cytogenetic abnormality)은 없다.

5. 진단기준 (diagnostic criteria)

Table 23-2 Suggested Criteria for the Clinical Diagnosis of Polycythemia Vera[a].

Elevated red cell mass
Normal arterial oxygen saturation
Splenomegaly
In the absence of splenomegaly: Leukocytosis and thrombocytosis

[a] It must be emphasized that these criteria do not establish clonality.

D. 합병증 (complications)

(1) 혈액의 점도 증가에 의한 증상 : 혈전증, 신경학적 증상, 허혈 등

(2) 세포의 대사증가에 의한 증상 : 고요산혈증에 의한 증상

(3) Cytokine 생산증가에 의한 증상 : 위, 십이지장 궤양, 가려움증

(4) 비장의 급격한 크기 증가 : 통증, 비장 경색

(5) 이차적인 질환의 병발

① 골수섬유화 및 골수화생 (Myelofibrosis/myeloid metaplasia) : 드물다

② 급성백혈병 : 치료와 연관

(6) Aquagenic pruritus (물원인가려움증) : 피부가 물에 닿으면 가려움증이 발생, PV에 특이적임

(7) Erythromelalgia (홍색사지통증) : 주로 하지에 통증, 발적, 열감, 말단 경색 등의 증상, salicylate에 잘 반응

E. 치료 (treatment)

(1) 서서히 진행하므로 증상의 조절이 중요: 혈전증 발생을 억제하기 위해 혈색소를 적절하게 유지→ 혈색소 조절의 목표 : 남자 <14 g/dL, 여자 <12 g/dL

(2) **주기적인 적혈구 제거[사혈] (periodic phlebotomy)** : 초기에 자주하고 철결핍이 발생하여 빈혈이 생기면 3개월에 1회 정도 시행

(3) Salicylate : 혈전증의 위험성이 있으므로, erythromelalgia에서만 주의깊게 사용

(4) 항응고요법 : 통상적으로 추천되지 않으며 모니터링이 어려움

(5) Alkylating agent, ^{32}P : 급성백혈병의 발병위험성으로 거의 사용되지 않음

(6) 무증상 고요산혈증 : 치료하지 않으며, 추가적인 상승예방을 위해 allopurinol 복용

(7) 혈소판증가증 : 치료하지 않음, erythromelalgia, 편두통 양상의 증상이 있는 경우 **anagrelide**를 사용할 수도 있음

Chronic idiopathic myelofibrosis

A. 개요 및 병인론 (etiology)

1. 개요

(1) 3가지 특징적인 소견

① **골수 섬유화 (marrow fibrosis)**

② **골수화생 및 골수외 조혈** (myeloid metaplasia with extramedullary hematopoiesis)

③ **비장종대**를 특징으로 하는 질환

(2) 동의어 : agnogenic myeloid metaplasia, myelofibrosis with myeloid metaplasia

(3) CML, PV, 기타 여러가지 질환에서도 골수섬유화와 골수화생을 보일 수 있기 때문에 진단이 어렵다.

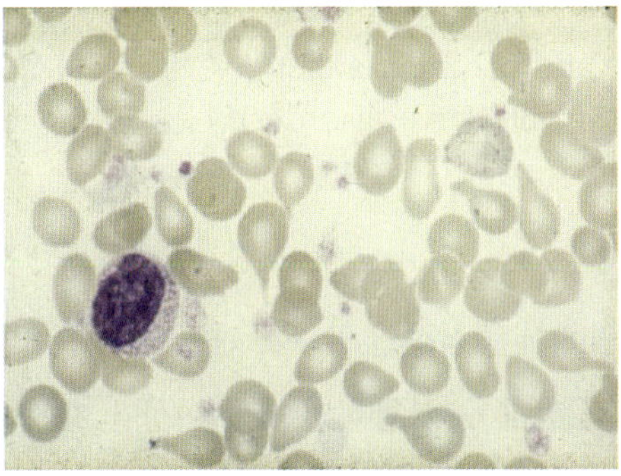

Figure 23-1
Chronic idiopathic myelofibrosis의 말초혈액도말.
특징적인 teardrop cell이 관찰된다.

2. 병인론

(1) 원인미상이며 특별한 세포유전학적 이상이 관찰되지 않음

(2) 골수 섬유화는 TGF-β, thrombopoietin 과다생산에 의한 것으로 생각

(3) Fibroblast는 종양클론의 일부가 아니다.

B. 임상양상 및 진단 (clinical manifestations & diagnosis)

1. 임상양상

(1) 특이적인 증상 및 징후는 없음

(2) 내원시 대개가 무증상으로 비장종대나 혈액검사이상으로 내원

(3) 과도한 골수외 조혈작용 : 복수, 폐동맥 고혈압, 장관 폐색, 요관 폐색, 두개내압 상승, 심낭압진, 척수 압박(spinal cord compression), 피부 결절

(4) 자가면역성 이상 : 면역복합체 형성, 항핵항체 양성, 류마티스 인자 양성, 쿰스검사(Coombs' test) 양성

(5) 비장종대 : 골수 외 조혈로 인하여 발생

2. 진단

(1) 배제진단(exclusion diagnosis)이 중요

(2) 말초혈액도말 : 활발한 골수외 조혈작용을 반영

① **Teardrop-shaped red cell**

② Nucleated red cell

③ Myelocyte, promyelocyte, myeloblast

④ Leukocytosis, thrombocytosis with large and bizarre platelet의 존재 → 2차성 골수섬유증이 아닌 골수증식성 이상(myeloproliferative disorder)임을 시사

(3) 골수

① 흡인 : "dry tap"

② 생검에서 세포충실도가 높고, 모든 세포계열에서 증식성인 골수를 관찰 가능

(4) CML을 배제 및 예후 예측을 위한 세포유전학적 검사 → 복합적인 핵형 이상을 가지는 경우 불량한 예후를 보임

C. 치료 및 예후 (treatment & prognosis)

1. 치료 (treatment)

(1) 특별한 치료법이 없음

(2) 빈혈의 교정

① 철분, 엽산, 피리독신(Vit B6) 등의 보충

② Erythropoietin은 비장비대를 악화

(3) Splenectomy

① Hypersplenism이 있을 경우 적응증이 됨

② 반발성(rebound) 혈소판 증가증, 골수 외 조혈기능 상실 등이 예상될 때는 피해야 함

(4) INF-α : 효과가 불분명하며 부작용이 심하다

(5) Allogenic bone marrow transplantation - 젊은 환자에서 고려

(6) 보존적 치료

① Hydroxyurea : hyperuricemia

② Glucocorticoid : autoimmune complication, anemia

③ Thalidomide : anemia

2. 예후 (prognosis)

(1) 생존율 : 중앙값 5년(범위: 1~15 년)으로 PV나 essential thrombocytosis보다 불량

(2) 만성기(chronic phase)에서 전신적인 증상(발열, 야간발한, 체중감소)을 동반한 진행기(accelerated phase)로 진행

(3) 10%에서 급성 백혈병으로 발전 → 치료에 불량

(4) Acceleration의 예후 인자 : 빈혈, 혈소판감소증, 연령, 세포유전학적 이상, 전신적인 증상

Essential thrombocytosis (ET)

A. 개요 및 병인론 (etiology)

1. 개요 (introduction)

(1) 조혈세포의 클론 증식으로 인해 혈소판이 과다하게 생성되는 질환

(2) 클론에 대한 표지자는 없음

(3) 대개 무증상, 성인에서 연령대 제한없이 발생, F〉M

2. 병인론 (etiology)

(1) Megakaryocytopoiesis와 혈소판 생성 → thrombopoietin에 의존적

(2) Thrombopoietin : megakaryocyte의 성숙, 분화 및 혈소판 생성에 관여

(3) 일반적으로 TPO level은 혈소판 및 megakaryocyte mass와 반비례하나 ET에서는 serum TPO level이 상승되어 있거나 또는 정상인 것이 특징임.

B. 임상양상 및 진단 (clinical manifestations & diagnosis)

1. 임상양상 (clinical manifestations)

(1) 대개 정기검진에서 우연히 발견

(2) 특이한 증상이나 징후는 없음

(3) 출혈 및 혈전 경향 : 혈소판수에 따라 다름

① 〉 $1 \times 10^6/\mu L$이면 혈관내 울혈(stasis), 혈전증 위험 : 소혈관 폐색, erythromelalgia, 편두통, 일과성 허혈발작 → 치료 필요

② $\leq 1 \times 10^6/\mu L$이면 후천성 von Willebrand disease 때문에 출혈 경향 : 멍 잘 듦

(4) 혈액이 응고되는 과정에서 potassium의 분비 → **검사 시 고칼륨혈증이 발생하지만 이는 artifact**

(5) 실험실 검사에서 낮은 산소분압 등이 artifact로 나타날 수 있음

(6) PT, aPTT는 정상이지만 BT는 증가되어 있다.

(7) 골수 : megakaryocyte hyperplasia / hypertrophy, 세포충실도의 증가

2. 진단 (diagnosis)

(1) 혈소판증가증이 있을 경우 ET를 먼저 생각하기보다는 다른 기저질환이 있는지를 먼저 검토

(2) 다른 질환(MDS, CML)에서도 생길 수 있으므로 세포유전학적 검사(cytogenetic analysis, FISH)를 해서 배제하여야 함

(3) anemia는 ET의 전형적인 증상이 아니다

(4) **massive splenomegaly가 있으면 ET보다는 PV, chronic idiopathic myelofibrosis 등 다른 골수증식성 질환을 먼저 의심**

(5) 진단기준 (Table 23-3)

C. 치료 (treatment)

(1) 무증상인 혈소판증가증의 환자의 경우 치료는 필요 없음

(2) 혈소판증가증이 증상의 원인이라는 인과관계가 있어야 치료

(3) 치료방법

① platelet pheresis : 효과가 증명 안됨

② ^{32}P, hydroxyurea, alkylating agents → 뚜렷한 효과없이 급성 백혈병을 유발

③ **Anagrelide** : quinazoline 유도체로 platelet count 감소

(4) E-aminocaproic acid(EACA) : 출혈 시 사용

Table 23-3 Suggested Criteria for the Clinical Diagnosis of Essential Thrombocytosis[a].

Platelet count ≥ 500,000/mm^3
Absence of a known cause of reactive thrombocytosis
Absence of the Ph chromosome and the bcr-abl gene rearrangement
Normal red cell mass
Presence of marrow iron
Absence of myelofibrosis
Absence of myelodysplasia clinically and by cytogenetic analysis
Splenomegaly

[a] The concept that a platelet count greater than 1 × 10^6/mL distinguishes essential thrombocytosis from other causes of thrombocytosis has no clinical validity.

Table 23-4 PV, ET, idiopathic fibrosis의 비교.

	PV	CIM	ET
심한 비장비대	있다	있다	드물다[a]
백혈병으로의 이행	항암치료 후 발생	10%에서 급성백혈병으로 이행	Alkylating agent 사용 후 급성 백혈병 이행 가능
Myelofibrosis	있다	있다	드물다
기타 특징	서서히 진행	중앙 생존값이 5년으로 PV나 ET에 비해 불량	Anemia는 드물고, hyperkalemia가 있다

PV, polycythemia vera; CIM, chronic idiopathic myelofibrosis; ET, essential thrombocytosis

[a] ET에서 경한 비장비대(mild splenomegaly)는 가능하나 심한 비장비대(massive splenomegaly)는 다른 골수증식성 질환을 시사한다

24

Acute Leukemias

급성 백혈병

급성 골수성 백혈병 (acute myelogenous leukemia, AML)

A. 서론 (introduction)

1. 급성백혈병이란?

(1) 정의 : 초기단계의 조혈세포의 이상으로 혈액세포들이 분화되지 않고 비정상적인 방식으로 증식하여 결과적으로 모세포(blast)라고 불리는 미성숙 골수구나 림프구가 축적되는 질환

(2) 정상적인 골수의 기능이 손실되어 백혈구, 적혈구, 혈소판의 생성이 되지 않아 빈혈, 감염, 출혈의 증상이 발생

(3) 적절한 치료를 하지 않으면 진단 후 수개월내에 사망하지만 적절한 치료를 할 경우 완치될 수도 있음

2. 병인론

(1) 대개의 경우 원인 미상

(2) 방사선 : 일본에서 원폭투하 5~7년 후 AML 증가

(3) 유전적/선천적 요인

① Down syndrome(trisomy 21), Patau syndrome(trisomy 12), Klinefelter syndrome(XXY)에서 AML 발생 증가

② 염색체의 불안정성이 있는 Bloom syndrome, Fanconi's anemia에서 급성 백혈병 발생 증가

(4) 화학물질 및 약물

① Benzene, kerosin, carbon tetrachloride는 골수 손상을 일으킴

② 흡연

③ 이전에 항암치료를 받은 경우 AML의 발생이 증가(secondary leukemia, therapy-related leukemia)

- **Alkylating agent** : 치료 4~6년 후, myelodysplasia를 거쳐 발전
- **Epipodophyllotoxin (etoposide 등)** : 치료 1~2 년 후, 중간에 myelodysplasia가 없음, 11번 염색체의 이상

3. 발생률

(1) 1년간 10만 명 당 3.6명

(2) 남자에서 더 높고 65세 이상일 경우 그 이하보다 약 10배 증가

B. 분류

1. FAB classification과 WHO classification의 비교

※ **Table 24-1**, **Table 24-2** 참조.

(1) 기존의 분류는 French-American-British(FAB) 분류로 골수나 혈액에 blast가 30% 이상인 경우 acute leukemia로 진단하였으며, 주로 형태(morphology)에 따라서 분류하였다.

(2) 2002년에 WHO 분류는 골수나 혈액에서 **blast가 20%이상인 경우로 정의**하였으며, 분자 (cytogenetic), 형태 (multilineage dysplasia), 임상적(prior hematopoietic disorder)인 특징을 포함한 새로운 분류체계를 고안하였다.

Table 24-1 WHO classification of acute myeloid leukemia.

Acute myeloid leukemia with recurrent genetic abnormalities
Acute myeloid leukemia with t(8;21)(q22;q22), (AML1/ETO)
Acute myeloid leukemia with abnormal bone marrow eosinophils and inv(16)(p13q22) or t(16;16)(p13;q22), (CBFβ/MYH11)
Acute promyelocytic leukemia with t(15;17)(q22;q12), (PML/RARα) and variants
Acute myeloid leukemia with 11q23 (MLL) abnormalities
Acute myeloid leukemia with multilineage dysplasia
Following MDS or MDS/MPD
Without antecedent MDS or MDS/MPD, but with dysplasia in at least 50% of cells in 2 or more myeloid line
Acute myeloid leukemia and myelodysplastic syndromes, therapy related
Alkylating agent/radiation-related type
Topoisomerase II inhibitor-related type (some may be lymphoid)
Others
Acute myeloid leukemia, not otherwise categorized
Classify as:
Acute myeloid leukemia, minimally differentiated
Acute myeloid leukemia without maturation
Acute myeloid leukemia with maturation
Acute myelomonocytic leukemia
Acute monoblastic/acute monocytic leukemia
Acute erythroid leukemia (erythroid/myeloid and pure erythroleukemia)
Acute megakaryoblastic leukemia
Acute basophilic leukemia
Acute panmyelosis with myelofibrosis
Myeloid sarcoma

James W, Vardiman, Nancy Lee Harris, and Richard D. Brunning The World Health Organization (WHO) classification of the myeloid neoplasms Blood, Sep 2002; 100: 2292 - 2302.

Table 24-2 FAB classification of acute myeloid leukemia.

French-American-British (FAB) Classification[a]
M0 : Minimally differentiated leukemia
M1 : Myeloblastic leukemia without maturation
M2 : Myeloblastic leukemia with maturation
M3 : Hypergranular promyelocytic leukemia
M4Eo : Variant, Increase in abnormal marrow eosinophils
M4 : Myelomonocytic leukemia
M5 : Monocytic leukemia
M6 : Erythroleukemia (DiGuglielmo's disease)
M7 : Megakaryoblastic leukemia

JM Bennett et al: Ann Intern Med 103:620, 1985

2. Cytochemical staining of AML (중요)

Table 24-3 Cytochemical staining of AML.

	MPX	SBB	NSE	PAS	Factor VII
ALL	-	-	-/+	varied, usually(+) in L1,2	
AML(M1-3)	+	+	-	Varied	-
AMML(M4)	+	+	+	Varied	-
AMoL(M5)	-	±	+	Varied	-
Erythroid(M6)	++	++	-	(+) in red cell precursor	-
Megakaryo(M7)	-	-	-	-/+	+

Abbreviations. MPX, myeloperoxidase; SBB, sudan black B

3. Immunophenotypic classification

(1) **Myeloid 계열의 백혈병은 공통적으로 CD13과 CD33을 표현**

(2) **CD41, CD61은 platelet-specific antigen으로 megakaryoblastic leukemia에서 표현**

(3) CD14는 주로 monocyte 계열의 백혈병에서 발현

(4) **AML M3(APL)은 HLA-DR(-)이다.**

4. Chromosomal and molecular classification (매우 중요)

※ Table 24-4 참조.

(1) t(9;22) 원래 CML에서 나타나지만 성인 ALL의 20%, 소아 ALL의 5%에서 나타나며, CML 외에 **다른 백혈병에서는 poor Px 인자** (CML참고)

(2) 기타 ALL에서 t(12;21), t(8;14), t(8;22)등이 많이 나타남

(3) normal karyotype AML

① activation FLT3 ITD : 짧은 관해기간과 연관, 불량한 예후 보임

② NPM1 (nucleophosmin gene) : improved treatment outcome

Table 24-4 Chromosomal and molecular abnormality of AML.

AML	Chromosome	Molecule	Pathophysiology	Comments
M2	t(8;21)	AML1/ETO	Core binding factor-a와 ETO gene의 결합으로 DNA 전사를 억제함	Good prognosis
M3	t(15;17)	PML/ RAR α	PML gene과 retinoic acid receptor-α의 fusion protein생성 → 유전자의 전사를 억제하여 세포의 분화를 중지시킴	Good prognosis Auer rod (+) Tx : ATRA
M4Eo	Inv (16)	CBFB-MYH11	Core binding factor-β와 myosin heavy chain이 결합되어 DNA의 전사에 관계	Good prognosis
M5	11q23	MLL	MLL gene의 Partial tandem duplication	Poor prognosis Extramedullary involvement

5. Summary

※ Table 24-5 참조.

C. 임상양상 (clinical manifestations)

1. 증상

(1) 빈혈, 백혈구 감소증, 혈소판 감소증에 의한 비특이적 증상

(2) 대개 피로감, 권태감, 쇠약감, 식욕부진 등. 약 반수에서 진단 3개월 전부터 지속됨

(3) 발열 (with or without infection) : 10%

(4) 비정상적인 출혈 : 5%

(5) 골통증, 림프종대, 두통 등

2. 징후

(1) 발열, 비장종대, 간종대, 림프절종대, 감염의 소견, 출혈

(2) **혈액응고의 이상 (coagulopathy)** : 주로 **AML M3에서 DIC의 형태**로 나타나며, 다른 형에서는 극단적인 leukocytosis, thrombocytosis가 있는 경우 나타날 수 있다.

(3) **AML M4,5의 경우 잇몸, 피부, 연부조직, 뇌막(meninges)을 잘 침범**

(4) 드물지만 AML이 조직에 침범하여 종괴를 형성하는 경우에는 **granulocytic sarcoma(chloroma)**라고 하며 AML M2 t(8;21)과 연관되어 있다.

Table 24-5 Summary of AML.

Subtypes	Typical immunophenotype	Associated genotype	Comments
AML-M0, undifferentiated	**CD13, 33**, 34, HLA-DR	N/A	Poorer Px
AML-M1 with minimal maturation	**CD13**,14,15,**33**,34, HLA-DR	Inv(3)	Inv(3) associated with thrombocytosis
AML-M2 with maturation	CD13,15,33,34,HLA-DR	**t(8;21)**	**Good Px** ; associated with extramedullary involvement and splenomegaly
AML-M3, acute promyelocytic leukemia (APL)	CD13,33,15, less CD34, **HLA-DR(-)**	**t(15;17)**	**Best Px of all acute myeloid leukemia.** High risk of DIC
AML-M3v (variant)	As for M3, CD2(-)	As for M3	As for M3, may be mistaken for monocytic leukemia
AML-M4, myelomonocytic leukemia	CD13,**14**,15,33,34, HLA-DR(+)	N/A	**Extramedullary involvement** can be seen
AML-M4eo Myelomonocytic leukemia with eosinophilia	As for M4	**Inv(16)**; other 16 abnormality	**Good Px** ; extramedullary involvement is often seen
AML-M5 A, Monocytic leukemia	CD13,**14**,33,34, HLA-DR	Abn 11q23	**Poorer Px ; Extramedullary Ds** (skin,gingival, CNS)
AML-M5 B, Monocytic leukemia with differentiation	As for M5 A, CD34(-)	As for M5A	As for M5A; t(8;16) is associated with erythrophagocytosis
AML-M6, erythroid leukemia	CD13,33,41,71,HLA-DR, glycophorin A	Del(5) and (7)	Poorer Px ; often preceded by MDS
AML-M7, megakaryoblastic leukemia	**CD41,61**	Occasional inv(3);t(3;3) Trisomy 21	Poor Px ; fibrotic BM, associated with Down syndrome

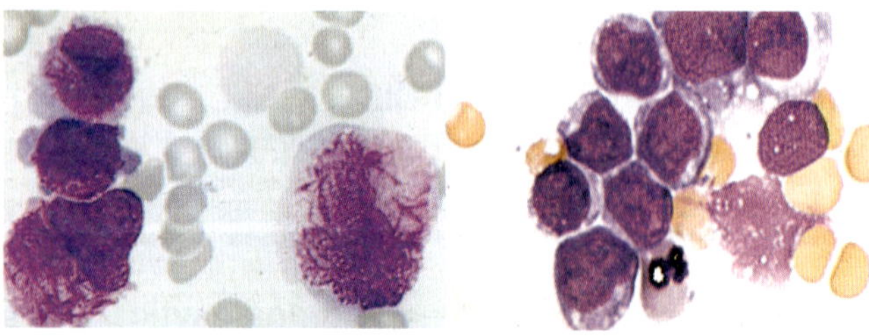

Figure 24-1 AML M3(APL)과 AML M5의 혈액학적 소견.
(Left) AML M3의 소견으로 풍부한 granule과 여러 개의 Auer rod가 특징적으로 관찰된다. t(15;17) PML-RARα가 연관되어 있으며 HLA-DR(-)이다. 예후가 양호하며 치료로는 ATRA가 사용된다. (Right) AML M5 monocytic leukemia의 소견으로 extramedullary involvement가 흔하며 monocytic component가 >80%이다.

3. 혈액학적 검사소견

(1) **빈혈**

① 대개 진단시부터 존재

② 생산저하(세망적혈구의 감소) 및 파괴증가

③ Normochromic, normocytic 형태의 빈혈

(2) **백혈구**

① 숫자의 이상 : 진단 당시 평균 15,000/μL이며, 25~40%는 <5,000/μL, 20%는 >100,000/μL이다

② 기능이상 : phagocytosis와 migration의 이상

③ 형태이상 : lobulation과 granule의 이상

(3) **혈소판**

① 75%는 진단 당시 100,000/mm^3 미만으로 감소된 소견을 보이며, 특히 25%는 25,000/mm^3미만의 소견을 나타낸다.

② 형태학적, 기능적 이상소견도 보인다.

D. 진단 (diagnosis)

1. 진단적 접근

(1) 골수 검사로 진단

① 세포충실도가 높고 blast가 >20%

② immunophenotype, chromosomal 및 molecular study

(2) 치료 전 평가가 중요

① 백혈병의 아형 결정

② 예후 인자 확인

③ 치료를 견딜 수 있는지에 대한 전반적 장기 기능의 평가: 심혈관계, 호흡기계, 간, 신장 등

④ 감염 여부를 확인

2. 진단을 위해 시행해야 할 평가요소

Table 24-6 AML 진단과 치료를 위한 중요 평가항목.

History
Physical examination Performance status (예후와 연관) 감염여부 확인을 위해 fever 및 tachycardia 유무 평가 요통 하지위약 평가(특히 t(8;21) 환자에서 spinal granulocytic sarcoma 확인 위해)
Laboratory and radiologic studies CBC, chemistry, coagulation Viral serology (CMV, HSV-1, varicella zoster) RBC type and screen HLA-typing of patients and siblings (allogenic SCT을 위해) **BM aspiration and biopsy** (morphology, cytochemistry, cytogenetics studies, flow cytometry, molecular studies) → **가장 중요** Echocardiogram, Chest PA Central venous access device 삽입
Intervention for specific patients 구강 위생이 안 좋은 환자의 경우 dental evaluation CNS 침범 증상이 있는 경우 lumbar puncture 요통 및 하지위약 호소 시 spine MRI 시행

E. 예후 (prognosis)

1. 완전관해(complete remission, CR)의 정의, 매우 중요

(1) **말초혈액에서 neutrophil count ≥ 1,500/μL, platelet count ≥ 100,000/μL**

※ **주의 : Hb는 고려 요소가 아니다.**

(2) **Circulating blast는 없어야**

(3) **BM cellularity 〉 20% with trilineage mature**

(4) **BM blast 〈 5% 이면서 Auer rod가 없어야**

(5) **Extramedullary leukemia 없어야**

※ CR에 도달한 환자는 AML과 연관된 molecular abnormality 발견을 위해 RT-PCR을 시행하고, AML 연관 cytogenetic aberration 발견을 위해 FISH를 시행

※ 이러한 미세잔존 종양(minimal residual disease) 유무는 CR에 도달한 환자에 있어서 추가적 치료 유무 및 치료 약제 변경을 판별하는 인자가 된다.

2. 예후인자

(1) **진단 시 연령**

① **치료 전 예후 인자 중 가장 중요한 인자**

② 나이가 많으면 치료에 견디기 힘들고 치료에 잘 반응하지 않으며, 다른 만성질환이 동반될 가능성이 높음

③ 고령일수록 leukemic cell에 CD34와 multidrug resistance efflux pump가 더 많이 발현 → 치료가 어렵다.

(2) **신체 활동도 (performance status)**

(3) **염색체 (매우 중요)**

① 예후 양호 : **t(8;21), inv(16), t(15;17) → 매우 중요**

② 중간 예후 : no cytogenic abnormality

③ 예후 불량 : complex karyotype, inv(3), -7, MLL, Flt3 mutation

(4) **진단 전 유증상기간 (symptomatic interval)** : 진단 이전에 증상이 지속된 기간이 길수록 예후 불량

(5) **선행질환의 이환기간 (duration of antecedent disorder)** : 다른 혈액학적 질환이 선행한 경우 그 이환기간이 길수록 예후 불량

(6) **진단시 백혈구 수** : 높을수록 예후 불량

(7) **FAB 분류** : M3는 예후가 양호

(8) 기타 : Auer rod, ultrastructural feature, immunophenotype, MDR1 gene

(9) 치료의 반응 (treatment factor) : 완전관해 여부, 모세포의 감소 속도 등

F. 치료

※ AML의 치료는 크게 두 단계로 이루어 진다. 첫 단계는 유도 요법(induction therapy)이며, 신속한 관해 유도가 목적이다. 두 번째 단계는 관해 후 요법(postremission therapy)으로 장기 생존과 완치가 목적이다.

※ **Figure 24-2** 참조.

1. 관해 유도요법 (induction chemotherapy)

(1) 가장 보편적으로 사용되는 요법 : **cytarabine** 100~200 mg/m^2 for 7-day continuous infusion + **daunorubicin** 45~60 mg/m^2 day 1,2,3 (또는 daunorubicin 대신 **idarubicin** 12~13 mg/m^2 day 1,2,3)

(2) 관해 유도 후 골수 검사상 cellularity 〉20%이면서 blast 〉5%이면 5+2 요법으로 재치료

(3) 두 번에 걸친 치료에도 관해 유도 실패 때에는 조혈모세포 이식을 시행

(4) 치료 성적 : 약 65~70%의 환자가 완전관해(CR)가 유도됨

(5) 고용량 cytarabine 요법

① 고용량의 cytarabine이 투여될 경우 cytarabine 불활성 요소가 모두 포화되어 cytarabine의 active metabolite인 1-β-D-arabinofuranylcytosine triphosphate가 세포 내에서 증가되어 DNA에 삽입됨.

② 따라서 고용량의 cytarabine 주입은 DNA 합성 억제를 더욱 증가시켜 cytarabine의 약제 내성을 극복

③ 고용량 cytarabine 요법의 경우 표준 요법과 비교해 볼 때 완전 관해율(CR rate)은 비슷하나 관해 유지기간(CR duration)은 길다

④ 고용량 cytarabine의 부작용 : 심한 골수억제, 폐독성, 비가역적 소뇌독성(cerebellar toxicity)

2. 지지요법 (supportive care)

(1) **Tumor lysis syndrome의 예방**

① 급성 백혈병 초기 치료 시 백혈병 세로의 파괴로 요산이 축적되어 신질환의 발생을 예방

② 충분한 수액공급, allopurinol, 소변의 알칼리화 등을 사용한다.

(2) **혈액 형성 성장인자 (hematopoietic growth factor)**

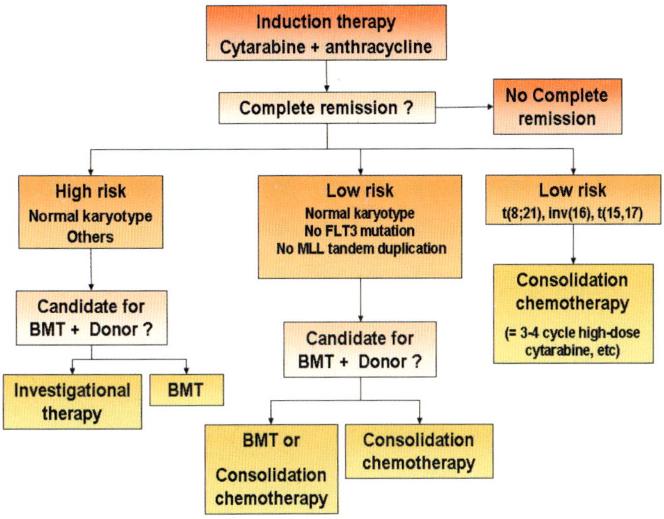

Figure 24-2 AML 치료 흐름도 (AML M3 제외).
관해유도 치료 후 완전관해(CR) 유도 시 각 환자의 위험도에 따라 향후 치료를 계획한다.

① **G-CSF, GM-CSF를 사용하면 항암화학요법 후 과립구감소기간이 5~7일 정도 감소**

② 과립구 회복 기간은 단축시키나 감염률을 항상 낮추는 것은 아님

③ 치료효과와는 무관, 완전관해율이나 생존율을 증가시키지는 못함

④ 고용량 치료를 받는 노인, 치료되지 않은 중증 감염자, 또는 임상시험에 참여하는 자에게 사용이 권고

(3) Multilumen RA catheter (Hickman catheter)

① 가능한 한 꼭 삽입하여 채혈 및 약물 투여를 시행

② 도관과 연관된 감염의 위험이 높은 경우 항생제가 함유된 도관을 사용

③ 무균적 조작방법을 유지

(4) **혈액성분수혈**

① 혈소판 〉 10,000 ~ 20,000/mm^3

- **특히 발열이 있거나 출혈이 있는 경우 및 DIC일 경우 더 높게 유지**
- Refractory인 경우 HLA-matched donor로부터 구해야

② 혈색소 〉 8.0 g/dL로 유지

③ **혈소판이나 적혈구 수혈시 leukodepletion(발열반응과 alloimmunization을**

줄이기 위함), irradiation(GVHD를 예방하기 위함)을 해야 함

④ CMV 음성수혈자의 경우에 CMV 음성공혈자의 혈액을 수혈받거나 leukodepletion을 시행

(5) **감염의 관리**

① 감염이 있는 경우 즉시 신체검사 및 배양검사 시행

② 초기에 즉각적이고 신속한 광범위 항생제 및 항진균제의 사용은 감염의 합병증으로 사망하는 환자의 수를 의미있게 감소시킨다

③ 일반적으로 인정되는 항생제 요법

- Imipenem-cilastatin
- Antipseudomonal semisynthetic penicillin(piperacillin)+aminoglycoside
- Antipseudomonal activity가 있는 3세대 cephalosporin(ceftazidime) 또는 4세대 cephalosporin(cefepime)
- Double β-lactam combination (ceftazidime and piperacillin)

④ 경험적 vancomycin : 그람양성균의 감염이 의심될 때, 점막염(mucositis)이 있을 때, 3일 이상 열이 떨어지지 않을 때 등등

⑤ 경험적 항진균제 (amphotericin B, itraconazole, voriconazole) : 7일 이상 발열이 지속될 때

3. Acute promyelocytic leukemia(APL)의 치료

(1) **All-trans retinoic acid (ATRA) : APL의 leukemic cell의 분화를 유도**

(2) ATRA를 사용할 경우 80% 이상에서 관해, DIC(coagulopathy)는 수일 내로 교정

(3) Cytarabine/daunorubicin 복합요법도 APL에서 효과적이나 종양세포 파괴에 따른 granule의 분비로 DIC가 발생하여 치료 환자의 10% 정도는 사망(**하지만, ATRA는 DIC를 유발하지 않는다**)

(4) APL의 표준치료방법

① Induction : ATRA + anthracycline-based chemotherapy

② consolidation : anthracycline-based chemotherapy (× 1~2회)

③ maintenance : ATRA ± chemotherapy

(5) **Retinoic acid syndrome : ATRA의 부작용**

① ATRA 사용한 후 **3주 내**에 발생

② 원인 : **백혈병세포들이 분화되면서 폐의 혈관내피세포에 부착하여 발생**

③ 임상양상 : 발열, 호흡곤란, 흉통, 폐침윤(pulmonary infiltration)

③ 치료 : **glucocorticoid** + 지지적 치료, **항암화학치료를 동시에 시행**해야 함

⑤ 예후 : 사망률 10%

(6) 재발한 경우에 ATRA에 반응이 없으면 비소(arsenic trioxide)를 사용하면 85%에서 반응

(7) RT-PCR로 t(15;17)을 검사하여 minimal residual disease를 검출하여 재발 예측

4. 관해 후 치료 (postremission therapy)

(1) 지속적인 완전관해(CR)의 유도는 AML 환자의 장기생존에 가장 중요한 요소이다.

(2) 재발하면 조혈모세포 이식(SCT)만이 유일한 완치 방법

(3) 관해 후 치료 : 미세잔존 종양(minimal residual disease)의 완전한 제거가 목적

(4) Intensive chemotherapy+allo or auto SCT

① 젊은 환자에서는 관해 후 치료로 intensive chemotherapy가 포함됨

② 고용량 cytarabine 치료 4회를 시행하는 경우 t(8;21), inv(16) 및 정상 세포유전자를 가진 환자는 표준적인 용법보다 관해 지속 기간이 길며, 완치 비율도 높아진다

(5) 동종 조혈모세포 이식(allogenic SCT)와 자가 조혈모세포 이식 (autologous SCT)

동종 조혈모세포 이식	자가 조혈모세포 이식
· 65세 미만에서 HLA 일치 공여자가 있을 때 시행 · 재발률은 낮지만 치료와 연관된 독성이 문제 (venoocclusive disease, GVHD 등)	· 관해 기간 동안 자신의 조혈모세포를 이식받음 · 낮은 합병증이 장점이나 높은 재발률이 단점이다

※ 자가 조혈모세포 이식에 있어 높은 재발률

(1) 동종 조혈모세포 이식에 있는 GVL (graft-versus-leukemia) 효과가 자가 조혈모세포 이식에는 없다

(2) 이식된 자가 조혈모세포에 대한 백혈병 세포 오염

(6) 고령 환자에서는 dose-modification된 chemotherapy 또는 미니골수 이식 등을 고려해볼 수 있다.

(7) 관해 후 치료로 intensive chemotherapy, 동종 조혈모세포 이식, 자가 조혈모세포 이식 간에 생존기간의 차이는 없다←종양 억제는 동종 조혈모세포 이식이 가장 좋으나 중증의 합병증이 많아 이 효과를 감소시킴

(8) Summary

① High-risk karyotype (normal karyotype, PTD of MLL gene, ITD of FLT3)및 선행되는 혈액질환이 있는 경우, single induction course에서 remission이 오지 않은 경우 → first CR에 allogenic SCT 고려

② HLA-matched donor가 없는 경우→ 새로운 치료 방법을 고려

③ Reduced-intensity SCT→high-risk AML에서 consolidation으로 연구중

5. 재발 후 치료

(1) 재발 후 표준적인 치료로는 완치가 어려우며 **동종 조혈모세포 이식이 시행**되어야 함

(2) 첫 번째 재발 또는 2차 관해 시 동종 조혈모세포 이식을 시행할 경우 30-50%의 장기 생존을 기대

(3) **재발 후 치료 반응에 대한 가장 좋은 지표 → 재발 전 완전관해 (CR) 유지 기간**

① 조기 재발 (관해 지속기간〈12개월) - 예후가 매우 불량하며 새로운 치료의 시도가 필요

② 관해 지속기간〉12개월 후 재발 - 약제 민감도가 있는 질환으로 2차 치료로 완전관해 유도 가능성이 높음. 그러나 완치는 어려우므로 조혈모세포 이식이 필요

(4) 고령의 경우 **gemtuzumab ozogamicin(Mylotarg)**이 새로운 선택

① Gemtuzumab ozogamicin : calicheamicin에 결합하는 humanized anti-CD33 antibody

② CR rate :~30%

③ toxicity : myelosuppression, infusion toxicity, venoocclusive disease가 관찰

급성 림프구성 백혈병 (acute lymphoblastic leukemia, ALL)

A. 서론 (introduction)

1. 병인론

(1) 대개의 경우 원인미상으로 발생

(2) 방사선 (radiation) : ALL, AML, CML이 모두 방사선과 관련되어 있다.

(3) 종양성 바이러스 (oncogenic virus) : 두 가지의 희귀한 백혈병이 retrovirus와 관련되어 있는 것이 알려져 있다.

① Human T-cell lymphotropic virus type-I (HTLV-I) : adult T-cell leukemia

② HTLV-II : hairy cell leukemia와 유사한 증후군 (아직은 불명확)

2. 발생률

(1) 모든 백혈병 : 8~10 명/100,000 명-년

(2) ALL(11%), CLL(29%), AML(46%), CML(14%)

(3) ALL은 주로 2-10세 사이의 소아에서 가장 많이 발생하고 이후에는 나이가 들면서 약간 증가, AML은 나이가 들면서 점차 발생률이 증가

B. 분류 (classification)

1. FAB 분류

(1) ALL L1 : small uniform blasts (주로 소아에서 특징적인 ALL)

(2) ALL L2 : 크고 다양한 크기를 갖는 세포

(3) ALL L3 : basophilic한 균일한 세포를 가지며 세포질에는 공포화가 되어 있음

2. WHO classification

· 1999년 임상적/병리학적, 면역학적, 유전학적인 것을 고려하여 임상적인 치료에 적합하도록 고안한 것이며 leukemia와 lymphoma를 모두 포함한 분류 → Chapter 26 참조

Table 24-7 Classification of acute lymphoblastic leukemia.

Immunologic subtype	Cases(%)	FAB subtype	Cytogenetic abnormalities
Pre-B ALL	75	L1, L2	t(9;22), t(4;11), t(1;19)
T cell ALL	20	L1, L2	14q11 or 7q34
B cell ALL	5	L3	t(8;14), t(8;22), t(2;8)

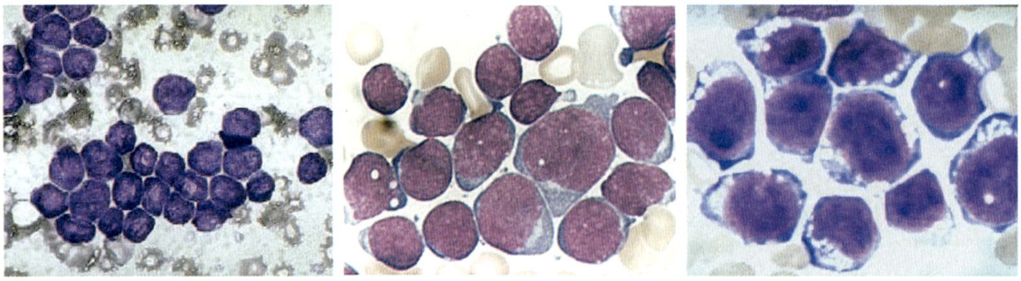

Figure 24-3 ALL의 골수소견.
(Left) ALL L1. 작고 크기가 균일한 blast가 특징적인 소견이다. 소아 ALL에서 주로 나타난다. (Center) ALL L2. 다양한 크기와 모양을 가진 pleomorphism blast가 특징적인 소견이다. (Right) ALL L3. 세포질에 풍부한 공포(vacuole)의 소견이 보인다.

※ Acute leukemia의 immunophenotype.

Acute leukemia의 immunophenotype은 AML과 ALL을 구분짓는 중요한 검사소견으로 문제해결에서 도움을 줄 경우가 많다. 꼭 외울 필요는 없으나 한 번 정리해 보는 것도 도움이 된다.

	Normal lymphocyte	In Leukemia
CD10 (CALLA)	Pre-B	Pre-B, early pre-B, Burkitt leukemia
CD19	B lineage	ALL(B), CLL, Hairy cell leukemia(HCL)
CD20 (L26)	B lineage	ALL(B), CLL, HCL
CD13	Myeloid	AML (all subtype)
CD14	Monocytic	AML M4,5
CD33	early myeloid; monocyte	AML (all subtype)
CD5	T lineage	T-ALL, B-CLL, mantle cell
CD7	B lineage	T-ALL, 20% of AML

※ Lymphocyte type별로 정리

	Typical marker
Pre-B cell	CD10+, cLg+
B- cell	CD19+, CD22+, CD79+, cIg+, sIg+
T- cell	CD2+, CD4+/-, CD8+/-, TdT+/-

C. 예후 인자 (prognostic factors)

1. 임상적 측면

(1) 진단 당시 연령과 백혈구 수치가 중요

(2) 좋은 예후인자

① 진단 당시 연령 : 1~9세

② WBC count 〈 50,000/mm^3

2. 유전학적 측면

(1) 좋은 예후인자

① B-cell precursor ALL에서 **hyperdiploidy**, **t(12;21) with *TEA-AML1* fusion gene**

② 소아에서 **trisomy 4,10,17**

(2) 나쁜 예후인자

① **Hypodiploidy**

② *MLL-AF4* fusion gene이 동반된 **t(4;11)** → 젊은 사람, 여성에 호발, 높은 백혈구 수치 및 L1 morphology

③ *Bcr/Abl* fusion gene이 동반된 **t(9;22)**

④ **t(8;14)** → 고령, 남성, 중추신경계 침범이 흔함, L3 morphology

D. 치료 (treatment)

1. Induction + postremission therapy (+maintenance therapy) + CNS prophylaxis

(1) **Induction**

① 다양한 치료법이 사용. 대개 vincristine, prednisolone, L-asparaginase, daunorubicin을 포함

② 3~4주간 치료

③ 소아 90%에서 관해, 성인 75%에서 관해

(2) **Postremission therapy**

① high-dose methotrexate, cyclophosphamide, cytarabine 등의 약제를 사용하여 consolidation therapy(high dose, induction과 유사함) 시행

② consolidation 후에 2~3년간 maintenance therapy(low dose, 장기간 치료)를 시행

(3) **CNS prophylaxis**

① CNS에서 재발을 잘하나 대부분의 약물이 CNS에 침투하지 못하므로 따로 치료가 필요

② **Intrathecal methotrexate**, intrathecal methotrexate with radiation therapy(cranium), **craniospinal radiation** 등의 방법으로 치료

③ 재발한 경우 다시 induction 치료를 시행하거나 골수이식을 고려

2. 골수이식

(1) 집중치료의 궁극적인 형태

(2) 치료성적 : 45~75%에서 장기생존

(3) 좋은 적응증 : **Bcr/Abl(+) ALL 및 이전 치료에 반응하지 않은 고위험군**

25

Chronic Leukemias

만성 백혈병

만성 골수성 백혈병 (chronic myelogenous leukemia, CML)

A. 서론 (introduction)

1. 만성 골수성 백혈병 (CML)

(1) 정의 : **t(9;22)를 가지는 조혈모세포의 클론성 증식**으로 인해 과립구와 단핵구들의 과대한 생성, 심한 비장비대와 높은 백혈구 수치를 특징으로 하는 질환

(2) 특징적인 염색체의 이상 : **필라델피아 염색체(Ph1) 또는 t(9;22)**

(3) 치료하지 않을 경우 chronic phase → accelerated phase → blast phase로 진행하여 사망한다.

2. 역학

(1) 발생률 : 미국에서 1.5/100,000 명/년 추정

(2) 진단시 평균연령 : 45~50세

(3) 위험 요인 : 방사선과 관련

(4) 흡연은 blast crisis로의 전환을 촉진

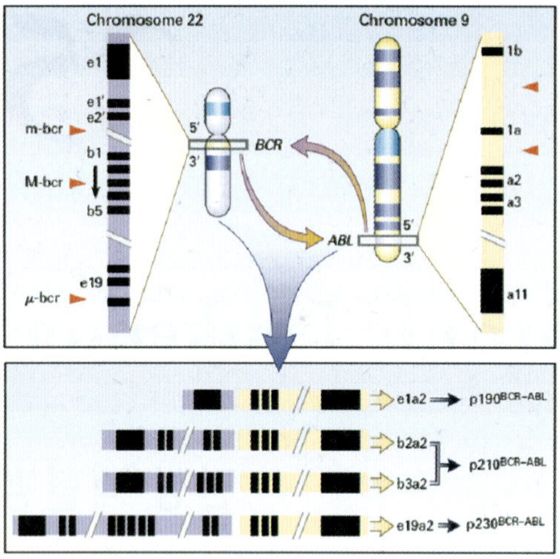

Figure 25-1 BCR/ABL gene의 종류.
BCR gene의 절단 부위에 따라 p210BCR/ABL(major), p230BCR/ABL(mu), p190BCR/ABL(minor) 3가지 형태가 있다. 이들 중 가장 많은 형태는 p210BCR/ABL이다. 한편 **ALL에서는 p190BCR/ABL(minor)이 흔하게 발현되며 이러한 minor는 activity가 강하여 예후가 안 좋은 것으로 알려져 있다.**

3. 병태생리

(1) t(9;22) : hybrid *BCR/ABL* mRNA→Bcr/Abl fusion protein생성

① *BCR* (breakpoint cluster region, 22q11)

② *ABL* (ableson murine leukemia virus, 9q34)

(2) *Bcr/Abl* gene의 종류

① BCR gene의 잘린 부위에 따라 $p210^{BCR/ABL}$(major), $p230^{BCR/ABL}$(mu), $p190^{BCR/ABL}$(minor) 3가지 형태가 있다

② 이들 중 major인 $p210^{BCR/ABL}$이 가장 흔한 형태이며 **minor인 $p190^{BCR/ABL}$은 ALL에서 주로 발견이 되며 예후가 불량**하다.

(3) Bcr/Abl fusion protein은 실험실적 조건에서 조혈모세포를 악성변화(transform)시킬 수 있음

(4) Bcr/Abl fusion의 작용기전

① Abl protein이 지속적으로 발현되게 되어 apoptosis를 억제

② Abl protein의 DNA-protein binding activity가 감소

③ Abl protein이 actin microfilament에 잘 결합

4. 질환의 진행

(1) Chromosomal instability : t(9;22), trisomy 8, 17q- (p53 loss) 등이 발생

(2) RAS의 변화는 드물게 일어나며 *MYC* gene의 변화도 보고

(3) BCR/ABL locus의 de novo DNA methylation도 악성변화에 관여한다.

B. 임상양상 (clinical manifestations)

1. 증상 (symptoms)

(1) 거의 무증상, 서서히 발현

(2) 피로감, 권태감, 체중감소 등의 증상이 있을 수 있다.

(3) 비장종대에 의한 조기포만감, 좌상복부 동통

(4) 과립구나 혈소판의 기능이상에 의해 감염, 혈전증 등의 증상이 있을 수도 있음

(5) 백혈구정체(leukostasis)에 의한 증상 : 뇌졸중, 심근경색, 정맥혈전증, 발기지속(priapism), 시력이상, 폐동맥판 부전증

(6) 질병의 진행(progression)과 관련된 증상

① 원인불명인 발열 (unexplained fever)

② 유의한 체중감소 (significant weight loss)

③ 치료약제의 용량이 증가 (increasing dose of therapeutic drug)

④ 골, 관절의 통증 (bone and joint pain)

⑤ 출혈, 혈전, 감염증 (bleeding, thrombosis, infection)

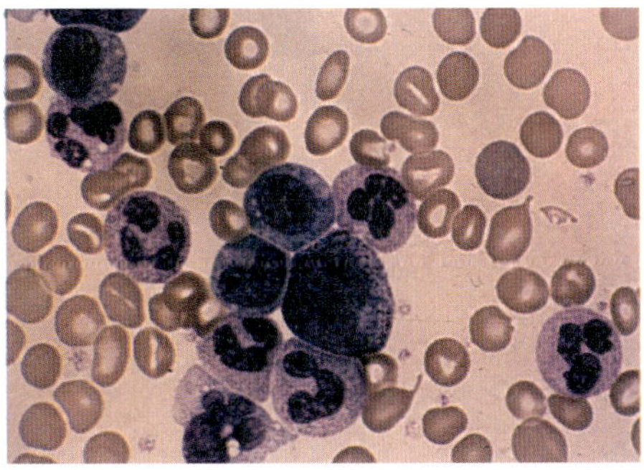

Figure 25-2 CML의 PB smear 소견.
CML의 말초혈액도말 소견은 여러 종류의 혈액세포가 관찰되어 일명 hematologic atlas라고 불리운다. 옆의 사진에서도 다양한 백혈구(미성숙 백혈구 포함)이 관찰된다.

2. 징후 (signs)

(1) 비장종대 : 경도에서 중등도

(2) 간종대

(3) 림프절종대, 골수양 육종 (myeloid sarcoma) : 질환의 후기에 나타나며 불량한 예후를 시사

3. 검사소견 (laboratory findings)

(1) **백혈구증가증 및 미성숙 과립구 : 혈액내 순환하는 모세포(blast)는 보통 5% 미만**

(2) 진단 당시 혈소판은 증가되어 있음

(3) 경도의 정색소성, 정구성 (normochromic, normocytic) 빈혈

(4) Leukocyte alkaline phosphatase (LAP) 감소

(5) **Vitamin B12 증가 및 vitamin B12-binding protein 증가**

(6) **호염기구 증가증 (basophilia)** → histamine 생산에 의한 가려움증, 설사, 안면홍조 (flushing) 등의 증상 유발

(7) **골수 : 세포충실도의 증가(myeloid/megakaryocyte 계열 증가), 모세포(blast)는 정상이거나 약간 증가**

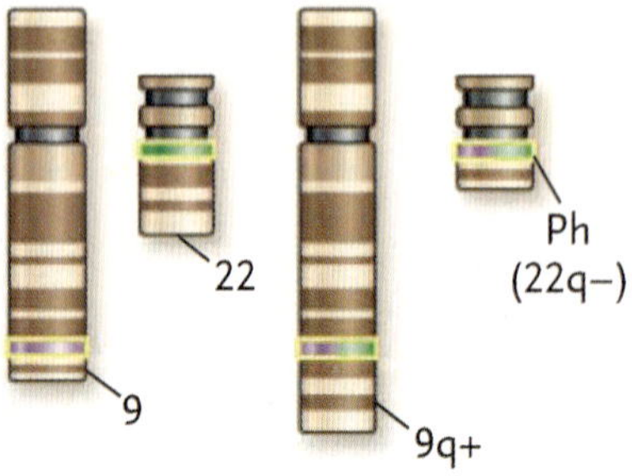

Figure 25-3 Philadelphia chromosome.
Transition으로 인하여 길어진 9번 염색체와 짧아진 22번 염색체(필라델피아 염색체)가 관찰된다.

4. 염색체 분석

(1) 세포유전학적 검사 결과 90~95%에서 t(9;22)(q34;q11.2)가 관찰되며 **shortened chromosome 22 (22q-)을 Philadelphia chromosome이라고 한다.**

(2) 3 groups of CML

① Ph1-positive and BCR/ABL-positive

② Ph1-negative and BCR/ABL-positivc

③ Ph1-negative and BCR/ABL-negative (CMML을 감별해야 함)

C. 진단 (diagnosis)

1. 진단

(1) 원인불명의 과립구/단핵구계열 백혈구 증가증, 비장종대

(2) 말초혈액의 과립구에서 LAP test

(3) 세포유전학적, 분자유전학적 분석 (표준적 진단법, standard diagnostic test) : Ph1 chromosome, hybrid *BCR/ABL* gene 확인

(4) 감별진단 : leukemoid reaction, myelodysplastic syndrome, myeloproliferative syndrome

2. 가속기 (acceleration phase)

(1) 특징적 검사 소견

① 출혈이나 화학요법으로 설명할 수 없는 점점 심해지는 빈혈

② Cytogenetic clonal evolution (새로운 유전자 이상의 발생)

③ **말초혈액이나 골수의 모세포 (blast) 10~20%**

④ **말초혈액이나 골수의 호염기구 $\geq$ 20%**

⑤ **혈소판 〈100,000/mm^3**

(2) 생존 기간 : 중앙값 1~2년

3. 모세포기 (blast phase, blast crisis)

(1) 급성백혈병의 양상

① **말초혈액이나 골수의 모세포 ≥ 20%**

② **Hyposegmented neutrophil (Pelger-Huet anomaly)**

③ **BM biopsy에서 blast foci 또는 cluster의 존재**

(2) 치료

① 80%의 환자에서 추가적인 염색체 이상이 발견됨

② **Lymphoid leukemia**로의 transformation

- Blast crisis의 1/3을 차지
- Immunophenotype : TdT (+), CD19, 20, 10 모두 (+)
- **Myeloid leukemia 형보다 치료 효과가 좋음 (CR 60%)**

③ **Myeloid leukemia** : 1/2정도를 차지하며 **치료효과가 불량 (반응률 20~30%)**

(3) 조혈모세포 이식 : 치료 효과가 불량하며 disease free survival이 15% 미만

(4) 생존기간 : 중앙값 5개월

4. 예후 인자 (imatinib 치료 이전시대의 자료를 바탕으로 한 것)

(1) Sokal index (chemotherapy를 바탕)

① % of circulating blast

② Spleen size

③ Platelet count

④ Cytogenetic clonal evolution

⑤ Age

(2) Hasford system (IFN-α 치료를 바탕, imatinib치료 후의 예후에도 적용)

① Age

② Spleen size

③ % of circulating blast

④ Platelet count

⑤ % of eosinophil

⑥ % of basophil

D. 치료 (treatment)

1. 개요

(1) 이전에는 allogenic stem cell transplantation이 유일한 치료였으나 **imatinib (Gleevec)의 도입 이래 처음 진단된 CML 환자는 대부분 imatinib으로 치료**

(2) 따라서 치료 효과, 위험도, 독성을 모두 고려하여 치료방법을 선택해야 함

2. 동종 골수이식 (allogeneic stem cell transplantation)

(1) **유일한 근치적 치료법**

(2) 대상

① 건강하고 조직적합성이 맞는 공여자가 있어야 함

② 치료 관련 사망(therapy-related mortality)이 높기 때문에 65~70세 미만에서 각 장기의 이상이 없이 기능이 좋아야 가능

(3) 공여자 및 성적

① Syngeneic TPL : 7-yr survival 55%

② HLA matched, sibling donor : 5yr survival 40~70%, 재발률 25%

③ HLA matched, unrelated donor의 경우 chronic phase로 진단 받은 지 1년 미만이며 30세 미만인 경우 matched sibling donor의 경우와 5 year disease free survival이 비슷하나 그 외의 군은 sibling donor보다 불량

④ 최근 말초혈액에서 조혈모세포를 채취하여 주입하는 방법이 연구되고 있으며 빠른 정착과 공여자에 대한 위험도가 낮은 장점이 있음

⑤ Cord blood의 경우 HLA가 맞지 않아도 GVHD가 적은 장점이 있으나 충분한 양의 조혈모세포 확보가 어려운 단점이 있음

(4) 골수 이식 전 전처치 약물

① Cyclophosphamide + irradiation 및 busulphan + cyclophosphamide 가 있으며 치료 성적에는 차이가 없음. 다만 toxicity 등으로 **busulphan + cyclophosphamide가 조금 더 선호**

② 최근 비골수파괴 조혈모세포 이식(Nonmyeloblative transplantation)이 시도되고 있음

(5) **GVHD (graft-versus-host disease)**

① GVHD가 발생하면 그렇지 않은 경우보다 재발률이 낮다.

② GVHD의 grade가 증가할수록 재발률은 낮으나 이식과 관련한 사망률 또한 증가

③ **GVL (graft-versus-leukemia) effect** : GVHD가 재발률을 낮추는 이유. 공여자의 T lymphocyte가 환자(수여자) 자신을 공격하여 GVHD가 발생하나 환자의 leukemia cell을 공격할 경우 재발률을 낮춘다.

(6) 골수 이식후의 치료

① Allogenic stem cell transplantation 후 재발한 경우에 공여자 림프구주입술 (donor lymphocyte infusion, **DLI**) 치료

② 조혈모세포 이식 후 재발한 경우 Imatinib 사용은 CML을 조절할 수 있음. 하지만, 부작용으로 골수억제 및 심한 GVHD의 가능성이 있다.

3. Imatinib (Gleevec, Glivec, STI571) - 경구용 제제

(1) 작용기전 (**Figure 25-4**)

① 세포내 신호전달체계에서 Abl kinase의 ATP binding site를 경쟁적 억제

→ phosphorylation의 억제

→ Bcr/Abl 양성인 세포의 세포자멸사(apoptosis) 유도

② Bcr/Abl, PDGF receptor, C-kit tyrosine kinase와 특이적 결합

(2) 치료 효과

Table 25-1 Imatinib의 치료효과.

	혈액학적 반응	세포유전학적 완전관해	생존율
만성기 (chronic phase)	완전관해 95%	41%	18개월 생존율 95%
가속기 (accelerated phase)	전체반응 82% 완전관해 34%		12개월 생존율 59%
모세포기 (blast crisis)	전체반응 40~50% 완전관해 21%	7%	생존기간 중앙값: 7개월

(3) 처음 진단된 CML 환자에서 imatinib과 IFN-α /cytarabine의 치료 성적

Table 25-2 Comparison result of imatinib with that of IFN-α/cytarabine.

	Imatinib	INF-α/cytarabine
Complete hematologic remission rate	97%	69%
Cytogenetic remission rate	76%	14%
Progression to accelerate/blastic phase	3%	8.5%

→이를 근거로 미 FDA에서 CML에 대한 치료제로 imatinib을 인정

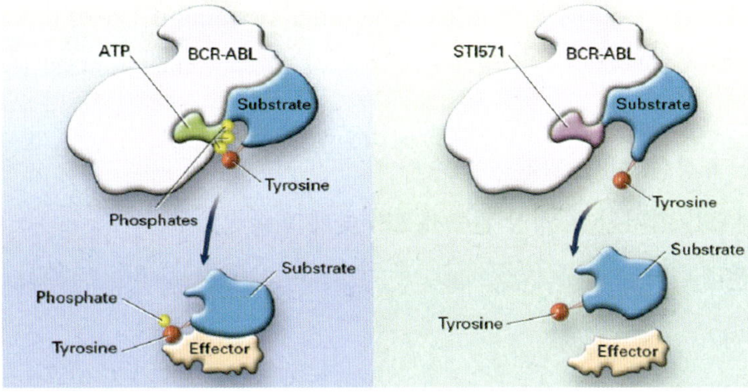

Figure 25-4
Imatinib 작용기전.
Bcr/Abl tyrosine kinase의 ATP binding site에 경쟁적으로 결합, tyrosine kinase의 phosphorylation을 억제하여 Bcr/Abl에 의한 signal transduction을 억제하여 효과를 나타낸다.

Table 25-3 Definition of response.

Hematologic	
Complete response[a]	WBC $<$ 10,000/mm^3, normal morphology, Normal Hb and platelet count
Incomplete response	WBC $\geq$ 10,000/mm^3
Cytogenetic	% of BM metaphases with t(9;22)
Complete response	0
Partial response	$\leq$ 35
Minor response	36~85[b]
No response	85~100
Molecular	Presence of BCR/ABL transcript by RT-PCR
Complete response	None
Incomplete response	Any

[a] Complete hematologic response : splenomegaly의 소실이 필요
[b] 진단 당시 15%까지 정상 metaphase가 종종 관찰

Table 25-4 Imatinib treatment milestone for newly diagnosed CML patients.

Months	Milestones	향후 치료
3	No hematologic CR	SCT from HLA-compatible donor or dasatinib
	Hematologic CR	계속 치료 또는 용량 증가
6	No cytogenetic remission	SCT from HLA-compatible donor or dasatinib
	Any cytogenetic remission	계속 치료 또는 용량 증가
12	Minor or no cytogenetic remission	SCT from HLA-compatible donor or dasatinib
	Cytogenetic CR or PR	계속 치료 또는 용량 증가
18	Partial, minor or no cytogenetic remission	SCT from HLA-compatible donor or dasatinib
	Cytogenetic CR	계속 치료 또는 용량 증가
anytime	이전 hematologic, cytogenetic 또는 molecular remission의 소실	SCT from HLA-compatible donor or dasatinib

(4) Imatinib 치료 후 5~10%에서 분자수준의 관해(no minimal residual disease)가 오지만 이의 효과는 좀 더 장기간의 연구가 필요함

(5) 부작용

① 수분저류, 구역, 근육경련, 설사, 발진

② 골수억제 : 종양세포가 제거된 후 정상 골수세포가 늦게 회복

(6) **약물 저항성 발생기전**

① Gene amplification

② Mutation at the kinase site

③ Enhanced expression of multidrug exporter

④ Alternative signaling pathway

(7) Imatinib의 response에 따른 치료 전략 : **Table 25-4** 참조.

4. 기타 치료법

(1) **Interferon-α (IFN-α)**

① 치료 후 재발하므로 일차치료로는 부적합

② 이전에는 allogenic SCT이 가능하지 않은 경우 적응증이 되었으나 최근 imatinib으로 대체

(2) **항암화학치료**

① 백혈구의 수를 급히 감소시킬 때 사용 (leukostasis 등)

② Hydroxyurea는 cytogenetic remission이 드물며, busulphan의 경우 심한 독성으로 권고되지는 않음

(3) **Leukapheresis** : leukostasis의 증상 중 pulmonary failure, CVA 등이 있을 때 응급으로 시행

(4) **비장절제술** : 치료에 반응 없는 비장비대에 의해 통증이 있을 경우나 빈혈, 혈소판감소증이 심할 때

5. 최소잔류질환 (minimal residual disease)

(1) Allogenic SCT 치료 6개월 후 RT-PCR로 잔존 종양세포를 검사

(2) 예후와 치료에 중요

① Persistently positive : 관해 가능성이 낮음

② Intermittently negative : 관해 가능성이 중간, DLI(donor lymphocyte infusion) 나 imatinib 치료를 고려

③ Persistently negative : 관해 가능성 높음

만성 림프구성 백혈병 (chronic lymphocytic leukemia, CLL)

A. 서론 (introduction)

1. 만성 림프구성 백혈병 (CLL)

(1) 단일 클론의 림프구의 축적을 특징으로 하는 질환

(2) 95% 이상에서 B-cell immunophenotype임. T-cell immunophenotype은 드물다.

2. 역학 (epidemiology)

(1) 서양에서는 CML보다 흔하지만 아시아에는 서구의 1/10정도로 적다.

(2) 나이가 증가하면 기하급수적으로 발생률이 증가 (대개 60세 이상에서 발병)

(3) 남 : 여 = 2 : 1

3. 병태생리 (pathophysiology)

(1) 원인 불명. 방사선, 바이러스, 벤젠 등의 화학물질이 **관련되어 있지 않음**

(2) Familial clustering (+) : first-degree relative의 경우 2~4배 위험도가 높으며, 젊은 연령에서 발병.

(3) CLL 세포

① Homogeneous early B-cell

② 활발히 증식하지는 않고, 생존기간이 증가되어 있으므로 CLL은 증식성 질환보다는 축적성 질환

③ 분화가 정지되어 있고 기능장애가 있다.

④ 표지자 (marker)

- CD19, 20, 23, 24 (이상 pan B-cell 표지자) : 양성
- CD5 (T-cell 표지자) : 양성
- 기타 T-cell 표지자 및 CALLA : 음성

(4) T-세포 : 기능의 장애

(5) 유전학적 이상 : trisomy 12(40%), 14q+ (25%) 등 이상

B. 임상양상 (clinical manifestations)

1. 증상

(1) 거의 무증상임, 서서히 발병

(2) 피로감, 쇠약감, 체중 감소 등의 비특이적 증상

(3) 비장종대에 의한 조기포만감, 좌상복부 동통

(4) 진단시 발열, 야간 발한, 감염증이 5% 미만에서 있지만 질환이 진행하면서 더욱 많이 발생

2. 징후

(1) Reticuloendothelial system의 침윤

① 림프절종대 : 2/3

② 비장종대 : 40%

③ 간종대 : 10%

④ 기타 피부, 안검(eyelid), 심장, 폐, 위장관 등

(2) 림프절 종대에 의한 폐색증상 : 폐쇄성 황달, 요관 폐색, 연하곤란, 장관의 부분 폐색, 하지 부종 등

(3) 감염

① 초기 : 그람양성균에 의한 비치명적인 감염 잘 발생

② 후기 : 그람음성균, 진균에 의한 치명적 감염증, 기회감염증 발생

(4) 과다점성증후군 (hyperviscosity syndrome)

C. 진단 (diagnosis)

1. 진단

(1) 말초혈액에 림프구의 절대적 증가

① 최소 〉5000/mm^{3}이지만 대개 25,000 ~ 150,000/mm^3

② 과다점성증후군은 500,000/mm^{3}에서는 드물다.

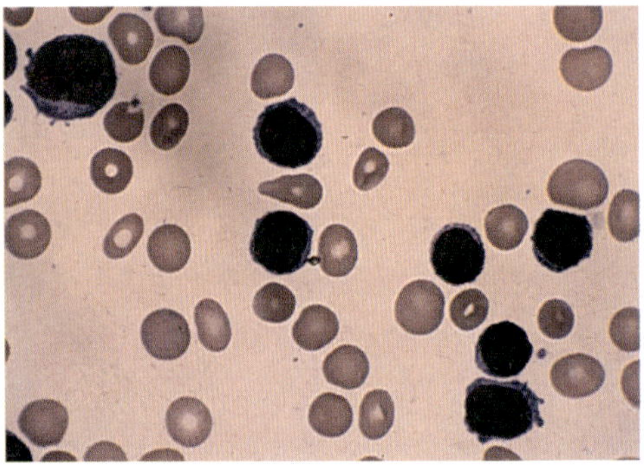

Figure 25-5 CLL의 혈액도말 사진.
동일하고 성숙한 림프구가 많이 관찰된다.

③ 5,000~15,000/mm^3 인 경우에는 클론성(clonality)의 증명이 필요 : κ, λ light chain 과다, Ig gene 재조합 등

(2) 골수

① 〉30% lymphocytosis

② diffuse involvement 인 경우 예후가 나쁘다.

(3) 빈혈 (15~20%), 혈소판 증가증 (10%) : 병기결정에 중요

① 대개 골수 장애와 비장기능항진으로 발생

② autoimmune hemolytic anemia : 8-10%

③ autoimmune thrombocytopenia

(4) Hypogammaglobulinemia : 감염에 취약

2. 병기결정 (staging)

(1) **Rai stage** (미국)

① Rai Stage 0 : Lymphocytosis (lymphocyte 수치가 높은 경우, 대개 〉 15,000 lymphocytes/mm^3 으로 정의 된다)

② Rai Stage I : Lymphocytosis + lymphadenopathy

③ Rai Stage II : Lymphocytosis + hepatomegaly 또는 splenomegaly. Lymphadenopathy는 존재할 수도 안할 수도 있음

④ Rai Stage III : Lymphocytosis + anemia로 lymphadenopathy, hepatomegaly 또는 splenomegaly는 존재할 수도 안할 수도 있음

⑤ Rai Stage IV : Lymphocytosis 및 thrombocytopenia

(2) **Binet stage** (유럽)

① Binet Stage A : 림프절 종대가 3개보다 적을 때

② Binet Stage B : 3개 이상의 촉지되는 림프조직의 비대가 있을 때

③ Binet Stage C : Anemia + thrombocytopenia

(3) Stage가 같아도 예후가 다양하여 개별 환자에서는 staging이 그다지 유용하지 않을 수 있음

3. 감별진단

(1) 림프구증가증 백일해, 전염단핵구증, CMV, EBV, 결핵, 톡소포자충증, 만성염증성 질환, 자가면역질환

(2) 다른 림프구증식성 질환

① B 세포 : prolymphocytic leukemia, splenic lymphoma with villous lymphocytes, hairy cell leukemia, mantle cell lymphoma

② T 세포 : Sezary syndrome, adult T-cell leukemia-lymphoma, large granular lymphocytosis

(3) Small lymphocytic lymphoma(SLL) : 조직학적, 면역학적 특징이 똑같고 단지 말초혈액에 absolute monoclonal lymphocytosis만 없어서 WHO분류 등의 많은 분류체계에서는 같은 질환으로 간주

4. 예후 인자 (prognostic factors)

(1) Tumor burden, marrow function (Rai and Binet stage)

(2) 골수에서 림프구의 침윤정도 : diffuse pattern은 예후 불량

(3) 비정상적 핵형 (karyotype)

(4) 고령, 남자

(5) Thymidine kinase, β-2 microglobulin, soluble CD23, uric acid, ALP, LDH 등의 상승

(6) 치료에 반응하지 않는 경우

5. 질병의 경과

(1) 질환이 진행하면서 다른 lymphoproliferative disease로 변환

① 10 % prolymphocytic transformation

② 드물게 large cell lymphomatous transformation (Richter's syndrome)

③ 드물게 acute lymphocytic leukemia

(2) 2차성 악성종양

① 면역감시(immune surveillance)기능의 악화 때문으로 생각

② melanoma등 피부암, 대장직장암, 폐암, 육종 등

D. 치료 (management)

※ 대개 CLL은 노인에서 발생하고 질환의 경과가 길기 때문에 (초기단계의 경우 20년 까지도 stable disease) 언제 치료할지를 결정하는 것이 중요하다. 질병의 초기단계에서는 질환이 진행할 때까지 치료를 하지 않는다.

1. 치료 시기

(1) Rai stage III, IV/ Binet stage C : 생존기간 중앙값이 3년으로 예후가 불량하므로 진단 즉시 치료

(2) Rai stage I,II/ Binet stage B : 다음의 경우에 치료

① 증상이 있는 경우 (fever, weight loss, severe fatigue)

② massive lymphadenopathy

③ 간, 비장종대

④ 〉100,000/mm^3의 림프구증가증을 동반한 장기와 림프절종대 진행

⑤ 자가면역학적인 기전에 의하지 않은 빈혈증, 혈소판감소증, 감염을 동반한 과립구 감소증의 발생

⑥ 말초혈액 림프구의 급격한 증가 (12개월 이내에 doubling)

2. 항암화학요법

(1) Chlorambucil -1st line treatment

① 장기간 저용량 치료 또는 간헐적으로 고용량 투여

② 치료후 수개월에서 수년간 stable disease

③ 부작용 : myelosuppression

(2) **Fludarabine, 2-CDA**

① Adenosine analogue

② Untreated patient : 25% CR, 이전에 치료력이 있었던 경우는 10%에서 CR

③ 부작용 : myelosuppression

④ Chlorambucil에 비하여 완전관해율이 높고, 관해기간이 더 오래 지속되지만 생존율의 증가 없음

(3) 기타 약제

① Pentostatin : adenosine deaminase inhibitor

② 병합화학요법 : COP, CHOP, CAP

3. 증상에 따른 치료

(1) Coombs-positive autoimmune hemolytic anemia, ITP

① **Corticosteroid** - 1st line treatment

② 비장절제술

③ IVIG, cyclosporine

(2) Infcction : IVIG가 도움이 됨

4. 기타 치료방법 (other treatment modality)

(1) 방사선치료 : 화학요법에 반응하지 않는 국한된 림프절 종대나 비장종대

(2) 단클론항체 : 화학요법과 병합치료도 가능

① Rituximab : CD20에 대한 단클론항체

② Alemtuzumab : CD52에 대한 단클론항체

26

Lymphoid Malignancies

림프계 악성종양

서론 (introduction)

A. 림프종의 분류

(1) 정의 : **림프구의 악성종양, 특히 종괴의 형태로 나타난 것** (혈액과 골수에서 발생한 경우는 백혈병)

(2) 이전의 FAB 분류 : 형태학적 분류

(3) Non-Hodgkin's lymphoma에 대한 WHO 분류 (1999) : 임상적/병리학적, 면역학적, 유전학적인 것을 고려하여 임상적인 치료에 적합하도록 고안(Table 26-1).

(4) Hodgkin's disease에 대한 WHO 분류 : Table 26-2

B. 역학 (epidemiology)

(1) 나이가 증가할수록 남성에서 호발

(2) Immunodeficiency state : NHL 발생의 위험인자 (HIV, 장기이식 후 면역억제제 복용자 등)

(3) T cell lymphoma는 동양에서 호발

Table 26-1 WHO Classification of Non-Hodgkin's Lymphoma.

B Cell	T Cell
Precursor B cell neoplasms	**Precursor T cell neoplasms**
Precursor B lymphoblastic leukemia/lymphoma (precursor B cell acute lymphoblastic leukemia)	Precursor T lymphoblastic lymphoma/leukemia (precursor T cell acute lymphoblastic leukemia)
Mature (peripheral) B cell neoplasms	**Mature (peripheral) T cell neoplasms**
B cell chronic lymphocytic leukemia/small lymphocytic lymphoma	T cell prolymphocytic leukemia
B cell prolymphocytic leukemia	T cell granular lymphocytic leukemia
Lymphoplasmacytic lymphoma	Aggressive NK cell leukemia
Splenic marginal zone B cell lymphoma (± villous lymphocytes)	Adult T cell lymphoma/leukemia (HTLV-I+)
Hairy cell leukemia	**Extranodal NK/T cell lymphoma, nasal type**
Plasma cell myeloma/plasmacytoma	Enteropathy-type T cell lymphoma
Extranodal marginal zone B cell lymphoma of MALT type	Hepatosplenic $\gamma\delta$ T cell lymphoma
Mantle cell lymphoma	Subcutaneous panniculitis-like T cell lymphoma
Follicular lymphoma	Mycosis fungoides/Sezary syndrome
Nodal marginal zone B cell lymphoma (± monocytoid B cells)	Anaplastic large cell lymphoma, primary cutaneous type
Diffuse large B cell lymphoma	Peripheral T cell lymphoma, not otherwise specified (NOS)
Burkitt's lymphoma/Burkitt cell leukemia	Angioimmunoblastic T cell lymphoma
	Anaplastic large cell lymphoma, primary systemic type

HTLV, human T cell lymphotropic virus; MALT, mucosa-associated lymphoid tissue; NK, natural killer; WHO, World Health Organization.

Table 26-2 WHO Classification of Hodgkin's disease.

Nodular lymphocyte-predominant Hodgkin's disease
Classical Hodgkin's disease
Nodular sclerosis Hodgkin's disease
Lymphocyte-rich classical Hodgkin's disease
Mixed-cellularity Hodgkin's disease
Lymphocyte-depletion Hodgkin's disease

(4) B cell lymphoma, 특히 follicular lymphoma는 서양에서 호발

(5) NK/T cell lymphoma는 동아시아 및 남미에서 호발

C. 병인론 (etiology)

(1) 환경적 요인 : 감염성 미생물(**Table 26-3**), 화학물질 노출, 약물 치료 등

(2) 면역결핍상태 : HIV 감염, 장기이식, 선천성 면역결핍증, 자가면역질환 (sicca syndrome, rheumatoid arthritis)

D. 면역학적 측면

(1) B cell 기원 : lymphoid leukemia의 75%, lymphoma의 90%

(2) 림프종에서 림프구의 분화단계

① 분화정도와 자연경과는 서로 상관이 없음

② 분화단계는 악성종양으로 발전하는 단계를 반영하지 않음

Table 26-3 Infectious Agents Associated with the Development of Lymphoid Malignancies.

Infectious Agents	Lymphoid Malignancy
Epstein-Barr virus	Burkitt's lymphoma Post-organ transplant lymphoma Primary CNS diffuse large B cell lymphoma Hodgkin's disease Extranodal NK/T cell lymphoma, nasal type
HTLV-I	Adult T cell leukemia/lymphoma
HIV	Diffuse large B cell lymphoma, Burkitt's lymphoma
Hepatitis C virus	Lymphoplasmacytic lymphoma
Helicobacter pylori	Gastric MALT lymphoma
Human herpesvirus 8	Primary effusion lymphoma, Multicentric Castleman's disease

CNS, central nervous system; HTLV, human T cell lymphotropic virus; MALT, mucosa-associated lymphoid tissue; NK, natural killer.

E. 세포유전학

※ Table 26-4 참조.

(1) 림프구의 악성화 → 반복되는 유전적 이상과 연관

(2) 유전적 이상은 염색체 이상(translocation, addition, deletion), 유전자 재조합에 의한 이상, 특정 oncogene의 변이, 과발현 등 모든 분야에서 다 관찰

(3) B cell이 germinal center에서의 성숙과정에서 유전자 변이에 더욱 민감함

(4) Diffuse large B-cell lymphoma

① t(14;18)이 약 30%에서 관찰

② Anti-apoptotic protein인 BCL-2가 과발현되어 있음

Table 26-4 Cytogenetic Translocation and Associated Oncogenes in Lymphoid Malignancies.

Disease	Cytogenetic Abnormality	Oncogene
CLL/small lymphocytic lymphoma	t(14;15)(q32;q13)	-
MALT lymphoma	t(11;18)(q21;q21)	-
Precursor B cell acute lymphoid leukemia	t(9;22)(q34;q11) or variant t(4;11)(q21;q23)	BCR/ABL AF4, ALLI
Precursor acute lymphoid leukemia	t(9;22) t(1;19) t(17;19) t(5;14)	BCR, ABL E2A, PBX HLF, E2A IL3, IGμ
Mantle cell lymphoma	t(11;14)(q13;q32)	BCL-1
Follicular lymphoma	t(14;18)(q32;q21)	BCL-2
Diffuse large-cell lymphoma	t(3;-)(q27;-)[a] t(17;-)(p13-)	BCL-6 p53
Burkitt's lymphoma, Burkitt's leukemia	t(8;-)(q24;-)[a]	C-MYC
CD30+ Anaplastic large cell lymphoma	t(2;5)(p23;q35)	ALK
Lymphoplasmacytoid lymphoma	t(9;14)(p13;q32)	-

[a] 상기 translocation site에는 여러 관계된 유전자들이 있음
CLL, chronic lymphoid leukemia; MALT, mucosa-associated lymphoid tissue.

F. 진단적 접근

(1) 자세한 병력청취 및 신체검사

(2) 검사

① CBC, ESR, serum chemistry, chest CT, abdomen CT, pelvis CT, bone marrow biopsy

② Hodgkin's disease의 경우 **PET, gallium scan은 반드시 필요하지 않다. (PET의 경우 NHL, 특히 DLBL에서 유용한 것으로 알려져 있음)**

(3) Hodgkin's disease에서는 **LDH, β_2-microglobulin, serum protein electrophoresis**가 추가로 필요하다.

(4) 병기 결정 : Hodgkin's disease와 NHL의 병기체계는 유사(Ann Arbor staging, Table 26-5)

(5) 그러나, NHL에서는 **International Prognostic Index(IPI)가 예후를 더욱 잘 반영**한다(Table 26-6).

Table 26-5 The Ann Arbor Staging System for Hodgkin's Disease.

Stage	Definition
I	Involvement of a single lymph node region or lymphoid structure (e.g., spleen, thymus, Waldeyer's ring)
II	Involvement of two or more lymph node regions on the same side of the diaphragm (the mediastinum is a single site; hilar lymph nodes should be considered "lateralized" and, when involved on both sides, constitute stage II disease)
III	Involvement of lymph node regions or lymphoid structures on both sides of the diaphragm
III1	Subdiaphragmatic involvement limited to spleen, splenic hilar nodes, celiac nodes, or portal nodes
III2	Subdiaphragmatic involvement includes paraaortic, iliac, or mesenteric nodes plus structures in III1
IV	Involvement of extranodal site(s) beyond that designated as "E" More than one extranodal deposit at any location Any involvement of liver or bone marrow
A	No symptoms
B	Unexplained weight loss of 〉10% of the body weight during the 6 months before staging investigation Unexplained, persistent, or recurrent fever with temperatures 〉38°C during the previous month Recurrent drenching night sweats during the previous month
E	Localized, solitary involvement of extralymphatic tissue, excluding liver and bone marrow

Table 26-6 International Prognostic Index for Non-Hodgkin's Lymphoma.

Five Clinical Risk Factors	
· Age ≥ 60 years · Serum lactate dehydrogenase levels elevated · Performance status ≥ 2 (ECOG) or ≤ 70 (Karnofsky) · Ann Arbor stage III or IV · 〉1 site of extranodal involvement Patients are assigned a number for each risk factor they have. Patients are grouped differently based upon the type of lymphoma.	
For diffuse large B cell lymphoma :	
0,1 factor = low risk	35% of cases; 5-year survival, 73%
2 factors = low-intermediate risk	27% of cases; 5-year survival, 51%
3 factors = high-intermediate risk	22% of cases; 5-year survival, 43%
4,5 factors = high risk	16% of cases; 5-year survival, 26%

림프종 각론 (Specific lymphoid malignancy)

Table 26-7 Clinical Characteristics of Common Non-Hodgkin's Lymphomas (NHL).

Disease	Median age (세)	남성 (%)	Stage I/II vs. III/IV(%)	B증상 (%)	골수 침범(%)	위장관 침범(%)	5년 생존율 (%)
B cell CLL / SLL	65	53	9 vs 91	33	72	3	51
Mantle cell lymphoma	63	74	20 vs 80	28	64	9	27
Extranodal marginal zone B cell lymphoma of MALT type	60	48	67 vs 33	19	14	50	74
Follicular lymphoma	59	42	33 vs 67	28	42	4	72
DLBL	64	55	54 vs 46	33	16	18	46
Burkitt's lymphoma	31	89	62 vs 38	22	33	11	45
Precursor T cell lymphoblastic lymphoma	28	64	11 vs 89	21	50	4	26
Anaplastic large T/null cell lymphoma	34	69	51 vs 49	53	13	9	77
Peripheral T cell non-Hodgkin's lymphoma	61	55	20 vs 80	50	36	15	25

MALT, mucosa-associated lymphoid tissue; DLBD, diffuse large B cell lymphoma

A. Precursor cell B cell neoplasm (precursor B cell lymphoblastic leukemia/lymphoma)

(1) 소아에서 가장 흔한 종양

(2) 임상양상

① 골수부전으로 인한 혈구감소증(cytopenia) 관련 증상

② 림프절 종대 및 림프절 외 침범 (간,비장종대, 중추신경계 질환, 고환종대, 피부 침윤)

③ 치료 : intensive combination chemotherapy (Chap. 24 ALL의 치료 참조)

B. B cell CLL/SLL (chronic lymphoid leukemia/small lymphocytic lymphoma)

(1) 림프절 종대로 발현하고 림프절이나 조직검사로 small lymphocytic lymphoma로 진단. 그러나 70~75%에서 골수를 침범

(2) 감별진단 : Table 26-8 참조.

Table 26-8 Lymphoid disorders that can present as "chronic leukemia" and be confused with typical B Cell chronic lymphoid leukemia.

Follicular lymphoma
Splenic marginal zone lymphoma
Nodal marginal zone lymphoma
Mantle cell lymphoma
Hairy cell leukemia
Prolymphocytic leukemia (B cell or T cell)
Lymphoplasmacytic lymphoma
Sezary syndrome
Smoldering adult T cell leukemia/lymphoma

C. Extranodal marginal zone B cell lymphoma of MALT type

1. 서론

(1) 림프절외에서 발현한 small cell lymphoma (위, 안와, 장관, 폐, 갑상선, 침샘, 피부, 연부조직, 방광, 신장, 중추신경계 등)

(2) monoclonal B cell로 이루어진 lymphocyte의 침범, CD5(-)

(3) **위에 발생하는 경우 *H.pylori*의 감염 여부를 반드시 확인**

2. 임상양상

(1) 종괴나 침윤에 의한 증상

(2) 40%는 원발 부위에, 30%는 원발 부위 및 림프절에 국한

(3) 원격전이인 경우 transformation과 연관

3. 위 림프종 (gastric lymphoma) : 가장 흔한 형

(1) 2가지 유전학적 형태가 존재

① t(11;18)(q21;21)

- *API2/MALT1* fusion gene을 형성
- 예후 양호, *H. pylori*와 관련

② 다양한 곳에 유전학적 불안정성이 있는 경우 : 예후 불량(transformation)

(2) **95%에서 *H. pylori*와 관련 (꼭 알아둘 것)**

(3) t(11;18) negative MALT → aggressive lymphoma로 transformation이 잘 된다.

4. 기타 MALT lymphoma

(1) 자가면역질환과 관련된 경우가 많음

(2) Sjogren's syndrome(salivary gland MALT), Hashimoto's thyroiditis (thyroid MALT)

5. 진단

(1) 일반적인 lymphoma의 진단과정에 따른다.

(2) **Gastric MALToma의 경우 반드시 *H.pylori* infection 여부를 확인**

6. 예후

(1) IPI score가 낮은 경우 : 5년 생존율 90%

(2) IPI score가 높은 경우 : 5년 생존율 75%

(3) diffuse large B-cell lymphoma로 변화(transformation)하는 경우가 있음

7. 치료

(1) 국소성인 경우 완치 가능 : 방사선, 절제술

(2) **gastric MALT lymphoma (stage 1AE) : *H. pylori* eradication**

(3) 광범위한 경우 : single agent chemotherapy

D. Mantle cell lymphoma (MCL)

1. 서론

(1) 전체 NHL의 6%를 차지

(2) 특징적인 유전자의 이상

① t(11;14) - Chr 14의 Ig heavy chain gene과 Chr 11의 *Bcl-1*이 translocation

② BCL-1 protein의 과발현 초래

2. 진단

(1) 일반적인 다른 lymphoma와 같으며 충분한 조직의 확보와 숙련된 병리학자의 진단이 필요

(2) **CD5 양성**이 특징적. ※ **CD5 양성 질환 : B-cell CLL, MCL, T-cell leukemia/lymphoma**

3. 임상양상

(1) 림프절 종대와 전신적 증상

(2) **70%에서 stage IV (골수와 말초혈액 침범)**

(3) **소화기 침범이 있을 경우 Waldeyer's ring 침범이 흔하다 → MCL 진단 시 반드시 확인이 필요**

(4) lymphomatosis polyposis가 대장에 있을 경우 mantle cell lymphoma가 있는 경우가 흔하다.

4. 예후 및 치료

(1) 예후 : 5년 생존율 25%

(2) 치료

① **항암치료에 반응하지 않는 경우가 많다.**

② 젊은 환자는 자가골수 이식의 보조를 받는 적극적인 복합 항암화학요법 및 동종 골수이식이 필요하다.

③ Hyper-CVAD(cyclophosphamide, vincristine, doxorubicin, dexamethasone, cytarabine, MTX)같은 ALL에 준하는 intensive treatment가 시도되기도 함.

④ 이외 CHOP과 rituximab의 병합요법이 사용되기도 한다.

E. Follicular lymphoma

1. 서론

(1) small cleaved cell과 large cell로 구성

(2) 전체 NHL의 22%를 차지, 미국의 경우 30%까지 차지

(3) 예전에 low-grade lymphoma로 불림

2. 진단

(1) B cell immunophenotype을 나타내고 **t(14;18)이 존재하며 Bcl-2 protein의 발현 증가**시

(2) Reactive follicular hyperplasia와 감별이 필요

(3) Subtype

① Predominantly small cells

② Small cell과 large cell의 혼합형

③ Large cell → 증식성이 높으며 생존기간이 짧다

3. 임상양상

(1) 다발성, 무통성의 림프절 종대

(2) 발열이나 체중감소, 발한 등의 전신적 증상은 없음

(3) 낮은 IPI score

4. 치료

(1) 항암치료와 방사선 치료에 반응이 좋음

(2) 25%에서는 자발적으로 퇴행(regression)하지만 일시적임

(3) 무증상환자는 치료 없이 경과관찰 → 특히 고령에서

(4) 치료약제

① single chlorambucil, CVP, CHOP 등 사용가능

② 50~75%에서 완전관해

③ 완전관해 환자 중 최소 20%는 10년 이상 관해유지

(5) 새로운 약제 및 시도

① **Rituximab** : anti-CD20 monoclonal Ab로 재발성 follicular lymphoma에도 35-40% 반응

② **Fludarabine**

③ **radiolabeled antibody**

④ **INF-α** : doxorubicin-containing regimen후 사용시 완전관해 유지 기간을 연장

5. 경과

(1) Diffuse large B cell lymphoma로 전환(1년에 7%)

(2) 림프절이 갑자기 커지거나 전신적 증상이 발생하면 의심

F. Diffuse Large B cell lymphoma (DLBL)

1. 서론 및 진단

(1) **가장 흔한 형태의 NHL**

(2) 진단과정은 일반적인 NHL의 진단과정을 따름

(3) 진단을 위한 cytogenetic 또는 molecular study는 없다

(4) **Bcl-2 과발현시** 재발이 증가한다.

2. 임상양상

(1) 일차적으로 림프절이나 림프절외 조직에서 발현

(2) 50% 이상에서 진단시 림프절외 조직 침범 (주로 GI, BM)

(3) 종류 : immunoblastic type, brain, pleural effusion lymphoma, intravascular lymphoma, primary mediastinal DLBL

(4) 50%는 stage I, II 이고 나머지 50%는 파종성 질환 (disseminated disease)

3. 치료

(1) 치료약제 : **Rituximab + CHOP 이 standard 치료**

※ **Rituximab**

① **Chimeric anti-CD20 IgG1 monoclonal antibody**
② Chimeric Ab가 Ab-dependent cellular cytotoxicity, complement mediated cytotoxicity를 일으켜 apoptosis를 유발
③ Refractory 또는 relapsed follicular lymphoma 치료 및 DLBL에서 CHOP과 병용요법으로 사용

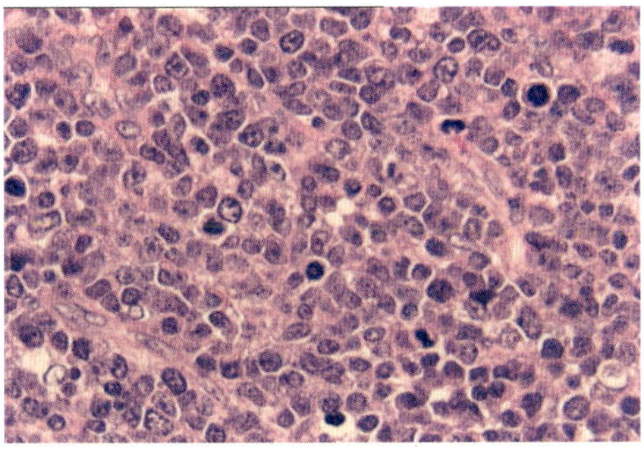

Figure 26-1 DLBL의 병리소견.
비교적 크기가 큰 lymphoid cell로 구성되어 있다. Cytoplasm은 매우 빈약하며 핵은 난형~원형의 형태를 가지고 있다.

(2) 치료방법

① Stage I 또는 nonbulky stage II : 항암치료 4회 후 국소방사선 치료

② Bulky stage II 또는 III-IV : 6-8 회 항암치료

③ 고령환자에서 CHOP + rituximab 투여군과 CHOP 단독군을 비교한 연구에서 **CHOP + rituximab 군이 완전관해율, 무병생존기간, 전체생존기간 모두 우월한 성적을 보임**

(3) 치료성적

① stage I : 80~90%에서 완치

② stage II : 60~70%에서 완치

③ stage III-IV : 70%에서 완전관해, 이중 50~70%에서 완치

(4) 예후 : **Table 26-6** IPI score 참조

(5) 재발 또는 치료에 불응하는 DLBL

① Salvage treatment : 50%에서 완전관해에 도달하나 장기무병 생존율은 10% 미만

② Autologous BMT : 40%에서 장기무병생존

G. Burkitt's lymphoma/leukemia

1. 서론

(1) **소아에서 흔하며** 성인에서는 전체 NHL 1% 미만

(2) Burkitt's leukemia 또는 L3 ALL은 드물다.

2. 진단

(1) 병리학적 소견 : 형태적으로 진단 가능하며 모양과 크기가 비교적 균일한 암세포로 구성

(2) high proliferative fraction 증명

(3) **t(8;14)와 c-myc의 존재**

3. 임상양상

(1) 3가지 임상형태 : endemic(Africa), sporadic, immunodeficiency-associated(HIV)

(2) 매우 급격하게 진행하며 CNS 침범이 흔하다 → 초기평가 시 CSF exam을 시행하여 CNS 침범 여부를 확인해야

(3) 말초의 림프절종대,복강내 종괴

4. 치료

(1) 진단 후 48시간 이내에 치료 시작

(2) **고용량의 cyclophosphamide를 포함하는 intensive combination chemotherapy**

(3) **CNS prophylaxis 시행**

(4) 완치율은 70~80%

(5) 초치료에 실패할 경우 salvage treatment는 효과가 없음 ∴ **적절한 초치료가 무엇보다도 중요**

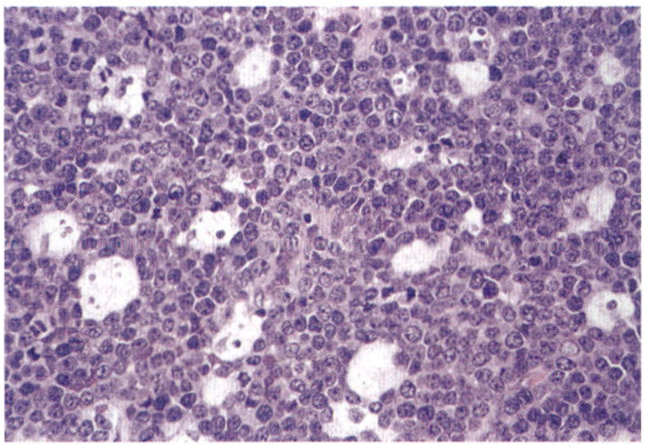

Figure 26-2 Burkitt's lymphoma의 병리소견. Lymphoma cell은 비교적 균일하며 중간 크기의 B-cell로 이루어짐. Mitotic figure도 흔히 관찰되며 높은 성장분율과 비례관계. Reactive macrophage가 tumor 조직에 산개되어 마치 별처럼 관찰되며 starry sky appearance라는 특징적인 소견을 보임

H. Mature (peripheral) T cell disorders

1. Mycosis fungoides (cutaneous T cell lymphoma)

(1) 이전에 cutaneous T cell lymphoma로 불리던 질환으로 내부장기보다는 주로 피부를 침범

(2) 천천히 진행, 습진(eczema)이나 피부염(dermatitis)양상의 피부병변이 특징

(3) Patch → plaque → tumor 순서로 병변이 진행

(4) Sezary syndrome : erythroderma, circulating tumor cell in blood

(5) 치료 : 고식적 치료

① 방사선 치료 : 전신 피부에 조사 (electron beam irradiation)

② Topical glucocorticoid, topical nitrogen mustard, phototherapy, PUVA

③ IFN, systemic chemotherapy

2. Adult T cell lymphoma/leukemia (ATCL)

(1) **HTLV-1 감염자 중 최고 2.5%에서 발병** (잠복기 55년)

(2) 임상양상 : 대개 aggressive form(림프절 종대, 간비장종대, 골병변, LDH↑)

(3) 진단

① 전형적인 모양을 가지며 T cell immunophenotype을 가지는 악성종양 세포 증명

② HTLV-1 항체의 존재

③ **말초혈액에서 꽃모양의 핵**을 가지는 pleomorphic abnormal CD4 양성 세포의 발견(Figure 26-3)

(4) 치료 및 예후 : combination chemotherapy를 시행하지만 완전관해에 도달하는 경우는 드물고 생존기간은 중앙값 7개월로 예후는 불량하다.

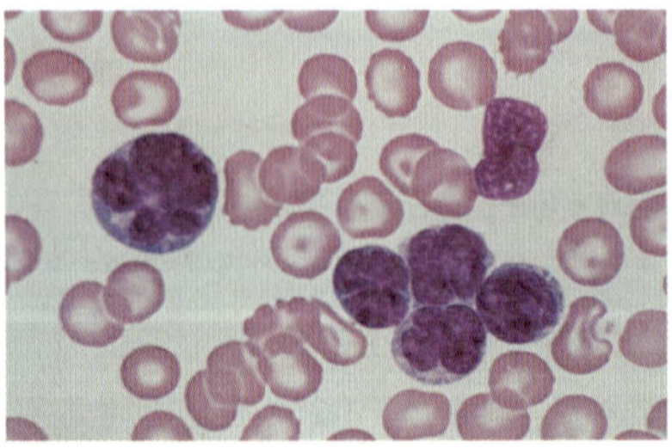

Figure 26-3
Adult T cell lymphoma/leukemia의 peripheral blood smear.
Adult T cell lymphoma/leukemia는 HTLV-1 감염과 연관되어 있으며 꽃 모양의 핵이 특징적인 소견이다.

3. Anaplastic large T/Null cell lymphoma

(1) 이전에 undifferentiated carcinoma 또는 malignant histiocytosis 등으로 불림

(2) 특징적인 소견 : **CD 30(*Ki-1*), t(2;5), anaplastic lymphoma kinase (ALK)** → 진단 및 확진검사에 사용된다.

(3) 임상양상

① 젊고(연령중앙값 33세), 남자에서 호발, 전신적 증상

② 골수와 위장관 침범은 드물고 피부 침범은 흔함

③ 피부에 국한 (cutaneous anaplastic large T/null lymphoma) : 천천히 진행

(4) 치료

① 다른 aggressive lymphoma와 유사하며 치료에 잘 반응한다

② 5년 생존율 〉75%

③ ALK protein의 발현 정도가 예후에 가장 중요 (많이 발현되면 치료효과가 좋다)

4. Peripheral T cell lymphoma

(1) 다양한 형태를 가지는 aggressive neoplasm의 집합으로 성숙한 T 세포의 immunophenotype (CD4+, 때로는 CD8+, CD4+/CD8+)을 공유

(2) 특징적인 유전학적 이상은 없음

(3) 치료

① 다른 aggressive lymphoma(예; diffuse large B cell lymphoma)와 같은 방법으로 치료

② 치료에 대한 반응이 나쁘고, 예후가 불량

③ 젊은 환자의 경우 조기에 hematopoietic stem cell transplantation고려

(4) 예후 : 예후는 불량하며 80%가 넘는 환자가 IPI score≥2이며, 30% 이상의 환자가 IPI score≥4

(5) 각 질환별 특징적 증상

① **Angioimmunoblastic T cell lymphoma**

- 가장 흔한 형태의 subtype으로 T cell lymphoma의 20% 차시
- 임상양상: 전신적 림프절종대, 발열, 체중감소, 피부병변, polyclonal hypergammaglobulinemia

② **Extranodal T/NK cell lymphoma of nasal type (= angiocentric lymphoma, lethal midline granuloma)**

- 아시아 및 남미에서 흔하다.
- EBV와 연관
- 주로 상기도를 침범하며 침습적인 임상경과를 밟고, hemophagocytic syndrome을 종종 발생시킨다.
- 치료 : aggressive combination chemotherapy를 시행하나 결과는 좋지 않음

③ **Enteropathic-type intestinal T cell lymphoma**

④ **Hepatosplenic $\gamma\delta$ T cell lymphoma** : T cell lymphoma가 간과 비장의 동굴모양혈관(sinusoid) 및 골수에 침범

⑤ **Cutaneous panniculitis-like T cell lymphoma**

⑥ T cell lymphoma의 경우 **hemophagocytic syndrome**의 동반이 흔하고, hemophagocytic syndrome이 동반되면 예후가 매우 불량하다

Hemophagocytic syndrome

- Macrophage의 비정상적 활성화로 erythrocyte, lymphocyte, platelet 및 그 전구세포를 탐식하여 생기는 질환.
- Fever, pancytopenia, splenomegaly, hepatomegaly 및 BM에서 hemophagocytosis의 관찰이 특징적인 소견.
- 주로 infection과 malignancy 특히 T cell lymphoma와 연관이 있으며 cytokine의 비정상적 활성화가 원인으로 생각된다.
- 치료는 supportive care와 기저질환의 치료이며 etoposide/dexamethasone 등의 항암치료 등이 사용되기도 함.

I. Hodgkin's disease

1. Classic Hodgkin's disease

(1) 증상

① 횡격막기준으로 상부(경부, 쇄골상부, 액와부)의 압통이 없는 림프절종대가 특징

② **B symptoms : 발열, 야간발한, 체중감소**가 전체 환자의 **1/3**에서 발생

③ Pel-Epstein fever : 수일에서 수주간 발열이 계속되다가 며칠간 발열이 없다가 다시 발열이 발생하는 것이 반복되는 양상의 발열

④ 드물게 심한 가려움증, 결절홍반(erythema nodosum), ichthyosiform atrophy, paraneoplastic cerebellar degeneration, 신증후군, 면역성 용혈 및 혈소판 감소증, 고칼슘혈증, 음주시 림프절의 통증 등을 보임

(2) 진단 : 조직 검사

· 빈도 : nodular sclerosis 〉 mixed cellularity 〉 lymphocyte predominant/depleted

(3) 병기결정 : **Ann Arbor stage가 유용**

① 검사 : CBC, ESR, LDH, 흉부방사선, CT(abdomen, chest, pelvis), 골수생검

② **상황에 따라 PET, gallium scan → 치료 후 관해 유지 판정에 좋음**

③ Staging laparotomy : 최근 전신적인 항암화학요법을 시행하는 경우가 많으므로 거의 실시하지 않음.

(4) 치료

① 국소적인 HD인 경우 90% 이상에서 완치 가능

② 국한성/좋은 예후 예상되는 경우 : 전신 항암화학요법 수차례 시행 후 방사선 치료

③ 광범위/B증상이 있는 경우 : 전신적 항암화학요법

④ 약제 : **MOPP** (mechlorethamine, vincristine, procarbazine, Pd), **ABVD** (doxorubicin, bleomycin, vinblastine, Dacarbazine), Stanford V

⑤ 재발한 경우도 완치가능성이 있으므로 적극적 치료가 중요 (autologous stem cell transplantation 등)

⑥ 치료에 따른 후기합병증

· 이차성 악성종양 : 급성백혈병 발생(MOPP〉ABVD), 방사선치료와 연관된 carcinoma → 젊은 여성의 경우 방사선 치료 5~10년 후 유방촬영술 시행, 반드시 금연

· 심근손상 : 흉부방사선 치료와 연관

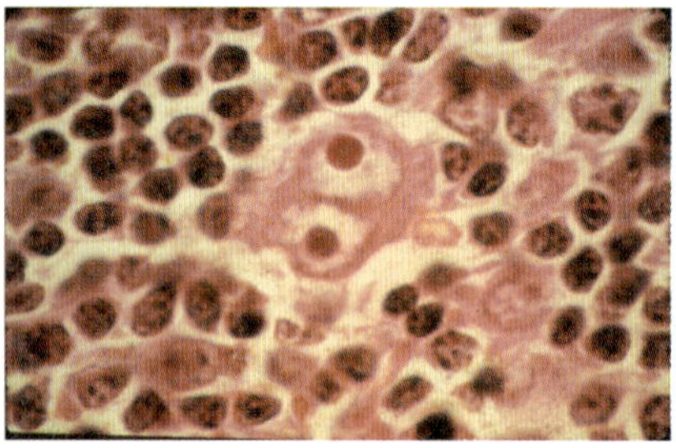

Figure 26-4 Reed-Sternberg cell.
호지킨병에서는 특징적으로 핵이 2개 또는 2개의 엽으로 구분된 Reed-Sternberg cell이 관찰된다.

· 갑상선기능저하증 : 흉부방사선 치료와 연관
· 불임 : ABVD〉MOPP
· Lhermitte's syndrome

2. Nodular lymphocyte-predominant Hodgkin's disease

(1) 최근 classic Hodgkin's disease와는 전혀 다른 질환으로 간주, 오히려 NHL와 유사
① clonal B-cell proliferation
② chronic relapsing course
③ transformation to diffuse large B-cell lymphoma

(2) 치료 : 80% 이상 장기 생존율
① 국한성 : 방사선 치료
② 전신성 : classic HD와 같은 치료

J. 림프종 유사질환 (lymphoma-like disorder)

(1) 반응성의 림프절 증식증 (lymphoid hyperplasia)
① 약물반응
② 면역학적 질환
③ 감염

(2) Castleman's disease : IL-6의 과다생산, HHV-8과 연관

(3) Sinus histiocytosis with massive lymphadenopathy : benign, self limited

(4) Lymphomatoid papulosis : skin lesion, benign

27

Plasma Cell Disorders

형질세포질환

서론 (introduction)

A. 형질세포 질환 (plasma cell disorder)

(1) 면역글로불린을 생산하는 형질세포의 클론성 증식

(2) 특징적으로 단클론성의 면역글로불린이나 그 일부분을 분비

(3) 주요 질환들

① Multiple myeloma (다발성 골수종)

② Waldenstrom's macroglobulinemia

③ Primary amyloidosis

④ Heavy chain disease

B. M 성분 (M component)

(1) 항체[면역글로불린, immunoglobulin]의 일부분임

① 항체는 2개의 heavy chain, 2개의 light chain으로 구성

② Isotype

- 5 종류 heavy chain isotype : M, G, A, D, E
- 2 종류 light chain isotype : κ, λ

③ Monoclonal의 첫글자에서 명명

(2) 환자에서 tumor burden을 반영

(3) 검사법

① 전기영동법 (electrophoresis)

- γ globulin 부위에 sharp peak로 나타남(**Figure 27-1**)
- 〉 0.5 g/dL이어야 전기영동에서 검출가능
- 면역글로불린 양(=tumor burden)의 측정 (정량적 검사)

② 면역전기영동법(immunoelectrophoresis)으로 "단일클론성"을 확인 (정성 검사)

(4) 형질세포질환 외에 CLL, lymphoma, CML, 유방암, 대장암, sarcoidosis, 자가면역 질환 등에서도 나타날 수 있음

(5) 형질세포질환 중에서도 extramedullary plasmacytoma, solitary bone plasmacytoma에서 안 나오는 경우가 많다.

(6) Multiple myeloma의 20%에서도 light chain만 분비(소변으로 배설되므로 혈청에서 검출되지 않음) → Light chain disease라 한다.

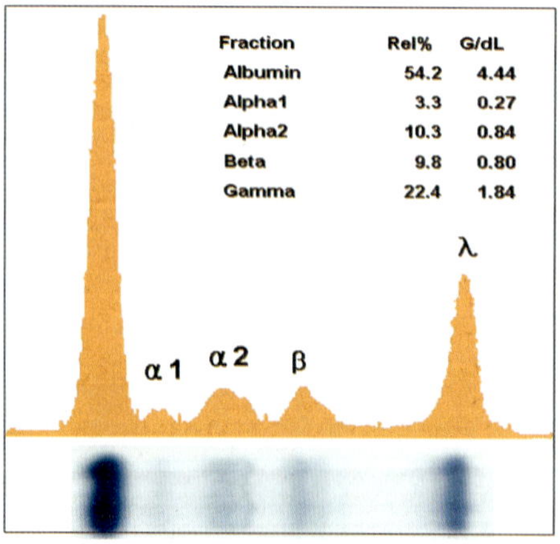

Figure 27-1 다발성 골수종 환자의 혈청단백질 전기영동 사진 (아래) 및 기계 정량분석 그림 (위).
가장 왼쪽의 알부민이 가장 진하고 (가장 많은 부분을 차지, 54.2%), 가장 오른쪽이 비정상적으로 많아진 γ-글로불린(M 성분)을 나타낸다(22.4%, 1.84 g/dL).

Multiple myeloma

A. 다발성 골수종 (multiple myeloma) 개요

(1) 정의 : 단일클론성 형질세포의 (악성) 증식 질환

(2) 병인론

① 방사선

② 염색체 이상 : t(11;14)(q13;q32)이 가장 흔함

(3) 역학

① 발생률 : 4/100,000명-년

② 나이가 증가할수록 증가

③ 흑인, 남자에서 더욱 흔함

B. 임상양상 (clinical manifestations)

1. 골통증 (bone pain)

※ 가장 흔한 증상

(1) 환자의 약 70%에서 발생하며 주로 척추와 늑골에 통증

(2) 밤에 심해지는 다른 종양의 골전이에 의한 통증과는 달리 **움직임에 의해서 통증이 심해짐**

(3) 기전

① Myeloma cell에서 osteoclast activating factor (OAF) 생성 → osteoclast를 활성화시켜 골파괴가 발생

② OAF 활성화에 관여하는 cytokine : IL-1, lymphotoxin, VEGF, RANK 등

(4) 골파괴만 일어나며 골생성은 거의 없음 → bone scan은 신생골형성 (new bone formation)을 검사하는 것이므로 골용해성 병변의 검사에는 유용하지 않음

(5) Bony lysis에 의해 급성 또는 만성적인 hypercalcemia가 발생

2. 세균성 감염에 감수성 증가 (25%에서 임상적 발현)

(1) 원인

① 전반적 항체생성저하(diffuse hypogammaglobulinemia)로 정상적 항체생성이 되지 않음

② T세포 중 CD4+ cell이 감소

③ 호중구 lysozyme 성분과 이동성(migration)이 감소

(2) 흔한 감염증

① 폐렴(pneumonia) : *S. pneumonia, S. aureus, K. pneumoniae*

② 신우신염(pyelonephritis) : *E. coli,* 기타 그람음성균

3. 신부전 및 기타 신장 관련 증상

(1) 전체 환자의 **25%**에서 발생

(2) 기여인자 : **고칼슘혈증 (제일 흔한 원인)**, 아밀로이드 침착, 고요산혈증, 재발하는 감염증, 골수종세포의 침윤

(3) **Light chain**

① Light chain 과다여과에 따른 tubular cell의 과부하로 tubular cell의 손상이 발생 → adult Fanconi syndrome유발 (type 2 proximal RTA)

② intracellular lysosomal enzyme 분비

③ 위의 2가지 이유로 **light chain 과분비 시 renal failure 발생**

(4) 단백뇨 : light chain에 의한 것으로 고혈압을 동반하지 않음

(5) Cationic M protein이 존재하게 되므로 가성 저나트륨혈증(pseudohyponatremia), anion gap ↓ 발생

4. 빈혈 (80%에서 발생)

(1) 원인 : 종양세포에 의한 골수의 치환 (replacement), 종양세포에서 조혈작용을 억제하는 물질을 분비

(2) 정구성 정색소성 (normocytic normochromic)

5. 기타 혈액학적 이상

(1) 호중구감소증/혈소판감소증 : 드물다

(2) 혈액응고 이상

① 혈소판 기능이상

② M성분과 혈액응고인자의 상호작용

(3) Raynaud's phenomenon

6. 신경학적 증상

(1) 고칼슘혈증으로 인한 lethargy, confusion

(2) 점성증가증후군 (hyperviscosity syndrome)

① 두통, 피로감, 시력감소, 망막병변 등

② IgM, IgG3와 관련되어 특히 잘 나타남

(3) 골파괴에 의한 척수압박 (spinal cord compression), 신경근압박 (radiculopathy), 아밀로이드침착에 의한 신경병증

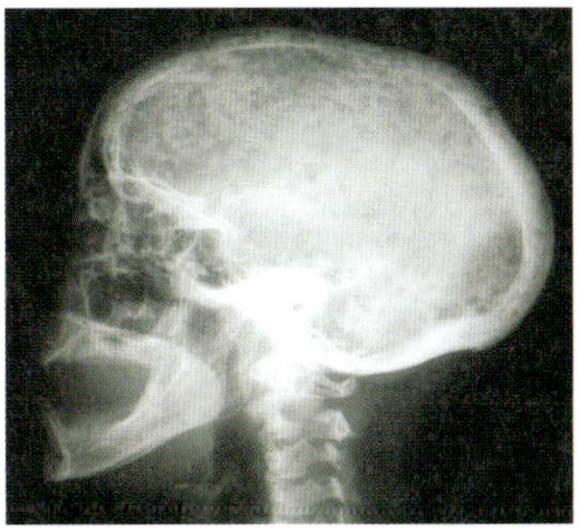

Figure 27-2 MM 환자의 skull.
특징적인 다발성의 경계가 명확한 골용해성 병변(punched-out lesion) 관찰

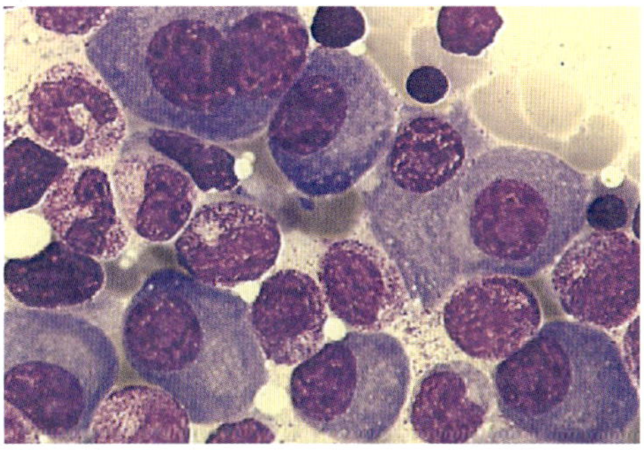

Figure 27-3 MM의 bone marrow 소견.
Cartwheel appearance chromatin, perinuclear halo, eccentrically placed nucleus 관찰

C. 진단 및 병기 (diagnosis & stage)

임상적 의심의 triad
① Anemia
② Lytic bone lesion
③ Renal failure

1. 진단의 개요 (diagnosis)

(1) 질환이 스펙트럼(multiple myeloma, smoldering multiple myeloma, MGUS) 으로 되어 있어서 진단기준이 통일되지 못하고 여러가지 진단기준이 혼재

(2) 진단의 3요소 (triad)

① **Marrow plasmacytosis** (〉10%)

② **Lytic bone lesion**

③ **Serum/urine M component**

(3) 신체검진 : 압통이 있는 종괴나 골 부위

(4) 영상검사 : 단순방사선검사(**Figure 27-2**), 척추 MRI

(5) 검사실 검사

① CBC : anemia, ESR

② Serum calcium, BUN, creatinine, uric acid

③ **Protein electrophoresis** (**Figure 27-1** 참고)

④ **Immunoelectrophoresis**

⑤ **Serum β_2 microglobulin-아주 중요한 예후 인자**

⑥ Soluble IL-6 receptor level, CRP

(6) 골수검사 (**Figure 27-3**)

① chromatin은 농축되어 cartwheel 모양을 하고 있음

② 한쪽으로 치우처진 핵

③ 핵 주변의 섬광

(7) 각 아형별 분포

① IgG 53%, IgA 25%, IgD 1%

② light chain만 분비하는 경우 20%

③ M component가 없는 경우 〈1%

2. 진단기준

Table 27-1 Diagnostic criteria of multiple myeloma.

Major criteria
I. 조직검사에서 plasmacytoma II. BM plasmacytosis : plasma cells 〉 30% III. Monoclonal globulin spike on serum electrophoresis - IgG〉3.5 g/dL, IgA〉2 g/dL or κ- or λ-light chain ≥ 1 g/24hr on urine electrophoresis
Minor criteria
a. BM plasmacytosis 10% to 30% b. Monoclonal globulin이 위의 major criteria보다는 적음 c. Lytic bone lesion d. Suppressed uninvolved immunoglobulin : IgM〈50 mg/dL, IgA〈100 mg/dL or IgG〈600 mg/dL

MM의 진단을 위해서는 1) 최소한 Major criteria 1개+minor criteria 1개 또는 2) minor criteria 3개가 필요하며 그 조합은 아래와 같다.
I+b, I+c, I+d (여기에서 I+a는 해당되지 않는다)
II+b, II+c, II+d
III+a, III+c, III+d
a+b+c, a+b+d

Table 27-2 Major diagnostic criteria among MGUS, smoldering MM, and MM.

	MGUS	Smoldering MM	MM
M component			
IgG	〈3 g/dL	〉3 g/dL, stable	〉3g/dL
IgA	〈1 g/dL	1〉 and 〈2 g/dL	〉2g/dL
Light chain/urine	〈1 g/24hr	〉1 g/24hr	〉1g/24hr
Plasma cell on BM	〈10%	〉10% but 〈20%	〉30%
Bone lesion	No lesions	No lytic lesions	Lytic lesions
MRI	No focal lesion	Focal lesion can be present	-
β2-microglobulin	Normal	Normal	High or normal
Plasma cell labeling index	〈1%	〈1%	〉1%
Organ failure*	Absent	Absent	Present

Abbreviations. MGUS; monoclonal Gammopathy of Unknown significance, MM; multiple myeloma
*Renal failure, hypercalcemia, anemia, bone pain

3. Multiple myeloma의 variant

(1) Solitary bone plasmacytoma / extramedullary plasmacytoma

① Solitary bone plasmacytoma : 하나의 골용해성 병변만 있고 골수의 형질세포증가증(plasmacytosis)은 동반하지 않음

② Extramedullary plasmacytoma : 대개 nasopharynx와 paranasal sinus의 submucosal lymphoid tissue를 침범함. 골수 형질세포증가증은 없음.

③ 두 질환 모두 다음의 특징을 보임

- 젊은 나이에서 발생
- 생존기간 중앙값 : 10년 이상 생존
- 국소적 방사선 치료에 잘 반응

(2) Smoldering multiple myeloma

① 임상적 양상은 아래의 MGUS와 유사하나 골수 검사에서 형질세포가 증가되어 있고, M-protein농도가 높은 경우

② 치료는 하지 않고 주의 깊게 경과관찰

(3) Plasma cell leukemia

① 말초혈액에 형질세포 ≥2000/μL 그리고 〉20%

② 일차성과 다발성골수종에서 발생하는 이차성이 있음

③ 보다 젊은 연령에서 발생, 간비장종대, 림프절종대

④ 예후가 매우 불량 (이차성은 더욱 불량)

4. 감별진단

(1) MGUS (Monoclonal Gammopathy of Undetermined Significance)

① 50세 이상 인구의 1%, 75세 이상 인구의 10%에서 발생

② 장기간 추적조사에서 1%가 multiple myeloma로 진행

③ 평균수명은 정상인보다 2년 정도 단축됨

④ 치료는 필요 없음

⑤ Table 27-2 참조.

5. 병기결정 (stage)

Table 27-3 Myeloma Staging System.

Stage	Criteria	Estimated Tumor Burden, × 10^{12}cells/m^2
I	All of the following: 1. Hemoglobin 〉100 g/L (〉10 g/dL) 2. Serum calcium 〈3 mmol/L (〈12 mg/dL) 3. Normal bone x-ray or solitary lesion 4. Low M-component production a. IgG level 〈50 g/L (〈5 g/dL) b. IgA level 〈30 g/L (〈3 g/dL) c. Urine light chain 〈4 g/24 h	〈0.6 (low)
II	Fitting neither I nor III	0.6~1.20 (intermediate)
III	One or more of the following: 1. Hemoglobin 〈85 g/L (〈8.5 g/dL) 2. Serum calcium 〉3 mmol/L (〉12 mg/dL) 3. Advanced lytic bone lesions 4. High M-component production a. IgG level 〉70 g/L (〉7 g/dL) b. IgA level 〉50 g/L (〉5 g/dL) c. Urine light chains 〉12 g/24 h	〉1.20 (high)

SUBCLASSIFICATION BASED ON SERUM CREATININE LEVELS

Level	Stage	Median Survival, months
A 〈 177 mmol/L (〈2 mg/dL)	IA	61
	IIA,B	55
B 〉 177 mmol/L (〉2 mg/dL)	IIIA	30
	IIIB	15

STAGING BASED ON SERUM β2-MICROGLOBULIN LEVELS

Level	Stage	Median Survival, months
〈0.004 g/L (〈4 mg/mL)	I	43
〉0.004 g/L (〉4 mg/mL)	II	12

(1) 임상적 기준과 검사실 기준을 종합하여 사용

(2) β_2-microglobulin : **단일인자로서는 가장 강력한 생존예측인자**로서 병기를 대신할 수 있음

D. 치료 및 예후 (treatment & prognosis)

1. Introduction

(1) 새롭게 진단된 multiple myeloma 환자의 경우 high dose chemotherapy therapy with autologous stem cell transplantation (SCT)의 유무에 따라 초치료가 달라진다.

(2) High dose chemotherapy 및 autologous SCT를 염두해 둘 경우 골수에 영향을 미치는 alkylating agents (예; melphalan 등)은 사용하지 않고 VAD 등을 사용한다.

2. Initial treatment

(1) Autologous SCT를 염두해 둘 경우

① **VAD (vincristine+doxorubicin+dexamethasone)**

② **Thalidomide + dexamethasone**

③ **Thalidomide+dexa**

- High-dose dexamethasone alone에 비해 높은 반응률 및 무병생존기간의 향상을 가져옴
- VAD-like regimen에 비해 통계적으로 유의한 very good PR (24.7% vs. 12.6%)을 나타냄

④ **Bortezomib + dexamethasone**

⑤ **Lenalidomide + dexamethasone**

(2) Autologous SCT를 염두해 두지 않을 경우

① 치료 약제 : melphalan + Pd 또는 cyclophosphamide + Pd

② 치료 성적 (melphalan + Pd의 경우)

- CR : 3~5%, PR : 50~60%
- 반응 지속기간 : 18개월
- Overall survival : 24~36 개월
- 작용 : 골수의 myelodysplastic change

③ 치료 시행 후 골통증, 고칼슘혈증 등 증상은 즉각적으로 호전되나 M-protein의 감소는 늦어 4~6주가 소요됨 (단, light chain은 반감기가 6시간으로 짧아 치료 후 일주일 이내에 감소)

3. High-dose chemotherapy with hematopoietic stem cell support

(1) 완치를 시키지 못하나 완전관해의 향상, 무병생존기간과 생존기능의 연장을 가져다 주는 치료 방법

(2) 방법 : induction chemotherapy (3~4회) 후 high-dose melphalan과 함께 autologous SCT를 시행

(3) 치료 성적 : Intergroup France Myeloma Study(Table 27-4)

4. Single autologous SCT vs. tandem(double) autologous SCT

(1) **Tandem(double) autologous SCT** : induction therapy(3~4회) → high dose chemotherapy 및 autologous SCT(2회)

(2) 치료 성적(Table 27-5)

① Single보다 tandem(double) autologous SCT를 시행한 경우가 event free survival, overall survival 모두에서 유의하게 좋은 결과를 나타냄

② 특히 1차 자가골수이식에서 좋은 부분 반응(good partial response)을 보이지 않은 경우에서는 훨씬 더 좋은 결과를 나타냄

→ 1차 치료에서 만족할 만한 결과(CR or good partial response)에 이르지 못한 경우 tandem autologous SCT가 도움

Table 27-4 Comparison results of conventional therapy with that of high-dose therapy.

	High-dose	Standard
Response rate (%)	81 (22% CR)	57% (5% CR)
Event free survival	28 months	18 months
Overall survival	57 months	42 months
5 yr EFS (%)	28%	10%
5 yr OS (%)	52%	12%

Abbreviations. CR, complete remission; EFS, event free survival; OS, overall survival

Table 27-5 Single vs tandem(double) autologous SCT.

	Single	Tandem	p value
Complete remission	42%	50%	0.10
7yr EFS*	10%	20%	0.03
7yr OSR*	21%	42%	0.01
Not good partial response group	11%	43%	⟨0.001

* estimated EFS and OSR

Abbreviations. EFS, event free survival; OSR; overall survival rate (NEJM 2003;349:2495-502)

5. 다발성 골수종에서 동종골수이식 (allogeneic SCT)

(1) 동종골수이식의 근거

① 종양세포에 오염되지 않은 골수를 이용

② graft-versus-myeloma effect를 이용

(2) 한계 : 동종골수이식을 견딜 수 있는 나이, 이용가능한 HLA-matched sibling donor의 존재, 적절한 신체기능의 유지 등으로 동종골수이식이 가능한 환자는 10~15% 정도

(3) 성적

① 30~50%에서 완전관해에 도달하며, 이들 중 15-30%에서 장기생존

② 하지만, 1년 이내 치료연관 사망(treatment-related mortality)가 무려 50%

· 이식받는 환자의 나이가 고령이 많고

· 항암치료 또는 질환 자체로 인한 immunity감소 → bacterial 또는 fungal infection 증가

③ 일반적으로 autologous SCT에 비해 성적이 더 안 좋다.

6. 기타 치료

(1) **Thalidomide**

① 기전 : angiogenesis의 억제, cell-mediated cytotoxic effect, cellular adhesion molecule 표현의 변화, NF-kB의 활성 억제

② 효과

· 재발 또는 치료에 저항성을 갖는 다발성 골수종에서 25~35%의 반응률(response rate)

· Thalidomide 단독 외에 dexamethasone과의 병용요법 시 반응률이 50%까지 상승

③ 부작용

· 기면, 전신쇠약, 변비, 발진, peripheral neuropathy, deep-vein thrombosis

· Teratogenic effect가 있으므로 임신부에서는 절대적 금기

(2) **Bortezomib (PS341)**

① 기전 : **Figure 27-5**

· **Proteasome inhibitor** : Chapter 5 참조.

· 이외 direct cytotoxic effect 및 BM microenvironment에 영향

② 치료 성적 : Table 27-6

- 재발 또는 치료 저항성인 다발성 골수종에서 약 31%의 반응률과 12개월의 반응지속 기간을 보임
- High-dose dexamethasone과의 3상 비교 연구에서 dexamethasone보다 반응률, 진행까지의 기간, 1년 생존율 모두 유의하게 높은 성적을 나타냄

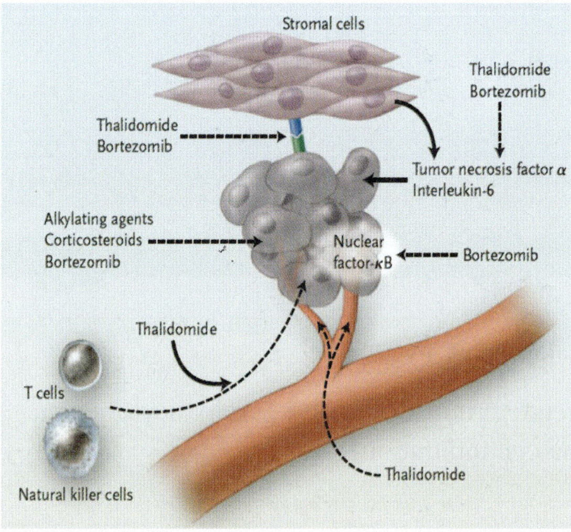

Figure 27-4 MM의 치료약제 기전.
Myeloma cell에 대한 bortezomib의 작용기전은 NF-κB의 억제이다. Thalidomide는 angiogenesis를 억제하며 T-cell 및 NK cell의 면역감시 체계를 활성화시켜 종양의 발생을 억제한다. 이외 thalidomide와 bortezomib은 stromal cell과 myeloma cell간의 interaction을 방해하고 이를 매개하는 cytokine인 TNF-α와 IL-6를 억제하여 종양의 성장을 방해한다.

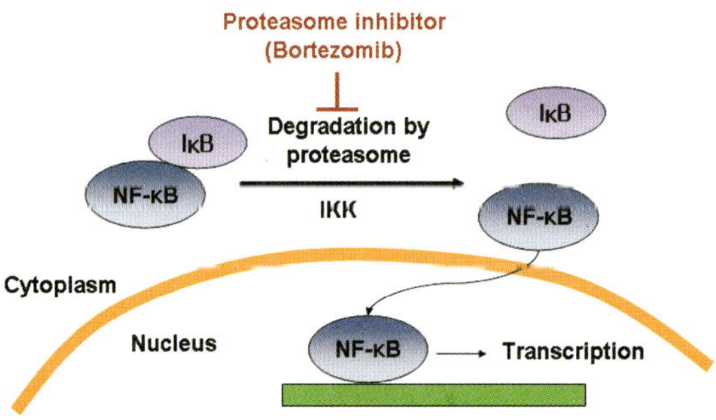

Figure 27-5 Bortezomib의 작용기전.
NF-κB는 IκB에 의해 억제되어 있다. 이 IκB는 proteasome과 IKK에 의해 분해되고 free NF-κB는 핵내에서 transcription factor로 유전자 발현을 증가시킨다. Proteasome inhibitor는 IκB를 분해하는 proteasome을 억제하여 NF-κB에 의한 유전자 발현을 감소시키며 대표적인 proteasome inhibitor로는 bortezomib이 있다.

Table 27-6 Bortezomib vs. high-dose dexamethasone in relapsed or refractory MM.

	Bortezomib	High-dose dexa	p value
RR	38%	18%	<0.001
CR	6%	1%	<0.001
TTP	6.22 months	4.49 months	<0.001
1 YSR	80%	60%	0.003

RR;response rate(CR+PR), CR, complete remission; TTP, time to progression; 1 YSR, 1 year survival rate (NEJM 2005;352:2487-98)

6. Supportive care

(1) 고칼슘혈증 : bisphosphonate, glucocorticoid, 수액공급

(2) 급성신부전 : plasmapheresis

(3) 과다점성증후군 (hyperviscosity syndrome) : plasmapheresis

(4) 척수압박 증후군 : 방사선 치료

(5) 골통증 : 방사선 치료, 진통제, 항암화학요법

7. 임상경과 및 예후

(1) 경과

① 15%가 진단 3개월 이내에 사망, 이후 1년에 15%씩 사망

② 2~5년간의 만성기 후에 급성기(acute terminal phase)에 도달(pancytopenia with cellular marrow / myeloma cell infiltration)

(2) 사망원인

① 만성기(46%) : 진행하는 골수종 (16%) 〉 패혈증 (14%) 〉 신부전 (10%) 〉 복합적 원인 (6%)

② 급성기(26%) : 진행하는 골수종 (13%) 〉 패혈증 (9%)

③ 급성백혈병(5%)

④ 다른 질환(23%) : 심근경색, 뇌졸중, 당뇨병 합병증 등

Other plasma cell disorders

A. Waldenstrom's macroglobulinemia (WM)

(1) **IgM을 분비하는 형질세포계 악성질환**

(2) M〉F, 연령중앙값 64세

(3) 임상양상

① 쇠약감, 피로감, 재발하는 감염증

② **과다점성증후군 (hyperviscosity syndrome) : 신경학적 증상 등**

③ 간종대, 림프절종대, 말초신경병증

④ Cryoglobulinemia

⑤ 골용해성병변은 없음(있으면 IgM myeloma라고 하며 병적 골절 (pathologic fracture)의 가능성이 있음)

(4) 검사실 검사

① 말초혈액도말에서 Rouleaux formation 관찰

② 분비되는 IgM중 10%가 cryoglobulin으로 증상 발현

③ serum M-protein 〉3g/dL일 경우 과다점성증후군이 잘생김

(5) 치료

① 과다점성증후군이 심한 경우 : plasmapheresis

② Fludarabine, cladribine, rituximab

B. POEMS syndrome

(1) **P**olyneuropathy, **O**rganomegaly, **E**ndocrinopathy, **M**ultiple myeloma [M-protein], **S**kin change의 특징을 보이는 증후군 (머릿글자를 따서 명명함)

(2) Cytokine imbalance가 증상을 나타내는 원인으로 생각됨

(3) 임상양상

① **Polyneuropathy** : 대개 심한 진행성의 sensorimotor polyneuropathy

② **Organomegaly** : 간종대 (1/2), 림프절종대 (1/2), 비장종대 (1/3)

③ **Endocrinopathy** : 무월경(여), 발기부전 및 여성형 유방(남), 고프로락틴혈증, 당뇨, 갑상선기능저하증, 부신기능부전

④ **Multiple myeloma** : 경화성 골병변 (sclerotic bone lesion)

⑤ **Skin change** : 색소침착, 피부 비후화 (skin thickening), 곤봉지 (digital clubbing), hyper-trichosis

⑥ 기타 임상양상 : 사지의 부종, 복수, 흉수, 발열, 혈소판 증가증

(4) 치료 : 다발성 골수종의 치료 참조

C. Heavy chain disease

(1) 매운 드문 형질세포계 악성 질환 (lymphoplasmacytic malignancy)

① Heavy chain의 isotype에 따라서 임상양상이 다름

② M-protein이 나타나지 않는 경우가 많음

(2) γ heavy chain disease (Franklin's disease)

① 림프절종대, 발열, 빈혈, 간비장종대

② 급격히 진행하여 주로 감염에 의해 사망

(3) α heavy chain disease (Seligmann's disease)

① 가장 흔한 형태로 Mediterranean lymphoma와 관련

② 소장의 lamina propria에 종양세포의 침윤하여 소화기계 증상이 주 증상 : 만성설사, 체중감소, 장간막 및 대동맥주변 림프절 종대

③ 항암화학요법으로 치료시 장기간 관해

(4) μ heavy chain disease : CLL과 유사하고 치료도 CLL에 준한다.

28

Transfusion Medicine

수혈 의학

Blood group antigen and antibody

A. 동종면역 (alloimmunization)

(1) 다른 사람의 혈액세포의 항원에 대한 항체(alloantibody)를 생성

① 수혈이나 임신에 의해서 생성

② 대개 IgG 항체

③ 수혈반응, hydrops fetalis등의 문제를 발생

(2) 이전에 다른 사람의 혈액에 노출된 적이 없어도 ABO를 포함한 여러 적혈구 항원에 대한 항체는 생성됨

① 적혈구 항원과 매우 유사한 구조를 가지는 탄수화물에 자연적으로 노출되어 적혈구 항원에 대한 항체가 생성

② 특징 : T-cell independent response, IgM 항체 생성

B. 자가면역 (autoimmune)

(1) 자기의 혈액세포의 항원에 대한 항체생성으로 발생

(2) 발생기전 : 저절로 발생하거나 감염(Mycoplasma)에 의해 생성

(3) 대개 체온상태에서는 혈액세포에 낮은 친화성 (low affinity)를 보이므로 임상적으로 중요하지 않음

(4) 대개 IgM 항체

C. ABO 항원/항체

1. 항원

(1) 적혈구 세포막의 glycosphingolipid, glycoprotein에 결합된 탄수화물로서 혈장과 체액에도 glycoprotein과 결합하여 분비됨

(2) H substance에 N-acetylgalactosamine이 결합하면 A형, galactose 이 결합하면 B형이 됨

(3) H 유전자가 없으면 H substance가 생성되지 않음 (Oh 형, Bombay type)

(4) 염색체 9번에 혈액형을 결정하는 glycosyl transferase 유전자가 존재하며 Codominance로 유전

2. 항체

(1) 자신이 가지고 있지 않은 항원에 대한 항체가 자연적으로 형성

(2) 혈액형과 항체의 관계

① A형 → Anti-B 형성

② B형 → Anti-A 형성

③ AB형 → 항체가 없음

④ O형 → Anti-A, anti-B 형성

⑤ Oh형 → Anti-A, Anti-B, Anti-H 형성 (Oh끼리 수혈해야 함)

3. 세포에 의해 분비되어 혈장에 존재

(1) 많은 미생물이 세포막의 탄수화물과 결합하는데 분비된 A, B항원은 이 과정을 차단

(2) A, B항원을 분비하지 않는 nonsecretor는 감염에 취약

D. Rh 항원/항체

(1) 항원

① 적혈구의 막에 존재하는 30-32kDa 단백질로 40여종이 존재

② D항원이 존재하면 Rh 양성, 없으면 Rh 음성

③ 이외에도 E/e, C/c항원이 임상적으로 의미가 있고, D항원과 haplotype으로 존재 (예, cDE, Cde)

(2) 강력한 동종면역의 항원으로 적은 양의 수혈, 임신시의 소량의 혈액 노출에도 항체가 잘생김

E. 기타 혈액형

(1) 100종 이상의 체계가 있고, 관련된 항원은 500개 이상임

(2) 다양한 질환, 선천성 기형, 감염성질환 등과 관련

(3) Lewis system(Le^a와 Le^b 등) : 수혈전 검사에서 incompatibility의 가장 흔한 원인

(4) I system

① I, i antigen : not allelic, oligosaccharide의 branch정도의 차이

② Cold agglutinin disease, lymphoma에서 anti I autoantibody가 용혈

③ Infectious mononucleosis, Mycoplasma pneumonia에서도 anti I, i antibody (cold agglutinin) 생성

(5) P system (P^1, P^2, P^1k, P^2k, p 등)

① Carbohydrate antigen

② Syphilis, viral infection에 의해 P에 대한 자가항체를 생성하여 paroxysmal cold hemoglobinuria 유발

③ Cellular receptor of parvovirus B19, *E.coli*

(6) Duffy antigen(Fy^a, Fy^b 등) : malaria의 receptor, endemic area에는 항원이 없는 사람이 많다.

Blood components

A. 수혈전 검사 (pretransfusion testing)

1. 수혈 전 검사의 과정

(1) **ABO, Rh phenotype** : 공여자가 Rh(+)이고 수여자가 Rh(-)인 경우 anti-D로 수동면역을 고려

(2) **Alloantibody screen** : 환자의 혈청과 주요 항원을 모두 가지고 있는 O형 적혈구를 반응시켜 다른 적혈구에 대한 항체를 확인

(3) **Cross-matching**

① 환자가 적혈구를 수혈받을 경우 시행

② ABO가 일치하고, 환자에게 alloantibody가 없는 적혈구를 골라서 검사하여 non-reactive일 경우 그 혈액을 수혈

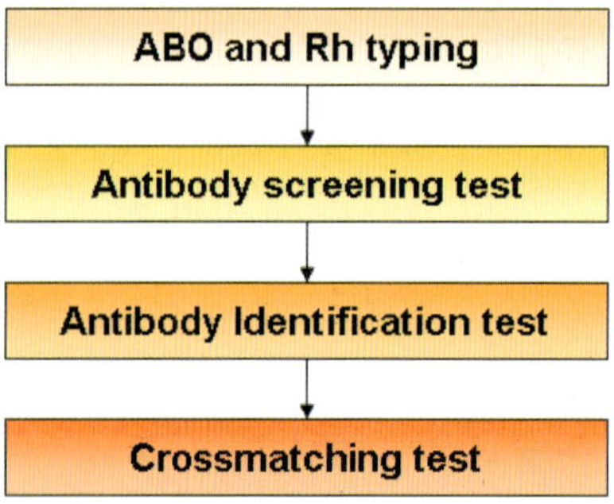

Figure 28-1 ABO 검사의 과정.

2. ABO typing

(1) ABO 혈액형

① ABO 혈액형군은 A형과 B형의 주된 2개의 항원으로 구성되어 있다.

② A형 혈액형이란 환자의 적혈구 내에 A형 항원이 존재하는 것으로 환자의 혈청 내에는 anti-B가 존재하며, B형 혈액형이란 환자의 적혈구내에 B형 항원이 존재하고 혈청 내에는 anti-A가 존재하는 것을 의미한다.

③ AB형은 적혈구 내에 A형 및 B형 항원이 동시에 존재하고 anti-A 및 anti-B가 혈청

내에 없는 상태이며, 반대로 O형은 적혈구 내에 A형 및 B형 항원이 없어 혈청 내에 anti-A 및 anti-B 모두 존재하는 것을 의미한다.

④ 이 ABO 혈액형은 부적합 수혈 시 용혈을 일으켜 사망에까지 이르게 한다. ABO 혈액형은 mismatching 시 신체 내에서는 용혈을 일으키나 체외에서는 응집을 일으키며 이러한 응집반응을 이용하여 혈액형 검사를 시행한다.

(2) ABO typing의 방법 : 크게 **혈구형 검사(cell typing)**와 **혈청형 검사(serum typing)**가 있다.

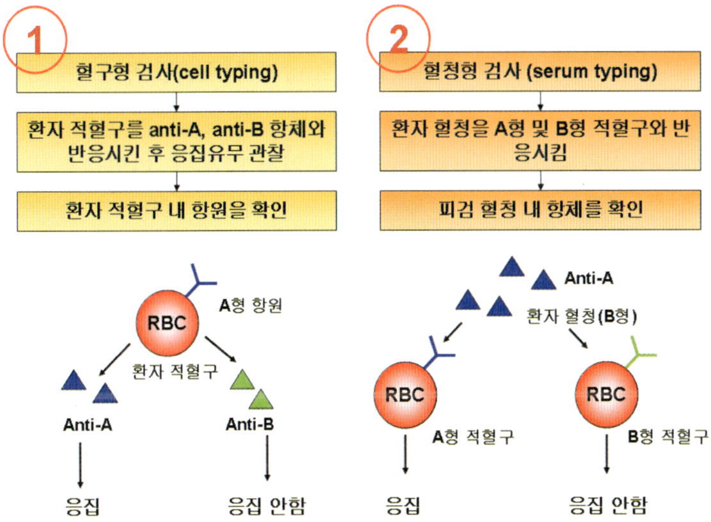

Figure 28-2
ABO 검사의 과정.
혈구형 검사는 환자 적혈구를 대상으로 anti-A와 anti-B를 반응시킨다. A형 환자의 경우 적혈구에 A형 항원이 있으므로 anti-A와 반응할 경우 응집이 형성되며 anti-B와 반응할 경우 응집이 생기지 않는다. **혈청형 검사**는 환자의 혈청 속에 있는 항체를 찾는 검사로 환자의 혈청을 A형 항원 적혈구와 B형 항원 적혈구와 반응시킨다. 만약 환자 혈청 속에 anti-A Ab가 있는 경우 A형 항원 적혈구와는 반응하여 응집을 발생시키나 B형 항원 적혈구와는 반응하지 않는다.

(3) ABO 혈액형 검사의 해석

cell typing		serum typing			
환자 혈구와의 반응		환자 혈청과의 반응			
anti-A	anti-B	A cell	B cell	O cell	판정
-	-	+	+	-	O
+	-	-	+	-	A
-	+	+	-	-	B
+	+	-	-	-	AB

B. 혈액의 채혈과 처리 과정 (blood collection and processing)

1. 전혈 (whole blood)

(1) 450 mL정도 채혈, 저속 원심분리 → packed RBC와 platelet-rich plasma로 분리

(2) Platelet-rich plasma는 다시 고속 원심분리 → platelet concentrate와 FFP (냉동처리)로 분리

(3) FFP를 녹이면서 원심분리하면 혈장단백질이 침전하여 cryoprecipitate가 됨

2. 성분채혈 (apheresis)

(1) 혈소판성분채혈 (plateletpheresis) : 한 사람에서 약 6 unit의 혈소판을 얻을 수 있음

(2) 혈장성분채혈 (plasmapheresis) : 여러 사람의 혈장을 합쳐서 알부민, 면역글로불린 (immunoglobulin), 혈액응고인자 등을 생산

(3) Table 28-1 참조.

Table 28-1 Characteristics of Selected Blood Components.

Component	Volume	Content	Clinical Response
PRBC	180~200 mL	적혈구, 백혈구 일부 및 혈장일부	혈색소 10 g/L 증가 (헤마토크릿 3% 증가)
Platelets	50~70 mL	5.5×10^{10}/RD unit	혈소판의 증가: 5000~10,000/mL
	200~400 mL	$\geq 3.0 \times 10^{11}$/SDAP product	CCI : $\geq 10 \times 10^9$/L (1시간 내) $\geq 7.5 \times 10^9$/L (24시간 내)
FFP	200~250 mL	혈장 단백질 (응고인자, protein C, S, antithrombin)	혈액응고인자 약 2% 상승
Cryoprecipitate	10~15 mL	저온불용해성 혈장단백질, fibrinogen, factor VIII, vWF	Topical fibrin glue 80 IU factor VIII

NOTE: PRBC , packed red blood cells; RBC, red blood cell; RD, random donor; SDAP, single-donor apheresis platelets; CCI, corrected count increment; FFP, fresh frozen plasma; vWF, von Willebrand factor.

C. 전혈 (whole blood)

(1) 효과 : 산소운반능 보충, 실혈시 혈액보충

(2) 적응증 : 전체 혈액의 25% 이상이 손실된 경우

(3) 단점

① 보관으로 인해 혈소판 기능이상이 생기고, 혈액응고인자가 분해되므로 혈소판, 혈액응고인자의 보충은 별도로 필요

② 2,3-BPG의 감소로 산소 결합능이 증가, 운반능은 감소

③ 구하기 어려움

D. 적혈구 (packed RBC)

1. 적응증 : 빈혈, 실혈

(1) 체액량이 정상이고 심질환이 없는 경우 Hb 〉7.0 g/dL이면 산소공급에는 이상이 없음

(2) 다른 질환이 합병된 경우 임상적 상황에 따라 수혈여부 결정

2. 처리

(1) **백혈구 제거 (leukocyte depletion)**

① 백혈구를 〈 5 × 10^6으로 감소시킴

② **Posttransfusion fever, CMV infection, alloimmunization의 위험 감소**

(2) **방사선 조사 (radiation)**

① 백혈구를 사멸시킴

② **이식편대 숙주반응 (GVHD) 예방**

(3) **적혈구 세척 (washing)**

① Allergic reaction이 생기는 경우 혈장을 제거하면 예방

② PNH(paroxysmal nocturnal hemoglobinuria)에서 용혈 감소

E. 혈소판 (platelet concentrate)

1. 적응증 : 혈소판감소증

(1) 예방적 수혈 : 10,000/mm^3 이하이지만 감염이나 발열이 없는 경우 ⟩5,000/mm^{3}에서도 관찰 가능

(2) 침습적 술기 (invasive procedure) ⟩50,000/mm^3

2. 방법

(1) 대개 6~8unit를 한번에 수혈 (대략 체중 10 kg당 1unit)

(2) 1 unit 당 5,000~10,000/mm^{3}가 상승

3. 저항성 (refractoriness)

(1) 많은 수혈로 인한 동종면역 (alloimmunization)

(2) 예방 : single donor apheresis platelet(SDAP), leukocyte depletion 사용

(3) 의심이 되면 corrected count increment(CCI) 계산

$$\text{CCI} = \frac{(\text{수혈 후 혈소판수 - 수혈전 혈소판수}) \times \text{체표면적}}{\text{수혈한 혈소판의 수} \times 10^{11}}$$

(4) 1시간 후에 10 × 10^9/mL, 18~24시간 후에 7.5 × 10^9/mL이면 적절

(5) 확인검사 : 수혈자 혈청에서 anti-HLA antibody 검출

(6) 치료 : ABO identical, HLA matched SDAP (구하기 어렵다)

F. 신선냉동혈장 (fresh frozen plasma)

(1) 성분 : fibrinogen, antithrombin, albumin, protein C, S

(2) 적응증 : 응고이상의 교정 (warfarin 효과의 반전, TTP의 치료 등)

(3) acellular component이므로 CMV infection 가능성 없음

G. Cryoprecipitate

(1) 성분 : fibrinogen, factor VIII, von Willebrand factor(VWF)

(2) 적응증

① **체액증가에 민감한 환자에게 fibrinogen의 공급**

② factor VIII concentrate가 없을 경우 factor VIII의 보충

③ von Willebrand disease (type II, type III)

H. 기타 혈장분획제제 (plasma derivatives)

(1) albumin, IVIG, antithrombin, coagulation factor

(2) antibody 제제 (anti-D, anti-HBV 등)

Adverse events of transfusion

A. 면역학적 반응 (immune-mediated reaction)

1. 급성수혈용혈반응 (acute transfusion hemolytic reaction)

(1) 원인

① 수혈받는 사람에게 이미 형성된 항체가 존재

② ABO isoagglutinin, Rh, Kell, Duffy system과 연관

(2) 증상 : 저혈압, 호흡증가, 심장박동증가, 발열, 오한, 심장통증, 옆구리 통증, 헤모글로빈뇨증 (hemoglobinuria), 헤모글로빈혈증 (hemoglobinemia)

(3) 의심되는 경우 응급조치

① 즉각 수혈을 중지

② 혈관 확보, 혈액은행에 보고

③ 검사 : pre & post transfusion samples (repeat typing), direct Coombs' test (post sample)

※ 추가적으로 상태를 확인하기 위해 PT, aPTT, fibrinogen, platelet count, haptoglobin, LDH, indirect bilirubin 필요

④ Immune complex에 의한 신부전이 올 수 있으므로, 수액공급 및 이뇨제 (furosemide/mannitol)

⑤ 기록 및 업무상 오류 점검

2. 지연수혈용혈반응 (delayed hemolytic & serologic transfusion reaction)

(1) 원인

① 수혈받는 사람이 이전에 감작되었으나 항체의 역가가 낮아 검사에서는 발견되지 않음

② 수혈 받으면 기억되어 있던 항원-항체 반응이 일어나 다시 alloantibody 생산

(2) 증상 : 수혈 후 1~2 주 후에 용혈발생, 검사에서 DAT(+)

(3) 완벽하게 예방하기는 어려움

(4) 대개 특별한 치료가 필요 없음

3. 발열성 (비용혈성) 수혈반응 (febrile non-hemolytic transfusion reaction)

(1) 원인

① 공혈자의 백혈구와 그 HLA 항원에 대한 항체가 수혈자에게 존재

② 세포에서 cytokine 분비

(2) 진단

① 배제진단 (diagnosis of exclusion)

② 수혈 후 오한 (chill, rigor), 1℃ 이상의 체온 상승

(3) 주로 수혈을 많이 받은 사람, 다산부에서 발생

(4) 치료 : acetaminophen 등 해열제

4. 알레르기 반응 (allergic reaction)

(1) 원인 : 공혈자의 혈장단백질에 대한 반응

(2) 두드러기 반응이 흔함

(3) 치료

① 대증적 치료 : 수혈 일시 중단 및 항히스타민제 투여

② 심한 경우 적혈구 세척 (washing)

5. 아나필락시스 반응 (anaphylactic reaction)

(1) 증상 : 호흡곤란, 기침, 구토, 저혈압, 기관지 경련, 의식소실, 쇼크, 호흡정지

(2) 치료 : 수혈 즉각 중지, 혈관 확보, epinephrine

6. 수혈로 인한 이식편대 숙주 질환 (GVHD, transfusion-related)

(1) 원인

① 공혈자의 T 림프구가 수혈자의 HLA와 반응

② 면역저하된 수혈자(태아나 신생아, 림프종 환자, 골수이식 환자, 기타)나 HLA항원이 유사한 경우(가족관계)에서 발생

(2) 증상

① 수혈후 8~10일 후에 증상이 발생

② 발열, 발진, 설사, 간기능 이상, 골수의 부전 및 혈구 감소증

(3) 치료 : 효과적인 치료는 없고 3~4주 후에 사망함

(4) 예방 : 방사선조사 혈액의 수혈

7. 수혈로 인한 급성폐손상 (transfusion-related acute lung injury, TRALI)

(1) 원인 : 고역가 anti-HLA항체가 있는 혈장수혈 (대개 공여자는 다산부)

→ 수혈자의 백혈구와 결합하여 폐혈관에 부착

→ 여러가지 물질 분비, 모세혈관의 투과성 증가 (ALI, acute lung injury)

(2) 임상양상 : 호흡곤란, 폐부종, 저산소증

(3) 치료 : 지지적 치료 (supportive care)

8. 수혈후 자반증 (posttransfusion purpura)

(1) 원인 : 혈소판 특이항체(수혈자)에 의해 혈소판감소증이 발생

(2) 혈소판을 수혈할수록 혈소판감소증이 심해짐

(3) 치료 : IVIG, plasmapheresis

9. 동종면역 (alloimmunization) : 앞부분 참조

B. 비면역학적 반응 (non-immunologic reaction)

(1) 과다 수혈 (fluid overload) : 폐부종

(2) 저체온증 (hypothermia) : 부정맥 유발

(3) 전해질 이상

① 혈액저장 중 K^+ leakage로 칼륨 농도 증가 : 신생아에서 특히 위험하므로 신생아는 신선한 혈액이나 세척혈액 사용

② 저칼슘혈증(hypocalcemia) : 항응고물질(citrate)에 의해 칼슘 citrate가 대사됨에 따라 저절로 호전

(4) 철분 과부하 (iron overload)

① packed RBC 1 unit마다 200~250 mg 철분이 포함

② **〉100 unit이상 수혈하면 hemochromatosis 발생**

③ 내분비계, 간, 심장의 이상

④ 치료 : 예방이 중요, **deferoxamine** 등 chelating agent

(5) 저혈압 반응 (hypotensive reaction) : 수혈혈액속에 포함된 bradykinin은 정상적인 경우 수혈시 수혈자(recipient)의 안지오텐신전환효소(ACE)에 의해 분해되는 데 반해 ACE inhibitor를 복용하는 환자에서는 분해되지 않아서 저혈압 유발

(6) 면역조절 (immunomodulation) : 원인은 불명확하나 수혈을 많이 받으면 면역억제

(7) 감염

① 바이러스 : HCV, HBV, HIV, CMV, HTLV-1

② 세균 : 저온에 저장되는 RBC, FFP는 세균이 잘 자라지 못하나 *Yersinia*, *Pseudomonas*는 자랄 수 있음. 상온에 보관하는 혈소판에서는 다른 균도 자랄 수 있음

③ 기타 : malaria, babesiosis, Chagas' disease, Lyme disease, Creutzfeldt-Jakob disease

29

Hematopoietic Stem Cell Transplantation

조혈모세포 이식

서론 (introduction)

A. 조혈모세포 이식 (hematopoietic stem cell transplantation, SCT)

1. 정의

· 말초혈액이나 골수에서 조혈모세포를 채취하여 수입하는 과정

2. 목적

(1) 비정상 림프조혈계통(lymphohematopoietic system)의 대치[치환]

(2) 골수억제용량이상의 고용량 화학요법으로 악성종양 치료가능

3. 조혈모세포

(1) **재생능력 (regenerative capacity)** : 전체 골수 세포의 몇 퍼센트만 있어도 모든 종류의 골수 세포 (적혈구, 과립구, 림프구, 혈소판, 대식세포 등) 생산 가능

(2) **귀환 능력 (homing ability)** : 조혈모세포는 정맥주사를 해도 골수로 가서 정착

(3) 냉동보관이 가능

B. 종류

1. 환자와 공여자의 관계에 따른 구분

(1) **동계이식 (syngeneic transplantation)** : 일란성 쌍둥이간의 이식으로 가장 이상적 (거부반응이 없음)

(2) **동종이식 (allogenic transplantation)** : 다른 사람으로부터의 이식

① 이식된 공여자의 면역세포가 환자에 대항하는 작용을 할 경우 이식편대 숙주반응 (GVHD) 발생

② 면역억제제의 불충분한 사용으로 환자의 면역세포가 활동할 경우 이식거부 발생

③ 면역학적으로 동일하지 않음 : HLA가 일치해도 다른 minor antigen이 차이가 있음

④ 하위구분

- 공여자가 형제자매인 경우(**sibling donor**)와 남남인 경우(**unrelated donor**)로 구분
- HLA가 일치하는 정도에 따라 **전부일치(full match), 불일치(mismatch)**로 구분

⑤ 남남인 경우 및 HLA 불일치정도가 증가할수록 이식대숙주병 (GVHD), 이식편거부 (graft rejection) 증가

⑥ HLA matched sibling인 경우 이식편거부 1~3%, 매우 심한 이식대숙주병 15%

(3) **자가이식 (autologous transplantation)**

① 환자의 조혈모세포를 미리 채취하여 저장하고 골수제거용량의 약물로 전처치 후 다시 조혈모세포 주입

② 동종골수이식과의 비교

- 장점 : 이식편거부, 이식편대숙주병(GVHD)의 위험이 없음
- 단점 : GVL(graft versus leukemia) 효과 없음. 종양세포의 오염에 의한 재발

(4) 종양세포에 의한 오염을 제거하기 위한 'Purging' 방법

① 종양세포 관련항원(tumor associated antigen)에 대한 항체와 결합된 toxin, immunomagnetic bead를 이용하여 제거

② 항암화학약물과 함께 배양 (*in vitro*)

③ 양성선택 (positive selection) : 조혈모세포에 존재하는 CD34에 대한 항체를 이용하여 조혈모세포만 걸러냄

Table 29-1 Characteristics of SCT according to source.

	BM	PBSC	Cord blood
Engraft-ment	WBC 100/uL 회복→16일 소요 WBC 500/uL 회복→22일 소요	WBC 500/uL 회복→12일 소요 Plt 20,000/uL 회복→14일 소요	BM보다 서서히 착상
GVHD		Acute GVHD는 차이 없으나 chronic GVHD는 증가	GVHD는 낮다 (T-cell이 적다)

BM, bone marrow; PBSC, peripheral blood stem cells; GVHD, graft-versus-host disease

※ 골수와 말초혈액 간의 비교

(1) 말초혈액의 경우는 골수보다 회복이 빠르다(fast engraftment). 과립구는 500/μL가 되는데 12일 단축, 혈소판은 20,000/μL가 되는데 14일 단축되어 결과적으로 감염 및 출혈 등의 합병증을 감소시킴

(2) 생존율의 차이는 명확하지 않다(자료 부족).

(3) 말초혈액에는 T-cell이 1 log이상 더 많이 포함되어 있으므로 이론적으로 GVHD의 가능성이 높다. 급성 GVHD는 2상, 3상 시험에서 증가되지 않았으나 만성 GVHD는 증가한다(생존율의 차이는 없음).

2. 조혈모세포를 채취하는 부위에 따른 구분

(1) 골수이식 (bone marrow transplantation)

① 골수로부터 골수세포를 채취하여 이식

② 1.5~5 × 10^8 nucleated marrow cell/kg 정도

③ 이식하는 세포수가 많을수록 좋다

(2) 말초모세포이식 (peripheral stem cell transplantation)

① 성장인자(G-CSF, GM-SCF)를 주사하거나 항암화학요법(자가) 4~5일 후에 말초혈액에서 1~2회 pheresis로 모세포 채취

② 〉2.5 × 10^6 CD34 cell/kg을 이식

(3) 제대혈 (umbilical cord blood)

① 태아의 제대에서 모세포를 채취하여 이식

② 골수보다 착상(engraftment)이 늦고 T-cell의 숫자가 작아 GVHD의 발생은 적음

③ 성인에서 이식에 사용하기에는 세포수가 너무 작다.

Transplantation procedure

A. 전처치 요법 (preparative regimen)

1. 목적

(1) 환자가 가지고 있는 기저질환의 제거

(2) 면역체계를 억제시켜 이식된 골수의 거부반응을 예방

2. 사용약제는 질환과 모세포의 채취부위에 따라 결정

(1) Severe combined immunodeficiency : 전처치가 필요없음

(2) Aplastic anemia : ATG + cyclosporine (면역억제를 위해)

(3) Tumor : 각 종양에 대해 가장 효과적인 약제 (예; CML의 경우 busulfan + cyclophosphamide)

3. 미니골수이식 (비골수파괴 골수이식, nonmyeloablative regimen, NST)

(1) 전적으로 항암화학요법에 의하지 않고 GVT(Graft versus Tumor) 효과를 통해 종양의 효과적 제거가 가능

(2) 덜 강력한 전처치 요법(less intensive regimen)을 사용하므로 회복이 빠르다.

(3) 서서히 진행하는 혈액암(indolent hematologic malignancy)에 사용

B. 이식과정 (transplant procedure) - 골수이식의 경우

(1) 골수 채취 (10~15 mL/kg aspiration) → 헤파린이 첨가된 media 첨가

(2) 여과(filtration ; 0.2~0.3 mm screen)하여 골과 지방조각을 제거

(3) 필요한 경우 특별한 과정

① ABO 불일치의 경우 → 적혈구 제거(용혈방지)

② 종양세포 오염의 가능성 있는 경우 → purging 과정을 거쳐 제거

③ GVHD의 예방이 필요할 때 → 공여자의 T-cell 제거

(4) 골수 주입
① 대부분 잘 견딤
② 발열, 기침, 호흡곤란 등이 부작용으로 가능

C. 골수 생착 (engraftment)

(1) 이식 후 수일에서 수주 후에 과립구의 수가 0이 된 후(nadir) 점차로 회복

(2) 회복의 속도는 말초혈액이 골수보다 빠르고 G-CSF, GM-CSF를 사용하면 빠름

(3) 골수 생착 (혈액세포가 공여자의 것으로 치환된 것)의 증명
① FISH (공여자와 환자의 성별이 다른 경우)
② HLA typing (공여자와 환자의 HLA가 맞지 않는 경우)
③ RFLP, vNTR (모든 경우에 가능)

합병증 (complications)

A. Early direct chemoradiotoxicity

1. Mucositis 및 nausea/vomiting

(1) 주로 전처치에 사용되는 약물, 방사선과 관련 : 구토, 피부발진, 점막염 등 증상

2. Venoocclusive disease (10%)

(1) 원인 : 항암화학약물에 의한 hepatic-venule 및 sinusoidal endothelium의 손상.

(2) 증상 : **압통을 동반한 간종대, 복수, 황달, 수액 저류, 체중증가**

(3) **이식 후 1개월 이내에 발생**하며 16일째가 최고조에 달함

(4) 사망률 : 30%, 간신증후군(hepatorenal syndrome)으로 사망

(5) 치료 : heparin, prostaglandin, defibrotide 등을 사용하지만 효과 없음

3. Diffuse interstitial pneumonia (5%)

B. Late direct chemoradiotoxicity

(1) 소아에서는 성장속도의 감소, 2차 성징 발현의 지연 등의 문제

(2) 불임 : 남자는 무정자증(azoospermia), 여자는 난소부전(ovarian failure)

(3) 기타 : 갑상선 기능이상, 백내장, 대퇴골두 괴사 등

C. 이식대숙주병 (graft versus host disease, GVHD)

1. 개요

(1) 공여자의 allogenic T-cell이 수여자의 세포를 외부의 것으로 인지하여 공격

(2) 구분

① 이식 후 3개월이내 발생 : 급성 GVHD

② 3개월이후까지 지속되거나 이후에 발생 : 만성 GVHD

2. 급성 GVHD (acute GVHD)

(1) 이식 후 2~4주 경에 나타남

① Matched sibling의 경우 30%에서 발생

② Unrelated는 60%에서 발생

(2) 위험요인 : HLA mismatched, unrelated, 고령, 저용량 GVHD 예방요법

(3) **증상-피부, 위장관, 간을 침범한다.**

① **피부** : erythematous maculopapular rash

② **위장관** : 식욕부진, 설사

③ **간** : 빌리루빈, 간효소 및 ALP의 상승

(4) 진단 : 다른 질환과의 감별을 위해 생검 (피부, 간, 위장관)

(5) 예후 : grade I인 경우는 임상적으로 별 의미가 없지만 grade II-IV는 생존율이 저하되므로 적극적인 치료를 해야 함

(6) 예방

① 이식 후 조기에 예방약제(methotrexate + cyclosporin)를 투여

② 그외 Pd, anti-T cell Ab, mycophenolate mofetil 등 사용

③ T 세포를 제거 후 이식 : GVHD는 감소하지만 이식 실패, 종양의 재발이 증가

(7) 치료 : glucocorticoid, ATG

3. 만성 GVHD (chronic GVHD)

(1) 6개월 이상 생존자중 20-50%정도 chronic GVHD발생

(2) 위험요인 : HLA mismatched, unrelated, old age, preceding acute GVHD

(3) 증상 : **자가면역질환과 유사함** (malar rash, sicca syndrome, arthritis, bronchiolitis obliterans, bile duct degeneration 및 cholestasis)

(4) 치료 : prednisolone 또는 cyclosporine으로 1~3년간 치료

(5) **만성 GVHD가 발생하면 감염에 취약**

① 예방적 항생제 요법으로 Bactrim 투여

② 감염이 의심될 경우 철저히 조사하고 적극적으로 치료

D. 이식 실패 (graft failure)

1. 원인

(1) Autologous SCT 경우 : 이식시 모세포의 양 부족, 보관기간중 모세포 손상, CMV, HHV-6 등의 감염

(2) Allogenic SCT 경우 : 숙주의 면역세포에 의한 면역학적 거부반응 (이식편 거부, graft rejection)

2. 치료

(1) 골수독성약제(myelotoxic agent)의 사용중지

(2) 공여자의 조혈모세포 재주입 (reinfusion) : 효과가 좋지 않음

(3) 다시 전처치 후 재이식 : 전처치 약물의 누적독성 때문에 곤란

(4) Anti-CD3 antibody + 고용량 glucocorticoid : 50% 정도 성공

E. 감염

(1) 주로 allogenic SCT에서 문제, 시기별로 차이

(2) 이식 후 초기

① 과립구감소 상태이므로 세균에 의한 감염에 취약

② ANC 〈 500/μL 일 경우 예방적 항생제 고려

③ Candida 감염 → fluconazole

④ Herpes simplex 항체 양성 → acyclovir prophylaxis

(3) 골수 생착 이후부터 3개월까지

① 감염의 위험은 감소하지만 여전히 취약하다

② 흔한 감염균 : 그람양성 세균, Aspergillus, CMV

③ CMV antigenemia 발생 시 → ganciclovir 투여

④ 골수생착후에는 폐포자충폐렴 예방적 화학요법(Bactrim)시행

(4) 골수 생착 후 3개월이후

① 감염의 위험이 많이 감소함

② 만성 GVHD가 생기면 지속적 면역억제상태임

③ Pneumocystis pneumonia 예방적 화학요법 지속

④ CMV reactivation 모니터링

⑤ VZV prophylaxis (acyclovir) 고려

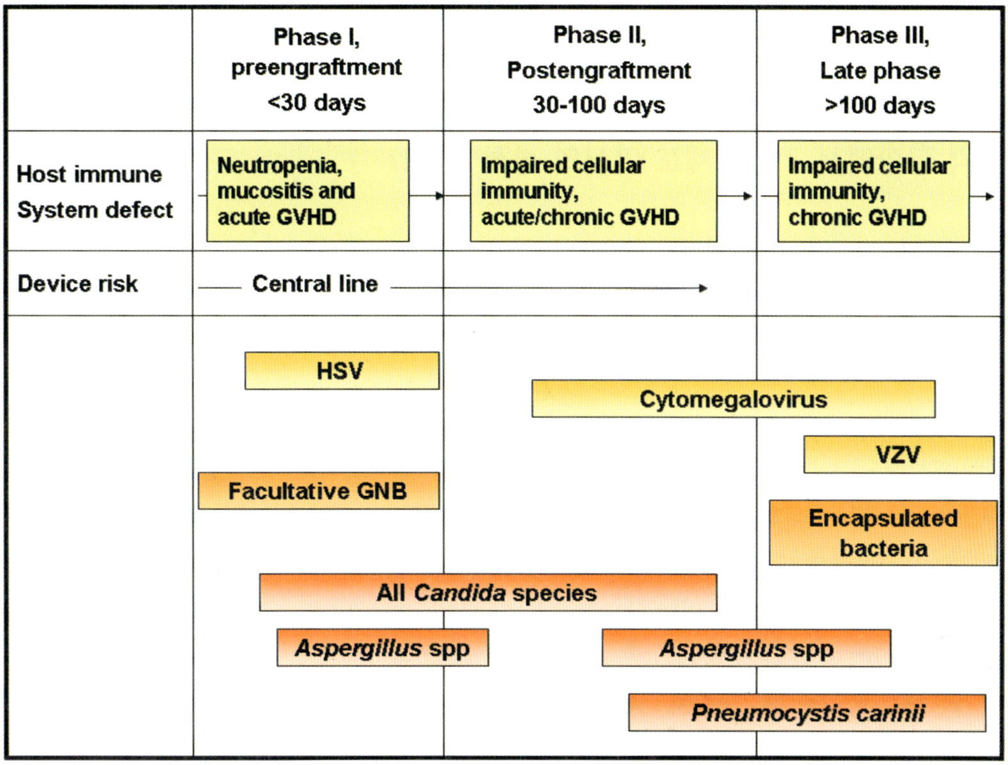

Figure 29-1 조혈모세포 이식 후 감염 발생.
이식 초기에는 골수 기능이 회복이 안되므로 심한 백혈구 감소증이 있게 된다. 이때에는 그람음성균 및 HSV, Candida 감염증이 중요하며 골수 기능의 회복된 후에는 CMV, *Pneumocystis carinii* 등의 감염을 고려해야 한다.

Treatment of specific disorders

A. 각 질환에서 조혈모세포 이식의 성적 (참고)

Table 29-2 Estimated 5-year Survival Rates Following Transplantation[a].

Diseases	Allogeneic, %	Autologous, %
Severe combined immunodeficiency	90	N/A
Aplastic anemia	90	N/A
Thalassemia	90	N/A
Acute myeloid leukemia		
First remission	55~60	50
Second remission	40	30
Acute lymphoblastic leukemia		
First remission	50	40
Second remission	40	30
Chronic myeloid leukemia		
Chronic phase	70	ID
Accelerated phase	40	ID
Blast crisis	15	ID
Chronic lymphoblastic leukemia	50	ID
Myelodysplasia	45	ID
Multiple myeloma	30	35
Non-Hodgkin's lymphoma		
First relapse/second remission	40	40
Hodgkin's disease		
First relapse/second remission	40	50
Breast cancer		
High-risk stage II	N/A	70
Stage IV	N/A	15

[a] 위의 추정치는 International Bone Marrow Transplant Registry에 보고된 자료에 기초한 것임.

NOTE : N/A, not applicable; ID, insufficient data.

30

Bleeding and Thrombosis

출혈과 혈전

서론 (introduction)

A. 혈관내피 세포 (endothelial cell)

(1) 정상적인 혈관의 내벽은 혈관내피 세포(endothelial cell)의 층으로 덮여있음

(2) 혈관내피세포에서 여러 항응고물질을 생산하여 혈액응고를 방지

(3) 혈관이 손상되면 혈관내피세포이 활성화되어 혈전생성을 촉진시키거나 혈관내피 세포가 떨어져 나가 혈전을 잘 생성하는 혈관내피세포아래 혈관벽(subendothelial vessel wall)이 노출되어 혈소판이 작용

(4) 이러한 계통에 이상이 생기면 출혈, 혈관내 혈전증, 색전 등이 발생

B. 출혈 및 지혈 (bleeding & hemostasis)

(1) 출혈질환의 분류

① Platelet-vascular disorder (1차 지혈의 문제)

② Coagulation factor abnormality (2차 지혈의 문제)

(2) 1차 지혈과 2차 지혈의 상호작용 : 1차 지혈에서 활성화된 혈소판은 혈장응고(plasma coagulation)를 가속화시키고, 반대로 thrombin 등 혈장응고산물은 혈소판의 활성화를 유도

C. 혈전증 (thrombosis)

(1) 혈전증의 기전은 출혈보다는 잘 알려져 있지 않음.

(2) 혈전증이 잘 생기는 환자군

① immobilization after surgery

② chronic congestive heart failure

③ atherosclerotic vascular disease

④ malignancy

정상 지혈 (normal hemostasis)

1차 지혈 (primary hemostasis)
(1) 혈관이 손상된 곳에 platelet plug가 형성되는 것
(2) 손상 후 수초내에 이루어짐
(3) 모세혈관, 소동맥, 소정맥에서 혈액 손실을 방지하는 데 중요
2차 지혈 (secondary hemostasis)
(1) 혈액응고계가 활성화하여 fibrin을 형성하는 것
(2) 완성되기까지 수분이 걸림
(3) primary hemostatic plug를 강화
(4) 특히 큰 혈관의 지혈에 중요
(손상 후에 수시간에서 수일 후에 발생하는 출혈을 예방)

A. 1차 지혈 (primary hemostasis)

1. 혈소판 부착 (platelet adhesion)

(1) 혈관 손상 후 수초 내에 혈소판이 혈관의 내피 하에 존재하는 collagen fibril에 결합

(2) collagen receptor : glycoprotein(Gp) Ia/IIa, Gp VI

(3) von Willebrand factor(vWF)와 결합하여 안정화 됨

(4) vWF는 혈소판의 Gp Ib/IX와 collagen fibril을 연결

(5) Gp VI가 결합하면 Fc receptor에 의해서 혈소판이 활성화

2. 과립 방출 (granule release)

(1) dense granule에서 calcium, serotonin, ADP의 분비

(2) α granule에서 vWF, fibronectin, thrombospondin, PDGF, platelet factor 4의 분비

3. 혈소판 응집 (platelet aggregation)

(1) ADP가 분비되어 혈소판에 작용하여 Gp IIb/IIIa complex의 모양의 변화를 일으킴

(2) 변화된 Gp IIb/IIIa가 fibrinogen과 결합하여 인접한 혈소판과 연결시킴

(3) 1차 지혈마개(plug)가 형성

(4) PDGF (platelet-derived growth factor) : fibroblast 이동 및 성장촉진→ 혈관의 수선에 중요

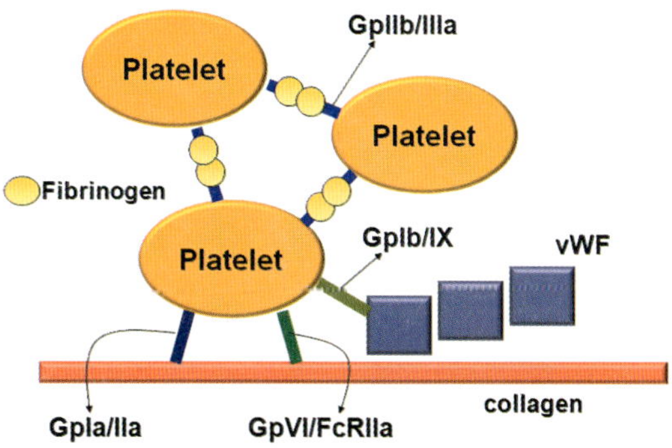

Figure 30-1 1차 지혈기전의 모식도.
혈관 손상 후 수 초 이내에 혈관의 내피 하 조직에 혈소판이 부착하며 이때 관여하는 receptor에는 GpIa/IIa 및 GpVI/FcRIIa가 있다. 한 편 vWF는 혈소판의 GpIb/IX와 collagen fibril을 연결한다. 혈소판과 혈소판 사이는 GpIIb/IIIa 및 fibrinogen에 의해 연결되어 서로 간에 응집이 발생한다.

B. 2차 지혈 (secondary hemostasis)

1. 제1반응 (reaction 1) : intrinsic pathway (Figure 30-3)

(1) Hageman factor (factor XII), high-molecular-weight-kininogen (HMWK), prekallikrein (PK)가 내피하에서 복합체를 이룸

(2) Factor XII이 HMWK과 결합하면 활성화된다 (factor XIIa).

(3) Factor XIIa는 PK를 kallikrein으로, factor XI는 XIa로 활성화시킴

2. 제2반응 (reaction 2) : extrinsic pathway-major pathway (Figure 30-3)

(1) 내피하의 tissue factor와 factor VII, calcium이 복합체를 만든다

(2) Factor VII이 활성화된다.

3. 제3반응 (reaction 3)

(1) Factor X이 앞의 intrinsic pathway에서 생성된 factor IXa (phospholipid, calcium)에 의해 활성화되거나(factor Xa),

(2) 앞의 extrinsic pathway에서 생성된 factor VIIa에 의해 활성화된다(factor Xa).

4. 제4반응 (reaction 4)

(1) Factor Xa는 factor Va의 존재하에서 prothrombin을 thrombin으로 전환시킨다.

(2) Thrombin은 fibrinogen을 fibrin으로 전환시키고 혈소판을 활성화시키며, 다른 응고인자들도 활성화 시킨다.

(3) Fibrin monomer는 중합체(polymer)가 되고 factor XIIIa에 의해서 cross linking 되어 안정화된다.

※ Factor II (prothrombin), VII, IX, X :
(1) 작용에 calcium을 필요로 함
(2) 간에서 합성
(3) 합성(modification)에 vitamin K가 필요함
(4) warfarin 등에 의해서 억제

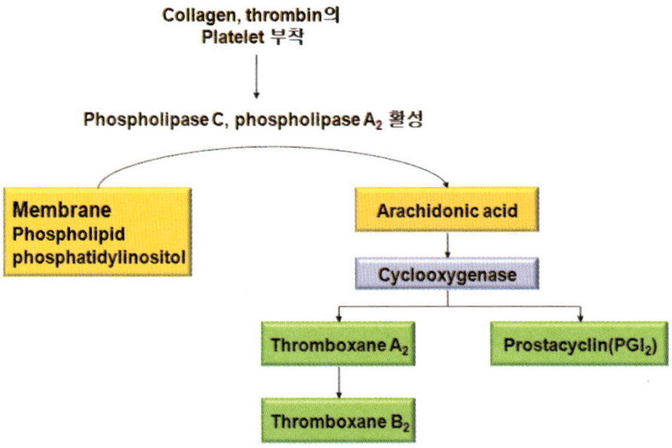

Figure 30-2
혈소판의 thromboxane의 생성과 내피세포의 prostacyclin의 생성.
Collagen 및 thrombin이 platelet에 부착하면 phospholipase C, A2의 활성화가 나타나며 이들은 membrane의 lipid를 재료로 하여 arachidonic acid를 만들다. 생성된 arachidonic acid는 cyclooxygenase(COX)에 의해 thromboxane 및 prostacyclin(PGI2)로 변환된다. Asprin 및 NSAID의 경우 이 COX를 억제하여 thromboxane 생성을 저해시켜 경도의 출혈성 경향을 일으키게 한다.

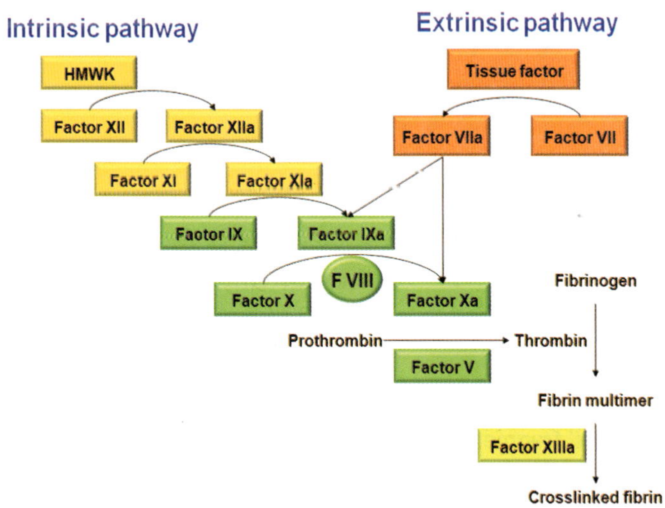

Figure 30-3 응고 과정의 모식도.
Intrinsic pathway로 factor XII는 HMWK(high-molecular-weighted kinonogen)과 결합하여 factor XIIa로 활성화된다. 활성화된 XIIa는 차례로 factor XI를 활성화시킨다. 한편 extrinsic pathway는 tissue factor에 의해 factor VII이 VIIa로 활성화되고 이는 factor IXa와 factor Xa를 활성화시킨다. 한편 factor X는 factor VIII를 매개로 활성화되고 활성화된 factor Xa는 factor V와 함께 prothrombin을 thrombin으로 전환시키고 thrombin은 fibrinogen으로 부터 fibrin을 생성한다. 생성된 fibrin multimer는 factor XIIIa에 의해 안정화된다.

C. Clot lysis and vessel repair

(1) 지혈마개가 생기면서 clot의 용해와 혈관의 치유가 즉시 시작

(2) fibrinolytic system의 활성화 인자 (activator)

① **Hageman factor fragment**

② **Urinary plasminogen activator (urokinase, uPA)**

③ **Tissue plasminogen activator (tPA)**

(3) 내피세포에서 고르게 uPA, tPA 분비 → 지혈마개에 붙어 있던 plasminogen이 plasmin으로 전환시킴(**Figure 30-4**)

(4) plasmin은 fibrin polymer를 fragment로 분해

(5) fibrinolysis가 국소적으로 일어나는 이유

① tPA, uPA가 fibrin clot에 붙어 있는 plasminogen을 더욱 효과적으로 활성화 시킨다.

② Plasmin이 혈액내로 유리되면 α2 plasmin inhibitor에 결합하여 중화된다.

③ 내피세포에서 plasminogen activator inhibitor(PAI)1를 분비하여 tPA를 억제

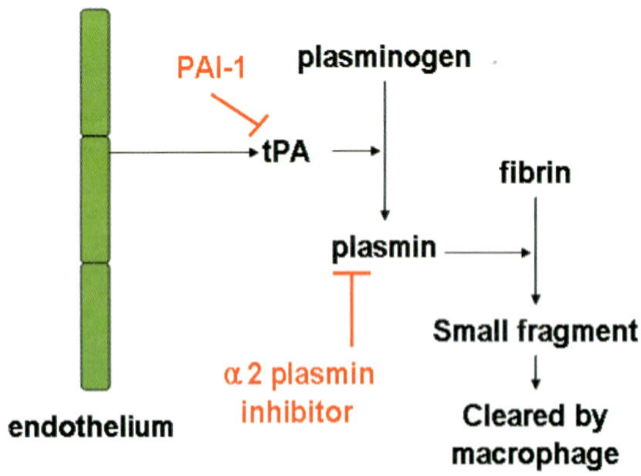

Figure 30-4 Fibrinolytic system.
내피세포에서 tPA가 분비되고 이는 plasminogen을 plasmin으로 변화시킨다. 이렇게 생성된 plasmin은 fibrin을 분해하여 small fragment로 만들고 이는 macrophage의 탐식작용에 의해 처리된다. 한편 PAI-1은 tPA를 억제하며 α2 plasmin inhibitor는 plasmin을 억제하여 섬유용해를 조절한다.
tPA : tissue plasminogen activator
PAI-1 : plasminogen activator inhibitor
AP : antiplasmin

D. Inhibitor of coagulation (Figure 30-5)

(1) **Antithrombin**

① factor VIIa를 제외한 모든 serine protease의 억제

② heparin에 의해서 촉진됨 (heparin의 주요 작용기전)

(2) **Protein C**

① thrombomodulin과 결합한 후 thrombin에 의해서 활성화됨

② factor V, VIII를 불활성화 시킴

③ 내피세포에서 tPA의 방출을 촉진함

④ factor V Leiden : resistant to protein C inhibition

(3) **TFPI (tissue factor pathway inhibitor)**

① intrinsic pathway 특히 factor VIII, IX을 차단

② thrombin 생성의 중요 조절자

(4) **Protein S** : protein C의 작용을 촉진함

(5) Protein C, S 및 antithrombin의 혈중감소 → hypercoagulable state로 혈전 발생

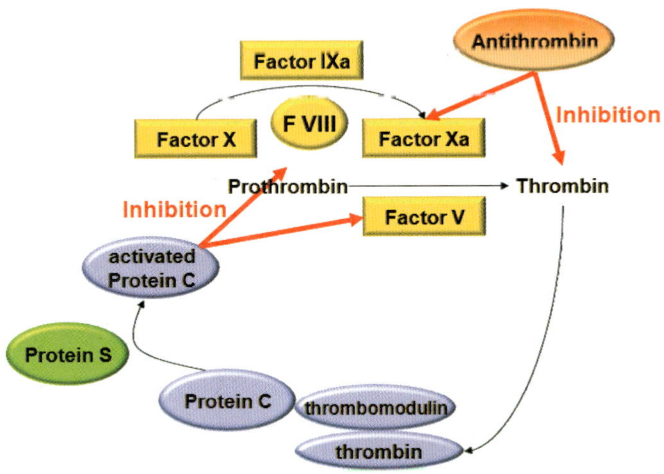

Figure 30-5 혈액응고의 억제. 혈액응고의 억제는 크게 protein C/S와 antithrombin에 의해 이루어진다. protein C는 thrombin 및 thrombomodulin에 의해 활성화된다. 이 때 protein S가 활성화에 도움을 준다. 활성화된 protein C는 factor VIII와 factor V를 억제하며 antithrombin은 thrombin 및 factor Xa를 억제한다.

E. Composition of thrombus

(1) Red thrombi

① 혈류가 느린 정맥에서 주로 생성

② fibrin이 풍부하고, 적혈구가 많이 포함

(2) White thrombi

① 혈류가 빠른 동맥에서 주로 생성

② fibrin이 거의 없고 주로 혈소판으로 구성

진단 (diagnosis)

A. 병력 청취 (history)

(1) 우선 기저 혈액응고의 장애가 있는지 또는 국소적인 해부학적인 이상으로 출혈했는지를 구분

① 치아발치, 출산, 간단한 수술시 출혈경향 파악 : 수혈이 필요할 정도로 심한 출혈의 경우는 혈액응고장애의 가능성 높음

② 외상이나 수술 등에 의하지 않고 다발성으로 출혈하는 경우 전신적 문제가 있을 가능성이 높음

③ 증상이 경한 경우 가족력이 없어도 유전성 질환을 배제 어려움

(2) 혈소판 이상으로 출혈이 생기면 주로 표면에 생기고 외상, 수술 후에 즉시 출혈하며 국소적 처치로 호전되지만, 혈장응고인자의 문제가 있는 경우 외상 후 수시간에서 수일 후에 출혈하며 국소적 방법이 효과가 없고, 깊은 조직, 관절, 복강, 흉강 등에서 출혈(Table 30-1 참조).

(3) 병력을 잘 청취하여 진단적 검사를 정하는데 참고

Table 30-1 Differences in the Clinical Manifestations of Disorders of Primary and Secondary Hemostasis.

Manifestations	Defects of Primary hemostasis (Platelet Defects)	Defects of Secondary hemostasis (Plasma Protein Defects)
Onset of bleeding after trauma	Immediate	Delayed-hours or days
Sites of bleeding	Superficial -skin, mucous membranes, nose, gastrointestinal and genitourinary tracts	Deep-joints, muscle, retroperitoneum
Physical findings	Petechiae, ecchymoses	Hematomas, hemarthroses
Family history	Autosomal dominant	Autosomal or X-linked recessive
Response to therapy	Immediate; local measures effective	Requires sustained systemic therapy

B. 임상양상 (clinical manifestations)

(1) 피부/점막

① 자색반 (purpura) : 피부에 출혈하여 혈액이 고인 것

② 점출혈 (petechiae) : 모세혈관을 통해서 적혈구가 새어나와 진피(dermis)에 작은 핀 끝(pinpoint)정도의 출혈을 만든 것

③ 얼룩출혈, 반상출혈 (ecchymosis) : 작은 소동맥이나 소정맥에서 출혈하여 피하조직에 혈액이 많이 고인 것

④ 혈종 (hematoma) : 좀 더 깊은 조직에 혈액이 많이 고여 종괴를 형성하는 (만져지는) 경우

⑤ 모세혈관확장증 (telangiectasia) : 모세혈관이 확장된 것으로 특별한 외상이 없고 혈액응고의 장애가 없어도 출혈할 수 있다.

⑥ 노인자색반 (senile purpura) : 나이가 들어서 혈관을 지지하는 결합조직이 없어지면 표면의 혈관이 약해져서 출혈이 잘 발생, 특히 손등에 잘 생김

(2) 관절

① 특히 factor VIII, IX deficiency (hemophilia)에 흔함

② 출혈이 반복되면 윤활막 비후, 관절변형이 발생

(3) 체강 (body cavity) : 후복막강 출혈에 의한 대퇴신경의 압박

(4) 가성 종양증후군(pseudotumor syndrome): 연부조직에서 악성종양의 성장을 흉내

(5) 생명이 위급한 경우 : oropharynx (airway), CNS

C. 1차 지혈의 검사실 검사

1. Screening test

(1) **출혈시간 (bleeding time)** : 혈소판의 기능을 측정하는 민감한 검사

① 방법 : small, superficial skin incision을 만들고 상처에서 출혈시간을 측정

② 표준화 : template or automated scalpel (깊이 1mm, 길이 9mm), 혈압계로 forearm에서 40 mmHg로 올려서 모세혈관을 확장시킴

③ 10분 이상인 경우 출혈의 위험성 증가

④ 15~20분 이상 출혈의 위험성이 매우 증가

⑤ 수술 전 검사로는 효과적인 선별검사가 아님

(2) **혈소판 수 (platelet count)** : 출혈경향과 잘 연관

① 정상치 : 150,000~450,000/μL

② 〉100,000/μL : 무증상

③ 50,000~100,000/μL : 출혈시간이 약간 연장, 심한 외상시 출혈

④ 〈50,000/μL : 멍이 잘 듦, 가벼운 외상에도 출혈

⑤ 〈20,000/μL : 자발적 출혈, 점출혈 (petechiae)

⑥ 출혈시간은 연장되어 있으나 혈소판수는 정상인 경우 : qualitative platelet abnormality

2. 추가검사

(1) 위의 선별검사에서 이상이 있으면 이상의 원인을 밝히기 위한 좀 더 자세한 검사가 필요

(2) vWD(von Willebrand's disease)에서는 vWF level이 주기적으로 변동하는 경우가 있으므로 반복해서 검사를 할 필요가 있음

D. 2차 지혈의 검사실 검사

(1) 혈장 응고의 이상

① **PTT (partial thromboplastin time)**

- Intrinsic pathway 검사
- Factor XII, HMWK, PK, XI, IX을 검사

② **PT (prothrombin time)**

· Extrinsic (tissue factor-dependent) pathway 검사

· Factor VII

③ TT (thrombin time)

④ Qualitative fibrinogen determination

(2) PT, PTT 검사는 모두 common pathway 상태 반영

(3) PT, PTT가 동시에 연장된 경우 정상의 혈장을 첨가하여 검사

① 이상이 교정되지 않는 경우 : inhibitor가 존재

② 이상이 교정되는 경우 : factor의 이상, fibrinogen이 fibrin으로 전환과정의 이상

③ Fibrinogen 전환과정 이상은 TT, clottable fibrinogen 검사 실시

(4) 어떤 검사에서라도 이상이 있는 경우 원인을 밝히기 위해서 자세한 검사가 필요

(5) 몇몇 드문 질환은 선별검사에서 발견되지 않음

① α 2 plasmin inhibitor deficiency, PAI-1 deficiency : euglobin lysis, whole blood clot lysis, level of α 2 plasmin inhibitor & PAI

② Scott's syndrome (platelet coagulant defect) : serum PT의 측정

Table 30-2 Relationship between Secondary Hemostatic Disorders and Coagulation Test Abnormalities.

Prolonged partial thromboplastin time (PTT)	**Prolonged thrombin time (TT)**
No clinical bleeding - factors XII, HMWK, PK	Mild or rare bleeding - afibrinogenemia
Mild or rare bleeding - factor XI	Frequent, severe bleeding - dysfibrinogenemia
Frequent, severe bleeding - factors VIII and IX	Heparin-like inhibitors or heparin administration
Prolonged prothrombin time (PT)	**Prolonged PT and/or PTT not corrected with normal plasma**
Factor VII deficiency	Specific or nonspecific inhibitor syndromes
Vitamin K deficiency - early	**Clot solubility in 5 M urea**
Warfarin anticoagulant ingestion	Factor XIII deficiency
Prolonged PTT and PT	Inhibitors or defective cross-linking
Factor II, V, or X deficiency	**Rapid clot lysis**
Vitamin K deficiency - late	a2 plasmin inhibitor
Warfarin anticoagulant ingestion	

약어: HMWK, high-molecular-weight kininogen; PK, prekallikrein.

E. 혈전증의 검사

(1) 혈액응고가 항진된 상태(hypercoagulable state)의 원인으로 전신적인 질환을 의심해야 할 경우

① 명백한 유발인자가 없이 반복되는 혈전색전증의 발생

② 혈전증에 대한 가족력

③ 청소년기 또는 젊은 시절 객관적인 혈전색전증의 증거가 있는 경우

(2) 진단은 질환에 대한 특정한 검사가 필요

(3) 50~60%에서 원인 질환의 진단이 가능

(4) 원인 질환 : **Table 30-3**

F. Inhibitor syndrome or circulating anticoagulant

(1) 드물게 출혈을 초래 (오히려 혈전증과 관련된 경우도 있음)

(2) 잘 발생하는 경우

① 출산 후 산모

② 자가면역 질환 (lupus 등)

③ 약물 (penicillin, streptomycin)

④ 고령

⑤ 다회 수혈을 받은 혈우병

(3) Lupus anticoagulant : PT, PTT는 증가하지만 bleeding보다는 thrombosis 초래

Table 30-3 Thrombotic Disorders.

Inherited	**Acquired**
Defective inhibition of coagulation factors	**Diseases or syndromes**
Factor V Leiden (resistant to inhibition by activated protein C)	Lupus anticoagulant/anticardiolipin antibody syndrome
Antithrombin III deficiency	Malignancy
Protein C deficiency	Myeloproliferative disorder
Protein S deficiency	Thrombotic thrombocytopenic purpura
Prothrombin gene mutation (G40210A)	Estrogen treatment
Impaired clot lysis	Hyperlipidemia
Dysfibrinogenemia	Diabetes mellitus
Plasminogen deficiency	Hyperviscosity
tPA deficiency	Nephrotic syndrome
PAI-1 excess	Congestive heart failure
Uncertain mechanism	Paroxysmal nocturnal hemoglobinuria
Homocystinuria - ? endothelial damage	**Physiologic states**
	Pregnancy (especially postpartum)
	Obesity
	Postoperative state
	Immobilization
	Old age

31

Disorders of Platelet and Vessel Wall

혈소판 및 혈관벽 이상

혈소판 이상 (platelet disorders)

A. 서론 (introduction)

1. 혈소판 (platelet)

(1) 혈소판의 생명주기 (life cycle)

① 골수의 거대핵세포(megakaryocyte)에서 생성

② 1/3은 비장에 격리저장 (sequestration), 2/3는 혈중에서 순환 (circulating)

③ 수명은 7~10일이고 노화되면 포식세포(phagocytic cell)에 의해서 제거

(2) 혈소판 수 조절기전 : 혈소판 수가 감소 → thrombopoietin (TPO) ↑ →거대핵세포의 수용체인 c-mpl에 결합 → 생산 증가

(3) 혈소판 수의 변화 요인

① 월경 : 배란기 ↑, 월경시 ↓

② 영양상태 : 심한 철분결핍, 엽산 결핍 vitamin B12 결핍시 ↓

③ 급성기반응 (acute phase reaction) : 혈소판도 일종의 급성기 반응물질로 염증, 출혈, 종양, 경도의 철분 결핍시에 ↑(=반응성 혈소판증가증, reactive thrombocytosis)

④ 골수증식성 질환 (PV, CML, ET, myeloid metaplasia) : 혈소판의 과도한 증가 → 혈전증이나 역설적으로 출혈을 초래

2. 혈소판 감소증 (thrombocytopenia)

(1) 기전

① **생산 장애 (impaired production)**

- 조혈모세포가 손상되었거나 증식이 억제되는 상태에서 발생
- 따라서 빈혈, 과립구감소증과 동반되는 경우가 많음
- 원인 : 골수무형성증, 골수섬유화, 종양세포의 침윤, 세포독성 약제, TAR syndrome
- 진단 : 골수 검사

② **비장 격리저장 (splenic sequestration)**

- 30%의 혈소판이 비장에 저장되어 있으므로 비장절제술 후에 혈소판 수의 증가 (postsplenectomy thrombocytosis) → benign
- 비장종대가 생기면 비장에 저장되는 혈소판 수가 증가

③ **파괴 증가 (accelerated destruction)**

- 비면역학적 기전 : 비정상적 혈관 구조, 섬유소 혈전, 혈관염, HUS, TTP, DIC
- 면역학적 기전 : 바이러스, 세균, 약물 등에 의하거나 특발성으로 항체, 면역복합체가 형성되어 보체활성화통해 혈소판 파괴

(2) 가성혈소판감소증 (pseudothrombocytopenia = laboratory artifact)

① 혈소판이 응집하거나 백혈구에 부착된 경우 혈소판수가 감소된 것처럼 나타남

② EDTA를 항응고제로 사용하는 경우에 발생

③ PBS로 혈소판 응집을 확인하고, citrate, heparin 등을 항응고제로 사용한 튜브에 채혈하여 재검

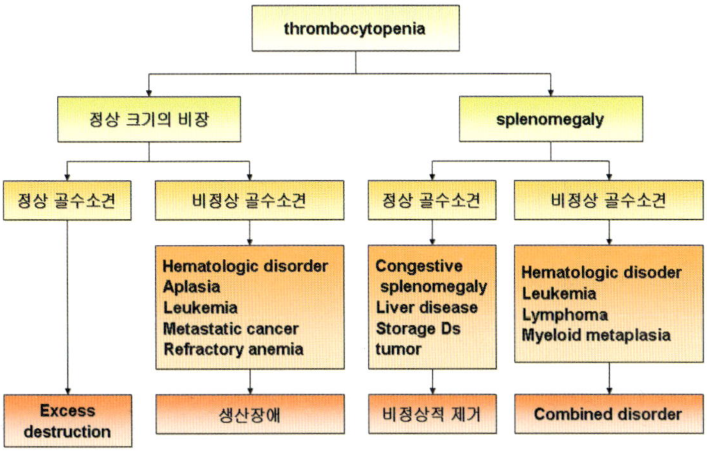

Figure 31-1
혈소판감소증 환자의 평가. 혈소판감소증 환자가 내원시 먼저 비장종대가 있는지 평가를 한다. 비장종대없이 정상 골수소견인 환자는 혈소판 파괴가 과도한 것이며 비정상 골수소견을 보인다면 여러 질환에 의한 생산장애로 평가한다. 비장종대 존재시 정상 골수소견을 나타내는 울혈성 비장종대, 간질환 등을 의심하며 비정상 골수를 가질 때는 여러 혈액학적 질환의 유무를 확인한다.

3. 기능적 혈소판 장애 (functional platelet disorders)

(1) von Willebrand's disease

(2) Platelet membrane defect

(3) Platelet release defect

(4) Storage pool defect

B. 혈소판 질환 각론

1. 약물유발성 혈소판감소증 (drug-induced thrombocytopenia)

(1) 원인약물

① 항암제 : carboplatin, alkylating agent, anthracycline, antimetabolite

② 항생제 : sulfonamide, penicillin, cephalosporins

③ 헤파린 : unfractionated heparin이 가장 위험

④ 심혈관계 약물 : thiazide, 드물게 ACE inhibitor

⑤ 알코올

(2) 기전

① 골수 억제 : 항암제, 알코올

② 거대핵세포의 생산 장애 : thiazide

③ 면역학적 기전 (약물-항체 복합체에 의해 보체활성화) : 항생제, 헤파린

(3) 진단 : 약제를 중단한 후 혈소판의 숫자가 회복되는 것을 확인

(4) 치료

① 대개 약제를 끊은 후 7~10일 내에 회복

② 혈소판이 〈10,000/μL 인 경우 회복할 때까지 glucocorticoid, plasmapheresis, transfusion 등으로 지지적 요법 시행 가능

③ 한번 혈소판 감소증을 유발한 약제는 금기

2. 헤파린유발성 혈소판감소증 (heparin-induced thrombocytopenia, HIT)

(1) 입원 환자의 혈소판감소증 원인 중 가장 흔함

(2) Unfractionated heparin을 사용할 경우 10~15%에서 발생, low-molecular-weight heparin은 더 적게 발생

(3) 증상

① 혈소판감소증

② 심한 출혈

③ 헤파린에 의한 혈전증 (white clot syndrome)

(4) 구분

① **제1형 (type I HIT)**

- 혈소판이 직접 응집(agglutination)되어 발생
- 혈소판 소모로 경도의 혈소판감소증 발생

② **제2형 (type II HIT)**

- 면역학적 반응 : 헤파린과 platelet factor 4의 복합체에 대한 항체 생성 → 항체가 혈소판의 Fc수용체에 결합하여 혈소판 활성화
- 증상이 제1형보다 심함

(5) 치료

① 즉각적인 헤파린 사용중지

② Unfractionated heparin에 대한 항체는 80~90%에서 저분자량헤파린에 대해서도 교차반응하므로 저분자량헤파린이 효과가 없음

③ **Argatroban : treatment of choice**

3. 특발혈소판감소자색반병 (Idiopathic thrombocytopenic purpura, ITP)

(1) 급성 ITP

① 기전

- 바이러스 항원 및 항체에 의한 면역복합체가 Fc 수용체에 결합
- 바이러스 항원에 대한 항체가 혈소판과 교차반응

② 임상양상

- 바이러스 감염이나 상기도 감염이 선행
- 급격히 발생하는 심한 혈소판감소증
- 주로 소아에서 발생 (소아의 ITP중 90%를 차지)

③ 감별진단

- 감염증 : 전염성단핵구증, 급성톡소포자충증, CMV 감염증, 바이러스성 간염의 전구기, 급성 HIV 감염 등이 일시적인 혈소판 감소증 유발
- 재생불량성 빈혈, 급성 백혈병, 전이성 종양에 의한 혈소판감소증
- 정확한 감별을 위해서는 골수검사가 필요

④ 경과

- 4~6주내에 60%가 회복
- 3~6개월내에 90% 이상이 회복

(2) 만성 ITP

① 기전

- 혈소판의 GpIIb/IIIa 또는 Gp Ib/Ix complex에 대한 항체(+)
- IgG 자가면역항체는 혈소판을 둘러싸고 혈소판은 Fc receptor가 발현된 조직대식세포에 의해 비장과 간에서 파괴 (**Figure 31-2**)

② 임상양상

- 갑자기 발생한 혈소판 감소, 멍이 잘 듦, 월경과다
- 20~40세 사이의 여성에서 주로 발생 (남:여 = 1:3)

③ 감별진단

- SLE, 혈액학적 질환 : 골수검사, 항핵항체 검사(ANA)로 감별
- 간종대, 비장종대, 림프절종대를 동반한 경우 간염바이러스, CMV, EBV, 톡소포자충, HIV 등 감염 감별

④ 골수검사 소견 : **Figure 31-3**

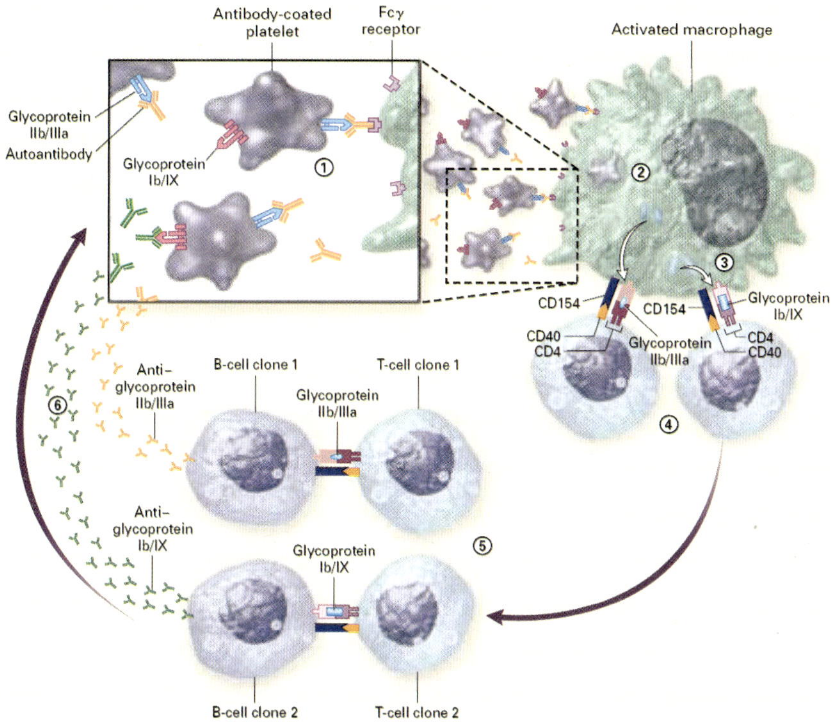

Figure 31-2 만성 ITP의 병리기전.
혈소판의 GpIIb/IIIa 또는 Gp Ib/Ix complex에 대한 항체가 만들어지고 이들 IgG 자가면역항체는 혈소판과 결합하게 된다. 그러면 이들 IgG가 opsonin으로 작용하여 RES에 있는 Fc 발현 대식세포에 의해 제거가 된다.

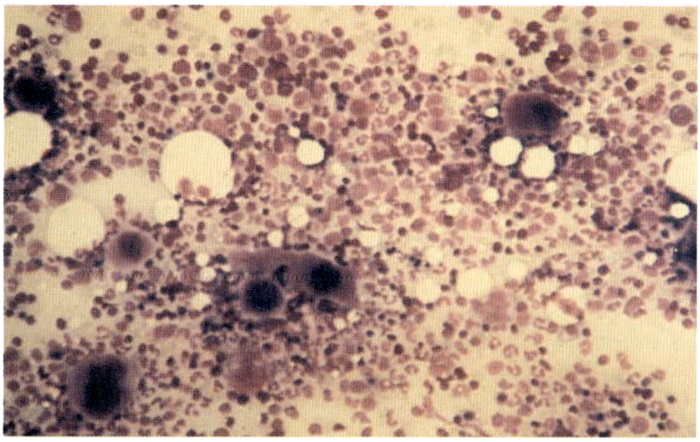

Figure 31-3
ITP의 골수검사 소견
골수에서는 다수의 megakaryocyte가 관찰되고 있으며 이는 혈소판 생성의 장애보다는 말초에서의 파괴를 하는 질환을 시사한다.

(3) ITP의 치료

① 치료여부 및 방법은 나이, 혈소판 수, 자연경과에 따라 결정

② 혈소판 수 <20,000/μL, 과다한 출혈이 있는 경우 치료 필요(Box 참조)

※ **증상이 있는 만성 ITP의 치료**

1. 초치료

(1) Prednisolone

① 성인의 경우 약 절반에서 혈소판 수치가 10,000/mm^3이므로 증상 발현 시 바로 투여

② 용량 : 60mg/day 4~6주간 투여한 후 서서히 감량 치료

③ Response rate : 50~70%, 대부분 3주 이내

④ 지속적 관해 : 5%미만에서 30% 이상까지 다양, 감량 후 대부분 재발

(2) Anti-D immune globulin

① Rh(+)인 환자에서 IVIG와 동일한 효과

② 상대적으로 적은 부작용이 장점이나 가격이 비싼 것이 단점

③ 주요 부작용 : alloimmune hemolysis

(3) IVIG

① 대식세포의 Fc receptor를 포화시키며 항혈소판 항체를 중화

② 주로 내출혈, 수일 간의 steroid 치료에도 불구하고 혈소판감소증 지속(5,000/mm^3 미만)일 때 사용

③ 지속적 관해는 그리 많지 않고 신부전 및 폐기능 저하가 올 수 있다

2. 비장절제술

① 70%정도가 비장절제술에 반응

② 반응이 없거나 재발한 경우 부비장(accessory spleen) 존재여부를 확인

③ Accessory spleen을 확인하는 법

- Howell-Jolly body : 비장이 없으면 Howell-Jolly body를 포함한 RBC가 비장에서 제거되지 못하므로 말초에 존재하나 존재하지 않으면 부비장의 존재를 의심
- Radionuclide scan으로 부비장의 존재를 확인

3. 응급상황에서의 치료

① 주로 뇌출혈에 의한 신경학적 이상, 내출혈, 응급 수술을 시행할 경우

② Methylprednisolone, IVIG 투여

③ 혈소판도 평소의 2-3배가 되게 수혈

④ 비장절제술도 고려

4. 재발 후 치료

① Steroid를 줄여나가는 동안 1차례 이상의 재발

② Steroid에 반응이 없는 경우 IVIG, anti-RhD 사용

③ Splenectomy 후 반응이 없을 때에는 danazol, azathioprine, cyclophosphamide, vincristine

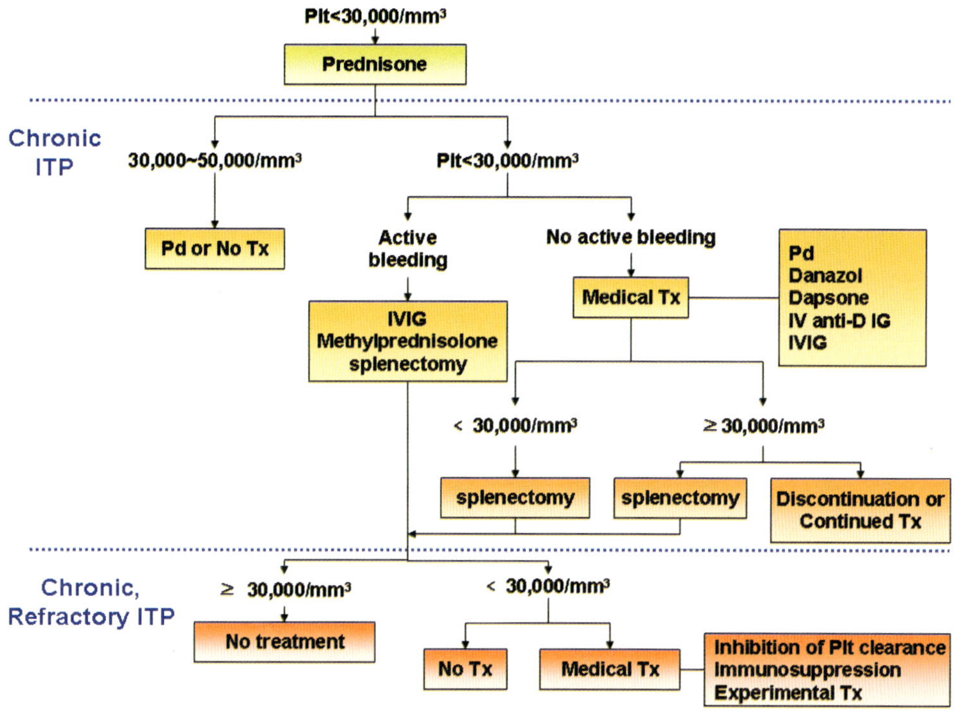

Figure 31-4 만성 ITP의 치료 흐름도.
혈소판 수치가 30,000/mm³ 미만일 때는 steroid로 치료를 시작한다. 치료 후에도 30,000/mm³ 미만일때는 다른 내과적 치료를 고려한다. 만약 그렇게 치료했음에도 불구하고 혈소판 수치가 30,000/mm³ 미만일때에는 비장절제술을 고려한다. 그럼에도 불구하고 혈소판 수치가 낮을 때는 만성, 치료-불응성인 ITP로 다른 실험적인 치료를 고려한다.

Table 31-1 Pattern of von Willebrand's disease.

Type	vWF:Ag / vWF:RCoF	RIPA	RIPA-low dose	Multimeric pattern
1 (Classic)	↓ / ↓	↓~N	없음	정상패턴, 균일하게 농도 ↓
2 (Variant)				
2A	↓ / ↓↓↓	↓↓	없음	고분자량 및 중간분자량의 중합체 ↓
2B	↓~N / ↓~N	N	↑	고분자량 중합체 ↓
2N (Normandy)	N / N	N	↓	정상
Platelet type	↓~N / ↓	↓	↑	고분자량 중합체 ↓
3 (Homozygote or compound heterozygote)	없음/없음	없음	없음	없음

vWF:Ag = von Willebrand's factor antigen, vWF:RCoF = von Willebrand's factor ristocetin cofactor activity, RIPA = ristocetin-induced platelet aggregation
Note. N, normal; ↓~N, decreased to normal

4. von Willebrand's disease : 가장 흔한 유전성 출혈질환

(1) vWF

① multimer plasma glycoprotein

② 혈관내피세포에서 large vWF precursor subunit상태로 생산되어 분리(cleavage) 되고 multimer로 조립

③ 기능

· 내피세포하조직에 혈소판 부착에 관여

· Factor VIII의 운반체

④ 혈중 vWF 및 high-molecular-weight multimer의 감소는 혈소판 부착증의 감소를 초래하고 임상적 출혈의 원인이 됨

⑤ vWF 농도에 영향을 주는 요인: ABO 혈액형, 중추신경계 질환, 염증, 임신

⑥ 시간에 따라 농도가 변화하므로 이상이 있어도 검사에서 정상으로 나올 수가 있음

(2) 구분 (**Table 31-1** 참고)

① **Type I :** 가장 흔함, vWF가 경도 ~ 중등도 감소

② **Type IIa : variant form**

· 정상농도이지만 비정상 기능

· vWF분비나 단백질 분할(cleavage)의 장애 → 고분자량~중간분자량 vWF의 결핍

③ **Type IIb**

· 정상농도이지만 비정상 기능

· 혈소판에 부적절하게 결합하여 혈소판 응집 유발

④ Type III

· 매우 심각한 점막의 출혈

· Recessive trait

(3) 임상양상

① **Type III(상염색체 열성유전)를 제외하고는 상염색체 우성유전**

② 경도에서 심한 출혈까지 다양한 증상

(4) 진단 : 다양한 질환군이므로 아래 결과의 조합이 다양하게 나타남

① 혈소판 부착의 이상으로 bleeding time의 증가

② plasma vWF 농도의 감소

③ ristocetin cofactor assay로 측정한 활성도 감소

④ factor VIII 농도의 감소 (aPTT의 증가)

(5) 치료

① **Factor VIII concentrate** (고분자량 vWF multimer가 포함),

② **cryoprecipitate**

③ **Desmopressin (DDAVP)**

- **Type I에서 vWF의 농도를 상승시킴**
- **Type II에서는 금기**, type IIa에서는 혈관내 혈소판응집을 유발할 수 있음, type IIb에서는 혈소판을 감소
- **Type III에서는 효과가 없음**
- 속성내성(tachyphylaxis)이 잘 생김

④ 월경억제 : **경구피임약**

(6) 후천성 vWD

① 기전

- vWF 기능을 억제하는 항체형성 : 림프구계 종양, 기타 종양, 자가면역질환, 다발성수혈
- vWF multimer를 흡착(adsorption) : Waldenstrom's macroglobulinemia, Wilms' tumor, lymphoma

② 치료 : 기저질환 치료가 중요, 혈장이나 desmopressin은 효과없음

5. 혈소판세포막의 결함 (platelet membrane defect)

(1) 구분

① Bernard-Soulier syndrome : Gp Ib/IX의 이상 (vWF와의 결합에 장애)

② Glanzmann's thrombasthenia : Gp IIb/IIIa의 이상 (fibrin 결합의 장애)

(2) 임상양상

① 둘 다 상염색체 열성유전

② 지혈기전 장애 → 재발하는 점막의 출혈

(3) 검사

① Bernard-Soulier syndrome : ristocetin에 의하여 응집되지 않음, 나머지는 모두 정상

② Glanzmann's thrombasthenia : ristocetin에 의하여 응집되나 epinephrine,

ADP, thrombin에 의해서는 응집되지 않음

(4) 치료 : 정상혈소판 수혈

6. 혈소판방출결함 (platelet release defect)

(1) platelet에서 ADP, epinephrine등을 방출하는 데 장애

(2) 구분

① NSAID, COX-2 inhibitor : thromboxane A_2의 생성 장애 → 방출 장애 초래

② Penicillin : 혈소판 코팅 (coating) → 방출의 억제

③ 요독성 혈소판기능저하 (uremic platelet dysfunction)

(3) 임상양상 : 가벼운 증상 - 멍, 수술 후 출혈지속

(4) 치료

① 약물에 의한 경우 약물 중단

② 요독성 출혈 : 투석, 적혈구 수혈, EPO, factor VIII concentrate, desmopressin, conjugated estrogen

7. 저장 결함 (storage pool defect)

(1) 구분

① 혈소판 과립의 단독 결함

② systemic granule packaging defect과 관련 : albinism, Chediak-Higashi syndrome

③ 거대핵세포의 형성이상 (dysplasia) : 급성백혈병, 만성백혈병, 골수증식성질환

④ SLE, 간질환 : 미성숙과립 혈소판

(2) 임상양상 : 멍이 잘 듦, 점막 출혈, 출혈시간 증가

(3) 치료 : 대개 치료가 필요없으나, 심한 경우 혈소판 수혈, desmopressin으로 치료

혈관의 이상 (vessel wall disorders)

A. 서론 (introduction)

1. 혈관벽 질환 (vessel wall disorder)

(1) 지혈기전에 대한 검사결과가 정상

(2) 대개 출혈은 피부, 점막에 국한

(3) 임상양상이 혈소판 질환과 유사

2. 혈소판감소증, 미세혈관병증 빈혈과 관련된 질환

(1) Thrombotic thrombocytopenic purpura (TTP)

(2) Hemolytic-uremic syndrome (HUS)

(3) Disseminated intravascular coagulation (DIC)

(4) Malignant hypertension

(5) Eclampsia

(6) Vasculitis : SLE, polyarteritis nodosa

(7) Cavernous hemangioma (Kasabach-Merritt syndrome)

(8) Disseminated carcinoma

(9) Renal allograft rejection

B. 혈관 이상 질환 각론

1. 혈전저혈소판혈증자색반병 (Thrombotic thrombocytopenic purpura, TTP)

(1) 원인 : 임신, 악성종양의 전신전이, mitomycin C, 고용량의 항암제, HIV 감염, ticlopidine

(2) 기전(**Figure 31-5**)

· **ADAMTS13 (metalloproteinase)의 이상 (결핍, 억제항체의 존재)**

→ ultra-high-molecular-weight vWF의 분할(cleavage)에 이상

→ 혈관내 혈전형성

(3) 임상양상 : 5주징 (pentad)

① **용혈성 빈혈 (hemolytic anemia)**

· Coombs-negative anemia

· Schistocyte (fragmented RBC)

② **혈소판감소증 (thrombocytopenia)** : 빈혈과 같은 경과를 보임. 혈소판감소증이 심해지면 신경계, 신장의 증상이 나타남

③ **신경계 증상 (neurologic defect)**

· 주로 의식저하 (diffuse & fluctuating) → 심해지면 혼수

· 국소적 이상을 보이기도 함 : 경련, 반신마비, 실어증, 시야결손

④ **신장기능이상 (renal dysfunction)** : 단백뇨, 혈뇨, 고질소혈증/신부전

⑤ **발열 (fever)** : 없을 수도 있다.

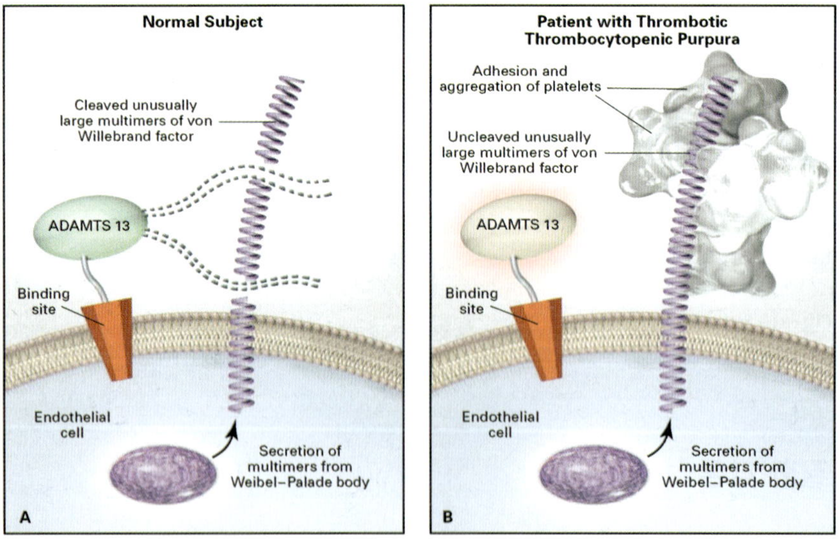

Figure 31-5 TTP의 발생기전.
Panel A. 정상인의 ADAMTS13(von Willebrand factor cleaving metalloprotease)은 endothelial cell의 표면에 부착 후 비정상적으로 큰 vWF를 잘게 쪼갠다. 쪼개진 vWF는 혈소판의 부착과 응집 작용이 없다. Panel B. 활성화가 떨어진 ADAMTS 13은 큰 크기의 vWF를 쪼개지 못하고 크기가 큰 vWF는 혈소판의 부착과 응집을 일으킨다. **TTP에서는 ADAMTS13의 기능저하가 관찰된다.**

(4) 진단

① 혈관벽의 염증성변화는 없으나, 혈관내 hyaline thrombi가 존재

② PT, PTT, fibrinogen, FDP는 정상

③ 20%에서 ANA(+)

(5) 감별진단 : 혈관염(혈관벽의 염증), SLE

(6) 치료

① intensive plasmapheresis (with FFP infusion)을 시행하면 완전히 회복되는 경우가 많음

② chronic relapsing form의 경우는 maintenance plasmapheresis

③ 몇 몇 환자의 경우는 오직 glucocorticoid에만 반응

2. 용혈성요독증후군 (Hemolytic-uremic syndrome, HUS)

(1) 기전

① TTP와 유사한 병태생리이나 신장에만 국한

② hyaline thrombi가 수입 세동맥과 사구체모세혈관에 존재

③ *E. coli* O157:H7 감염, Shigella 감염증과 연관

(2) 임상양상

① 발열, 혈소판감소증, 미세혈관성 용혈성빈혈, 고혈압, 급성신부전

② DIC 양상은 보이지 않음

(3) 치료

① 신부전시 투석 이외에 특별한 치료는 없다

② 사망률 5%, 만성신장기능장애 10~50%

3. Henoch-Schönlein purpura (anaphylactoid purpura)

(1) 기전 : 모세혈관 및 사구체간질(mesangium)에 **IgA와 보체의 침착으로 인한 혈관염**

(2) 임상양상

① 주로 소아와 청소년기에 상기도 감염이나 연쇄상구균 인후염 후 발생

② 사지, 둔부의 extensor surface에 자반이나 두드러기 같은 발진

③ 다발성 관절통, 관절염

④ 복통 (colicky)

⑤ 혈뇨

(3) 치료 : glucocorticoid를 사용하면 증상이 경해지지만 질병경과를 바꾸지는 못함. 5~10%에서 만성신장염으로 진행

4. 대사성 질환 및 염증성 질환

(1) 혈관의 염증 (면역복합체 등에 의한)

① 감염 : 바이러스, 리켓치아 등

② 약제 : sulfonamide, penicillin, allopurinol

(2) Hyperglobulinemic purpura

(3) Monoclonal gammopathy: lymphoma, Waldenstrom's macroglobulinemia, multiple myeloma, cryoglobulinemia

(4) 지지조직(supporting tissue)의 이상

① Vitamin C 결핍증 : 콜라겐 합성의 이상

② Cushing syndrome, Senile purpura : 혈관지지 연부조직 위축(atrophy)

③ Connective tissue disorder: Marfan's syndrome, Ehlers-Danlos syndrome 등

(5) 혈관 기형

① Hereditary hemorrhagic telangiectasia (Osler-Rendu-Weber syndrome)

② Angiodysplasia of colon

③ Kasabach-Merrit syndrome : large cavernous hemangioma

32

Coagulation Disorders

혈액응고 장애

서론 (introduction)

A. 혈장 응고인자 결함

(1) 구분 : 유전성(inherited), 후천성(acquired)

(2) 유전성 : factor VIII, IX deficiency (가장 흔함) 등

(3) 후천성 : DIC, 간질환, vitamin K 결핍증, 항응고치료

(4) 접근법

① PT/PTT 검사 : 대부분의 경우 연장되어 있다.

② 이상이 있으면 특정한 응고인자에 대한 정량적 검사가 필요

- % of normal pooled plasma standard로 표시
- 정상치 : 50%~150%
- 정상적 지혈에 필요한 최소량 : 25%

응고장애

A. Factor VIII deficiency (A형 혈우병)

1. Factor VIII

(1) 비교적 큰 265 kDa, single chain의 단백질

(2) 생산 및 저장 : 간에서 생산, 혈액내에 vWF와 결합하여 순환

(3) 기능 : intrinsic pathway에서 factor X의 활성화

(4) 유전자는 X염색체에 존재 (X-linked recessive)

2. 유병률

① 출생 남아 10,000명 당 1명

② 서구에서는 전체 혈우병원 80%를 차지

3. 응고인자의 양과 임상양상과의 관계 (대부분의 환자가 5%이하)

(1) 〈1% : bleeding frequently without evident trauma

(2) 1~5% : moderate disease with less frequent episode

(3) 〉5% : mild disease, usually secondary to trauma

(4) ~25% : bleeding after major trauma or surgery

4. 임상양상 (clinical manifestations)

(1) 손상 후 수시간에서 수일내에 발생하며, 치료 하지않으면 수 일에서 수 주동안 지속

(2) **관절**

① 체중을 지탱하는 관절(weight bearing joint)에 통증 및 부종

② **혈관절증(hemarthrosis)** → 관절윤활막의 염증 유발

③ 장기적으로는 골관절염, 관절섬유화, 관절강직(ankylosis) 근육위축을 일으킴

(3) 신장 : 혈뇨가 종종 발생 → 자가회복

(4) 가장 심각한 임상증상 : oropharyngeal bleeding, CNS bleeding

(5) 종괴 효과 : 구획증후군(compartment syndrome), 정맥울혈, 신경의 손상 (예, 후복막강 내 혈종으로 인한 대퇴신경병증)

(6) 가성 종양 (pseudotumor syndrome) : 혈액이나 염증조직이 큰 석회화종괴(calcified mass)를 형성하여 종종 악성종양으로 오인

5. 검사소견 (laboratory findings)

(1) 혈소판 수 정상, bleeding time 정상, PT 정상, aPTT만 증가

(2) Factor VIII, IX (두 인자결핍의 임상양상이 유사하여 구별이 안되므로 반드시 검사로 감별해야 함)

6. 치료 (treatment)

(1) 원칙

① 증상(통증)이 징후보다 먼저 나타나므로 증상이 중요

② 외상 후 수일 후까지도 징후는 없는 경우가 많다.

③ 조기치료가 효과적이고, 생명유지에 도움이 됨

④ Aspirin이나 aspirin이 포함된 약물은 사용금지, NSAID는 조심스럽게 사용

(2) 치료 약물

① **Factor VIII concentrate** : 바이러스성 간염, HIV 등의 감염의 위험이 있다. 최근에 기술의 발전으로 불활성화 가능

② **Cryoprecipitate**(FFP의 절반 정도의 factor VIII 함유, 부피는 1/10), **FFP** → 감염의 위험성

③ **Highly purified factor VIII** : monoclonal Ab column을 이용하여 정제, 감염의 위험성이 매우 낮고 이물질에 대한 노출도 최소화

④ **Recombinant factor VIII** : 감염의 위험성이 매우 낮고 이물질에 대한 노출도 최소화

⑤ **Desmopressin** : 경한 혈우병에서 일시적으로 factor VIII의 농도를 2~3배 올리는데 사용

⑥ **EACA :** plasminogen inhibitor로 타액 속에 있는 plasmin을 억제하여 구강조직 내의 clot의 formation을 유지

(3) 치료방법

① 체중 1 kg당 1 unit를 투여하면 2%가 상승

② 반감기는 8~12시간이므로 하루 2회 주사 또는 지속적 정주가 필요

(4) 치료의 실제

① 합병증이 없는 출혈이나 혈관절증 초기 : 응고인자를 15~20%까지 상승하는 것을 목표로 1회 주사

② 광범위한 혈관절증이나 후복막강 혈종 : 25~50%로 최소한 72시간 유지

③ 생명이 위급한 경우 : 최소한 50%이상으로 2주 이상 유지

④ 수술 전에는 factor VIII에 대한 항체를 측정하여 항체가 없으면 수술 직전에 투여하고 10~14일 동안 50% 유지

⑤ 관절치환술 등의 정형외과적 수술 후에는 물리치료를 해야 하므로 최소한 3주간 유지

⑥ 치과 치료에서는 간단한 충치 치료의 경우 1회 주사 + EACE 3~4일간 투여, 발치의 경우에는 2~3일 간 주사

7. 합병증 (complications)

(1) 감염증 : 바이러스 간염, HIV 감염증

(2) 경도의 철분결핍

(3) Coombs' positive anemia (응고인자에 대한 항체형성)

(4) 응고인자 억제제(inhibitor)의 생성

① Type I inhibitor : factor VIII에 노출되면 항체가 생성되어 factor VIII 파괴 (anamnestic response)되므로 다음 약제로 치료

- Porcine factor VIII concentrate
- Prothrombin complex concentrate : 다른 인자들도 활성화되어 있어서 오히려 혈전증의 위험성이 있음 (간질환자나 수술 후 움직일 수 없는 사람에서 잘 발생)
- Recombinant factor VIIa : 직접적으로 factor X 활성화

② Type II inhibitor : 대개 low-titer로 고용량의 factor VIII에 반응

B. Factor IX deficiency (B형 혈우병)

(1) Factor IX

① 55kDa 전구효소 (proenzyme)

② Factor XIa 또는 tissue factor-factor VIIa complex에 의해서 활성화

③ 기능 : factor x의 활성화

④ 유전자는 X 염색체에 존재 (X-linked recessive)

⑤ 합성에 vitamin K가 필요

(2) 유병률 : 출생 남아 100,000명 당 1명

(3) 임상양상 : A형 혈우병과 구별 불가능

(4) 검사소견 : 혈소판 수 정상, bleeding time 정상, PT 정상, aPTT↑ (A형 혈우병과 같음)

(5) 치료 : A형 혈우병과 다르다.

① 치료 약제

- **FFP** (cryoprecipitate에는 factor IX이 없음)
- **Prothrombin complex concentrate**: 혈전증 발생 위험
- **Recombinant factor IX**

② 치료방법

- 체중 1 kg당 1 unit를 투여하면 1%가 상승
- 반감기는 18~24시간이므로 하루 1회 투여도 가능

③ 실제 치료에서 목표량(%)은 A형 혈우병과 유사하고 하루 투여량도 unit / 반감기에 비례하므로 거의 같음

C. Factor XI deficiency

(1) Factor XI

① 160 kDa 단백질

② Factor XIIa, HMWK, kallikrein에 의해서 활성화

③ 상염색체 열성유전

④ 주로 Ashkenazi Jews에 많음

(2) 응고인자의 농도와 임상양상과의 관련이 정확하지는 않음

(3) 대개 자발적 출혈이나 혈관절증은 드물고, 외상이나 수술 후에 출혈과다

(4) 치료 : FFP, factor XI (반감기 24시간)

D. 기타 다른 응고인자의 결핍증

(1) **Factor V, VII, X, II(prothrombin) deficiency**

① 매우 드물다

② 상염색체 열성유전

③ 자발적 출혈이나 외상후 출혈, 월경과다

④ FFP, 심한 경우는 prothrombin complex concentrate로 치료

(2) **Defect on contact activation pathway**

① Hageman factor(factor XII), HMWK, prekallikrein

② 검사실 검사에서 이상소견(PTT〉100s)이 있으나 임상증상 없음

③ 치료가 필요 없음

E. Afibrinogenemia/dysfibrinogenemia

(1) Fibrinogen

① 340 kDa 단백질, 3개의 펩티드사슬이 공유결합된 것이 2개가 모여서 합성

② 혈장에 매우 풍부함 (2.5g/dL)

③ thrombin에 의해서 Aα, Bβ chain에서 fibrinopeptide가 끊어져 fibrin monomer가 생성

④ 중합되어서 fibrin clot이 생김

(2) 임상양상

① Afibrinogenemia : 경도의 출혈

② Dysfibrinogenemia : 증상이 없거나 중등도의 출혈, 경우에 따라서는 과다응고상태(hypercoagulable state), 유산 등의 증상을 보임

(3) 검사소견

① Afibrinogenemia : fibrinogen이 존재하지 않음

② Dysfibrinogenemia : PT, PTT의 증가, TT증가, functional assay와 immunologic assay의 차이

F. Factor XIII deficiency 및 defective cross linking

(1) factor XIII : transglutaminase로 fibrin을 연결시켜 피떡을 안정화시킴

(2) 결핍증은 매우 드물다

(3) 임상양상

① 신생아에서 제대 출혈

② 상처가 잘 아물지 않음

③ 남성에서 불임, 여성에서 유산

④ 두개내 출혈의 발생률이 높다

(4) 치료

① 1%만 있어도 정상적 혈액응고가 이루어짐

② 반감기가 14일이므로 1회 투여로 치료 가능

③ FFP, fibrogammin (purified factor XIII-rich product)

G. Vitamin K deficiency

(1) Vitamin K

① fat-soluble vitamin으로 지혈기능에 중요한 역할

② 결핍의 원인 : 섭취 부족, 장의 흡수저하, 간질환 (저장량 부족)

③ 위험요인 : 신생아, 간담도계 수술후, 만성간질환, cephalosporin 등 항생제 사용

④ **factor II, VII, IX, X, protein C, S의 감소를 초래**

(2) 부족하면 가장 먼저 factor VII, protein C의 농도가 감소(반감기가 짧다) → PT의 증가, PTT는 정상

(3) 치료

① 10 mg vitamin K 주사 (8~10시간 후 정상화)

② FFP : 즉각적 교정이 필요한 경우

③ Purified prothrombin complex concentrate → liver disease가 있는 사람의 경우 thrombosis를 일으키므로 피해야 함

H. 파종혈관내응고 (disseminated intravascular coagulation, DIC)

1. 원인 (etiology)

· 산과적 합병증, 전이성 종양, 중증 외상(massive trauma), 패혈증

2. 기전 (mechanism)

· 손상 등에 의하여 tissue factor, 감염에 의하여 endotoxin등이 혈중으로 방출되어 세포표면을 활성화

→ 응고반응이 가속화됨

→ 미세혈관내부에 작은 혈전 및 색전의 형성

→ 응고인자를 소모하고 2차적인 섬유소용해(fibrinolysis)가 시작

3. 임상양상 (clinical manifestations)

(1) 정도와 단계에 따라 다르다

(2) 광범위한 피부와 점막의 출혈, 특히 절개부위, 주사부위, 카테터 삽입부위에서 심함

(3) 말단청색증 (acrocyanosis) 및 혈전증

4. 검사소견 (laboratory findings)

(1) **혈소판감소증**

(2) **분열적혈구 (schistocyte)**

(3) **PT, PTT, TT의 증가**

(4) **Fibrinogen의 감소, FDP, D-dimer의 증가**

5. 치료 (treatment)

(1) 원칙

① 교정가능한 원인을 찾아서 교정

② 주요증상(출혈 또는 혈전증)에 따라서 치료

③ 만성 DIC의 경우 재발하지 않도록 예방

(2) 주요증상의 치료
  ① 출혈 : FFP, 혈소판농축액의 투여
  ② 혈전증 : 헤파린 정주
  ③ 출혈에서의 heparin 사용 → 논란
  ④ PML 환자에서 출혈이 없는 mild DIC가 있는 경우 예방적 차원에서 헤파린 사용

(3) 만성 DIC의 경우 혈장 및 혈소판 보충, 심한 경우 헤파린 사용

I. 간질환에서의 응고이상

1. 원인 (etiology)

(1) 해부학적 이상 : 문맥고혈압에 의한 비장기능항진, 정맥류, 소화성 궤양

(2) 간기능 이상 : 혈액응고인자합성의 장애, vitamin K 대사의 장애

(3) 치료의 합병증 : 대량 수혈, 헤파린, EACA 등 약제

2. 검사 소견 (laboratory findings)

(1) PT, PTT, platelet count, fibrinogen을 검사해야 함

(2) 대다수의 환자가 PT, PTT의 연장, 경도의 혈소판감소증, 정상 fibrinogen을 보임

(3) 심한 혈소판감소증 및 낮은 농도의 fibrinogen은 DIC를 시사함

3. 치료 (treatment)

(1) **Vitamin K의 투여**

(2) **FFP** : 단점으로 plasma volume의 증가, 간성혼수, fluid 및 sodium 저류가 있다.

(3) Prothrombin complex는 피한다.

J. 섬유소용해체계의 결함(fibrinolytic defect)에 의한 출혈

(1) 종류

① α 2 plasmin inhibitor deficiency

② Plasminogen activator inhibitor (PAI) 1 deficiency

③ 간경변 : tPA의 제거가 효과적으로 되지 못함

④ 악성종양

(2) 임상양상 : 반복되는 출혈

(3) 검사소견

① PT, PTT : 정상

② Low fibrinogen, elevated FDP, normal D-dimer (DIC와 감별점, 항상 맞지는 않음)

(4) 치료

① FFP

② EACA : fibrinolytic inhibitor

K. 혈액내 항응고인자 (circulating anticoagulant)

(1) 원인

① Factor VIII 항체 : 혈우병환자의 15%~20%, 경산부, 약물, SLE, 고령, AIDS 등에서 생성

② Phospholipid와 결합하는 비특이적인 억제인자: 혈액응고검사에서 응고시간을 연장시킴

(2) 검사실 검사 : PT, PTT 연장→정상혈장과 섞어서 검사하는 mixing test에서 계속 연장되어 있음

(3) 치료 : 출혈이 있으면 massive plasma 또는 concentrate, activated prothrombin complex concentrate, plasmapheresis 등으로 치료

33

Thrombotic Disorders

혈전 질환

서론 (introduction)

A. 혈전색전증 (thromboembolism)

(1) 발생률 (미국)

① DVT (deep vein thrombosis), PE (pulmonary embolism) 매년 500,000~2,000,000명 발생

② MI (myocardial infarction), stroke에 의해 ﹥800,000명 사망

(2) 위험 요인

① 동맥경화 혈관질환

② 선천성 심장병

③ Immobility

④ 악성종양

⑤ 대다수의 경우에는 특별한 위험요인이 없다.

(3) 치료 및 예방 : antithrombotic agent (antiplatelet agents, anticoagulant, fibrinolytic agents)

① Antiplatelet agent : 주로 동맥의 혈전증의 치료에 사용

② Anticoagulant, fibrinolytic agent : 정맥의 혈전증에 치료

B. 유전성 혈전질환 (inherited prothrombotic disorders)

(1) 유전성 질환을 의심해야 할 경우

① 젊은 나이 (20대에 발병)

② 혈전증이 반복

③ 혈전증의 가족력

(2) 구분

① 혈액내의 정상적 응고억제인자의 결함 : protein C, S, antithrombin 의 결핍 또는 이상(모두 상염색체 우성유전)

② 섬유소용해체계의 이상

③ Dysfibrinogenemia의 일부

질환 각론 (specific diseases)

A. Antithrombin deficiency

1. Antithrombin

(1) 혈액응고인자와 복합체를 이루어 응고인자의 활성을 억제 (자세한 작용 pathway는 chapter 30 참조)

(2) 헤파린 및 그 유사물질에 의해서 작용이 촉진

(3) Plasma antithrombin농도는 5~15mg/L(50~150%)로 정상보다 조금만 낮아져도 혈전의 위험성 증가

(4) 선별검사 : antithrombin III 농도 뿐만 아니라 heparin cofactor activity와 함께 기능적 평가도 시행

(5) 대개 heterogenous deficiency가 가장 흔하다.

2. 치료 (treatment)

(1) 혈전증 급성기에는 헤파린 정주 후에 영구적 항응고 치료

(2) 가족을 조사하여 antithrombin deficiency가 있는 사람을 발견

① 수술 전에 예방적으로 헤파린, 혈장을 주사

② 혈전증이 발생한 적이 없는 결핍증 환자에서는 항응고 치료가 추천되지 않음

B. Protein C & S deficiency

1. Protein C & S

(1) **Vitamin K 의존 단백**

(2) Protein C : thrombin에 의해 활성화 됨

(3) 작용 : factor Va, VIIIa를 분해, 섬유소용해를 촉진하여 혈전의 용해를 가속화

(4) 상염색체 우성유전

(5) 두 단백질 결핍의 임상양상이 동일함

2. 치료 (treatment)

(1) 혈전증 급성기에는 헤파린 정주 후에 경구 항응고 치료

(2) Warfarin 사용시 주의점

① **protein C, S 농도의 감소**

② protein C deficiency 환자에서 드물지만 **warfarin-induced skin necrosis**가 발생

(3) Homozygous protein C deficiency의 경우 혈전의 재발방지를 위해서는 경구 항응고제 사용보다는 periodic plasma infusion이 사용

C. Activated protein C resistance 및 factor V Leiden mutation

(1) 기전

① Factor V의 Arginine 506이 glutamine으로 변이

② Activated protein C에 의한 분해에 대한 저항성

(2) 임상양상

① 정맥 혈전색전증의 위험성이 heterozygote인 경우 7배, homozygote인 경우 20배 증가

② Heterozygote가 임신하거나 경구피임약을 복용시 위험도 15배 증가

(3) 치료

① 급성기에서는 헤파린 정주

② Heterozygote : 2,3번 재발하면 영구적 항응고 치료 고려

③ Homozygote : 영구적 항응고치료, 여성에서 피임약은 금기

④ 무증상 carrier인 경우는 혈전증이 발생하기 전까지 치료하지 않음. 수술이나 외상시 예방적 치료

D. Prothrombin gene mutation

(1) 기전

① Prothrombin gene 20210 position (untranslated region)에 G→A mutation

② Prothrombin 농도의 증가

E. Dysfibrinogenemia와 fibrinolytic defects

(1) 구분

① Dysfibrinogenemia : 대부분의 dysfibrinogenemia는 출혈을 일으키지만 일부에서 혈전증을 초래

② 비정상적 plasminogen

③ tPA ↓

(2) 치료 : 헤파린, 경구 항응고제

F. 기타 질환

(1) Antiphospholipid syndrome

(2) 흔한 질환 : 울혈성 심부전, 전이성 종양

(3) 대수술

(4) 혈액학적 질환 : PNH, essential thrombocytosis, polycythemia vera

(5) Homocystinemia

※ Antiphospholipid syndrome, homocysteinemia의 경우 venous thrombosis 외에 arterial thrombosis도 잘 발생한다.

G. Thrombotic disorder의 치료

1. 유전성 혈전증을 의심해야 하는 경우

(1) 뚜렷한 유발인자 없이 정맥 혈전색전증(venous thromboembolism)이 있는 경우

(2) 가족력

(3) 30세 미만에서 발생

(4) 수 차례 발병 경험

2. 평가해야 할 항목

· Antithrombin III, protein C and S, factor V Leiden

3. 권장되는 치료

(1) 초기치료는 헤파린으로 시작 → 3개월 동안 경구 와파린 복용

(2) 장기 항응고제 치료를 필요로 하는 경우는 명확하지 않으며 이익과 손해를 비교해서 시행해야 한다.

4. 각론

(1) Antithrombin III 결핍 환자 - 증상이 발현될 경우 재발의 위험이 높기 때문에 평생 항응고제 치료를 받아야 한다.

(2) Protein C 또는 S 결핍 환자, prothrombin gene mutation 환자 - 재발할 가능성이 낮기 때문에 두 번 또는 그 이상의 증상발현 시까지 항응고제 보류

(3) Factor V Leiden 환자

① Heterozygote인 경우 : 재발 가능성이 낮으므로 장기 항응고제 치료를 시행하지 않음

② Homozygote인 경우 : 초증상 발현 후 장기 항응고제 치료를 해야 하며, 수술 및 사고 후 예방적 헤파린 투여를 해야 한다.

(4) 환자의 무증상 가족

① 유전적 질환이 있는지 screening 해야 한다.

② 유전적 질환이 발견될 경우 적절한 예방적 치료는 시행해야 하나 장기 항응고제 치료는 증상 발현 시까지 시행하지 않음

(5) 유전적 결함없이 혈전이 자주 발생할 경우 기저질환으로 악성종양이 있는지를 고려

Antiplatelet, anticoagulant, fibrinolytic therapies

A. Antiplatelet drugs

1. 개요

(1) 항혈소판 치료의 target

① Cyclooxygenase (COX)

② Adenosine diphosphate(ADP) receptor

③ Platelet agonist thrombin

(2) Prostaglandin E_1 : 혈소판의 cAMP level을 상승시켜 platelet activation 억제

(3) Dipyridamole : phosphodiesterase의 억제 → cAMP 상승 → platelet activation 억제

2. Aspirin

(1) COX-1, COX-2와 비가역적으로 결합하여 thromboxane A_2의 합성억제

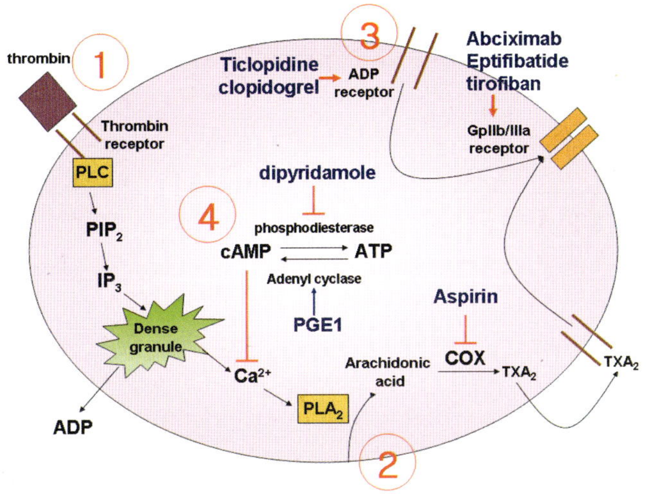

Figure 33-1 혈소판의 활성화 기전 및 항혈소판 제제의 기전. ① Thrombin이 receptor에 부착하면 PLC(phospholipase C)가 활성화되어 차례로 PIP2(phosphatidylinositolphosphate), IP3를 활성화시켜 dense granule에서 Ca2+과 ADP를 방출한다. ② 방출된 Ca2+는 PLA2(phospholipase A2)의 cofactor로 작용하며 PLA2는 membrane의 phospholipid를 이용하여 arachidonic acid를 생성한다. 이 arachidonic acid는 COX(cyclooxygenase)를 통해 TXA2(thromboxane A2)를 생성하며 이는 GpIIb/IIIa receptor를 활성화시킨다. ③ Dense granule을 통해 방출된 ADP는 ADP-receptor와 결합하여 GpIIb/IIIa 복합체의 구조를 변화시켜 활성화시킨다. ④ 혈소판의 활성화에는 cAMP가 관여하는데 cAMP는 Ca2+를 다시 저장시킴으로 혈소판의 활성화를 감소시키는 역할을 한다. 이 cAMP는 phosphodiesterase에 의해 ATP로 변화되며 adenyl cyclase에 의해 cAMP가 생성된다. **PGE1**은 adenyl cyclase를 활성화시켜 cAMP를 증가시키므로 혈소판 활성화를 억제하며 **dipyridamole**은 phosphodiesterase를 억제시켜 cAMP의 ATP으로의 전환을 막음으로 혈소판 활성화를 방해한다. 한편 **ticlopidine** 및 **clopidogrel**은 ADP receptor 억제제이며, **abciximab, eptifibatide, tirofiban**은 GpIIb/IIIa antagonist로 GpIIb/IIIa을 억제하여 혈소판 활성화를 감소시킨다.

(2) 복용 1시간 이내에 효과, 1주일간 지속

(3) 부작용 : 위장관 불편감, 혈액 손실

(4) 적응증 : 안정 또는 불안정 협심증, 급성 심근경색증, 일시적 허혈성 질환, incomplete stroke, 경동맥 수술 후 뇌졸중, 심방세동

(5) 용량 : 75~325mg/day

3. Thienopyridine (clopidogrel, ticlopidine)

(1) **ADP-induced platelet aggregation을 선택적으로 억제**

(2) **Ticlopidine** : 아스피린보다 효과적이지만 **TTP등의 혈액학적인 부작용이 있음**

(3) **Clopidogrel** : **TTP등이 거의 발생하지 않으므로 많이 사용**

① 복용 2시간 후 작용이 나타남

② 항정상태(steady-state)는 4~7일 후에 도달, 복용 중지하면 7일 후 정상화

(4) 적응증 : recent stroke, recent MI & acute coronary syndrome, symptomatic peripheral artery disease

(5) 치료효과

① **CAPRIE study** : 최근 뇌경색, MI 환자에서 복용 시 허혈성 event를 감소시킴

② **PCI-CURE** : 전처치로 aspirin 단독에 비해 aspirin에 clopidogrel을 함께 처방하는 경우 이득이 있는 것으로 증명

4. GpIIb/IIIa antagonist (parenteral)

(1) **Abciximab** : chimeric monoclonal Fab fragment of human & murine protein

(2) **Eptifibatide** : synthetic cyclic heptapeptide

(3) **Tirofiban** : synthetic peptidomimetic

(4) Percutaneous coronary intervention, unstable angina, non-Q-wave MI등에서 효과

B. 항응고제 (anticoagulants)

1. 헤파린 (unfractionated heparin, UFH)

(1) 소의 폐나 돼지 장점막에서 생산, glycosaminoglycan과 섞여있음

(2) UFH의 결합

→ antithrombin의 효과를 증가

→ common pathway coagulation factor(factor Xa, thrombin) 억제

(3) 많이 투여할수록 반감기가 증가

(4) Reticuloendothelial system에 의해서 제거되어 간에서 대사 후 신장으로 배설

(5) 헤파린 저항성

① 진성(true) 저항성 : 백혈구, 내피세포, 급성반응기물질 등에 비특이적으로 결합

② 외관상(apparent) 저항성 : factor VIII의 농도가 상승한 경우 aPTT가 정상으로 나타나서 헤파린 저항성이 생긴 것처럼 보이나 실제 anti-factor X activity는 증가되어 있음

2. 저분자량 헤파린 (low-molecular-weight heparin)

(1) UFH을 분해시켜 만들어짐

(2) Antithrombin과 결합하여 효과를 나타냄 (UFH과 동일)

(3) UFH보다 결합효과는 약하여 aPTT 모니터링 불가

(4) anti-factor Xa 효과는 UFH보다 강함

(5) UFH와 임상적 비교

① Bioavailability가 우수 (지속적 주사를 할 필요가 없음)

② 비특이적 결합이 적고 용량의 예측이 가능하여 aPTT 모니터링이 필요없음

③ 헤파린유발성 혈소판감소증과 골감소증(osteopenia)의 발생이 적음

(6) 신장으로 대사되므로 신부전에서 사용 주의

3. Pentasaccharides

(1) 간접적으로 factor Xa를 선택적 억제

(2) Fondaparinux, idraparinux

4. Direct thrombin inhibitor (DTI)

※ Heparin-induced thrombocytopenia(HIT)에서 사용

(1) **Lepirudin**

① recombinant hirudin, 효과가 뛰어나고 비가역적인 DTI

② 짧은 반감기(1.5h), clot-bound thrombin 억제, aPTT로 모니터 가능

③ HIT 환자에서 lepirudin 사용 시 혈전색전증을 50% 감소

④ 목표 aPTT : 정상의 1.5~2배

⑤ 문제점 : 해독제(antidote)가 없음, 면역학적 반응 유발 가능

⑥ 신장에서 제거됨 → 신부전 환자에서 사용시 주의

(2) **Argatroban** : reversible, 간대사로 제거

(3) Bivalirudin

(4) Ximelagatran : oral prodrug of DTI (melagatran)

5. 와파린 (warfarin)

(1) Vitamin K가 관여하는 γ-carboxylation의 과정에서 억제제로 작용하여 결과적으로 **factor II, VII, IX, X, protein C, S의 기능 저하**

(2) 반감기 : 36시간

(3) Factor X 및 prothrombin의 반감기가 >2일→항응고효과가 항정상태에 도달하기 위해서 4~5일 소요

(4) 식사, 간기능, 약제 등에 의해 농도 변화

(5) **Prothrombin time(PT)로 모니터링**

(6) 부작용

① 출혈의 위험인자 : INR >3.0, 위장관의 구조적 병변, 항혈소판제 병합치료, 고혈압, 신장질환, 뇌혈관질환

② 태아 기형유발 (teratogenicity)

③ Warfarin induced skin necrosis→주로 protein C deficiency에서 발생

④ Purple-toe syndrome : atheroembolism (cholesterol embolism)

(7) **Warfarin dose recommendation**

- 대다수의 경우 : INR 2.0~3.0
- Mechanical heart valve, prophylaxis of recurred MI : INR 2.5 ~ 3.5
- Primary prophylaxis : INR <2.0

C. 섬유소용해 약물 (fibrinolytic drugs)

(1) **Streptokinase**

① β-hemolytic streptococcus에서 생산

② 반감기 20분

③ 부작용: 알레르기 반응, 아나필락시스, 중화항체의 생성

(2) **Urokinase-type plasminogen activator**

① 사람태아신장세포배양 또는 재조합체(recombinant)에 의해 생산

② 반감기 20분

(3) **Tissue-type plasminogen activator**

① 재조합체(rt-PA)에 의해 생산

② 반감기 5분

③ 출혈 합병증은 streptokinase, urokinase와 유사

(4) **Tissue-type plasminogen activator variants**

① 재조합체 생산 (r-PA, reteplase)

② TNK-t-PA

③ 반감기가 rt-PA 보다 길어서 1회 주사투여가 가능

(5) 새로운 non-tPA 섬유소 용해약제 : staphylokinase, vampire bat saliva PA, alfimiprase

혈전색전증의 치료 (treatment of thromboembolism)

A. 혈전증 위치에 따른 치료법

1. 장딴지심부정맥 혈전증 (calf deep venous thrombosis)

(1) 색전증의 위험이 높지 않으나 근위부로의 진행하면 색전증의 위험이 높아지므로 예방이 필요

① 15~25%에서 근위부로 진행 (진행하면 색전증 ↑)

② 대부분의 경우 진단 후 2주 이내에 진행

③ 연속적 duplex 초음파 검사 (2~3주마다)

(2) 치료 : 근위부 정맥으로 진행하느냐 여부에 따라 다름

① 근위부로 진행하면 항응고제 치료

② 원인이 명확한 경우(situational DVT)에는 원인이 해소되면 6주간 항응고제 치료

2. 근위부심부정맥 혈전증 (proximal deep venous thrombosis)

(1) 치료목표

① 정맥 개통(venous patency)의 회복

② 색전증, 혈전증의 진행, 재발의 예방

③ 혈전증 후 증후군(post-thrombotic syndrome)의 예방

(2) 치료

① 치료하지 않는 경우 20%의 환자가 폐동맥색전증(PE)으로 사망

② 효과 : LMWH 〉 heparin

③ IVC filter : PE는 예방하나 DVT는 더 잘 생김

3. 폐색전증 (pulmonary embolism)

(1) 사망률 : 11%(2주), 17%(3개월)

(2) 근위부 DVT와 같은 방법으로 치료

(3) 의심이 되면 즉시 항응고제 치료 시작

(4) 항응고제 치료가 금기인 경우는 IVC filter

※ **Post-thrombotic syndrome** → 정맥 혈전 후 정맥 부전으로 발생하는 부종, 정체 피부염, 피부궤양, 정맥 파행(venous claudication)

B. 정맥혈전색전증(VTE)의 초기 치료

1. 치료 원칙

※ VTE의 진단 즉시 heparin이나 LMWH 투여 시작

2. Heparin

(1) 1회 주사 또는 체중에 따른 용량 계산량 투여

(2) 4~6시간 간격으로 안정화될 때까지 aPTT 검사

(3) 절대적 금기증 : 현재 출혈, 헤파린유발성 혈소판감소증, 헤파린에 대한 감작

(4) 현재 출혈이 있는 DVT의 경우는 IVC filter로 치료

(5) 헤파린효과의 반전[길항] : 반감기는 1~2시간으로 짧으므로 중지, 위급한 경우 protamine을 천천히 정맥주사 (1 mg per 100U heparin)

3. 저분자량 헤파린 (LMWH)

(1) 효과와 안전성은 헤파린과 동등

(2) 장점 : 자가 주사가 가능하고 모니터링이 필요없음

(3) 악성종양환자의 DVT에서 헤파린보다 생존율이 증가

(4) 입원해서 치료가 필요한 경우

① 현재 출혈이 있는 경우

② 최근 수술받은 병력

③ 과거 위장관이나 중추신경계 출혈의 병력

④ 최근 외상이나 뇌졸중

⑤ NSAID로 치료받는 경우

⑥ 혈소판 감소증

⑦ 신기능 부전 (용량 감량)

4. Warfarin

(1) **급성기에는 단독 사용 금지** : 투여시 protein C의 농도가 감소하여 오히려 혈전증을 유발할 수 있고, 치료효과가 나타나는데 오래 걸림

(2) Warfarin-induced skin necrosis, warfarin induced limb gangrene : 헤파린유발성 혈소판감소증이 있는 환자에서 잘 발생

C. 정맥혈전색전증의 아급성기(subacute) 치료

(1) 아급성기 항응고제 치료 : 급성기에 헤파린 등으로 치료한 후에 경구항응고제 치료를 시행하는 6개월까지의 치료를 의미

(2) 방법

① 헤파린을 사용하여 aPTT가 정상보다 1.5배 이상 증가하거나 LMWH을 사용한 후 경구 항응고제(warfarin)를 시작 가능

② 초기 용량 2.5~7.5 mg/day

③ 헤파린이나 LMWH을 최소한 4일간 겹쳐서 사용 (이상적으로는 INR 2.0~3.0이 될 때까지 겹쳐서 사용)

④ 최근 LMWH으로 아급성기 항응고제 치료를 하는 방법도 추천

(3) 주의점

① 환자에게 식사를 일정하게 하도록 함

② 기형 유발 (와파린)

③ 약물상호작용

D. 정맥혈전색전증의 만성기 치료

(1) 다음의 위험인자가 지속되는 경우 영구적 치료가 필요

① Antiphospholipid antibody

② Hyperhomocysteinemia

③ Active malignancy

④ Protein C, S, antithrombin deficiency

⑤ Homozygote of factor V Leiden

⑥ Recurrent idiopathic VTE

(2) 부작용 : 와파린 장기 치료시(INR 3~4), 심각한 출혈이 연간 3~4% 발생

(3) 와파린 대체약물

① Direct thrombin inhibitor : ximelagatran

② Low-dose warfarin (INR 1.5~2.0)

Table 33-1 정맥 혈전색전증 시 항응고제의 치료 기간.

임상양상	Duration
Situational DVT	6주~3개월
Idiopathic DVT	최소 3~6개월
Recurrent idiopathic DVT	최소 12개월
DVT with persistent risk factor	영구적 치료
Pulmonary embolism	최소 6개월
Massive pulmonary embolism	영구적 치료

E. 혈전용해술 (thrombolysis)

(1) 장점 : 진단 및 치료를 동시에 실시, post-thrombotic syndrome의 감소

(2) 위험성 : 4~22%에서 심각한 출혈 발생

(3) 적응증 : 출혈의 위험이 높으므로 적응증 제한

① 젊은 사람에서 iliofemoral DVT

② 광범위한 혈전증으로 인한 사지의 괴사 (gangrene)

③ 쇼크를 동반한 대량 폐동맥색전증

F. 예방법

(1) 다음의 위험요인이 있는 경우 혈전색전증의 예방을 고려

① 고령

② 장기 운동제한, 뇌졸중, 마비

③ 이전에 정맥 혈전색전증의 병력

④ 현재 종양이 있는 경우

⑤ 복강, 골반, 하지의 대수술 및 외상(특히, 골반, 대퇴, 하지의 골절)

⑥ 비만

⑦ 정맥류, 심구출량 감소, 중심정맥 도관 삽관시

⑧ 염증성 장질환, 엽성 폐렴, nephrotic syndrome

⑨ 임신, estrogen 사용

⑩ 선천성 과응고증(hypercoagulable) 상태

(2) 다른 질환을 가진 환자들에서 혈전증 위험

① 심혈관 질환으로 움직이기 어려운 환자의 경우 입원 2주 내에 DVT의 발생률 14.9%

② LMWH을 사용한 경우 5.5%로 감소

(3) 예방법

① LMWH, 헤파린의 효과는 동등함

② 출혈의 위험성이 높은 경우 compression stockings, intermittent pneumatic compression을 시행

Index

A

B

C

D

E

F

G

H

I

J

K

L

M

N

O

P

Q

R

S

T

U

V

W

X

Y

Z

프리미어 내과(2판)
Volume 3 신장 · 혈액종양

2006년 8월 5일 1판 발행
2008년 2월 5일 수정판 발행
2010년 1월 10일 2판 1쇄 인 쇄
2010년 1월 15일 2판 1쇄 발 행

값 30,000원

저 자 : 프리미어 의학연구회

발 행 자 : 최병진

발 행 처 : 도서출판 고 려 의 학
(110-524) 서울 성북구 성북동 115-24 보문빌딩 3층
Tel. 765-0333, 0337
Fax. 743-2288

ISBN 978-89-7043-720-0
ISBN 978-89-7043-722-4(세트)

등록번호 : 제 1-519호 1978. 6. 29.